華志文化

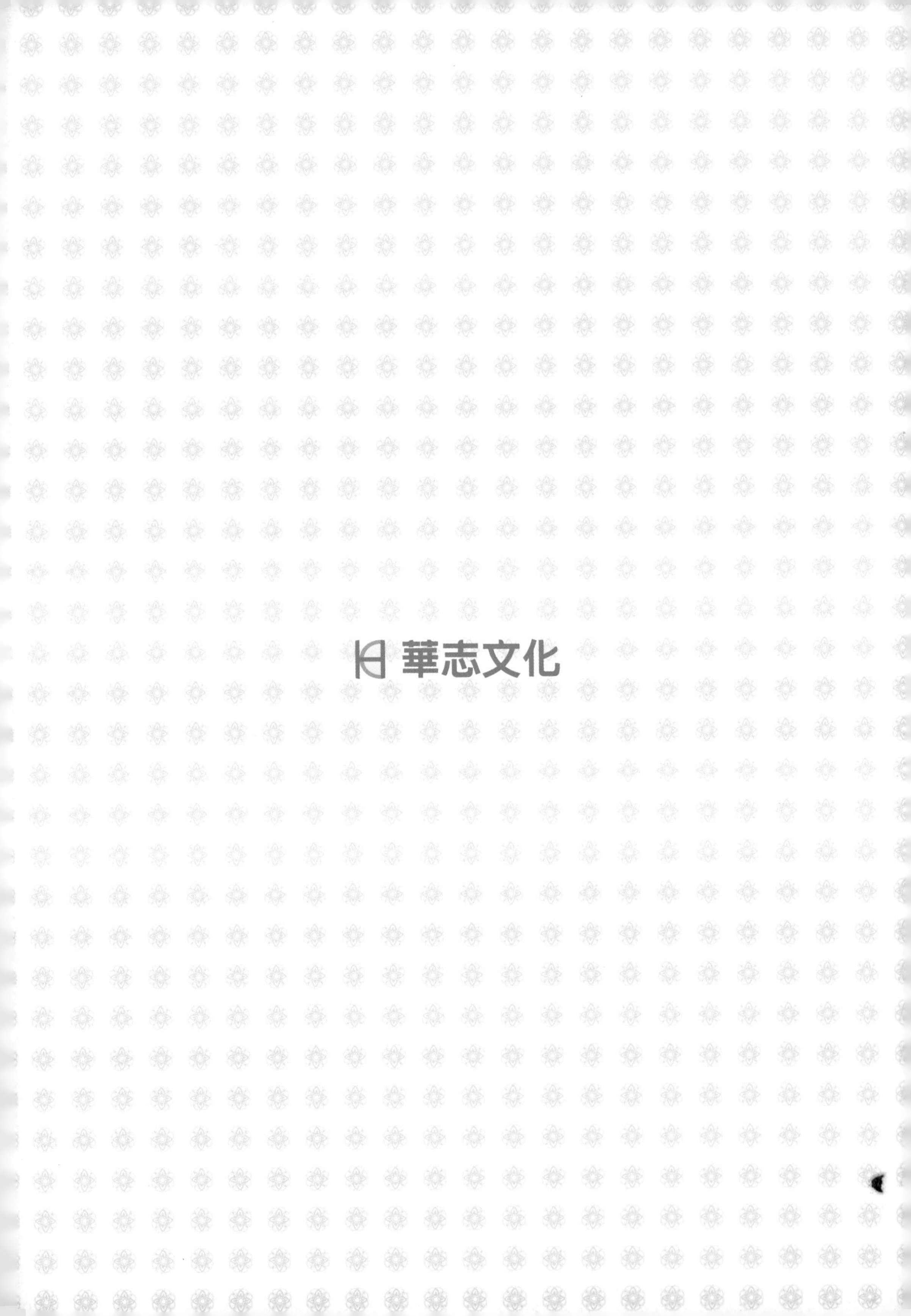
華志文化

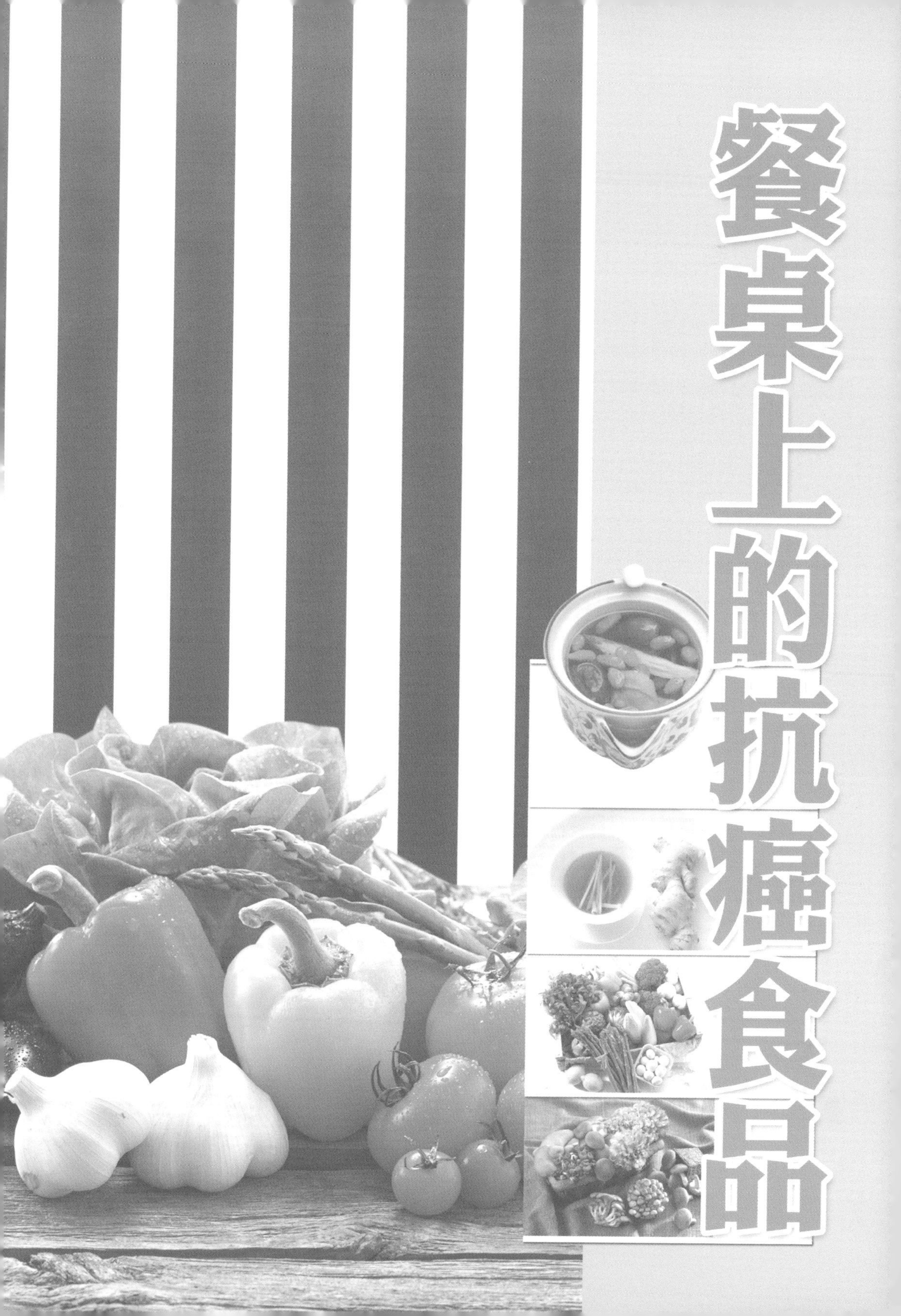
餐桌上的抗癌食品

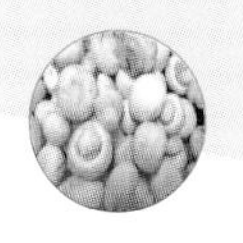
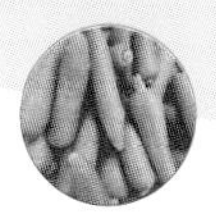
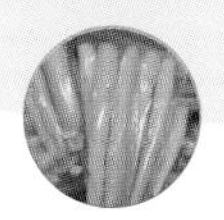
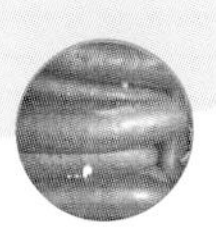
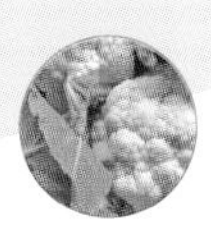
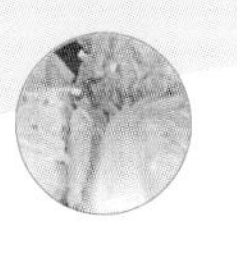

前 言

自從筆者在《大眾醫學》上刊出「餐桌上的抗癌食品」系列文章以來，不少病人和他們的家屬以及朋友們，經常詢問到的一個問題是：是不是癌症病人的食品只限於這些，還有沒有其他食品可吃？

筆者依據最新科研資料及多年臨床經驗，精心挑選日常生活中的100餘種抗癌食品，扼要介紹這些食品的抗癌功效和適宜人群，推薦各式各樣的對症食療方和藥膳方，並提出詳細加工方法。書中還針對「忌口」和「發物」，分析澄清錯誤認知，提出獨到的飲食抗癌新主張、新觀念，為廣大癌症病人及其家屬提供了一本非常實用的飲食參考讀物。

其實，癌症病人可以吃的食品很多，應該和正常人一樣的多，只是吃的時候，應注意到病情變化而有所改變而已。當初寫的時候，沒有系統地談到許多其他食品，提到的大約只有30種。例如多數地區最常吃的食品——豬肉，就未曾談到。這次有機會結集出版，補充了佔全書2/3以上的內容。當然這仍是不全面的，不可能包括所有的食品。在這以外的食品，仍然可以選擇食用。

所謂「餐桌上的抗癌食品」，希望讀者不要誤解。不是說這些食品能抗癌，而是說，這些食品在抗癌治療和治療後的康復中，能產生一定的輔助作用。確實，這些食品中，有不少含有抗癌的成分，或者對預防癌症具有作用，但是絕不能認為，這些食品就能抗癌。食品畢竟是食品，不是抗癌藥。治療癌症還要採用正規的抗癌治療，食品只是產生輔助的作用，當然也是一種必要的輔助。

談到食療，不能不提到忌口。忌口歷來被認為是中醫學中的一個重要內容。關於癌症的忌口，眾說紛紜，誰都有大量的事例證

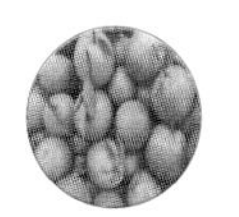
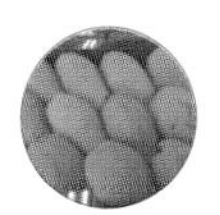
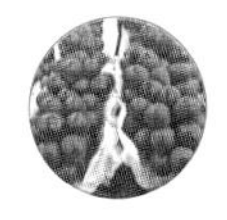
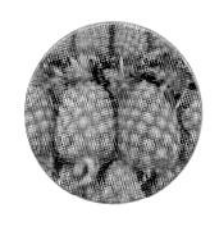
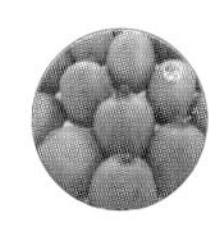
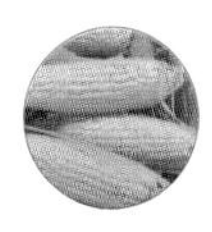

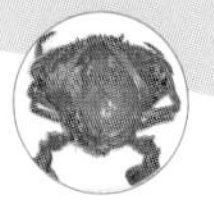
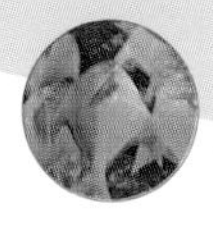
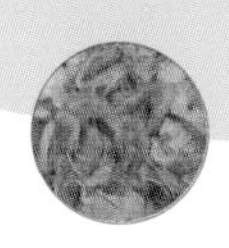
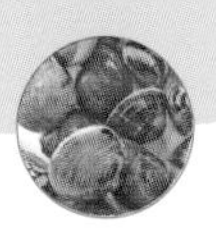
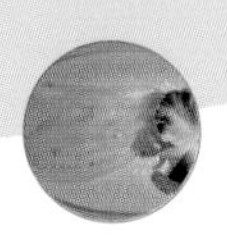
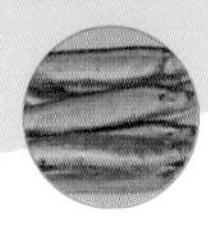

明癌症確實會復發，但誰也沒有確鑿的證據說明，癌症的復發確實是因為吃了某一食品而引起。

這本書裡只能談到筆者本人的看法。傳統中醫和現代醫學的研究，都認為癌症的發病和飲食不當有關。近年更明確了一些常見癌症和某些不當飲食的關係。這些是忌口的一個根據。根據傳統理論以及「辨證論治」，癌症病人在治療期間和康復時，會出現多種辨證類型，不同的辨證類型，應該有不同的忌口和適宜的食品範圍，忌口應該是「個體化」的。此外，根據中醫理論，忌口又不是絕對的，因為「胃以喜為補」和治療時「顧及胃氣」是中醫治療的重要原則。這是關於忌口問題應述及的內容。

書中還談到一些癌症病人的食品舉例。所謂食品舉例，意思是說，在選擇食品時，可以作為參考，並不是只能選擇這些食品。筆者的意圖是在前一部分了解了食品的性味、功效後，可依「參考食品」的類似方式，選擇更廣泛的食品供病人食用，以利於恢復健康。

還需要說明的一點，就是這裡所列舉的食品，都是指品質正常的食品。那些品質不好的食品，例如帶有殘留農藥的，含有過量重金屬的，黴變、腐爛的等，不在本書討論的範圍。還有，各人喜愛的食品不同，有的人對某些食品還有過敏，在選擇食品時，也要注意。

已經患了癌症，從飲食方面來加以輔助治療，自然是必要的，這是本書的宗旨。但是，預防癌症還是更重要的。而且不少常見癌症，還是有可能從飲食方面來加以預防的。中西醫學界大致都同意以下一些飲食情況在防癌上是有益的，如：吃新鮮的、品質好的食品；保持

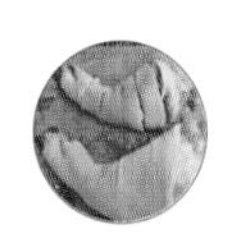
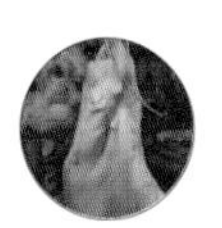
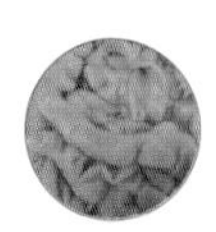
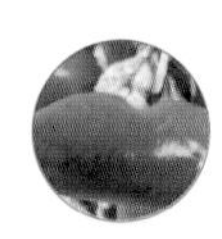
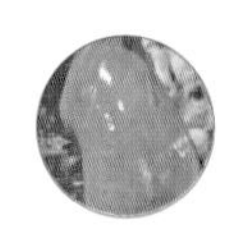
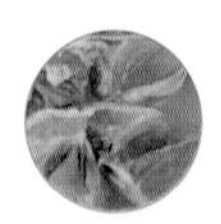

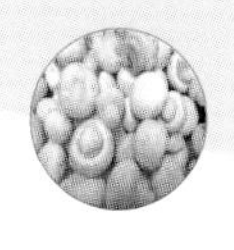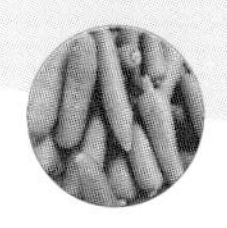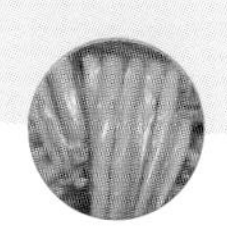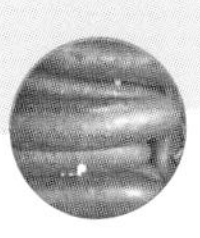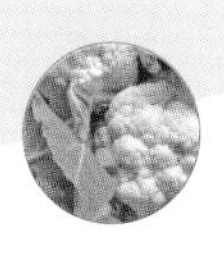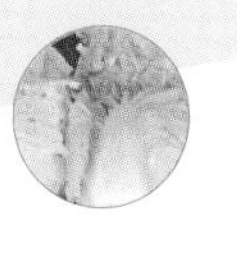

各項營養要素的適當比例；改變不良的飲食習慣；不要偏食；要戒菸，飲酒要適量等。

現在來看，食品及食品安全問題確實很大，這不僅和癌症的發病有關，也和其他不少疾病相關，還涉及生命的健康問題。這些問題，不是本書要討論的。這裡只想重述一句話，那就是：「這裡所列舉的食品，都是指品質正常的食品。」不僅要從飲食方面來保持和恢復健康，而且要從飲食角度來保護自己，這是本書的最終目的。

祝癌症病人和他們的家人，心情開朗，生活愉快，吃好、睡好！

復旦大學附屬腫瘤醫院教授、主任醫師　于爾辛

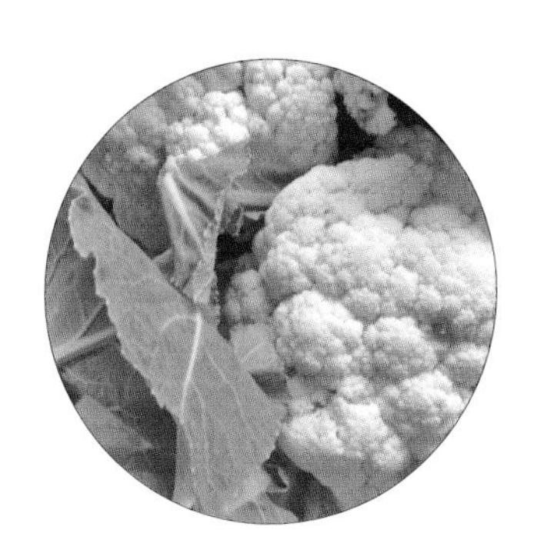

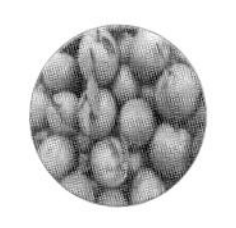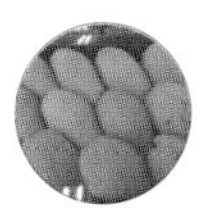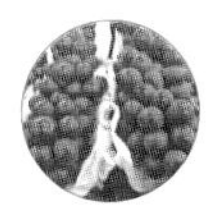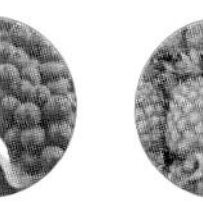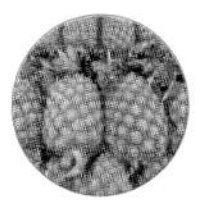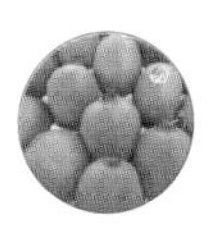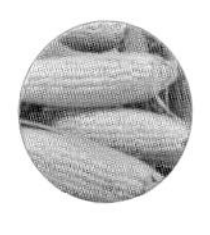

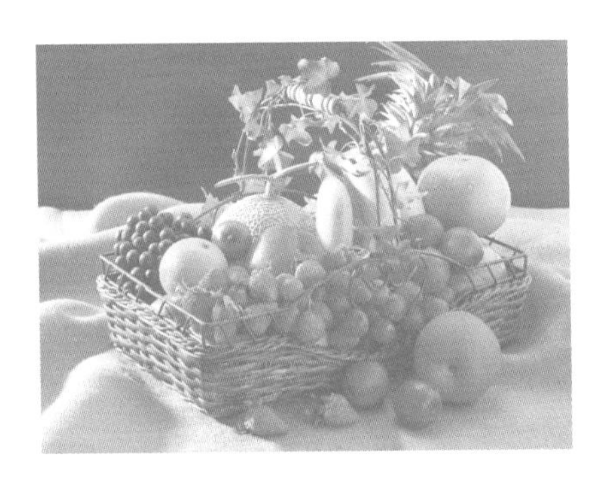

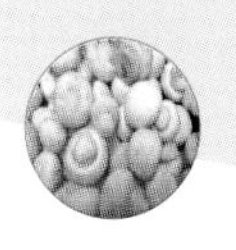
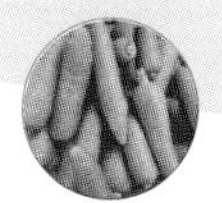
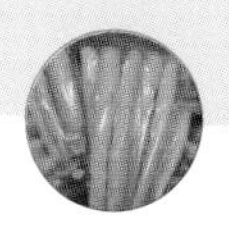
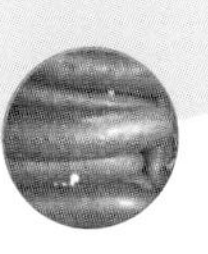
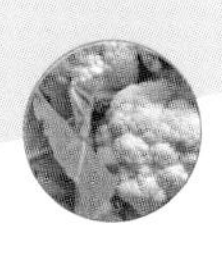
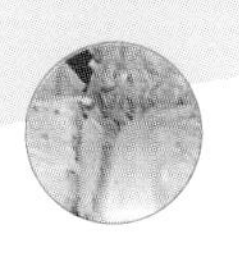

目錄

第一篇　葷菜類

第二篇　蔬菜類

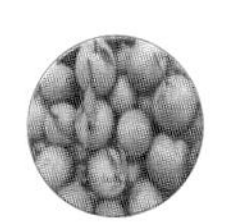
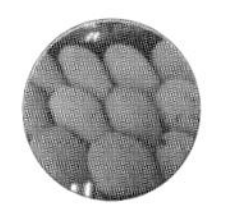
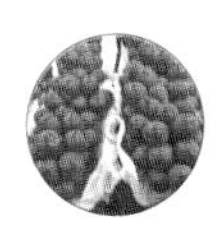
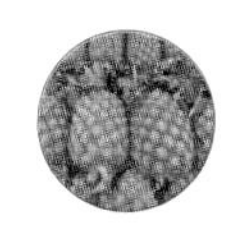
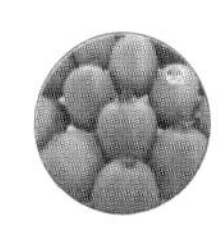
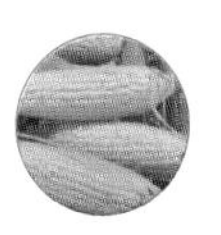

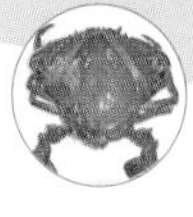 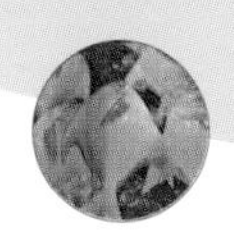 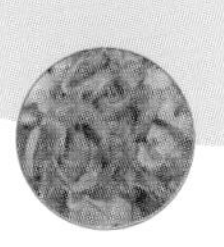 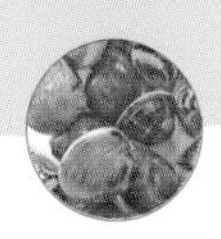 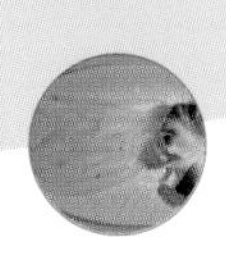 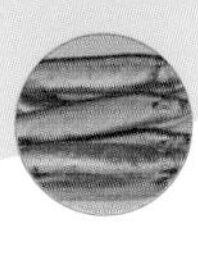

第三篇　水果、乾果類

第四篇　穀物、飲料、調味品、補品類

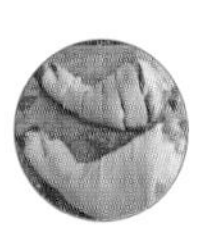 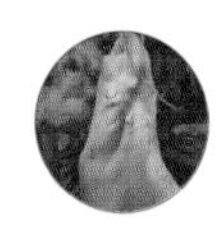 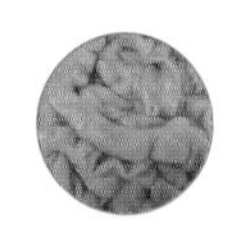 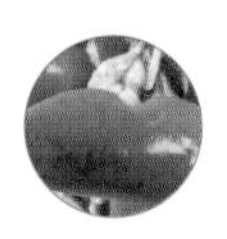 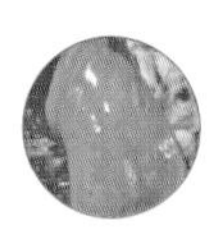 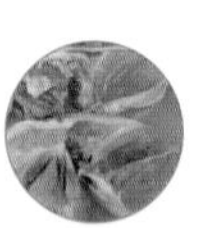

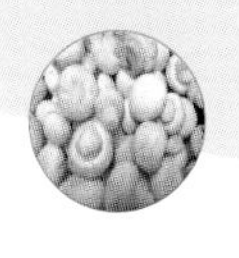
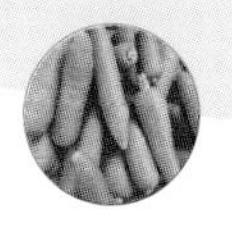
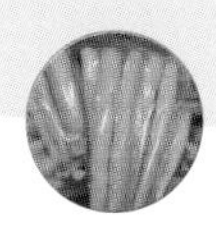
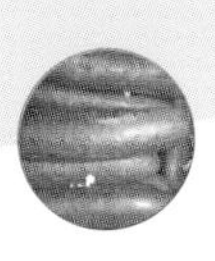
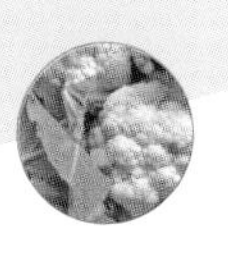
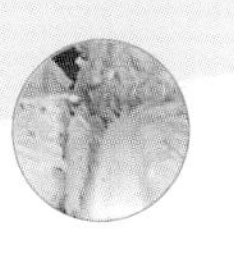

第五篇　經典食療方舉例

第六篇　癌症病人食品舉例

第七篇　癌症忌口問題

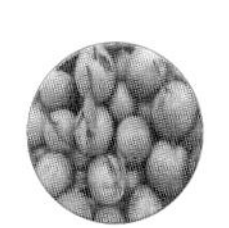
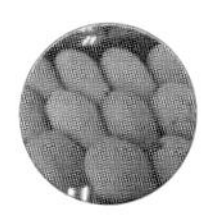
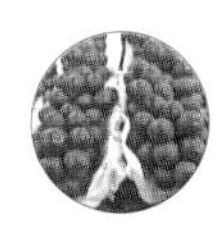
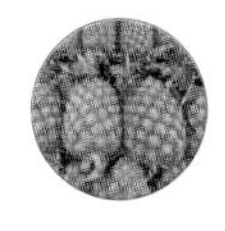
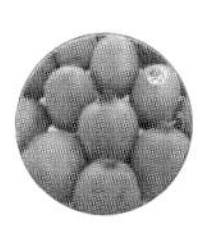
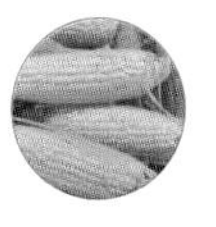

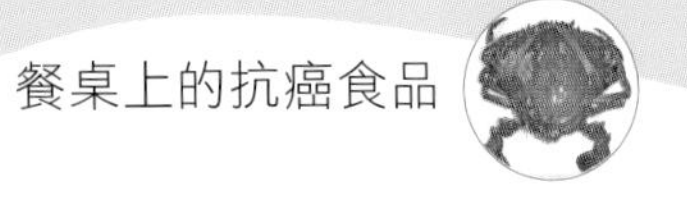
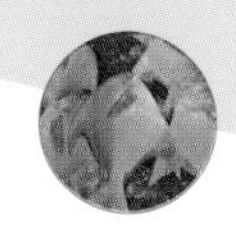
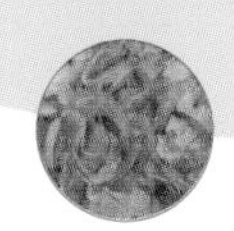
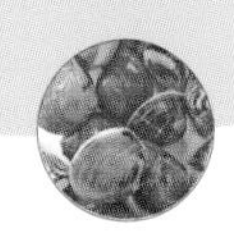
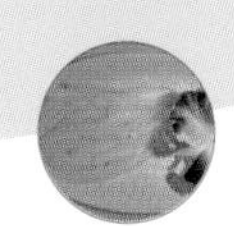
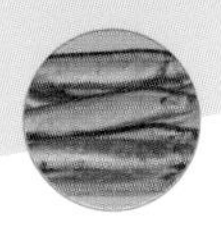

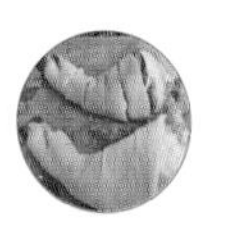
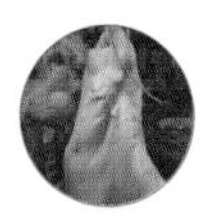
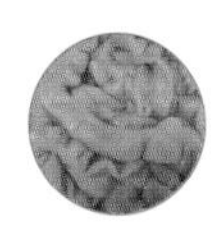
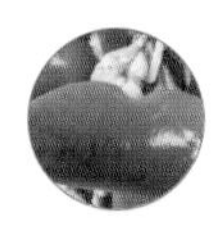
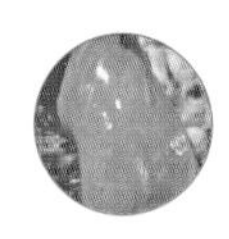
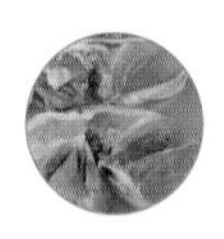

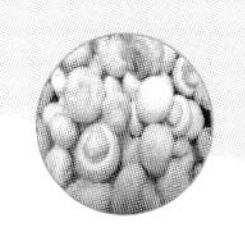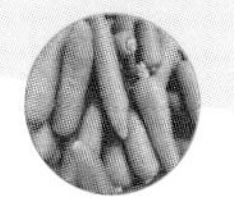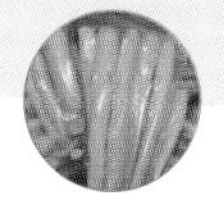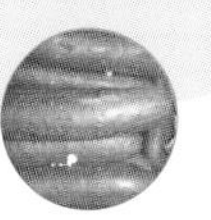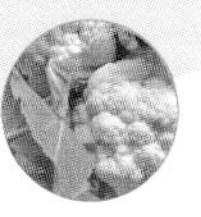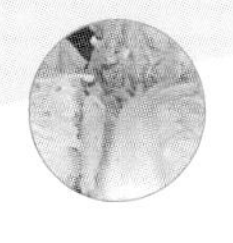

第一篇

葷菜類

001 豬肉

豬一身是寶。豬肉營養豐富，是多數居民主要的蛋白質和其他營養物質來源之一。中醫認為，豬為六畜之首，其肉性味甘鹹平，可以益氣、養陰，對身體很有益處。

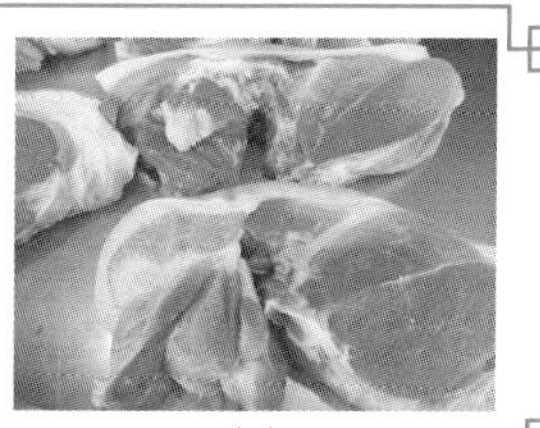
豬肉

【豬肉】：清代汪昂的《本草備要》中載：「其味雋永，食之潤腸胃，生精液，豐肌體，澤皮膚。」豬的內臟也是大家常吃的食品。

在多數地區，葷菜以豬肉為主。在各大菜系中，以豬肉為主要原料的為數甚多。家庭自行製作豬肉食品，大都十分方便，自古以來是有傳統的，孔子以「三月不知肉味」而感歎。

蘇東坡喜肉，更是十分有名。據說他曾寫過「黄州好豬肉，價賤如糞土。富者不肯吃，貧者不解煮。慢著火，先洗鐺，少著水，柴頭罨煙煙不起。待它自熟莫催它，火候足時它自美。每日早來打兩碗，飽得自家君莫管」這樣一首詩。且不去管是不是蘇軾所寫，但他嗜肉，善煮肉卻是真的。「東坡肉」就是用他的名字命名。

豬腦、心、肝、肺、腎、肚、腸等都可食用，且多為美味。不但如此，豬皮、豬腳、豬脊髓，甚至豬骨，都有食療價值。豬油也有一定益處。只是近年人們怕胖喜瘦，怕脂肪過多而引起種種疾病，逐漸遠離豬肉、豬油。其實只要不過量，吃之何妨呢？

對於癌症病人來說，吃一些豬肉、肘子，甚而燒菜時用一些豬

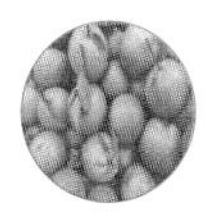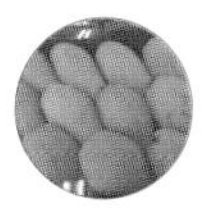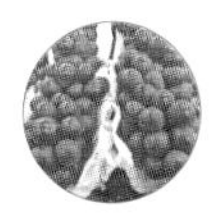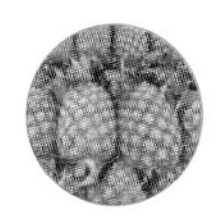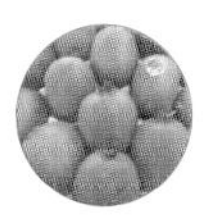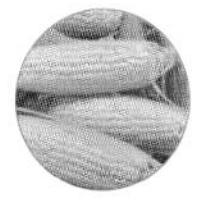

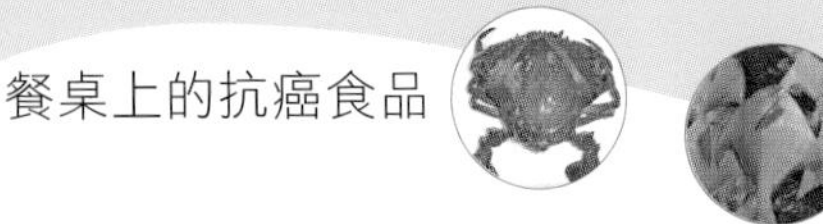
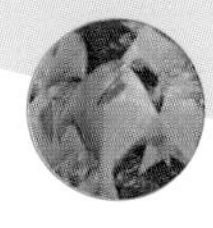
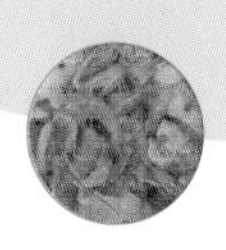
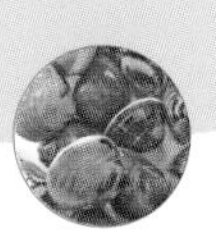
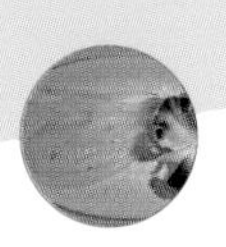
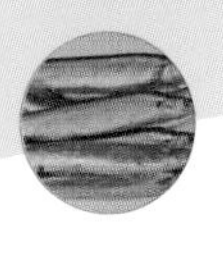

油，只要不過量，也是對恢復體質有益的。由於豬肉價格不貴，家庭製作方便，又有相當好的營養價值，味道又好，對於癌症病人來說，也應是餐桌上的一道佳餚。

先說說豬肉的一些作法：

蒜泥白肉，家庭自製頗方便。一般選腿肉，在水中煮熟，切片。另取大蒜幾個，拍成蒜泥，倒一些上好的醬油，成為蒜泥醬油，用肉蘸著吃，甚是好吃。大蒜在防癌、抗癌上也有益。

其他像香腸、紅糟肉，都可作為冷盤食用，也都可在食品店中購得。

家常炒菜，可有肉丁、肉絲、肉片之類。嗜吃豬肉的人，認為這些都不能算正式的「肉食」，正式的「肉食」應該是豬排、大塊肉。

炒肉丁，是將豬肉切成小丁，稍稍勾芡，在油鍋中炒熟即可。肉丁熟後，取出。另用甜麵醬、糖、鹽、黃酒等在油鍋中炒至醬黏稠時，將肉丁再倒入、拌炒，即成醬爆肉丁。其實，加入白果（銀杏）甚好。取熟的白果10餘枚先泡軟煮熟，在肉丁醬爆時，同時放入即成。白果有益身體，對肺、腎等多個臟器有益，但不能多吃。

炒肉絲，也一樣方便，但需先切肉絲。現在的超市，有現成做好的肉丁、肉絲販售。炒肉絲時，可以放入辣椒絲、榨菜絲、筍絲等。川味的魚香肉絲也頗受歡迎。家庭製作時，可現購魚香調料，不需自己配料。

炸豬排是一般家庭中常吃的。選擇好的豬排，在用醬油、黃酒、糖、鹽等調成的調料中浸泡1～2小時，然後下鍋油炸。

紅燒肉是過去家庭中常吃的食品，近年吃的人似乎減少了，怕油的緣故。其實紅燒肉除了營養豐富之外，而且味美，不吃它是可惜的，只是吃的時候要稍加節制，不要猛食。煮紅燒肉，是要燜燒一段時間的，務使肉質酥糯。另外煮時，要多加酒。據說最初製作東坡肉時，是只用酒，不用水的。酒要用上好的黃酒。

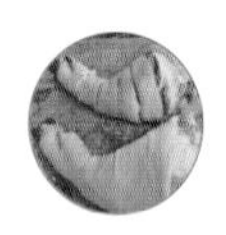
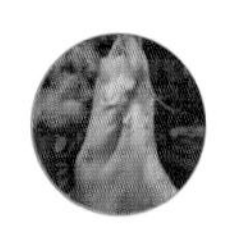
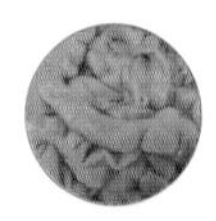
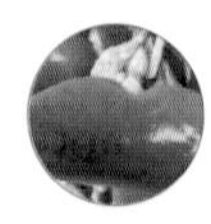
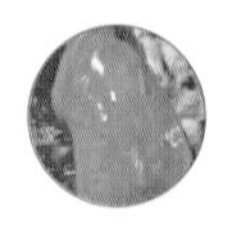
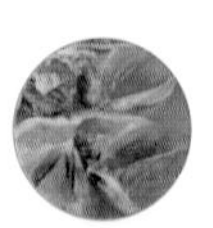

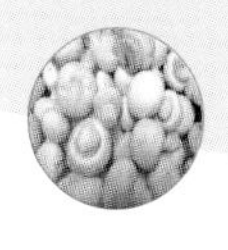
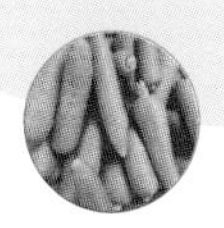
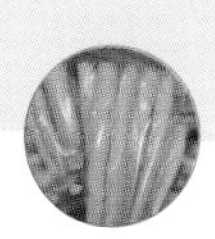
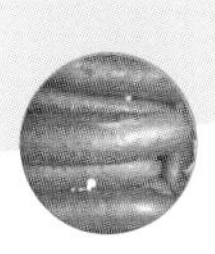
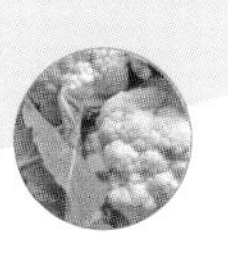
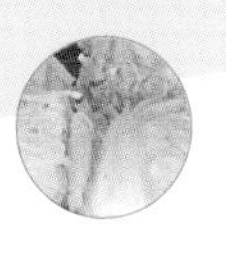

梅乾菜燒肉要選用好的梅乾菜，在碗中鋪上一層梅乾菜，鋪一層肥瘦相間的豬肉，然後蒸至熟。這個菜愈蒸愈有味，吃到最後，梅乾菜最入味。

再說說豬肉的醃製品，現在還有不少家庭自製鹹肉。買一些豬肉，用鹽和花椒醃一下，掛在通風處，不要曬，待肉乾即成。可煮熟吃，也可儲存在冰箱中，留待夏季吃冬瓜鹹肉湯。自家做的鹹肉，吃起來往往特別香美。

一種是醬肉。將豬肉浸沒在預先做好的醬油、糖、鹽的調料中。一般都在冬令製作，浸放一週左右，即可取出陰乾，待乾後收藏。吃的時候，取一塊，蒸熟、切片即可，味也甚佳。

還有一種火腿，在家中無法自製，需要購買。中醫傳統認為火腿有補益作用，益氣、滋陰，對虛弱、氣陰不足、乾咳、傷口不癒等，都有一定的輔助治療價值。火腿豬腳，還兼有活血祛瘀作用。

火腿切成薄片，與新米粥共食，滋味鮮美，容易消化，營養也好。

鮮豬肘與火腿共煮，就是所謂的「金銀蹄」，味頗佳，但太油膩。

002 豬肺

根據中醫「以臟補臟」的說法，吃豬肺是有一定補益作用和輔助治療作用的。

過去，在肺結核還沒有什麼有效治療藥物時，除了服用中藥外，食療方之一就是推薦食用豬肺。豬肺對肺癌病人，頗為適合。吃豬肺要掌握好幾個環節，豬肺的藥膳補益方較多。

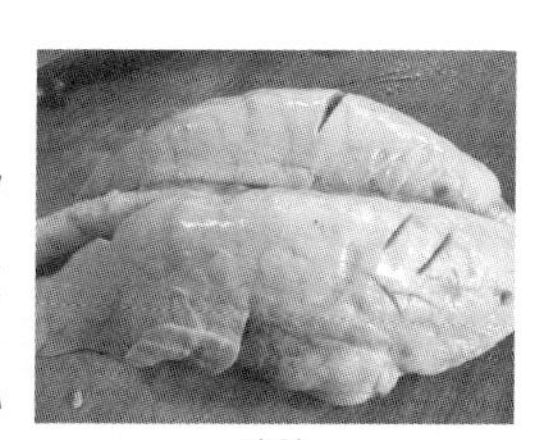

豬肺

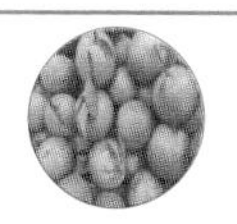
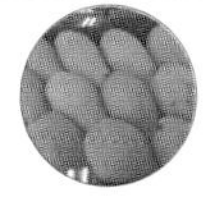
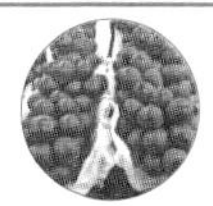
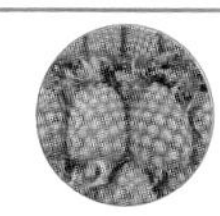
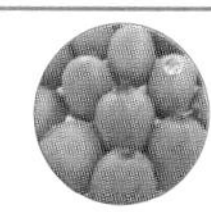
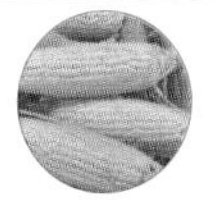

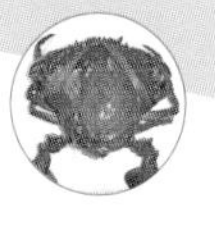
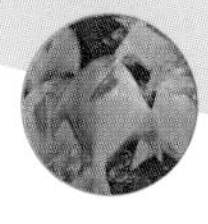
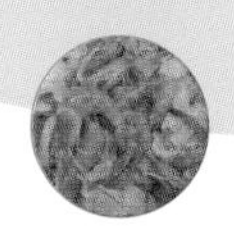
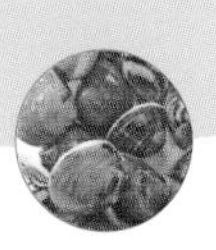
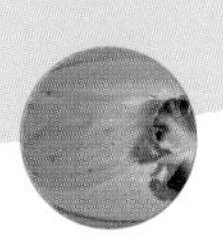
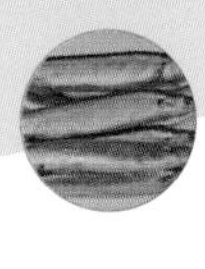

【豬肺】：性味平和，對肺癌病人，也頗為適合。肺癌病人多見「氣虛」（症見面色光白，頭暈目眩，少氣懶言，神疲乏力，甚則暈厥）、「陰虛」（症見頭暈耳鳴，失眠多夢，健忘，腰膝痠軟，形體消瘦，咽乾口燥，手足心煩熱，盜汗，顴紅等）的證候，豬肺都可以作為食療佳品。

在古代的方劑中，或者在民間流傳的驗方中，應用豬肺的多見。它的作用，就是可以「直入肺經，潤補其肺」。

喜歡吃豬肺的人，好像不太多。其實豬肺也頗好吃。但是，吃豬肺要掌握幾個環節。

要洗得乾淨。清代袁枚的《隨園食單》中說：「洗肺最難，以瀝盡肺管血水，剔去包衣為第一著。」要反覆清洗，至再無血水為止。血水不沖洗乾淨，肺燒好後，色澤頗不好看，不但影響食欲，而且吃了有「膩心」的感覺。洗乾淨之後，色澤純白。

燒食豬肺，要有其他帶鮮味的食品搭配。豬肺本身，沒有什麼鮮味。但煮成後，嚼之頗有韌性，且嫩。即使年老牙齒不好，也吃得動。而肺管部分，吃的時候有嚼軟骨的感覺，但較軟骨略脆。假如有鮮味的食品共煮，則食之更為有味。

鮮的食品首推火腿。取好的火腿切成片，豬肺切成塊，一起加水，煮至酥爛，即成火腿豬肺湯。滋味鮮美。各種類型的肺癌病人都可食用。對補益身體，配合治療咳嗽、咯血都有益。喜歡吃火腿豬腳的人，可以購「豬腳」，將其洗淨後，先將豬腳煮湯至軟，加入豬肺共煮至爛，味亦甚美，並且豬腳有「補益」和「去瘀」的作用。

不用火腿，也可用雞湯。用雞湯煮肺至爛即成。

還有一些藥膳方，也可參照食用。

例如，為了增強補益作用，在煮食豬肺的同時，可以放入人參、冬蟲夏草之類。放的方法大致有兩種，簡單些的，可以將人參或冬蟲夏草先打成粉，製成糊狀，灌入洗淨的豬肺中，灌好後，將

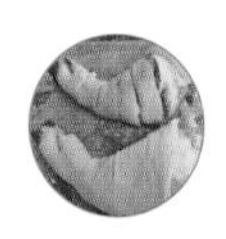
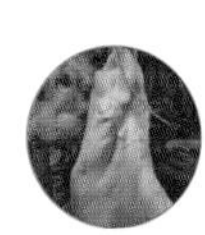
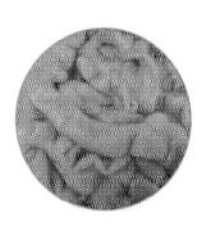
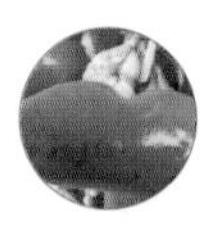
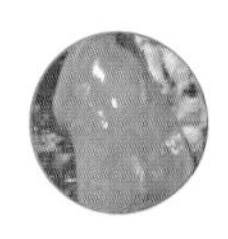
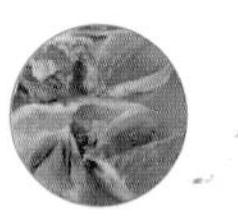

氣管紮緊，煮至軟。食用時，將肺切成塊，或僅飲用湯。

另一種方法，將人參或冬蟲夏草放在紗布袋中，放入火腿肺湯中共煮，煮成時食用肺及湯。紗布袋中的人參或冬蟲夏草，也可嚼食。參可用人參或西洋參，量不必多，3克即可。冬蟲夏草也不必多，3根亦可。不用參及冬蟲夏草，也可放入薏仁。

如有咯血，也可用一些止血的中藥一起煮。有的藥煮後，味道不好，不像食品了。用茅根、蘆根各50克煎湯，再取汁來做火腿煮肺湯，味道倒還可以，不致影響胃口。

元代有一位醫生叫葛可久，他有一部有名的著作叫《十藥神書》，裡面有一個方子，叫「辛字潤肺膏」，用的就是羊肺。該方中再加一些藥物，像杏仁、柿霜、蜜、酥油之類，用於治療「久嗽、肺燥（症見口鼻乾燥、乾咳無痰、肌膚乾燥失去光澤等）、肺痿（症見頭昏眩，咳吐涎沫，小便頻數，但不咳嗽等）」。

003 豬肝　豬心

豬肝很有營養價值，過去中醫治療「血虛」、「夜盲」、「腳氣」等病症，常以豬肝作為食療品。豬肝性味甘苦，對癌症病人康復期的身體虛弱、貧血、營養不良等，都有一定的食療作用。豬肝對癌症病人康復期有一定的食療作用。對腫瘤病人驚悸、失眠、多汗之症狀，豬心有一定的食療價值。

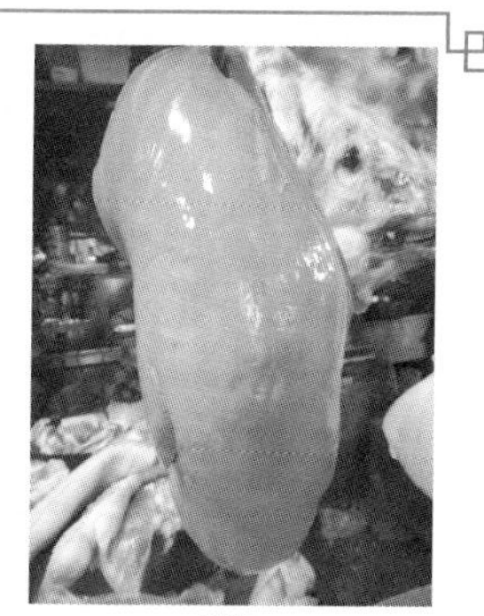
豬肝

豬肝、豬心都是有益的食品。

【豬肝】：近年，不少人說豬肝的膽固醇高，因此不敢吃豬肝，其實大可不必，這是因為膽固醇對身體還有有益的一面。另

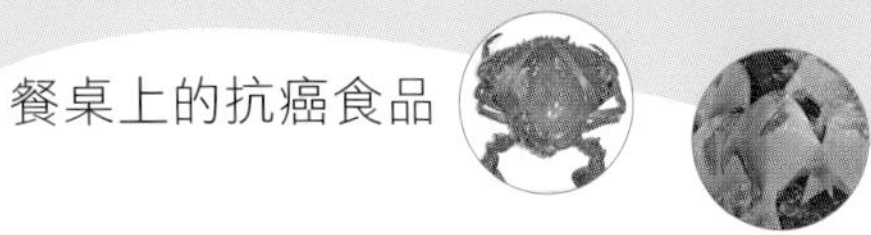
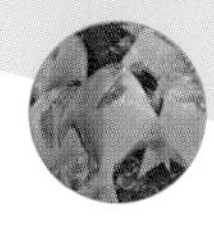
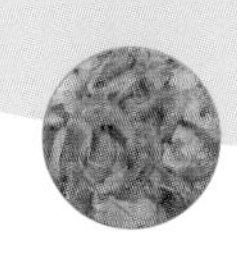
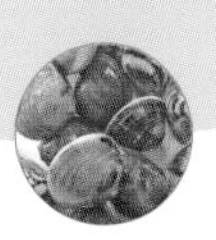
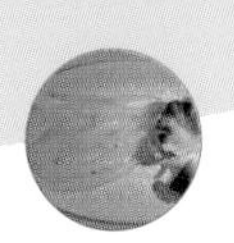
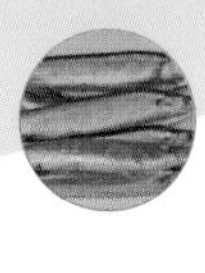

外，像所有對身體有益的食品一樣，過量的攝食就會變得有害。所以現在提倡均衡膳食，就是說主食和副食要搭配，葷菜和素菜要配合，要有適當比例，不可過量。吃豬肝也一樣，吃一些有益，但也不可大量食用。

豬肝的吃法也有多種：

日常的吃法就是炒豬肝。將品質好的新鮮豬肝，洗淨後，切成片，也可以像切腰花一樣，切成花紋。將切好的豬肝片放入油鍋中，加料酒、醬油等調料，略一翻炒即成。

燉豬肝也頗可口。將豬肝切成片，加醬油、酒等，在油鍋中炒至將熟，然後放入鍋中，再在火上煮沸，即可食用，冬令吃頗為暖和。其中，也可加入香菇之類，味道更鮮美。

也有吃豬肝湯者。但不少人嫌豬肝湯膻味較重，不喜食用。

另有一種吃法，叫作醃豬肝，也頗好吃。將豬肝洗淨，稍晾乾，用鹽醃過，然後放置冷藏，放入冰箱中數日後即成。食時，將醃過的豬肝取出，在水中煮熟。待冷後切片，食用頗鮮美。

豬肝歷來都有製成方劑者。如「豬肝羹」、「豬肝丸」等，以豬肝為主，輔以中藥而成，大都用以治療體虛、氣血不足等，症見汗出，惡風，倦怠乏力，面色不華，舌質淡，脈弱等。

作為「以臟補臟」，豬肝是不是對肝癌特別合適？那也不一定。當然肝癌康復期體虛、貧血，也可適量食用豬肝。但當有黃疸、腹水、嘔血時，並不相宜。

民間流傳的驗方中，有用羊肝來治療肝癌者。製作方法同豬肝一樣，也可炒食。但流傳的另有一種方法，就是「涮羊肝」。將品質好的羊肝，切成極薄的片，在火鍋中涮食，味道也不錯。作為康復期的食療品，有一定營養價值，但絕不是治療性的藥物。此外，有種種癌症晚期表現（症見全身瘙癢、呼吸困難、噁心嘔吐、大小便失禁、精神錯亂等）時，也不宜。

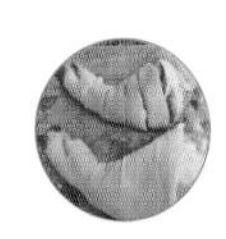
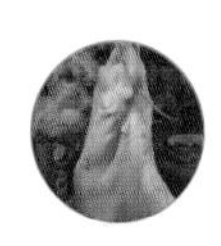
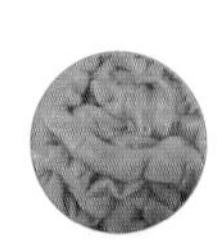
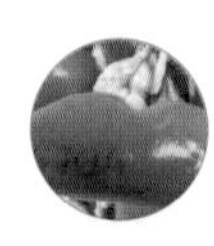
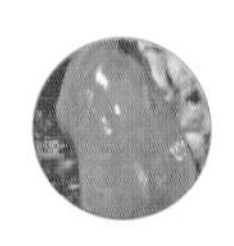
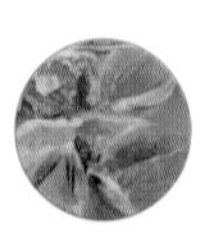

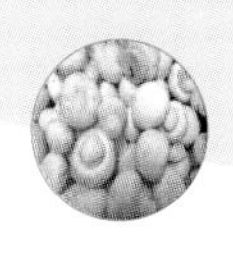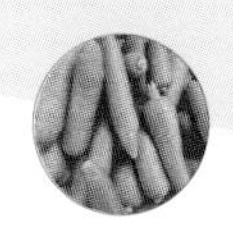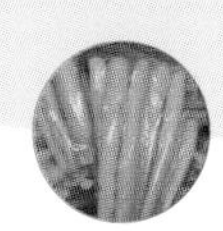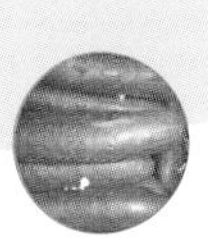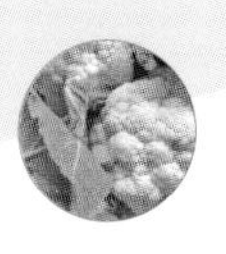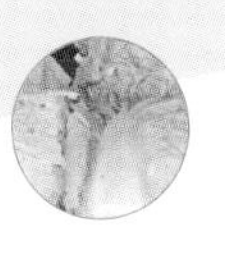

【豬心】：吃豬心的人不多，因豬心味道不甚鮮美，但豬心也有一定的食用價值。豬心的性味是甘鹹平，在一些中醫所講的與「心」有關的病症，如驚悸、失眠等，常作為食療品。

腫瘤病人常會有失眠等，可以吃些豬心。腫瘤病人還常有一種症狀，就是多汗，莫明其妙地出汗，豬心也有一定的食療價值。因為中醫理論認為，「自汗」和心的功能失常有關。

豬心也有一些吃法：

一種是紅燒。將豬心洗淨後，切成薄片，加料酒、醬油等，在油鍋中煸炒至熟。也可加一些香菇、筍等同炒。豬心切片要薄，厚則嚼之味不佳。不如雞心、鴨心小而有味。

用豬心做藥膳，對失眠、多汗也可用。常用人參、當歸一類和豬心同煮至豬心熟，食用豬心，以虛證、氣血虛弱（症見頭暈，記憶力下降，精神怠倦，視力昏澀下降等）者為宜。

004　豬腎　豬大腸

豬腎（豬腰），主要作用是補腎虛，符合「以臟補臟」的意思。在癌症病人中，腎虛是頗為常見的。表現為乏力、腰痠、下肢無力，以及性功能低下等。脈象沉軟，特別是尺脈無力。經手術或放療、化療，都可出現這類證候。吃一些豬腎，是有一定好處的。豬腎主要是補腎虛，豬腎可做成好幾種家庭菜餚。腸癌病人康復期可吃些豬大腸。

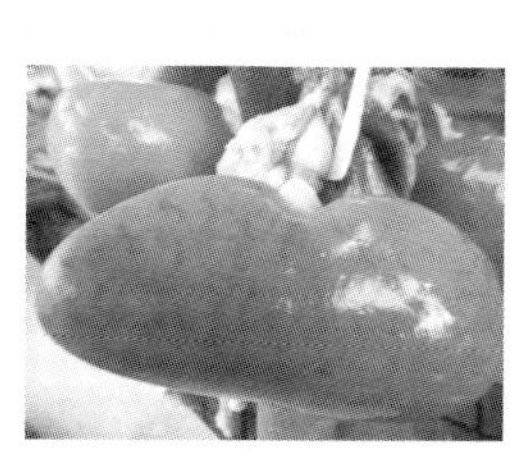
豬腎

【豬腎】：也就是俗稱的豬腰子，通常以炒腰花食用。

豬腎性味鹹平，能和理腎氣，通利膀胱，輔助治療因腎虛而引

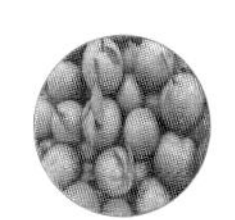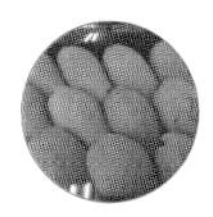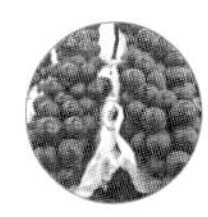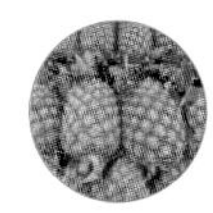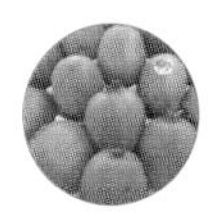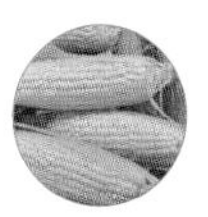

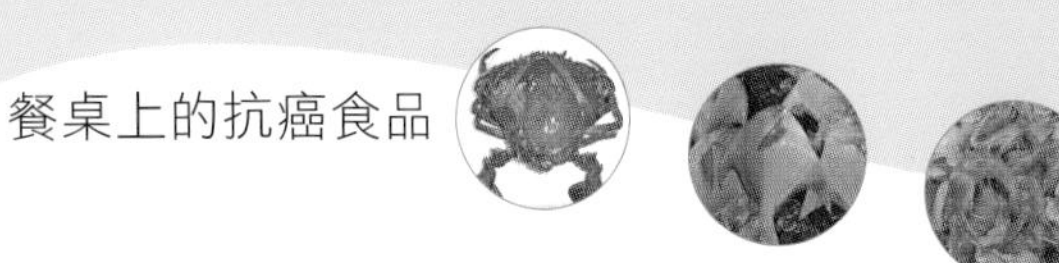
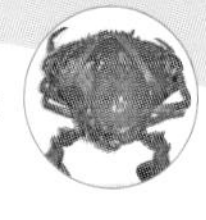
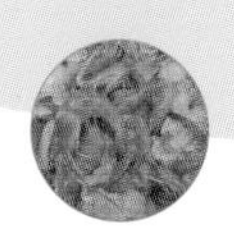
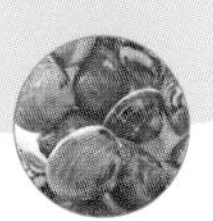
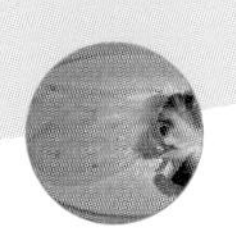
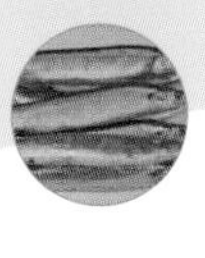

起的各類病症。

食用豬腎，有以下幾種易做的家庭菜餚。

大家都知道的是炒腰花。將剖開去除筋膜後洗淨的豬腎切成花紋狀，所以稱之為炒腰花。將腰花放入油鍋中煸炒，至斷紅，取出。另起油鍋，加入酒、醬油、糖、鹽之類調味品，略勾芡，再放入腰花，稍翻炒即成。裝盤後，可再淋一些麻油。 炒腰花時，可加入筍片、香菇之類。至於腰花的老與嫩，需掌握火候。佳者為嫩而不生。

更容易一些的作法是清蒸。像上述一樣洗淨後，切成片，不必切成花紋狀。放入碗中，加上好黃酒，加少些鹽，隔水蒸，至熟即可。也可放一些香菇之類。有的人更喜吃清蒸的豬腎，可吃到鮮嫩的原味。

近年，餐館中有用豬腎做的冷盤，也頗可口，家庭中也可自行製作。將洗淨的豬腎在水中煮熟，不要太老，取出。另做一些調料。用上好的醬油，上好的黃酒可以少一些，切一些薑絲，放一些蔥末，加一些蒜泥，再放一些香菜，拌勻，將煮熟的豬腎切片放入，即可食用。味道主要在調料，可以依據各自的口味，適當加減配合。

【豬大腸】：喜歡吃大腸的人也不少。近年怕吃葷油的人多了，因為大腸較肥，所以有的人也不敢吃了。但是，研究發現，特別從防癌的角度講，一味地吃葷油，或者一味地吃素油，都不足取，還是要葷素搭配。因此，吃些大腸是可以的。

吃大腸的要點，也是要洗得乾淨。炒大腸，過去是上海菜中的名菜，現在不少餐館中也有供應。

大腸性味甘平，中藥書上說，它對「便血」、「痔瘡」、「腸風臟毒」之類病症有益。其中「便血」，是大腸癌的常見症狀，而「腸風臟毒」，和現在講的「腸癌』有類同的地方。因此腸癌病

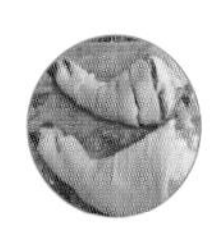
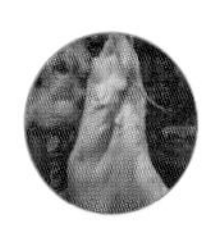
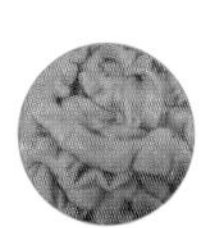
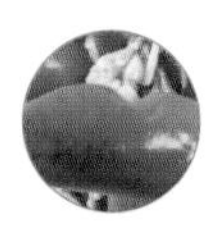
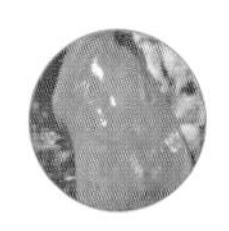
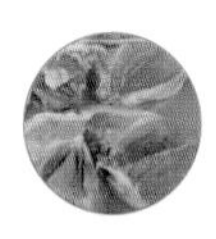

人康復期，可以吃一些豬大腸。當然，假如消化不良，不喜歡吃豬腸，也不必勉強。

家中自製炒豬腸，關鍵也在清洗。反覆洗清的腸子，放在水中煮，要燜至酥爛，費時較長。酥爛的大腸，切成小段，放在油鍋中，加醬油、黃酒、糖、鹽等，燒至滷汁已濃縮，稍勾芡即成。裝盤後，再加一些麻油或少許熟豬油，味頗佳。

另可製作大腸煲。照上述步驟，一般也可加香菇、麵筋、筍片等，待炒腸子已成，放在鍋中，再燜上少許時間，即可食用。

還有一種吃法，滋味絕佳，但因過於肥膩，現代人已很少敢於嘗試了。將洗淨的大腸，腸內填入肉末，加酒、鹽等，放在鍋中隔水蒸，至酥爛。切成段，即可食用。喜吃肥膩者，可偶爾一試。

005　豬肚　蹄筋

豬肚健脾胃、補虛損，身體虛弱的癌症病人皆可食用。蹄筋補虛損，強筋骨，對癌症病人病後體衰有益。豬肚和蹄筋也是通常食用的食品。對處於癌症康復期的病人來說，也是有營養價值的美味。

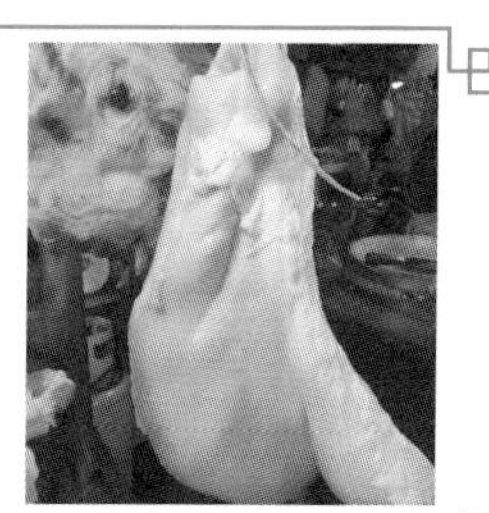
豬肚

【豬肚】：性味甘平。它的主要作用就是。癌症病人身體虛弱，以及有「脾虛」的表現者都可以食用，不論是在康復期還是發病期，或者在各種治療過程中都可以，因為它的性質較為平和。

因此，明代繆希雍的《本草經疏》中載豬肚為「補脾胃之要品，脾胃得補，則中氣益……精血自生，虛勞自癒，根本固而後五臟皆安也」。

歷代的中醫，都有用豬肚，結合其他中藥，做成各種丸劑，來

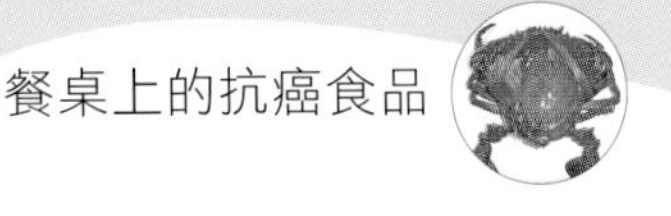
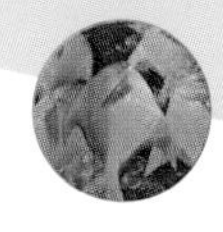
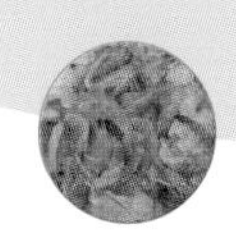
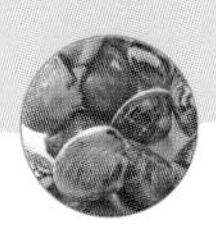
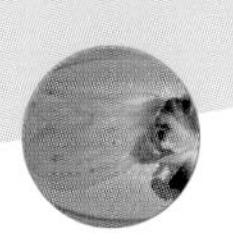
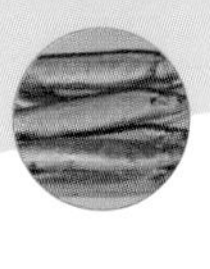

治療「虛勞」、「勞瘵」、「臌脹」、「風毒」等等，這些病症中，顯然也包括一些惡性腫瘤在內。

家常易做的有幾種，一種是作為冷盤，製作較為方便。將豬肚洗淨，在水中燜燒至酥爛取出，切成條。蘸調料吃。調料最簡單的是醬油淋上麻油。也可用現成有售的各種辣或不辣的調料。不滋膩，也容易消化。

或者，酥爛的豬肚，待冷，放入糟滷中。放置一定時間後，食用，帶有糟香味，可以開胃。

作為熱菜，可以吃炒肚片。將已經酥爛的豬肚，切成條或片，在油鍋中炒。也可以加菜心、香菇、筍片，加一些調料即可。喜歡吃麻辣的，可以加少許麻辣醬。

用豬肚、火腿豬腳、豬肺共燴濃湯，是美味的食療品。將洗淨的豬肚、火腿豬腳放入鍋內，加適量水，以大火燒沸後，小火煮至都已酥爛，加入豬肺再燴至肺熟，即可食用。須注意的是這三者都要洗得很乾淨。另外在煮豬肚和火腿豬腳時，要把浮油、浮沫不斷去掉。最後成一濃湯，既具補益，又很可口，且不甚油膩。

【蹄筋】：和豬肚一樣，本身沒有什麼鮮味，要靠外加的調料，或者食品來添加滋味，但都食之頗有「勁」，而且有營養。

蹄筋的關鍵在「發」。發蹄筋十分麻煩。書上往往說得很容易，但在家中自製不易。好在現在都有發好的蹄筋供應，這是食者的福氣。

取發好的蹄筋，瀝去水分。通常都是吃蝦炒蹄筋。先要購上好的蝦。取一定量的蝦，用上好的黃酒浸泡一二小時。起油鍋，將蹄筋煸炒，放入蝦、鹽、醬油等，稍勾芡即可。

通常也可炒鮮蝦蹄筋、海參。發海參遠較發蹄筋容易。可購較好的乾海參自己發。發好後切段，和蹄筋共炒。蝦、蹄筋、海參都富營養價值，適宜於癌症病人食用。

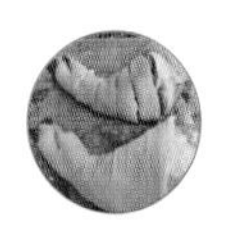
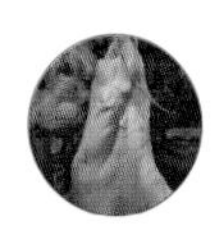
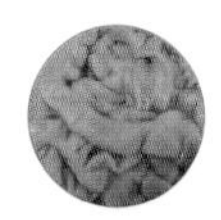
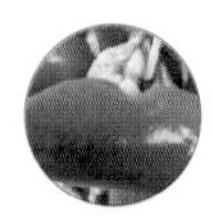
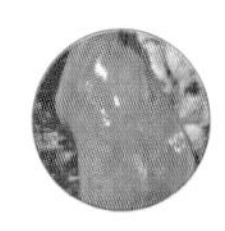
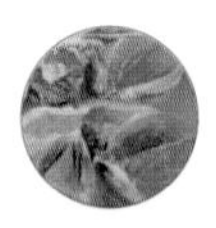

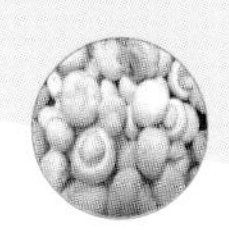
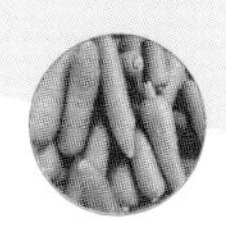
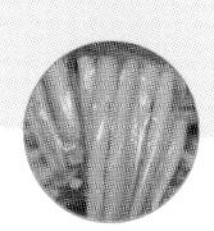
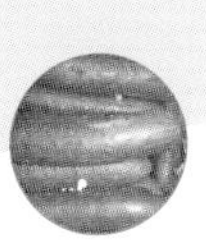
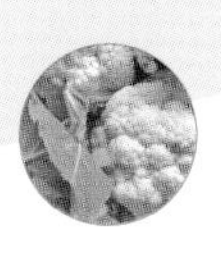
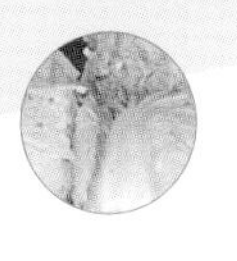

蹄筋也可作為主料或輔料做湯。例如以蹄筋為主，可加入筍片、香菇、海參、火腿片、菜心等，在鍋中煮爛後，放入鍋中，為冬令佳品。

以海鮮或者豬肉作湯時，也可放一些蹄筋，增加美味。

蹄筋性質平和，可以補虛損，強筋骨，對病後體衰有益，而且不滋膩，較易消化。對於胃口不好、消化不良、舌苔較膩的癌症病人，也可稍稍食用。

006 豬腳

癌症病人在康復期，吃些豬腳有一定的輔助治療作用。

因化療致白血球等降低者，因化療或腹部放療而引起腹瀉者，可吃火腿豬腳。

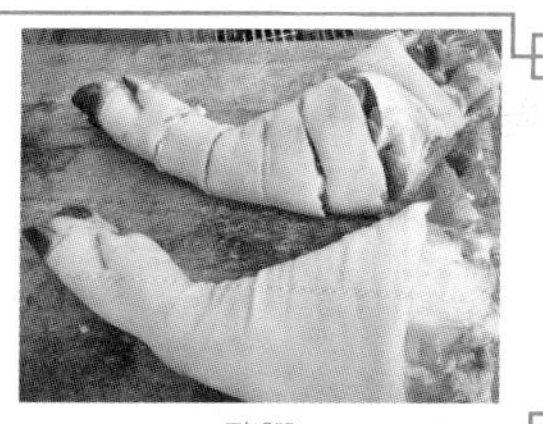
豬腳

【豬腳】：不少人怕吃豬肉，自然也怕吃豬腳，實際上豬腳也是一種抗癌食品。

按照中醫的看法，豬腳的功用還真不小。它既可以補血，又可以補腎，還能夠養胃。癌症病人在康復期，精血虧少，吃些豬腳大有好處。豬腳還可以治療「癰疽」、「瘡毒」，能夠「去惡肉」、「清熱毒」，對於癌症的治療，也有一定的輔助作用。手術後傷口癒合不好的，吃豬腳則能幫助「長肌肉」、「癒瘡瘍」。另外，講究美容的青年男女，吃豬腳也有益，因為它有一個功能，就是「滑嫩皮膚」，使皮膚滋潤光滑。

那麼，怎樣吃豬腳呢？

有一種吃法叫所謂的「金銀蹄」。也就是鮮豬腳、鹹豬腳一起煮至爛，滋味甚佳。如果加入火腿豬腳同煮，則味道更好。其實火

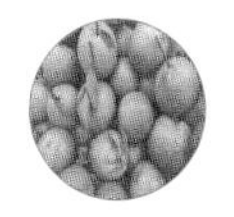
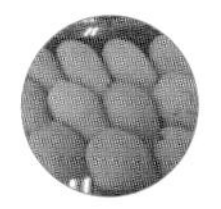
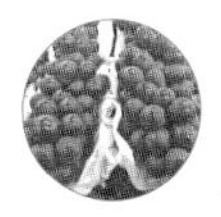
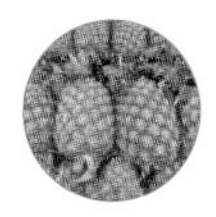
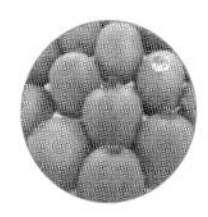
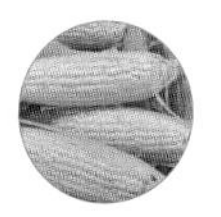

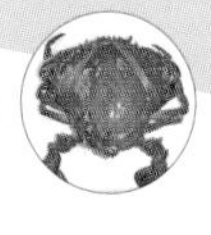
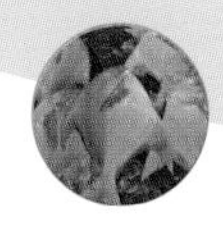
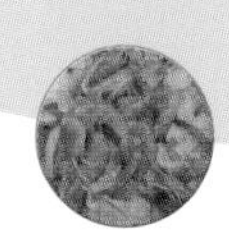
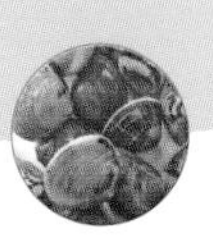
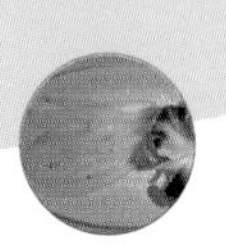
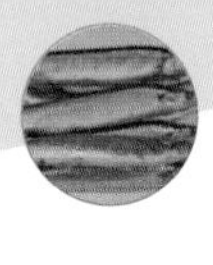

腿豬腳也頗有補益作用。民間有一個習慣，為讓傷口早日癒合，就給病人吃火腿豬腳。這種吃法最為經濟實惠，古人甚至認為比豬肉更補。若在慢火燉鮮鹹豬腳時，加入一些時令物品，如冬筍、青筍等，也是很好吃的。

冬季天氣冷，吃豬腳不會感到膩口，可多吃。天熱是不是就不適宜吃呢？不然。這裡介紹兩種夏令也可以吃豬腳的方法。一種方法是先將豬腳洗淨，加鹽，略加黃酒，然後上鍋清燉至爛。在裝盤時，邊上置以酸菜或糖醋蘿蔔，味道相當不錯，一點也不油膩。另一種食法是煮豬腳湯，加入冬瓜，做起來十分方便，很適合夏天食用。有一點要提請注意，古代中醫藥用的豬蹄甲，就是豬腳外面的硬皮，是不能食用的，專供藥用，有破血作用。

前面說到的火腿豬腳，實際上是豬腿加工成火腿後，豬腳也就變成了火腿豬腳。因此火腿豬腳只是豬腳的一種。火腿豬腳，功用奇特，它能「健脾開胃」、「生津益氣」，治療「虛勞」，對晚期和康復期的癌症病人大有益處。它能治療「久瀉」，凡是因化療或腹部放療而引起的腹瀉，都可以食用。它還能「固髓」，凡因化療而致的白血球等降低者，不妨多吃火腿豬腳。

007 白帶魚

罹癌病人忌吃白帶魚的說法，是沒有科學依據的。處於恢復期的癌症病人，多吃白帶魚頗有好處。癌症病人手術後，或者做放療、化療後，身體疲乏無力，胃口不好，體質虛弱，也都有好處。

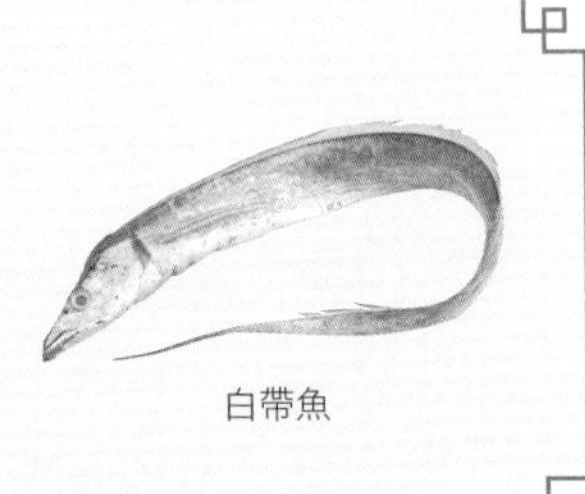
白帶魚

【白帶魚】：白帶魚在過去價廉，是所謂上不了枱面的食品。

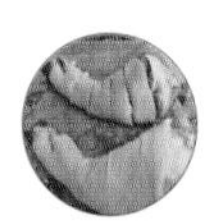
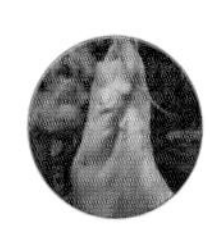
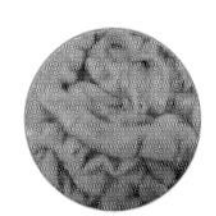
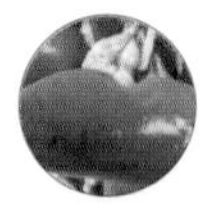
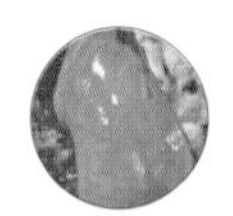
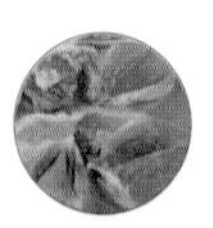

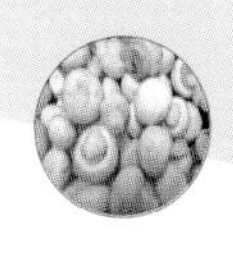
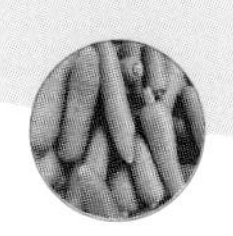
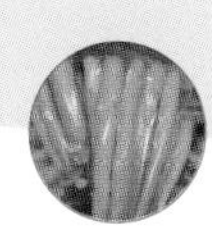
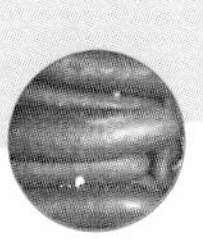
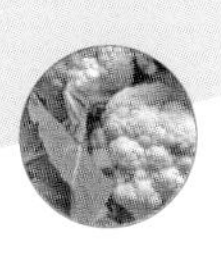
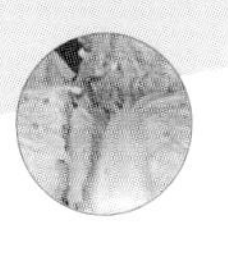

如今則時代不同了，白帶魚的身價看漲。中醫書上說，白帶魚能補五臟，和中開胃，還能補虛、澤膚。所謂澤膚，是指美容作用。處於恢復期的癌症病人，多吃白帶魚頗有好處。

新鮮的白帶魚可以清蒸，清蒸後碗裡會浮著薄薄的一層油，這層油有改善肝功能的功用。吃白帶魚時，最好不要刮鱗，或者將刮下來的鱗收集起來，洗淨、晾乾後，煎湯單獨食用，既可以保肝，又能夠抗癌，一舉兩得。紅燒白帶魚也很好吃。將白帶魚入鍋油爆一下，煎成乾白帶魚，十分可口。把白帶魚放在麵粉糊裡拌一下，放入油鍋裡炸熟，蘸些醋吃，味道甚美。

008　甲魚（鱉）

甲魚對一些癌症的症狀如癌必發熱，能產生輔助治療作用。癌症病人並不一定都要吃甲魚。甲魚的吃法，大致有清燉、紅燒等幾種。

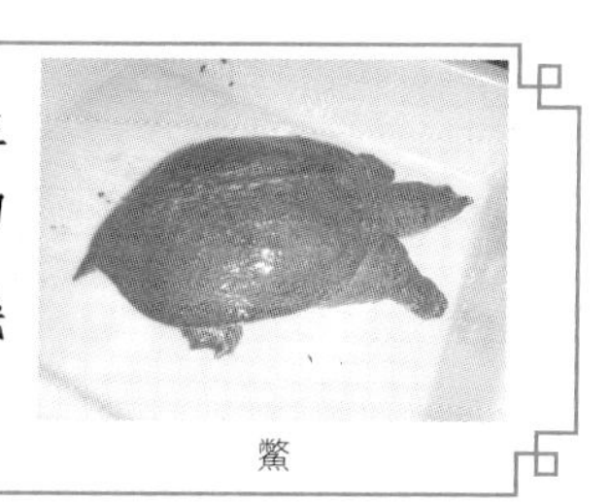
鱉

【甲魚】：真可謂大名鼎鼎，特別是癌症病人及其家屬十分熟悉的。社會上流傳一種說法：患癌症的人就應該吃甲魚。也許正是這個緣故，甲魚的價格被炒得非常高。

這種說法有一些道理，但並不十分準確。甲魚確實是很好的食品，但並不是癌症病人都必須吃，也不是所有癌症病人都適宜吃。

甲魚，正規的名字叫鱉，也叫團魚，是民間很流行的食品。在《詩經》中，已經有吃甲魚的記載：「吉甫燕喜，既多受祉，來歸自鎬，我行永久，飲禦諸友，炰鱉膾鯉。」這裡提到的「鱉」就是指甲魚。

甲魚除了味道鮮美外，還有不少輔助治療的作用。它能「滋陰

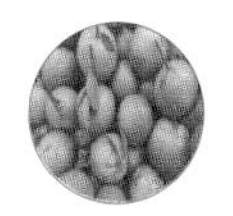
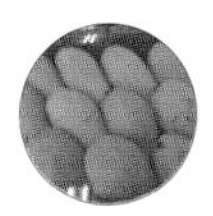
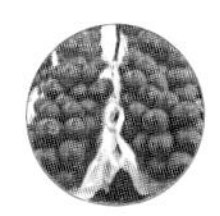
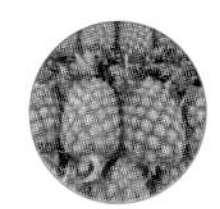
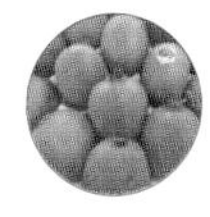
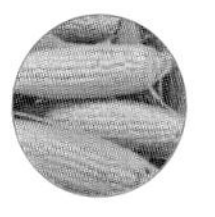

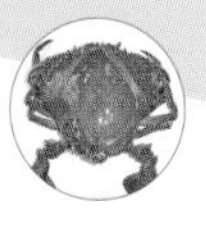
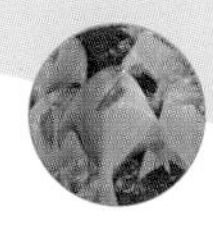
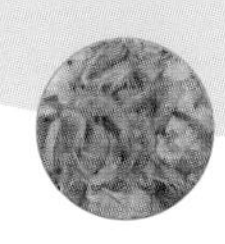
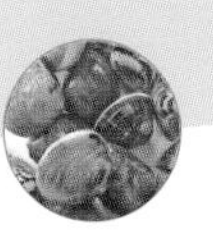
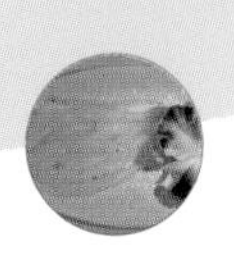
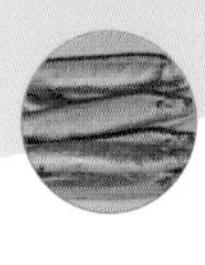

」、「益氣」、「補虛」、「調中」。處於康復期的癌症病人，身體比較虛弱；或者經過手術、放療、化療者，常出現「陰虛（症見頭暈耳鳴，失眠多夢，健忘，腰膝痠軟，形體消瘦，咽乾口燥，手足心煩熱，盜汗，顴紅等）」、「氣虛（症見面色光白，頭暈目眩，少氣懶言，神疲乏力，甚則暈厥）」的情況，都可食用甲魚，以補益身體。它還能「去痞疾」，治療「息肉、陰蝕、痔核、惡肉」，以及「痃癖」等。這些名詞聽起來都比較怪，現已很少使用，其實是泛指惡性腫瘤和良性腫塊。因此，癌症病人食用甲魚，確實有一定價值。

甲魚對一些癌症的症狀，還能產生輔助治療作用。例如，它可以「去熱」，是指癌症病人有癌性發熱時，也可食用而不必禁忌。它對「崩漏、血癖」頗有益處，因此婦科癌症病人可以食用。

吃甲魚，除了吃肉外，外殼也不要丟棄。它的外殼叫鱉甲，是常用到的一味中藥。在中醫治療癌症時，很多場合都用它。鱉甲與甲魚肉的作用是一致的，有所謂「軟堅」作用。癌症往往比較堅硬，所以要用鱉甲來軟堅。

如此看來，癌症病人確實可以吃甲魚。

那麼，為什麼又說癌症病人並不一定都要吃甲魚呢？因為「滋陰」、「補氣」、「軟堅」的食品很多，絕非甲魚一種。況且甲魚價貴，既然吃其他食品也一樣有益，又何必去湊熱鬧呢？更為重要的是，甲魚比較滋膩，難以消化。當癌症病人消化不良的時候，則不宜吃。癌症病人在治療期間，往往因藥物作用而胃口不好，這樣就不要勉強地去吃甲魚，否則會造成消化功能更差。

此外，甲魚偏於「補陰」，不是屬於「陰虛」的癌症病人，也不宜多吃。

甲魚的吃法，大致有清燉、紅燒等幾種。但是，有兩點值得注意。首先是選擇甲魚。清代大詩人兼美食家袁枚曾說過，「甲魚大則老，小則腥」，以選擇中等大小為好，滋味屬最佳。其次是吃甲

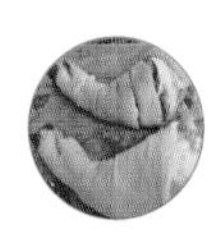
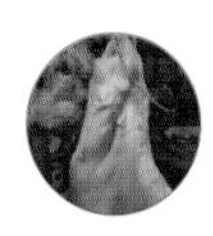
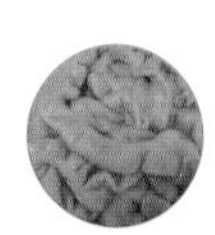
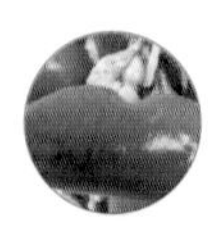
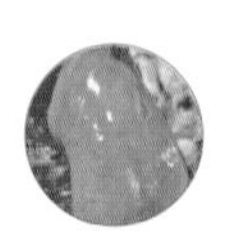
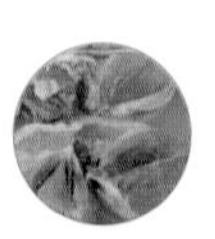

魚的季節，冬季的甲魚較肥，秋、春季甲魚也可，而夏季的甲魚俗稱「蚊子甲魚」，一般是不吃的。

清燉甲魚，先是殺好甲魚，放血，洗淨。去除甲魚的內臟，有時腹內有「蛋」，俗稱「王八蛋」，有些人喜歡吃，也可留下；如不吃，就去掉。將甲魚放在碗中，切開或整隻均可，並加入上好黃酒、蔥、薑，也可以加火腿片、枸杞，還可放一些白果肉。最後將碗放在鍋中，隔水蒸至熟（一小時左右），即可食用。

清燉甲魚的作法，按照中醫理論，更適宜於「養陰」。但是要注意，一定要燉熟。筆者曾經看到，有的家屬將沒有熟透的甲魚給病人食用，結果導致腹瀉，使病情惡化。因為甲魚營養豐富，極利於細菌繁殖，所以寧可多燉些時間。

紅燒甲魚，舊時上海飯店有一道名菜叫冰糖甲魚，就是紅燒的。先將甲魚洗淨、去內臟後，切成幾塊，放在黃酒、醬油、糖的調料中浸泡半小時左右，然後於鍋中炒至熟，再用冰糖收汁，甲魚塊紅而有光亮，極為入味。

紅燒甲魚，以補虛調中為主，其「養陰」的作用則稍減了。

除清燉、紅燒外，還有幾種吃法。一種是所謂生炒甲魚。甲魚切塊後，即在油鍋中炒，加黃酒、鹽等，至熟即可裝盤。另一種是醬炒，即加甜麵醬，或辣醬一起炒。二者都別有滋味。

009 河鰻　海鰻

河鰻、海鰻，都是癌症病人康復期的適宜食品。

河鰻對肺結核、婦科腫瘤、腸癌、癌性發熱，以及放療或化療後舌質紅、口乾有輔助治療作用。

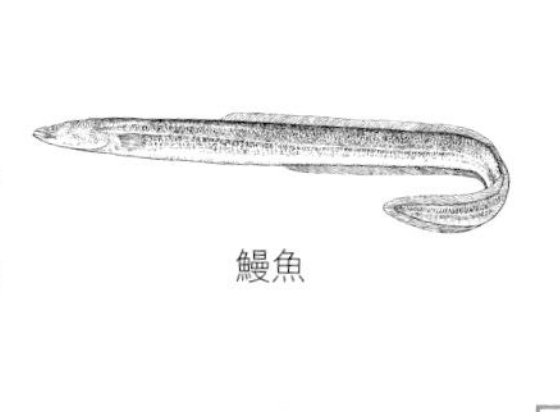
鰻魚

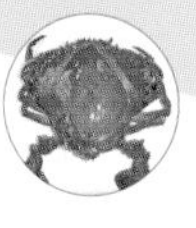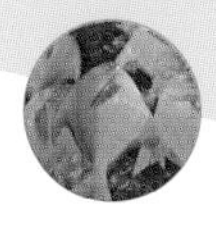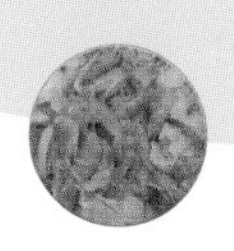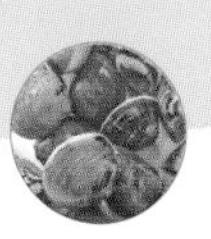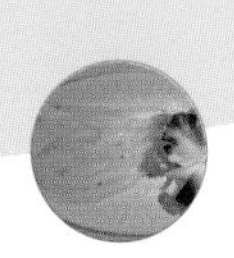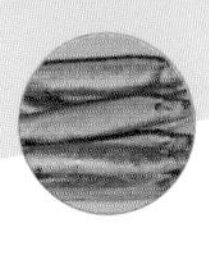

鰻，有河鰻和海鰻之分，既富有營養，又味道鮮美，還具藥用價值。

【河鰻】：通常被寫作鰻鱺。在各種藥物書中，都有關於河鰻的記載，其性味甘、微溫，能「補五臟虛損」、「治癆瘵骨蒸」。

「補五臟虛損」，意即有明顯的補益作用。現代的研究也表明，河鰻富含蛋白質、脂肪和微量元素，具有很高的營養價值。「治癆瘵骨蒸」，是指可以治療「癆病」。癆病，主要指結核病，同時也泛指各種嚴重的疾病，包括惡性腫瘤在內。一般表現為身體日益虛損，症狀日益加重等情況。

有一個治療癆病的故事，常被一些醫書所引用。在一本叫《稽神錄》的書中說，某地有癆病發生，死了好多人。有一位少女也患上了癆病，別人就把她放進棺材，讓棺材在河上漂流而去，以免在當地繼續傳播疾病。後來，一位漁民發現，那少女還有一絲氣息，便救了下來。他每日餵她吃河鰻，過了一段日子，癆病竟奇蹟般地好了。

舊時有一位名中醫叫費子彬，以治療「虛勞」而聞名。他常常用到河鰻，囑病人多食用，療效十分顯著。

腫瘤雖然不同於結核病，但是同樣能引起病人身體虛衰。如果多吃河鰻，自然也很有效。虛勞會有發熱，古人稱之為「癆瘵熱」。結核病病人會發熱，腫瘤病人也會發熱，吃河鰻可以改善發熱症狀。

河鰻對「腸風下血」也有益處。「腸風下血」泛指腸癌一類疾病。有一個民間驗方，將河鰻的頭炙成灰後吞服，用來治療腸癌。當然，僅靠這個驗方來治癒腸癌，那是不可能的，但作為一種輔助方法試試，或許可以減輕某些症狀。但腸癌還是應以手術為主。

另外，河鰻還可治療「陰瘡」、「崩帶」，一些婦科腫瘤也包括在內。經常腰背痠痛者，常吃河鰻也會有益。

再說說河鰻的吃法。最常見的有兩種，紅燒和清燉。其中，紅

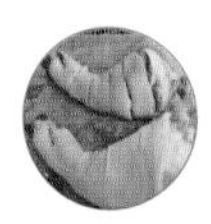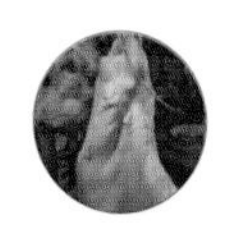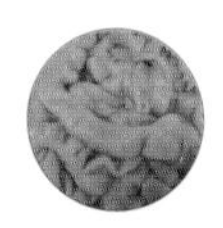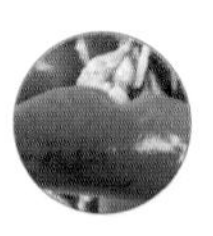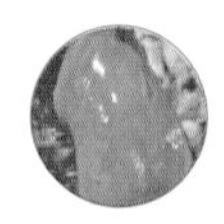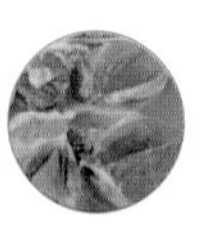

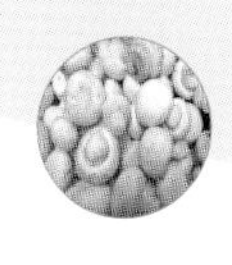
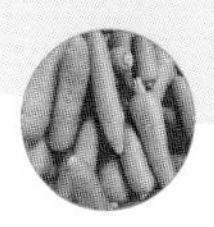
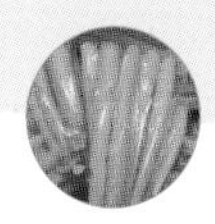
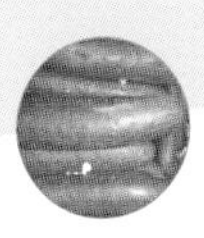
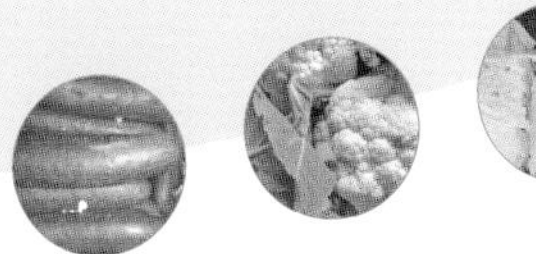
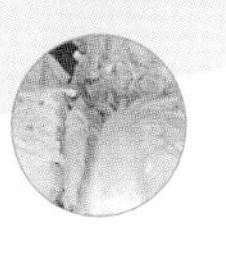

燒河鰻是過去上海菜中的一道名菜。

吃河鰻最麻煩的是洗、殺和去內臟。因為河鰻身上有黏涎，滑滑的、腥氣很重，要洗乾淨還得下一番工夫。然後去頭尾和內臟，切成段備用。燒河鰻時先在鍋裡放一些油燒熱，把蔥、薑放入炒一下，使油取得香味後去掉蔥、薑末。之後放入河鰻段，加黃酒，用大火燒沸，再改小火煮至魚肉酥爛。加上好醬油、冰糖或紅糖，收乾湯汁即成。這道菜肉質酥爛，皮紅潤光澤，美味可口。

紅燒河鰻最為滋補，尤適合於康復期食欲較好、消化能力較強的癌症病人。體弱而消化功能不佳者，則不宜多吃。

清燉河鰻時，對河鰻的處理同上。但在一般餐館裡，河鰻都不切斷，讓背部仍相連，盤曲在盆子中，非常美觀。若是家庭自製，切斷與否都無所謂。在蒸河鰻時，可以放一些火腿片、蔥、薑等，或者香菇、筍片之類，澆上黃酒後放在鍋中，隔水蒸至熟。

清燉河鰻有一定的滋陰作用，適合於放療或化療後舌質紅、口乾的病人。當然，癌症病人即使沒有這些情況，也照樣可以食用，只要其胃口好、消化能力強即可。

清代著名詩人、美食家袁枚，在他的《隨園食單》中說，燒河鰻有「三戒」。主要是講要掌握火候，使肉酥而皮不皺。辦法為用火不宜過猛，用鹽不宜過早。但怎樣掌握，必須烹調過才知道。

此外，還有一種吃法是炸河鰻，即把河鰻切段後，沾上麵粉，放在油中炸熟，撒上一些椒鹽，吃起來倒也頗為可口。

【海鰻】：海鰻和河鰻一樣，也是癌症病人康復期的食品。

海鰻通常的吃法是先做成鰻鯗。家中自製鰻鯗，往往都在冬天，而吃的時候，則一年四季均可。

冬天，購入大隻的海鰻，從尾部開始沿背脊剖開，去內臟、洗淨。然後用上好的高粱酒，將其全身擦過，再均勻地抹上細鹽，掛在通風處風乾。在懸掛海鰻時，要注意用竹片將剖開處撐開，並且

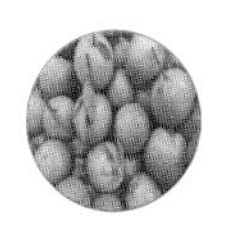
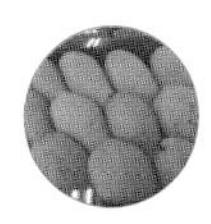
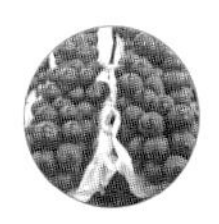
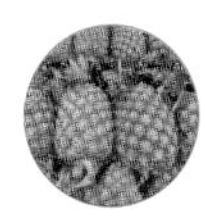
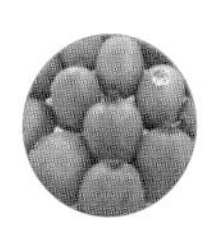
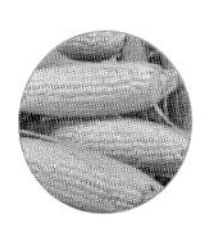

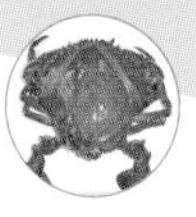
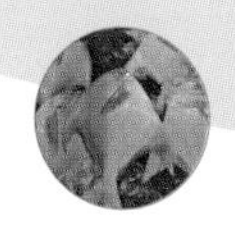
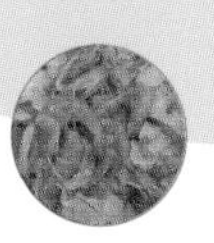
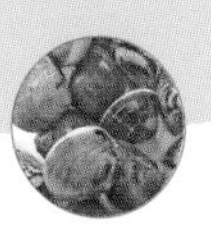
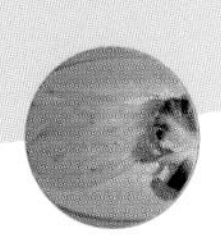
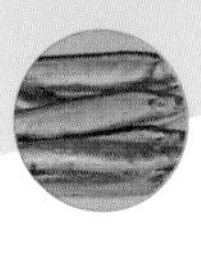

不要曬太陽。待海鰻風乾後，即成鰻鯗。收貯的最好方法是放在冰箱的冷凍櫃裡。可先把鰻鯗切成段，然後分別用食品袋包裝，吃時再取出。

鰻鯗一般有兩種吃法：一種是冷盤。取一段鰻鯗，加一些黃酒、味精，隔水蒸至熟即可。待冷卻後取出，用手撕成碎片，裝盤食用。另一種是紅燒。將鰻鯗切成塊，與肉一同紅燒，即成紅燒鰻鯗肉，非常可口。

010 黃魚　鯧魚

腫瘤病人忌吃黃魚和鯧魚的說法，是沒有科學依據的。處於恢復期的癌症病人，多吃黃魚頗有好處。癌症病人手術後，或者做放療、化療後，身體疲乏無力，胃口不好，體質虛弱，吃鯧魚也有好處。

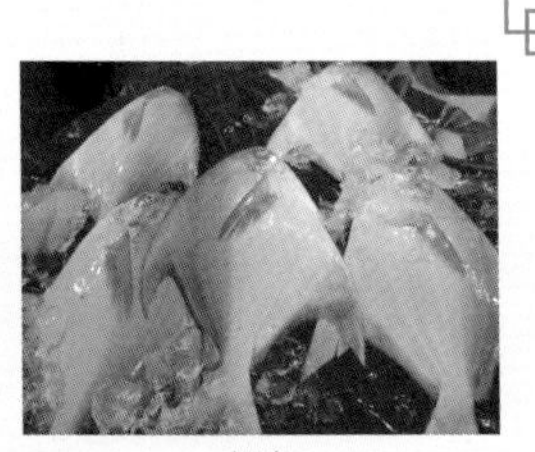

鯧魚

【黃魚】：看到黃魚和鯧魚，可能會使一些人大吃一驚。因為在他們的心目中，癌症病人是不能吃這些魚的。如果問上一個為什麼，除了那個說不清、道不明的「發」之外，沒有人能講得出所以然。

所謂的「發」，無非是指癌症復發，可有誰見過？根據又在哪裡？不管是中醫學說還是西醫理論，都沒有講過吃了海魚會使癌症復發的。不僅如此，而且在一些經典驗方中，都有黃魚等治療癌症的記載。現代抗癌研究則把從海洋生物包括海魚中提取抗癌成分，作為一個探索的方向。所以說，癌症病人忌吃黃魚和鯧魚的說法，是完全沒有科學依據的。

春季正是黃魚汛期，也是吃黃魚的季節。近年由於種種原因，

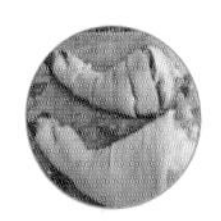
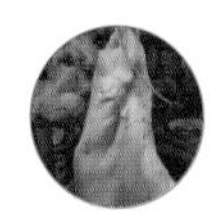
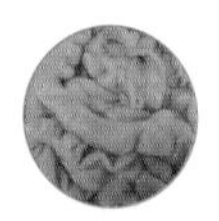
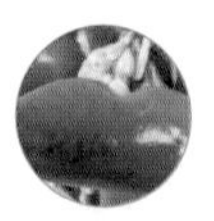
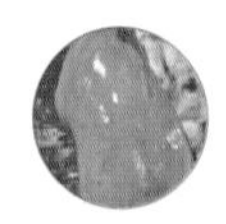
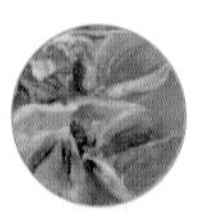

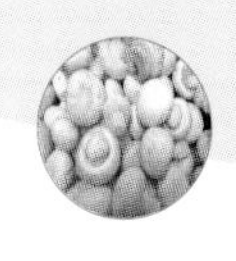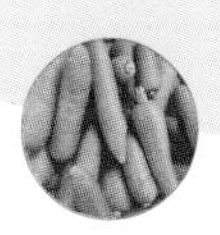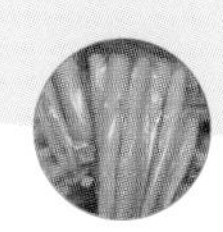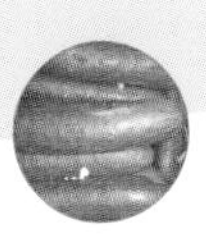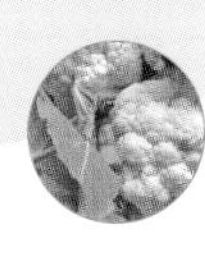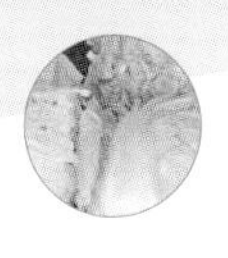

黃魚少了，價格較貴，但還能買得到。

黃魚有大黃魚和小黃魚之分，兩者的功能實際上差不多。黃魚的肉可供食用，這是大家知道的。據中醫書上記載，黃魚性味甘平，頗為平和。它能明目，安心神，開胃，補氣填精，大有補益作用。因此，若癌症病人有脾胃虛弱、腎虧等情況，大可放膽食之。像胃癌、腸癌，常會有脾胃虛弱的表現；放療和化療後，也常有脾胃虛弱、腎虧的情況發生。

黃魚腦殼裡有一塊石，所以黃魚又叫石首魚。這塊石，中醫裡叫魚腦石。魚腦石有軟堅和解毒的作用，大家吃黃魚時，可以把這塊石留下來備用。軟堅和解毒，都是中醫治療癌症的常用方法。魚腦石可以加在其他中藥裡一起煎服，也可以在瓦片上炙酥後，研成粉末吞服。當然，具體用法應由醫生來決定，因為它已不是食品，而是中藥。

魚鰾，也就是魚肚，是美味的食品。其性味平，有補益作用，能補腎益精。癌症病人於恢復期身體虛弱者，可以經常食用。它還能止血、散瘀、消腫。癌症病人有咯血、便血的，以及婦科癌症有陰道出血者，都可以常吃，能產生輔助治療作用。也有民間驗方，將魚鰾烘乾，研成粉末，用來治療胃癌、子宮癌等，每日2～3次，每次1克左右。其確切療效尚不肯定，由於有一定的營養價值，又無不良反應，作為輔助治療還是可以的。

黃魚的吃法很多。從前餐廳裡的松鼠黃魚，價廉物美，十分可口，現在似乎看不到了。家中自製松鼠黃魚比較困難，可以做紅燒黃魚，同時放一些大蒜瓣、松子或枸杞，更增加補益作用。

大黃魚價格比較貴，不妨吃點小黃魚。將新鮮的小黃魚去內臟，洗乾淨後蒸食，再加一些薑片、蔥花，便成了一道美味的家常菜餚，同樣有補益身體的作用。把小黃魚肉取出來，去骨，加一些蛋、黑木耳，煮成小黃魚羹，也是一種相當不錯的吃法。

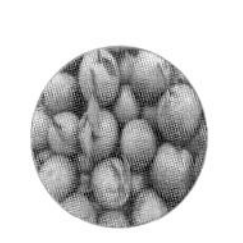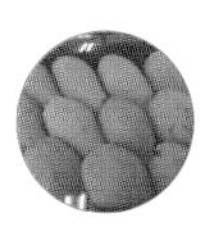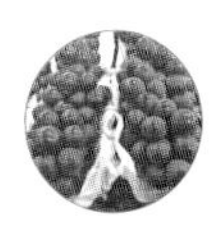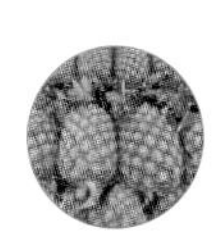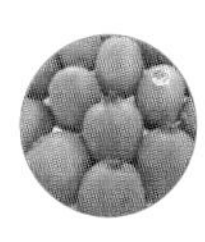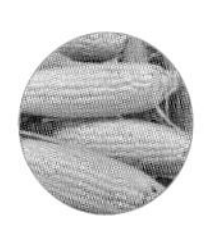

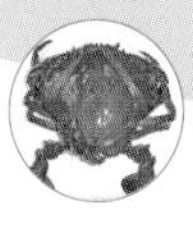
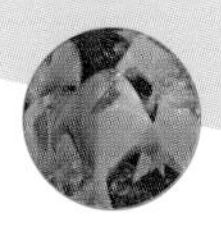
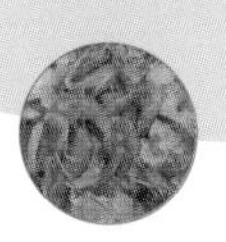
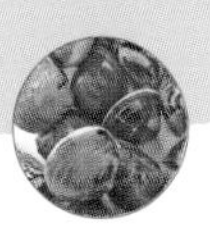
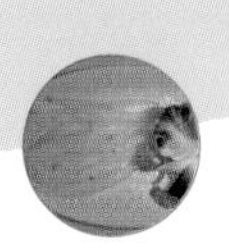
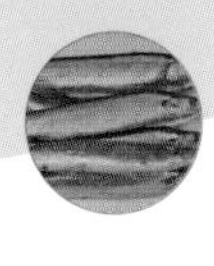

【鯧魚】：又叫車片魚。中醫認為，其性味甘平無毒，益胃氣，補血充精；益力氣，使人肥健。古代有些文人雅士說，鯧魚「食之至美」。癌症病人接受手術後，或者做放療、化療後，身體疲乏無力，胃口不好，體質虛弱，吃些鯧魚不無好處。

鯧魚可以紅燒了吃，新鮮的鯧魚也可以清蒸。清蒸鯧魚時，在其肉上用刀劃幾條交叉的直紋，蒸熟後用剛剛開滾的蔥油澆上，味道很好。或者在清蒸時，加一些豆豉，蒸熟後除了魚的香味外，還有豆豉的芳香，更增添其鮮美，且能刺激食欲。

011 海參

癌症病人身體虛弱，或者於治療後的恢復期，食用海參比較適宜。癌症病人在接受化療後，多有白血球下降，中醫認為可能與腎精不足有關，吃海參是很適宜。海參的吃法很多，蝦子大烏參是抗癌佳餚。

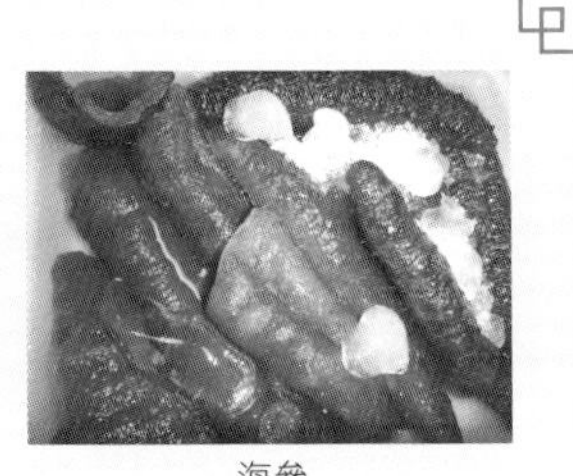
海參

【海參】：從生物分類上講，海參屬於刺參科，許多海域都出產。從現代營養學來看，海參營養價值很高，富含蛋白質，以及礦物質、微量元素、維生素等。過去海參屬於高檔食品，很難上尋常百姓家的餐桌。如今則不同了，普通百姓都能吃得起。

中醫認為，海參性味比較平和，屬「鹹」味，而「鹹」能「軟堅」和「潤燥」。癌症病人有腫塊存在，中醫治療的原則之一，就是用「軟堅」藥以試圖控制腫瘤，海參正好有這個作用。所以，在過去的中醫醫案——也就是治療紀錄中，常有用海參來治療腫塊的。中醫還認為，天氣太乾燥，可以引起身體的「燥證」；「內火」大，也可以引起「燥」，表現為口乾、舌燥、舌質紅等。凡有

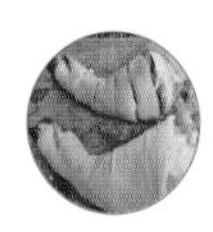
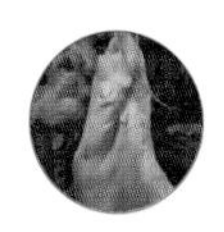
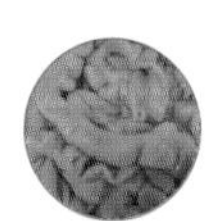
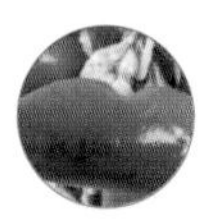
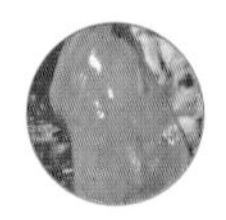
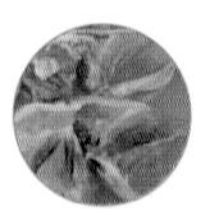

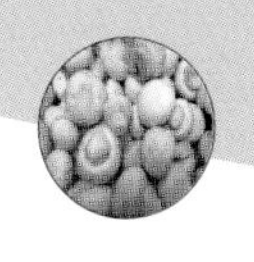
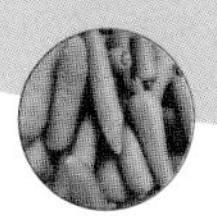
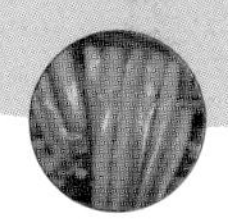
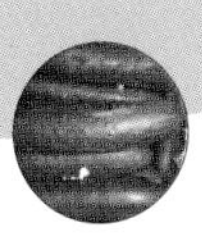
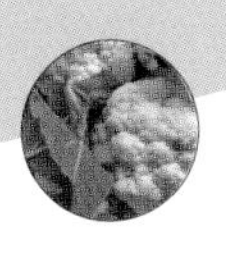
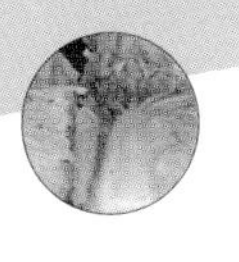

這些情況者，吃點海參十分有益。癌症病人接受放療或化療後，也常出現「燥證」，因此這時吃海參是有好處的。

海參的功效很多，可以「滋陰」、「補血」、「溫陽」，也可以「滋潤五臟」，也就是說對人體的陰陽氣血、五臟六腑都有調補作用。因此，癌症病人身體虛弱，或者於治療後的恢復期，食用海參是比較適宜的。而且，還很少有哪種食品能像海參這樣，對人體陰陽氣血各方面都有所補益。有些醫師常用海參來治療「虛勞」，就是這個道理。

海參也能「補腎」、「益精」，所以對有腰痠腳軟症狀的「腎虧」者，有補益作用。另外，癌症病人在接受化療後，多有白血球下降，中醫認為可能與腎精不足有關，吃海參是很適宜的。海參還能「養血」、「生百脈血」，故癌症病人手術後，或有貧血症狀的，不妨多吃點。當然，儘管海參的功效很多，但其畢竟只是一種食品，而不是什麼「靈丹妙藥」，必須用科學的態度來對待它。

海參的吃法很多。在具體談到吃法以前，先要說說「發」海參，也就是泡發的意思。如果在菜場上買的是發好的海參，食用起來自然比較方便。假若買的是乾海參，則需要自己來發了。這裡介紹一種比較簡便的發海參的方法。用一個大口的熱水瓶或保溫鍋，將乾的海參放在其中，灌滿沸水，然後蓋好瓶蓋。一天換2次水。一般在夏季1～2天即可發好，冬季則要3～4天方能發好。發好以後，將海參放入冷水中，去除內臟，洗淨備用。

蝦子大烏參是一道名菜，在家裡也可以自做。取一些蝦子，用黃酒浸1～2小時備用。食用時，先起油鍋，放入海參、醬油、糖、味精等共炒，然後加入黃酒浸泡的蝦子，即成蝦子大烏參。其味道極為鮮美，是餐桌上的抗癌佳餚。

將發好的海參切碎，加一些鮮貝、香菇和時令的綠色蔬菜，放入上好的鮮湯略勾芡煮熟，即成美味的海參羹。其中，鮮貝、香菇都有抗癌作用，與海參同食，無疑是相得益彰。

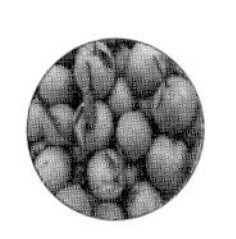
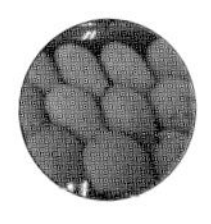
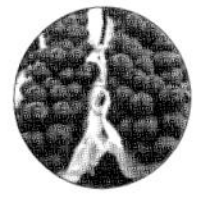
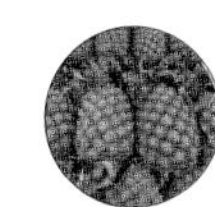
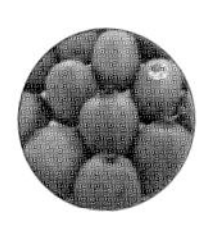
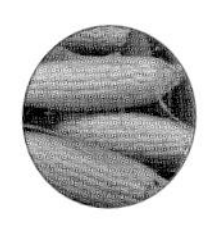

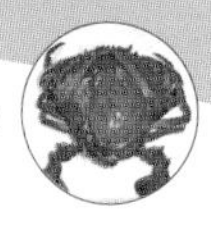
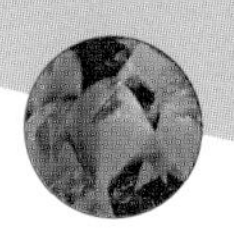
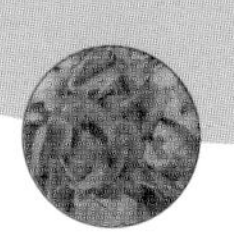
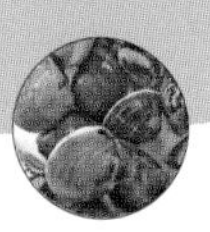
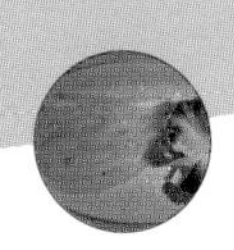
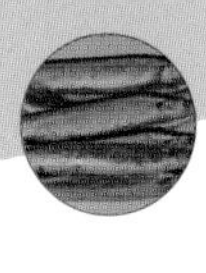

海參也可與一些中藥一起，做成藥膳食用，能增強滋補和抗癌作用。例如，用枸杞、龜版、補骨脂、鹿角霜，煎成濃濃的藥汁，再放入海參、蹄筋、核桃仁、木耳等，加入適量的調味品，共煮成羹，可以用來補腎和改善全身情況。於冬至以後，也可自製海參膏食用。將人參、枸杞煎成濃汁，然後放入海參，一起煮熟，再用阿膠或龜版膠來收膏，即成海參膏，可補益氣血。

012 淡菜　紫菜

淡菜既能補益身體，又能消散腫塊，又可輔助治療癌性發熱，對癌症病人非常適合。紫菜能「化痰軟堅」，「治癭瘤、結氣」，也就是能消散腫塊。

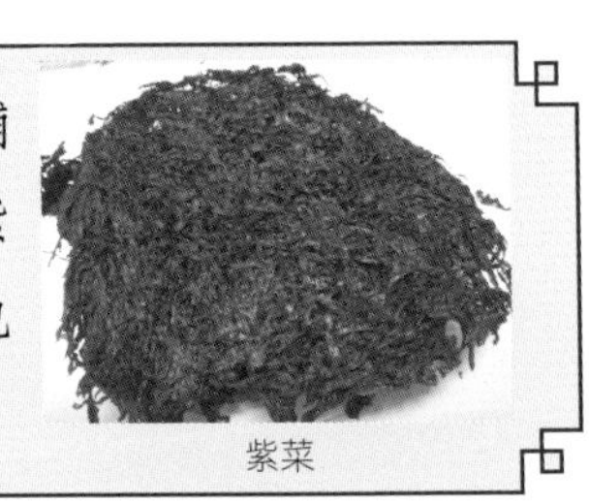
紫菜

淡菜和紫菜是對癌症病人很合適的兩種海產。

【淡菜】：它不是蔬菜，它是海水中生長的一種叫厚殼貽貝的貝肉。淡菜的營養很豐富，富含蛋白質，還含有鈣、維生素等。（「孔雀蛤」是台灣常見的貽貝種類），

中醫認為，淡菜既能補益身體，又能消散腫塊。它能補肝、補腎，又補益精血，有的中藥書上還說它可以補五臟。因此，可以用來治療身體衰弱，腰痠，眩暈，腎虧等。癌症病人不論在治療期間，還是治療前後，凡身體疲軟無力者，用淡菜補益，是食療的一個方面。

淡菜不但補益，還能消腫塊，這一點對某些癌症病人無疑是十分適合。中藥書上說它能治「癥瘕」，治「血氣結積」，「治癭瘤、疝瘕」，都含有治腫痛的意思。醫書上說它可以治療「崩漏」、「帶下」，而「崩漏」、「帶下」也就是陰道出血、白帶過多等婦

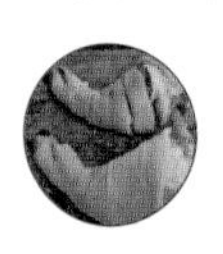
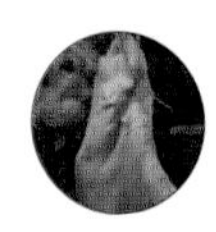
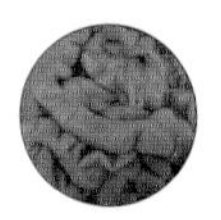
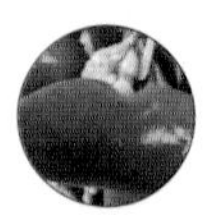
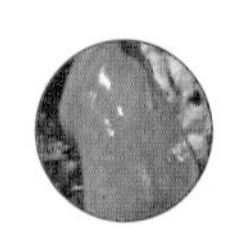
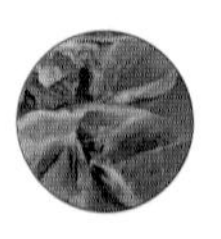

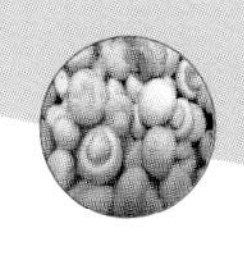
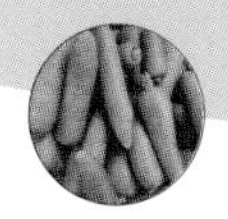
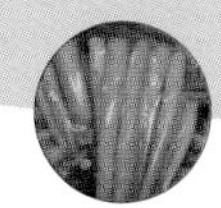
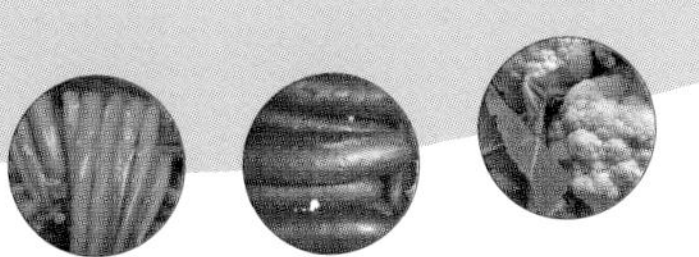
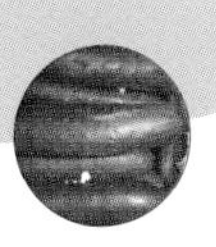
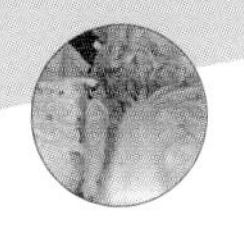

科癌症的常見症狀。

古人說它「甘美而淡」、「性本清涼」。滋味很好，清淡而不滋膩，不會吃而滯胃。對於已有食欲不好的癌症病人，頗有好處。由於其性質清涼，因此又適合於發熱時食用。書上說它可以治療「骨蒸勞熱」，自然包括癌性發熱的意思在內。也就是有癌熱時食用，能產生輔助治療的作用。

這樣看來，淡菜的作用可以說是多方面的。

對於淡菜，好多人不知道它，或者不知道怎樣吃。

有時菜市場有新鮮的淡菜，可以和雞蛋一起炒食，也可以煮湯吃。做一碗上好的鮮湯，將淡菜放在其中，於沸水裡稍滾幾下即可食用，滋味很美。

但新鮮的淡菜不常有賣的，往往只能買到乾的。

乾的淡菜有兩種吃法。一種是把它洗淨，放在碗裡，加一些黃酒醃一下，然後放在飯上或蒸籠裡蒸，蒸至酥軟即可。再取而食之，十分鮮美，別有風味。另一種吃法是將乾的淡菜剁碎，和入肉末，做肉丸吃，叫作淡菜肉圓，煮熟後吃，也是很鮮美的。

【紫菜】：其營養也很好，含有蛋白質、維生素、微量元素、胡蘿蔔素等。其與淡菜有相似的地方，如能「化痰軟堅」，「治癭瘤、結氣」，也就是消散腫塊的意思。

中藥書上還說它可以治療「水腫」、「腳氣」，現在看來，可能是治療維生素B缺乏症。還能「利咽喉」，凡咽喉部不適者可以食用。還能治療「不寐」，亦即失眠症。

紫菜的吃法也很多。一種是涼拌，將紫菜買來後，揀去砂石，撕成小片，洗淨，用開水燙過，用醬油、麻油拌食。癌症病人胃口不好時，最適宜這種吃法。

另一種是煮湯吃，把紫菜撕碎，加些榨菜，加入水燒開，再加入調料，就成為鮮美的紫菜湯。

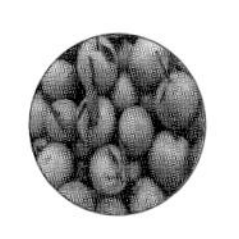
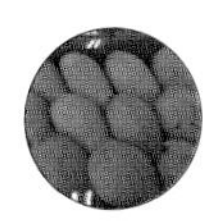
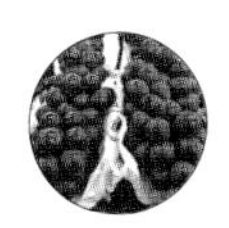
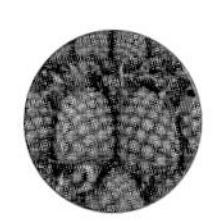
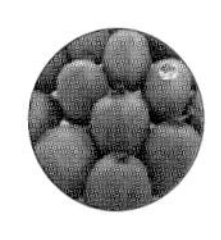
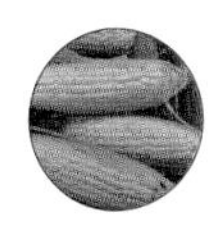

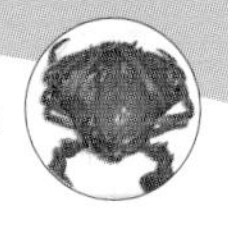
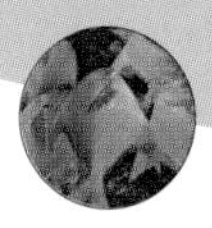
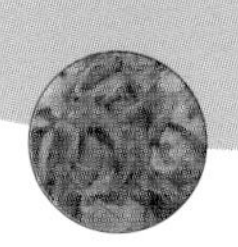
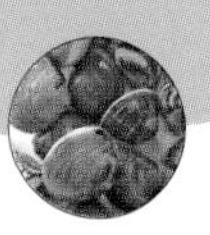
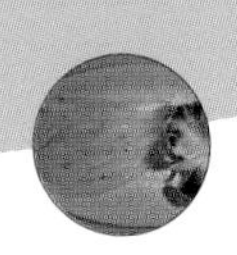
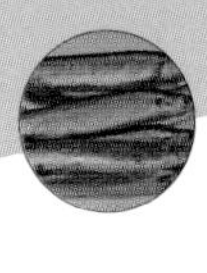

如果在小餛飩、陽春麵裡，放入一些紫菜屑，則增加了它們的可口程度。

有時市場上可以買到已經精製過的紫菜小袋包裝，其中拌入了調料，味鮮微辣，十分可口。癌症病人將它作為湯料，時時取食，也很有益。

013 蟹

沒有癌症病人忌吃蟹的記載。蟹對鼻咽癌、乳癌等病人較適宜。蟹的吃法較多。平素怕冷、容易腹瀉，或正在腹瀉的人，不宜吃蟹。

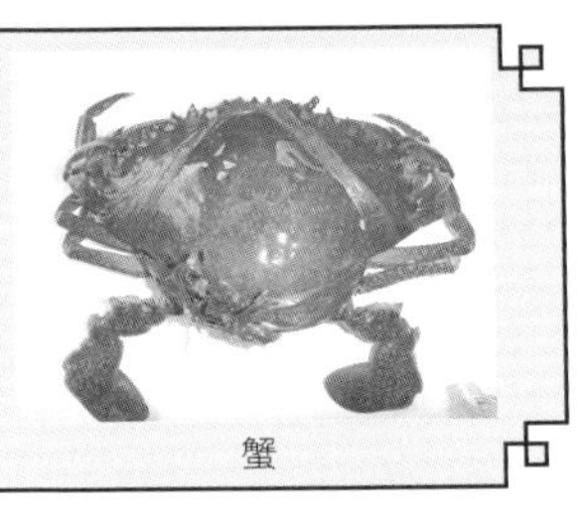

蟹

【蟹】：秋風起兮蟹正肥。

秋風起了，正是吃蟹的時候；秋風起了，正是賞菊花的季節。持螯賞菊，對一般人來說，無疑是一樁美事；對身患癌症的病人而言，更是一種良好的康復方式。可能有人要提出疑問：不對吧，癌症病人不是忌蟹的嗎？

其實，錯的恰恰是這個疑問。無論是中外文獻裡，還是民間驗方中，都沒有癌症病人忌吃蟹的記載。正好相反，用蟹來治療癌症的紀錄，倒是為數不少。大約在1958年前後，曾經有過大規模蒐集民間單方、驗方的活動。蒐集到的各類方子，可以說是數以萬計，其中就有不少用蟹治療癌症的方子。

從中醫角度看，持螯賞菊，可以愉悅心緒，對癌症病人頗有好處。而蟹和菊花兩者，對癌症病人還有相當好的輔助治療價值。

不由你不信，蟹一身都是寶。蟹膏、蟹黃、蟹肉均可以吃，這是人所共知的；蟹殼、蟹腳則是治療癌症的藥材。在蟹身上，幾

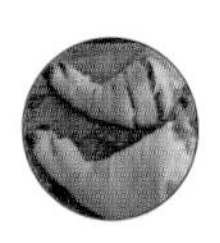
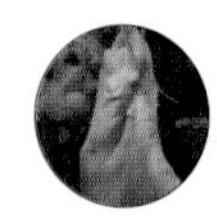
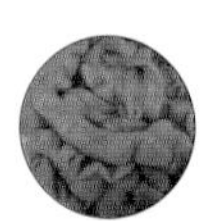
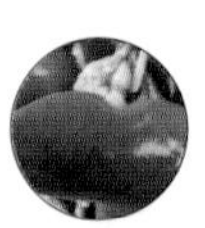
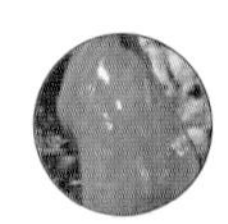
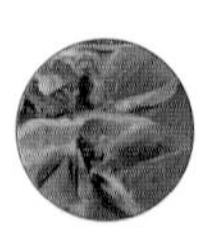

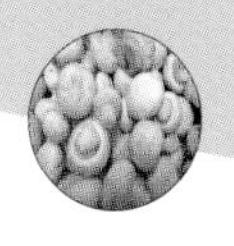
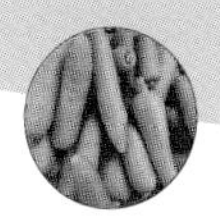
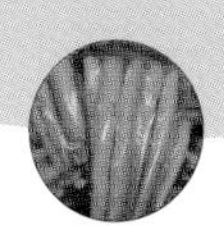
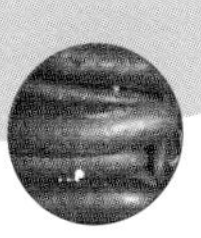
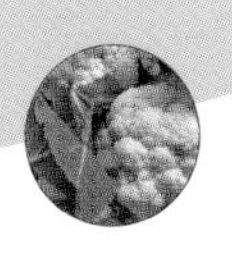
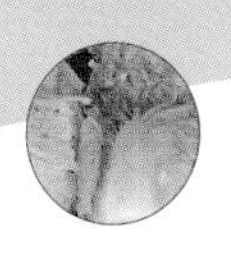

乎沒有廢物。它營養豐富，含有蛋白質、胺基酸、維生素和微量元素。它有補益作用，不僅能補腎、補骨、明目、滋養肝陰，而且可清熱、散血、治疸、癒核。它兼扶正祛邪於一身，扶正偏於養陰為主，祛邪則同時具有癌症的幾種治法，如清熱解毒、活血化瘀、癒核散結。

鼻咽癌病人常有頸部淋巴結腫大，蟹的癒核散結功能正好與之相宜。鼻咽癌病人因顱神經受到侵害，出現頭痛、面部喎斜等，蟹的化瘀功能正好與之適合。鼻咽癌病人接受放射治療後，往往覺得口乾、咽喉痛，即中醫稱之為「熱」者，蟹的滋陰清熱功能正好發揮作用。有一民間驗方，是將鹹蟹切成小塊，含於口中，慢慢嚥下其汁液，據說有利於鼻咽癌病人的康復。

又如乳癌，在20世紀50年代以前治療辦法很少。在那時的民間驗方中，蟹便是治療乳癌的一味主藥。病人除了吃蟹外，還將蟹殼、蟹腳洗淨烘乾，碾成極細的粉末吞服。雖然現在治療乳癌的方法較多，但它仍可以作為一種輔助療法，尤其適合於乳癌併有乳炎症者。

那麼，是不是所有的癌症病人都可以吃蟹呢？當然不是。即使是沒有患癌症的人，也未必都可以吃蟹。凡是看過《紅樓夢》的人都知道，林黛玉就不適合吃蟹。由於蟹性寒，因此有脾胃虛寒表現者，就不宜吃了。例如，平素怕冷，容易腹瀉，或者正在腹瀉的人，是不宜吃蟹的，否則更容易腹瀉。蟹黃、蟹膏很難消化，消化功能差者就不宜吃。不過，蟹味道十分鮮美，胃口不好而消化功能正常者，稍吃無妨，以刺激食欲。

蟹的吃法很多，被李時珍總結為「生烹、鹽藏、糟收、酒浸、醬汁浸，皆為佳品」。

通常是把活蟹洗淨，放入水中煮熟了，或者蒸熟後，用上好的醬油、醋、生薑末、少許糖等蘸著吃。薑可以減輕蟹的寒性，醋可以幫助消化。在吃完蟹之後，可以吃一點紫蘇梗、生薑、紅糖湯，

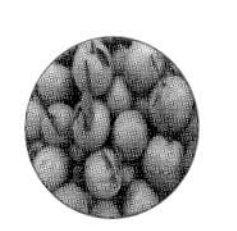
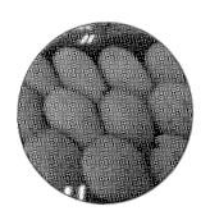
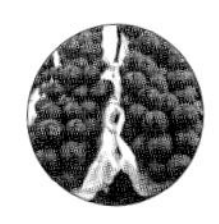
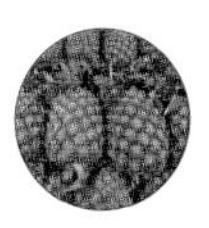
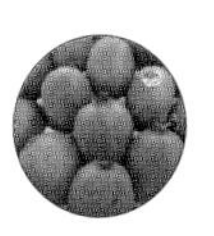
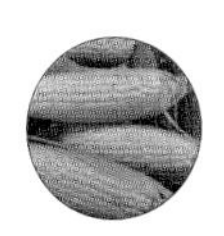

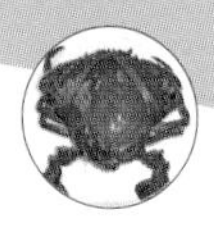
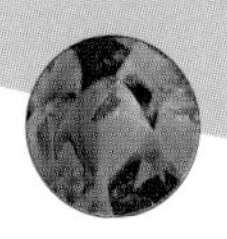
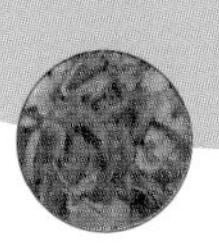
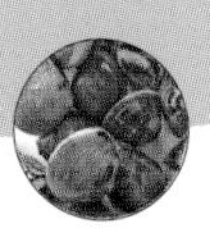
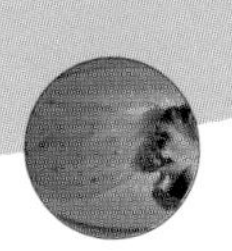
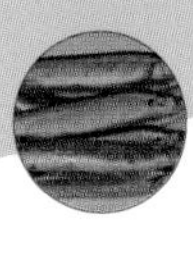

為的是減輕蟹的寒性。具體作法是：紫蘇梗30克、生薑5片，放入水中煮沸即可，喝的時候再加入紅糖。對於有癌性發熱的病人，可以用紫蘇梗和紫蘇葉共30克，再按上述方法煮湯飲用。為的是用蟹來清癌性發熱，又用紫蘇葉、生薑來發散寒氣。

自製醉蟹，味道甚佳。先將活蟹洗淨，放入罐中；然後在罐裡放入上好的黃酒，以及鹽、生薑和少許花椒，用蓋子蓋好。存放幾天以後，即可開罐食用。醉蟹中含少許酒，可以幫助蟹的功效散發到全身。若有癌症引起的關節痛，吃之則更好。自製醬油蟹，味道也不錯。製作方法與醉蟹一樣，但罐中是放入上好的醬油，再加入黃酒、生薑、鹽等即可，一週後就可以食用了。當然，蟹的品質應該是好的。

014 黃鱔

「六月黃鱔賽人參」。生了癌症吃黃鱔，總是十分有益的，黃鱔的吃法較多。黃鱔有補虛作用，主要是補氣血，還能除風濕、強筋骨、治療便血。

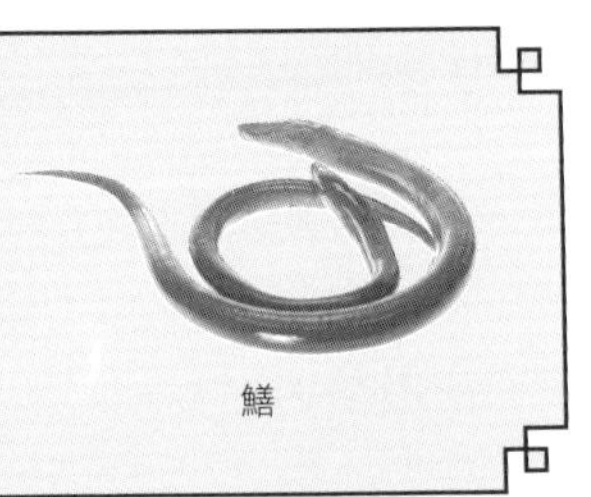
鱔

【黃鱔】：民間有一句俗語：「六月黃鱔賽人參。」這裡的六月是指農曆六月。黃鱔一年四季都有，但以農曆六月最為粗壯，補力最強。

在補虛方面的特性，更適合癌症病人。癌症病人無論是手術還是化療後，只要身體虛弱者，都可以食用黃鱔。在古代的醫案中，就常有虛勞症者吃黃鱔痊癒的。

癌症病人常有的一些症狀，如發熱、頭痛、眩暈、舌苔較膩等，正好可以利用黃鱔的除風濕功用。凡有腰痠、背痛、下肢無力

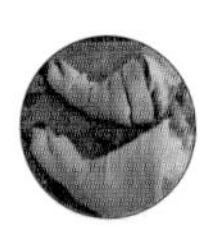
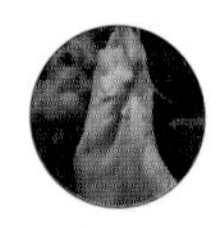
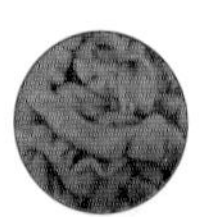
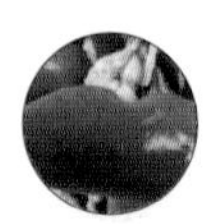
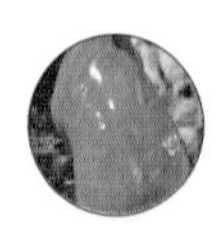
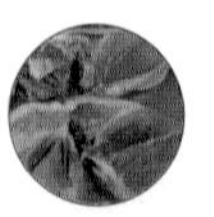

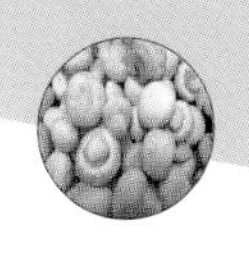
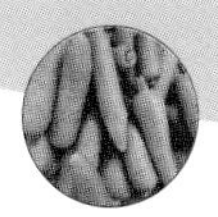
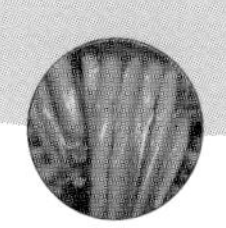
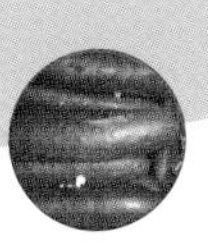
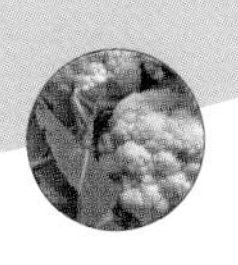
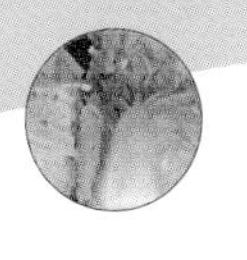

等症狀者，常吃黃鱔可達到強筋骨的目的。患腸道癌症的病人，常吃黃鱔可以治療便血。民間有人治療便血，就是用黃鱔在火上焙成末，拌以紅糖服用。

黃鱔頭通常是不吃的。但有些地區把黃鱔頭焙成末，用來治療「痞症」。所謂「痞症」，即指腫瘤一類疾病。當然，生了癌症還得找醫生治療，單憑黃鱔治療癌症，是不足信的。不過，生了癌症吃黃鱔，總是十分有益的。

黃鱔的滋味極為鮮美，這在古老的《詩經》中就已提到了。許多年前，曾出現過「全鱔席」，就是整桌酒席上的菜餚，從冷盤到熱炒，都是用黃鱔製成。據吃過的人回憶，那味道真是好極了。但是，這等「口福」畢竟可遇不可求，一般家庭烹飪黃鱔，不外乎以下幾種作法。

炒鱔絲，是菜餚中的一道名菜。在購得鱔絲（最好是當場活殺、現劃的）後，先用水洗過，晾乾，然後切成段，放在油鍋中用猛火炒，加入適量醬油、糖、鹽等，待鱔絲炒熟後取出，放上已搗成泥的大蒜，撒少許胡椒粉，淋上麻油，就可以吃了。如果掌握好火候，炒出的鱔絲色香味俱佳，是絕妙的補品。

脆鱔，鱔絲不切段，放在油中汆至脆，浸入預先準備的調料中（調料由醬油、糖、生薑末組成），稍後取出即成。與炒鱔絲相比，它別有一番風味。過去，在江蘇無錫的麵館裡，脆膳麵可是極富盛名的。現在不少江南風味的麵館裡，它仍舊是保留。在脆鱔製成後，再放入上述調料中，在鍋中燴過，即成燴鱔。脆鱔是脆的，燴鱔則是酥的，各有滋味。

黃鱔燒肉，也是很有名的家常菜。將黃鱔切段（帶骨），加入豬肉（最好選擇有精有肥的），放入鍋中，加醬油、糖、黃酒等，紅燒至熟，汁稍收乾即成。

黃鱔煲，燒法同黃鱔燒肉，只是在鍋中燒熟後，置入鍋中，放一些大蒜瓣，再在火上煮，至爛食用。黃鱔煲一般在冷天吃，但

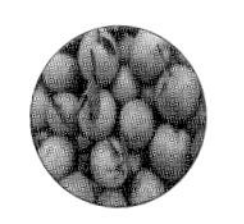
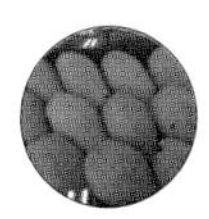
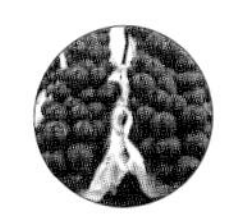
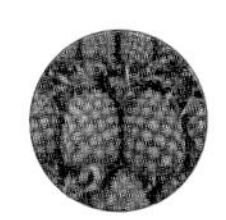
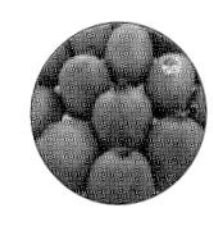
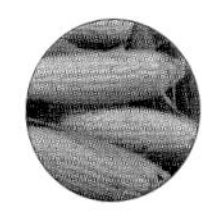

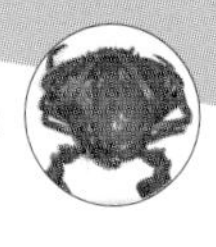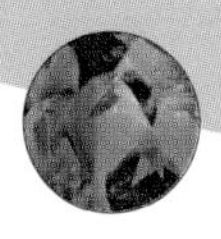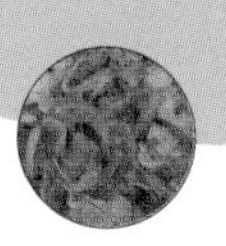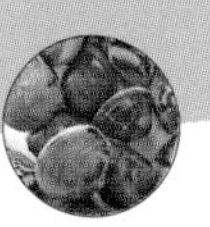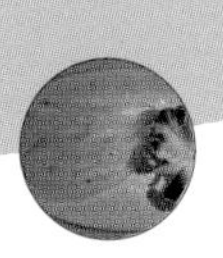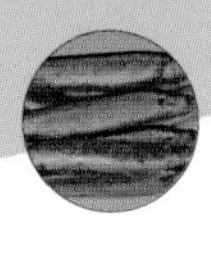

現在即使是夏季，人們在冷氣房間內，喝著冰啤酒或飲料，又吃火鍋，也算是一種時尚。

清燉黃鱔，吃的人比較少，但實際上很鮮美。將黃鱔切段，加上一些火腿片，放在鍋中加水，先將大火燒開後，再用小火慢慢煮至酥，在夏季吃極為可口。

黃鱔骨，家庭中常棄之不用。但在餐廳中，常用於燒湯，味道頗鮮，不妨一試。

015 秋刀魚　海蜇

癌症病人身體虛弱者，都可以吃秋刀魚。
可輔助治療肺癌、食道癌及婦科腫瘤。

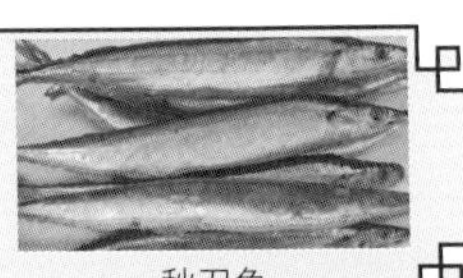
秋刀魚

【秋刀魚】：有一種秋刀魚麵。不是麵上加秋刀魚，而是把秋刀魚肉刮下，加麵粉，拌和製成麵條。在自己家中製作比較麻煩，如果市場上有售，可以買點嘗嘗。

如果說秋刀魚在市場上還可以看見，那麼鰣魚就頗為罕見了。鰣魚上市，差不多與秋刀魚同時。它也曾經作為貢品，供帝王享用。其性補，可以「補虛勞」，「快胃氣」，對於各種癌症病人都極合適。其補力勝於通常癌症病人常吃的「甲魚」等。其味最美之處在鱗片和肉質，即所謂「銀鱗細骨」。

【海蜇】：其主要作用是化痰、消積。在古代不少方子中，就有用海蜇來治療腫塊的。化痰，不但對肺癌病人有益，而且對食道癌病人也有好處。凡是在體表能觸摸到的腫塊，很多是屬於中醫「痰」的範圍，叫作「痰核」，病人可以吃海蜇。對婦科腫瘤，有流血帶下者，應該常吃海蜇。因為古醫書上早就說過，海蜇可以治

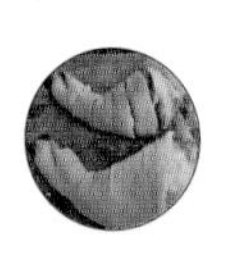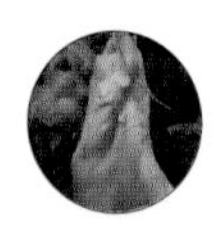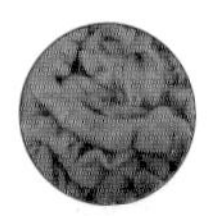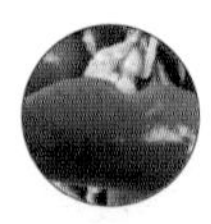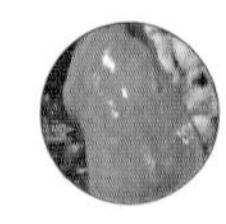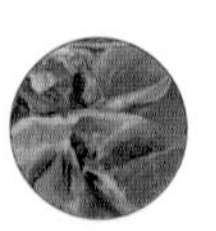

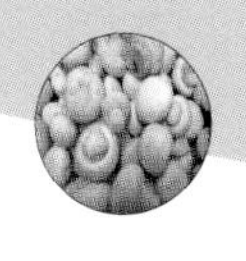
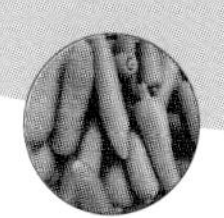
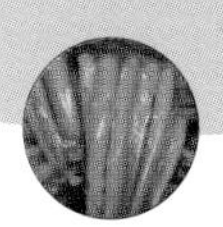
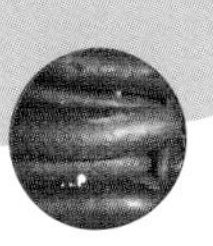
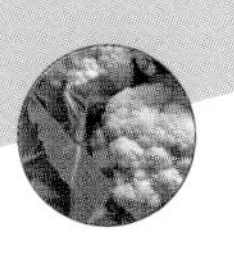
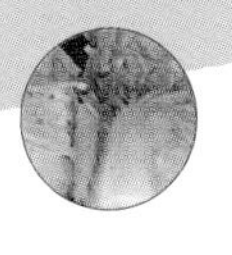

療「婦人積血、帶下」。海蜇和荸薺同煮，便是一張有名的方子，能夠治療「一切痞塊」。

海蜇可分海蜇頭、海蜇皮，兩者吃法相似。先清洗乾淨，然後用冷開水泡過。吃的時候切細，再加些醬油，淋上麻油，夏天吃味道最佳。

將海蜇皮切成絲狀，生蘿蔔或黃瓜洗淨後也切成絲，兩者拌和在一起，再加適量的鹽、味精、蔥花，淋上麻油，也極為爽口。

用上好鮮湯，放入海蜇頭、火腿片、肉絲、香菇之類，一起煮湯，好吃又有益，大家值得試試。

016 鯽魚

鯽魚既能健脾又可化濕，處於恢復期的癌症病人食用正合適。鯽魚不僅味道鮮美，易消化，不滋膩，而且有抗癌作用。按照中藥書上的說法，鯽魚能「健脾利濕」。在氣候轉熱、濕度較大的時候，鯽魚的這種功能正好合適。

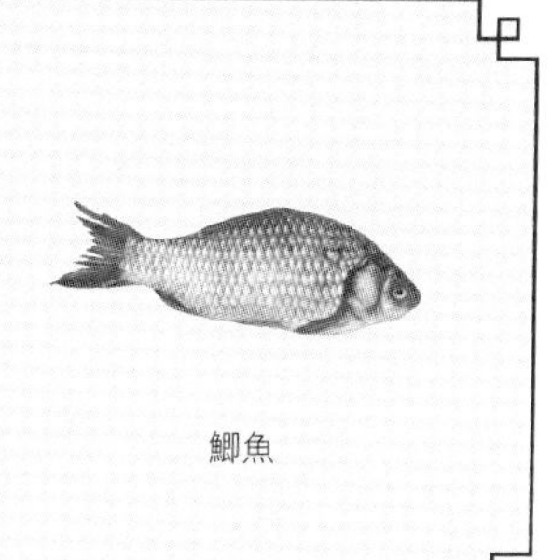
鯽魚

【鯽魚】：歷來被認為是美味佳餚。《呂氏春秋》一書中說：「魚之美者，有洞庭之鮒」。鮒，就是鯽魚。中醫認為，濕重或濕濁太甚，會影響「脾」，損害脾的功能。處於恢復期的癌症病人，常常有脾虛，有時還會有濕，鯽魚既能健脾又可化濕。吃鯽魚最好。鯽魚對脾虛、濕重引起的症狀，有輔助治療作用，如乏力、胃口不好、腹水、水腫等。此外，對「癰腫」、「便血」、「下痢」等，也十分有益。

在民間的一些驗方中，以及古代醫書的記載中，常有用鯽魚加

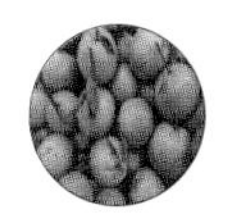
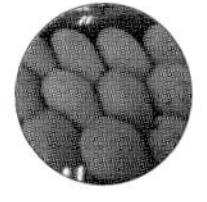
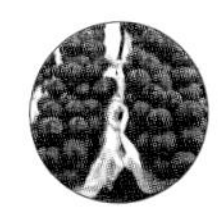
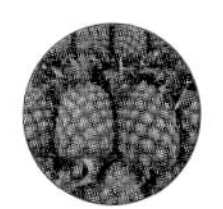
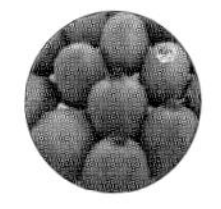
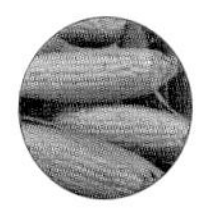

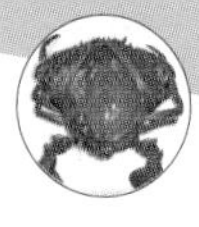
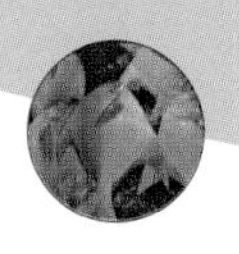
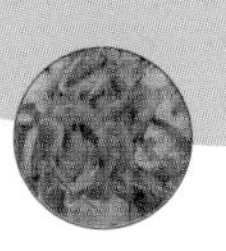
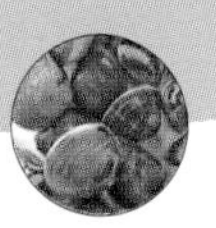
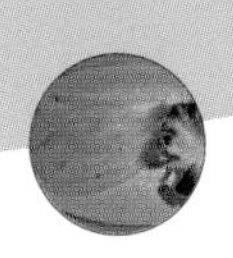
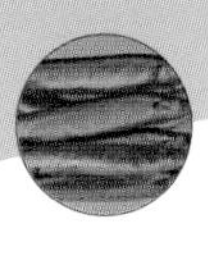

一些中藥後，做成食品的，今天人們稱之為藥膳。對於有水腫、腹水等症狀的病人，可以將鯽魚內臟挖出，納入紅豆、車前子，等量塞滿，一起煮湯。等到鯽魚熟了，即可飲湯、吃魚。也有用茶葉的，最好是綠茶，放入魚腹，一起煮湯喝。還有用車前子和砂仁的，作法同上。不過，由於引起水腫、腹水等症狀的原因很多，通常還是應該先請醫生查清病因，然後用中西藥物治療，再吃鯽魚等做成的藥膳。有腹瀉症狀的病人，可以用大蒜瓣塞入鯽魚腹中，再煮湯喝，效果不錯。

藥膳畢竟是加了中藥的，味道總不是很好。下面介紹的幾種鯽魚的燒法，就比較好吃了，大家不妨一試。

一種是清蒸鯽魚。將鯽魚去內臟、洗淨後，放入碗中，加適量黃酒，少許鹽和味精，數片生薑和幾個蔥結，然後隔水蒸熟。這樣燒出來的鯽魚，香味撲鼻，十分開胃、清口。當然，講究一點的，還可再加入火腿片、香菇、毛豆等，與鯽魚一起蒸，吃起來更有味道。

另一種是鯽魚湯。先把鯽魚放在油鍋中煎一下，然後加適量黃酒、鹽、筍片等，再加水煮。煮好後鯽魚湯呈乳白色，非常鮮美可口。鯽魚也可不放在油鍋中煎，而是直接加調料，再用水煮。兩種燒法，各有風味。都可同時加入火腿片、筍片、香菇、毛豆等，這樣更具營養價值。如果在鯽魚湯中放入蘿蔔絲同煮，也別有一番風味，對咳痰的肺癌病人頗為有益。

還有一種紅燒鯽魚。將鯽魚去內臟、洗淨，加適量黃酒、醬油、糖、鹽，然後燜燒至骨酥，這便是紅燒鯽魚。將鯽魚與適量的蔥、醬油、糖、醋等，在鍋中燒至汁濃、肉酥，便是蔥烤鯽魚，味也極佳。

有的人還喜歡在鯽魚肚（魚鰾）中塞肉，塞肉後或清蒸或紅燒均可，只是夏天吃起來，會感到有些滋膩。還有不要忘了鯽魚卵。鯽魚卵很好吃，也很有益。它能調中補肝，有極好的補益作用。清

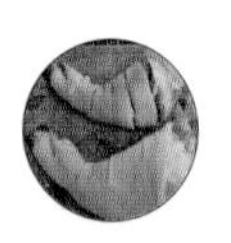
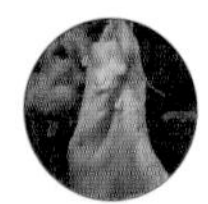
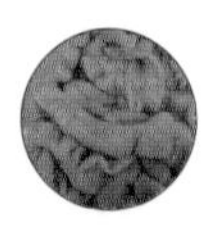
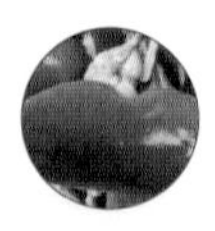
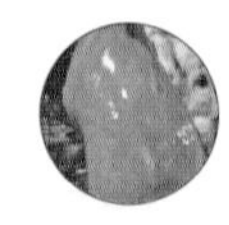
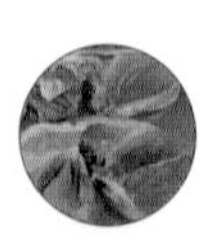

蒸或紅燒鯽魚時，鯽魚卵可以放在一起燒。

017 烏賊

烏賊對婦科癌症、腹部癌症病人有益，其他身體虛弱者也可以食用。烏賊的吃法很多。烏賊富含營養，具有「益氣強志」功用，它不光是對婦科癌症病人有益，其他身體虛弱者也可以食用。

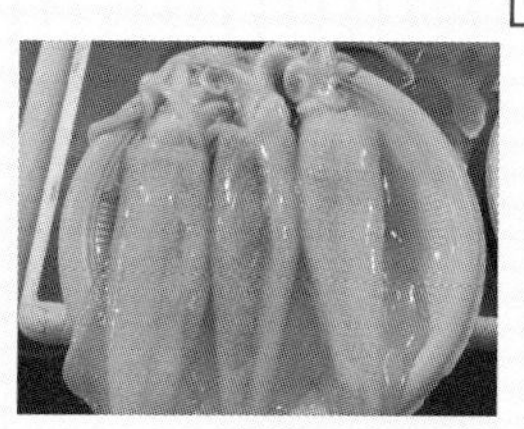
烏賊

【烏賊】：又叫墨魚、目魚。由於它是一種海產，不少癌症病人是不吃的。關於癌症病人忌海產的說法，是不科學的和沒有根據的，海產不僅大多對癌症病人有益，而且味道特別鮮美，對此已在前面的有關文章中講過，這裡就不再贅述了。

在現存醫學文獻中最早的一部醫書《黃帝內經》中，就已經記載有用烏賊治病的一個藥方。這個藥方叫「四烏賊骨一藘茹丸」，即主要由烏賊和藘茹組成。藘茹，現在稱為茜草。該藥方至今仍常用於治療婦科疾病如「經漏」、「血崩」等，包括婦科癌症有陰道出血者。

烏賊裡有一塊烏賊骨，是中醫治療癌症時常用的一味藥。它能治療腹部的癌症；可以治療「腹痛」，主要是因癌症引起的腹痛。將烏賊骨磨成粉，加入其他一些中藥，還能夠治療胃潰瘍。烏賊蛋同樣是好東西，也有治療腹部癌症的作用。由此可見，烏賊是一種貨真價實的抗癌食品。

烏賊的吃法很多。一種是紅燜。將烏賊洗淨，去外皮，加水、醬油，用微火燉酥，收濃汁，整隻取出。吃的時候，撕成條，盛入碗中。烏賊燒肉，味道頗佳，在做紅燒肉時，同時加入烏賊即可。

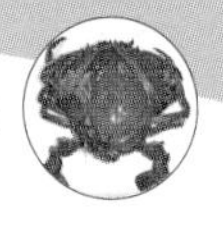
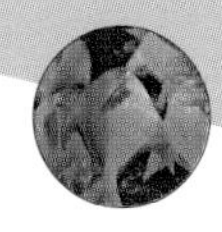
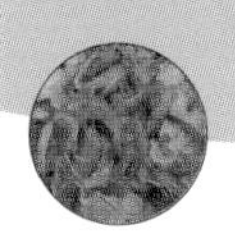
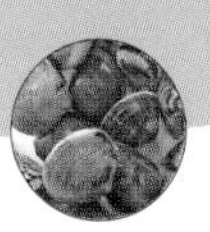
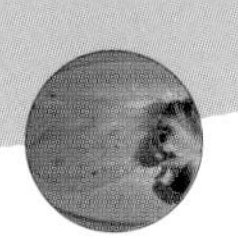
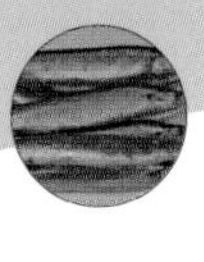

另外，炸烏賊，味道亦佳。將烏賊洗淨，同樣去外皮，炸至酥，蘸醬油、麻油吃，也可再適當放點生薑、醋。把烏賊切片，與鹹菜共炒，滋味甚妙。

烏賊蛋稍有腥味，但喜食者覺得味道很美。將烏賊蛋洗淨，剝去黑翳，加水、黃酒，煮至熟，取出切片，蘸食醬、麻油吃。或者將烏賊蛋洗淨後，放入雞湯裡，煮至爛，再放些鮮蘑菇，吃起來鮮美可口。也有人喜歡吃醃過的烏賊蛋，味亦鮮，只是腥味比較重。

018 鯉魚　烏鰡

癌症病人常吃鯉魚，是補益和輔助治療作用兼而有之。
癌症病人吃些烏鰡，可補益身體。

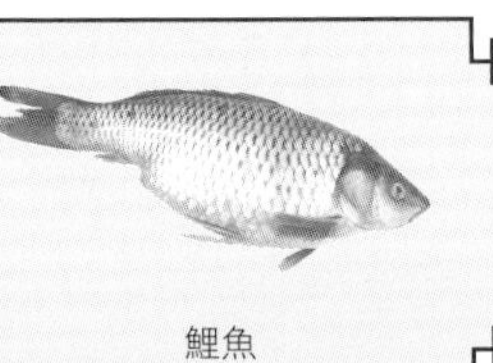
鯉魚

【鯉魚】：十分有意思，過去，在江南一帶，人們很少吃鯉魚。據說是鯉魚有「仙氣」，可以「跳龍門」，所以舊時常作「放生」之用。然而，目前鯉魚卻是一道名菜。如此看來，有關鯉魚的種種傳說，帶有地方迷信色彩。現在，大家已沒有那些忌諱了,到處都在吃鯉魚。

其實，鯉魚是很好的食品，在《神農本草經》中，就將其列為「上品」。從藥性上講，鯉魚甘平，既能補陰，又能補陽。鯉魚可以治療的「痃癖」、「氣塊」、「伏梁」，都包含有腫瘤的意思在內。所以，癌症病人常吃鯉魚，是補益和輔助治療作用兼而有之，可謂一舉兩得。

例如，它能改善「反胃吐食」症狀，而這一症狀常見於食道癌、賁門癌和幽門癌；它可以「解腸胃腫毒之邪」，對胃腸道癌症有一定輔助治療作用；它可以「退黃疸」，對因肝癌、膽囊癌、胰

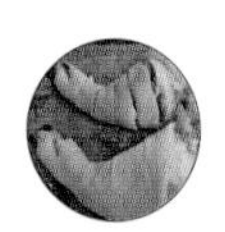
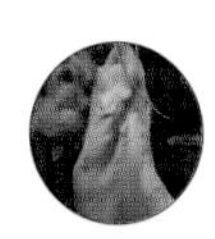
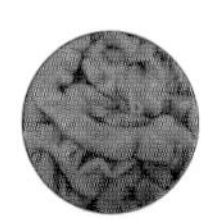
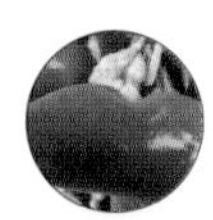
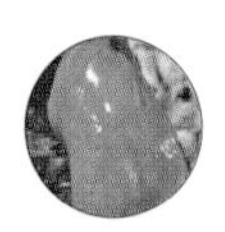
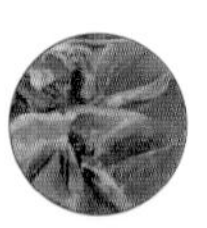

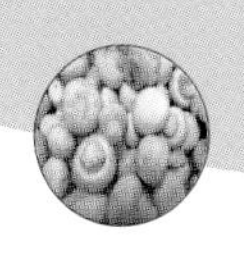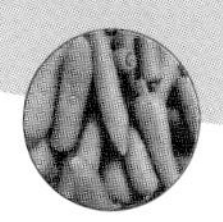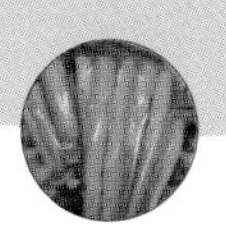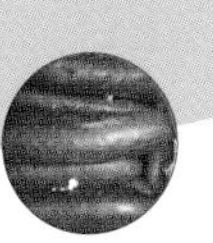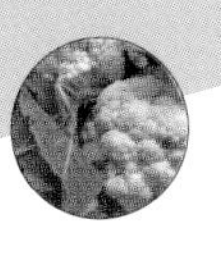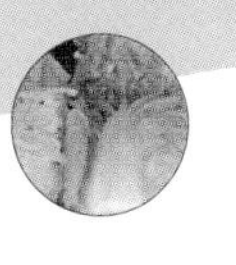

腺癌出現黃疸者，都是有益的：它能「平肺」，治療「咳喘」，適用於肺癌等呼吸道癌症病人；它能「清濕熱」，對有舌苔黃膩、低熱的癌症病人有幫助；它還能「利尿」、「消腫」，凡出現腹水的癌症病人，不妨常吃。有一個驗方：將鯉魚肚（魚鰾）子剖開，去內臟，塞入車前子、木香，煮湯喝，可以退腹水。

鯉魚可以紅燒。先將鯉魚斬成塊，然後起油鍋，加醬油、酒等調料，至熟即成。作為家常食用，最便於製作。也可以做成酸辣鯉魚湯。先將鯉魚放在油裡煎過，再放在砂鍋中，加水煮熟，放點醋、醬油、酒、糖、鹽、辣椒等調料，即大功告成。在湯裡放些粉條、粉絲之類，也未嘗不可。

【烏鰡】：烏鰡性味甘平，主要具備補益作用，即所謂「溫中益氣」。癌症病人接受各種治療後，身體十分虛弱，可以多吃些烏鰡。烏鰡頭上的「枕骨」，有「破血」作用。取下「枕骨」洗淨，焙乾研細末，吞服，適用於「血瘀」病人。

火鍋原本是冬天的美食，可現在一年四季都盛行。烏鰡片是上好的火鍋食品。烏鰡也可以紅燒。先將烏鰡切塊，然後放在油鍋裡炸，再加些醬油、酒、糖、鹽等，至熟即成。其中，烏鰡的尾部最受人們青睞，上海人稱其為「甩水」，紅燒以後，尤為肥美。冬令時節的烏鰡最肥，切成塊放入酒糟中，至春天食用。食時蒸熟，味道特別鮮美。生炒烏鰡片，加一些韭白，味道也好極了。

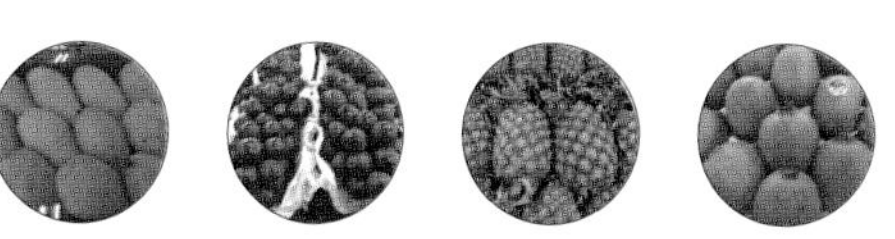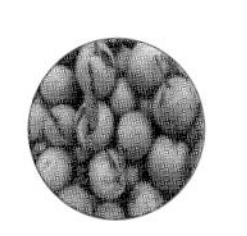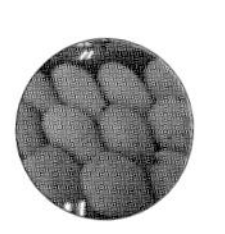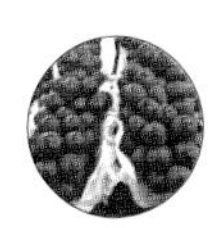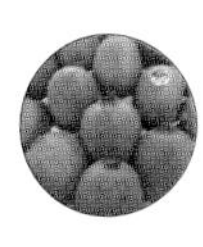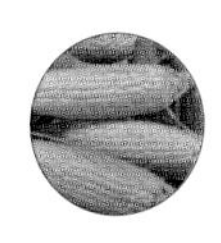

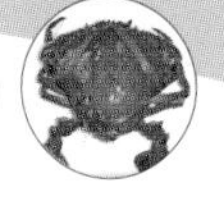
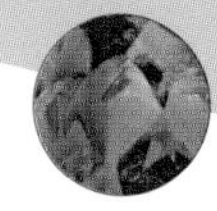
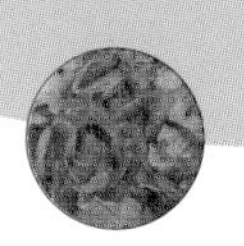
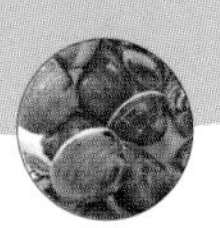
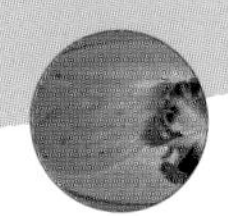
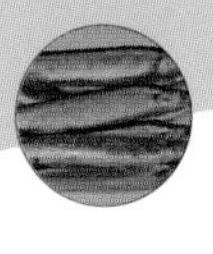

019 鱸魚　銀魚

鱸魚各類癌症病人都可以食用，特別是身體虛弱者，或者有水腫、腹水時。
銀魚對消化系統的癌症，它能健胃、利水；對肺癌，它能益肺滋陰，潤肺止咳。

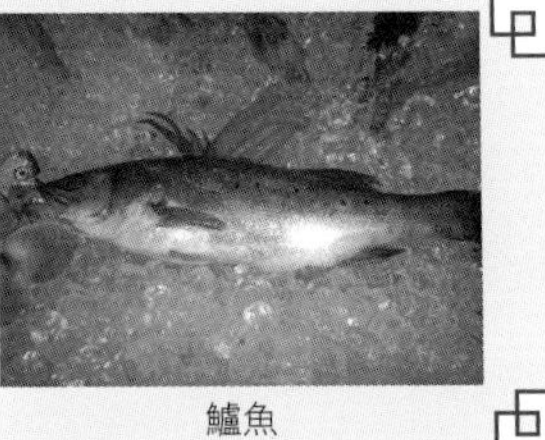
鱸魚

鱸魚和銀魚都是常見出產的魚類食品。過去產量少，顯得名貴，價格不菲。但近年菜場上已經頗多，價格也不貴，已成為家庭中的日常食品。

【鱸魚】：鱸魚性味甘平，它能「益脾胃」、「補肝腎」、「補五臟」、「治水氣」。對各類癌症病人，無論在治療中還是在康復期，都可以食用。特別對身體虛弱者，或者有水腫、腹水時。

鱸魚歷來被認為是食用魚類中的精品。李白曾有詩：「君不見吳中張翰稱達生，秋風忽憶江東行。」說的就是晉代的張翰，想起了家鄉的美味蓴菜和鱸魚，辭官回家的事。現在，大家不妨自行製作一番。

鱸魚一般都以清蒸為主。取新鮮的活鱸魚，殺好後，洗淨，去內臟。置盆中，加上好黃酒、蔥、薑等，蒸至熟即成。其味鮮美，易於消化。可以開胃，適於食欲欠佳者。消化不太好時，吃鱸魚亦無妨。

亦有紅燒者，但味似不如清蒸。

另亦可作炒鱸魚片。將鱸魚切成片，勾芡，在油鍋中炒，將熟時，加入酒、鹽等，拌勻即可。有新鮮雪菜上市時，可買一些雪菜，切細，一起炒，成雪菜鱸魚片，也很好吃。

古代都吃鱸魚膾，似乎是把鱸魚切成薄片製成。詳細作法不明。李白所謂「此行不為鱸魚膾」，可能就是指這種作法。

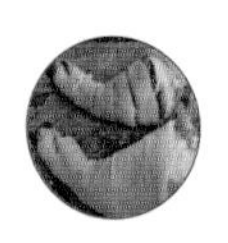
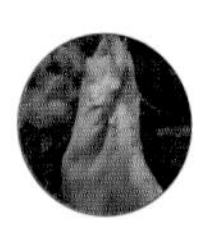
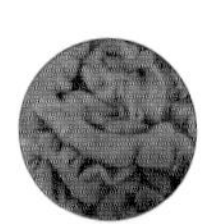
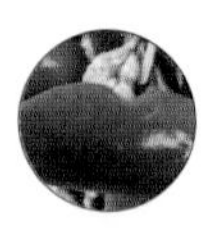
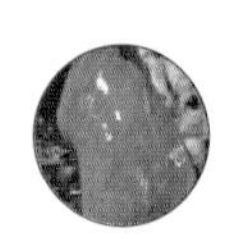
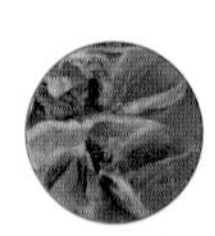

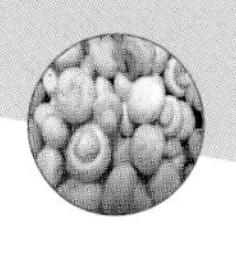
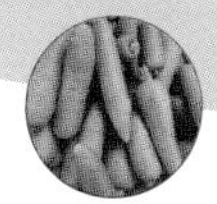
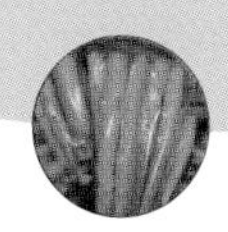
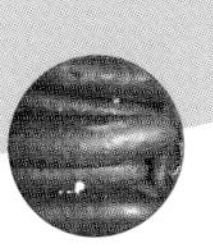
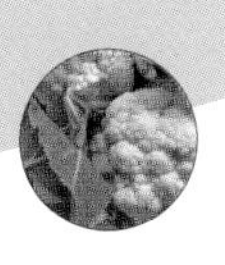
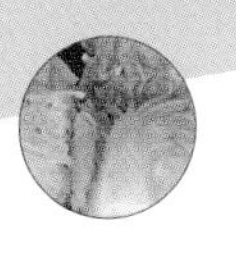

【銀魚】：銀魚也是美味的魚。

它的性質甘平。它能「補虛」、「健胃」、「益肺」、「利水」、「滋陰」。有多種補益作用。對消化系統的癌症，它的健胃、利水有益於身體；對呼吸系統的肺癌，它的益肺滋陰作用有益，還能潤肺、止咳。不但有補虛、輔助治療的作用，而且因為它多方面的補虛，有人還稱之為「長壽食品」。

銀魚有新鮮的和乾的兩種。一般都吃新鮮的。如無新鮮時，可用乾的。但需先浸軟，然後製作。

常吃的菜餚是銀魚炒蛋。取新鮮的銀魚，洗淨。稍微講究的，要去頭、去內臟。拉住頭，即可拉出內臟。可先浸在黃酒中。起油鍋，將銀魚放入煸炒。將已預先打勻的蛋倒入，一起炒，至蛋熟即成。滋味甚佳，營養也很好，為滋補佳品。

也可以將銀魚置入已煮好的火腿湯中，煮熬，味也極鮮，稱之為火腿湯煮銀魚。可加入香菇等同煮，更增鮮美。

乾的銀魚，即使泡軟，味亦不如鮮者，如嗜食，亦堪食用。

如年輕、能咀嚼者，亦可自製麻辣銀魚乾，或醬炒銀魚乾食用。取銀魚乾，洗淨，稍泡軟。起油鍋，放入銀魚乾，煸炒，加入麻辣醬即成。作為休閒食品，也頗有味。或者，用甜麵醬拌炒亦可。

020 鰱魚

鰱魚對癌症病人的水腫、腹水之類，有輔助治療的作用。鰱魚性味甘溫。它能「補中益氣」，且能「治水腫」。對癌症病人也有補益作用。

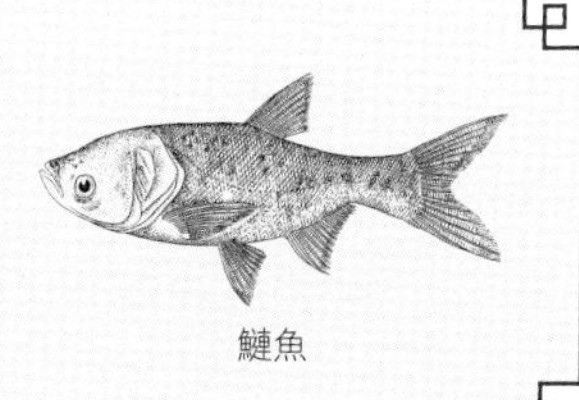
鰱魚

【鰱魚】：鰱魚也是家常食用的魚類。

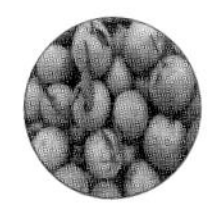
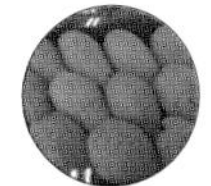
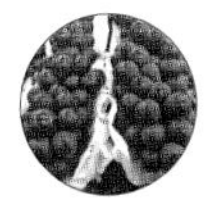
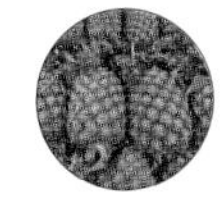
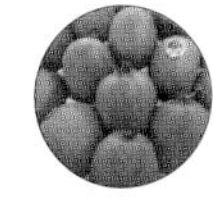
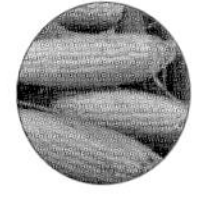

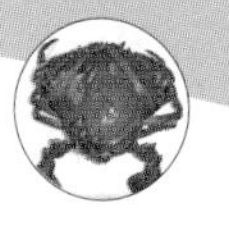
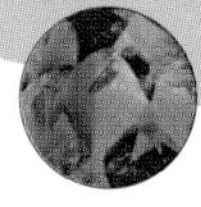
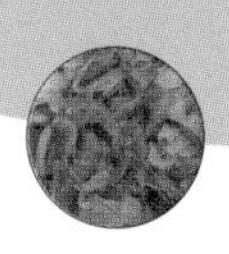
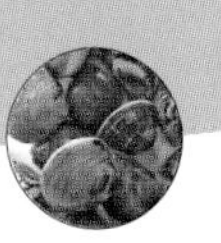
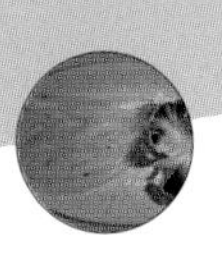
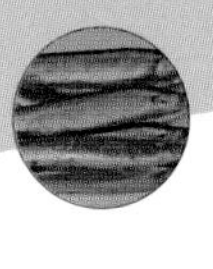

癌症病人體虛，或者在康復期，都可食用。特別對有水腫、腹水之類，它還有輔助治療的作用。

鰱魚也可以紅燒。活鰱魚洗淨，去除內臟後，也可先放入醬油、黃酒、糖、鹽做成的調料中，浸約一小時，即可燒煮。將魚放在油鍋中，加入上述調料，燜燒至熟即成。

清蒸鰱魚，很少有人製作。

鰱魚也可做魚頭湯吃。將鰱魚頭，或者除魚頭外，其下身子切塊，一起放入油鍋中，煎至魚皮略皺。然後加水、加調料，燜燒至魚熟。魚將熟時，也可放入粉條，同煮。魚熟、粉條可食即成粉條魚頭湯。不用粉條，可用粉絲。其他像香菇等，也可放入。味頗醇厚。也可再加入肉丁之類，增加肥美。

鰱魚頭豆腐煲，也頗好吃。先將鰱魚頭煎至半熟。然後加水、酒、鹽等燒煮。將熟時，放入已切成塊的豆腐，略一滾即成。放入鍋中，在爐上再滾一下，即成鰱魚頭豆腐煲。冬令吃更美，湯汁濃厚，兼有動植物蛋白。喜歡吃辣的，還可加些辣醬。

鰱魚也可仿製酸菜魚頭湯。酸菜調料，現在不少超市有售。購得調料，按袋上指示做酸菜魚頭湯，酸鹹辣鮮，很有滋味。不嗜辣者，可選購辣較輕的一種。家中自製酸菜，則不十分方便。

021 鮑魚

婦科癌症、肺癌、泌尿系統癌症病人，吃一些鮑魚，是有益的。

癌症出現陰虛時，或者有虛熱，也可吃些鮑魚。

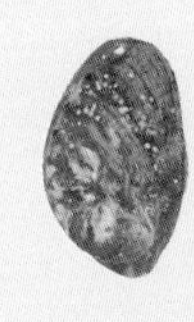
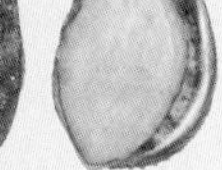

鮑魚

【鮑魚】：鮑魚歷來被認為是食物中的珍品。現在能食用的鮑

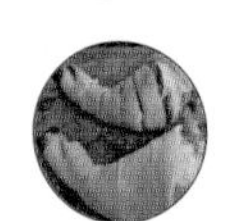
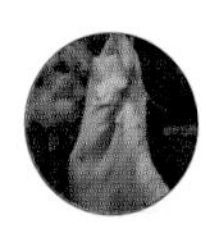
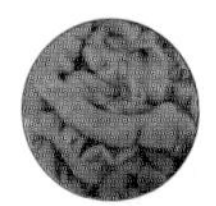
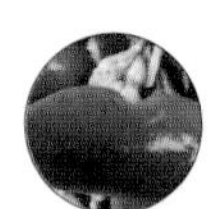
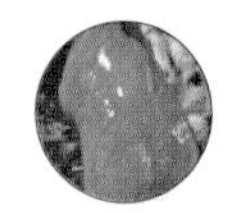
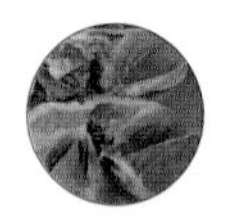

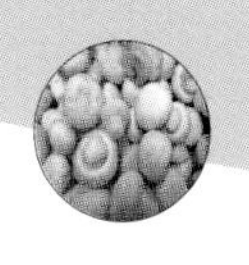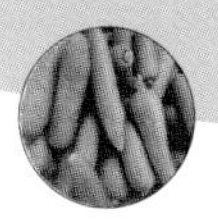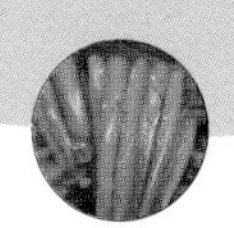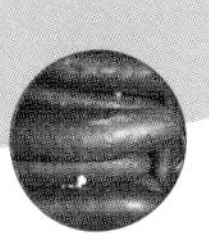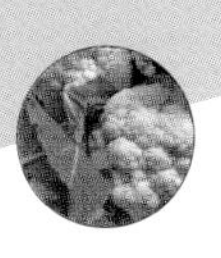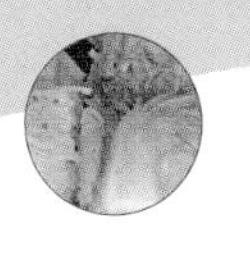

魚，種類甚多。有一種鮑魚，它的外殼就是中藥中的石決明。這種鮑魚，古代稱為鰒魚。中醫的經典《黃帝內經》中提到的鮑魚，可能就是指這類。歷代的文獻典籍中，所說到的鰒魚，大致都指鮑魚。

鮑魚很有食療價值。

鮑魚性味甘鹹平。最早在《黃帝內經》一書中，就提到它，在治療「血枯」這種證候中，用烏賊骨和茜草，並且要飲「鮑魚汁」。現在，一些婦科腫瘤中，常用這類方劑。因此，婦科癌症病人，吃一些鮑魚，是有益的。

它能「滋陰清熱」，在癌症出現陰虛時，或者有虛熱，也可吃些鮑魚。

能「潤肺」，肺癌病人食用有益。過去，因為它能治「骨蒸」、「咳嗽」，因此肺結核病人是適於食用的。

可以「療癰疽」、「治黃疸」，有黃疸時，也可以食用。

可以「補肝腎」、「益精明目」、「開胃」，所以大有補益。且能增進食欲。

能「通五淋」，對泌尿系統的癌症也有益。

但鮑魚自製不易，因為肉質較堅厚。古人已經說過「體堅難化」，所以「脾弱者飲汁為宜」。假如牙齒不好，消化不好時，可飲煮鮑魚時的汁，就是鮑魚湯。

主要是煮的時間要長。《隨園食單》中說，要「火煮三日，才拆得碎」，當然一般能嚼爛，不需要那麼長時間。

假如購得乾的鮑魚，在洗淨後，可在火上煮熬，約一晝夜，即可食用。

將煮好的鮑魚切片，片最好薄一些。作為冷盤。味甚佳。

或者，再切成絲，和火腿絲、雞絲等一起，再隔水蒸，至火腿絲、雞絲熟，即成。鮮美異常，芳香撲鼻，大開胃口。

或者，再切成片，或絲，放入高湯中，加入豆腐，共煮，亦

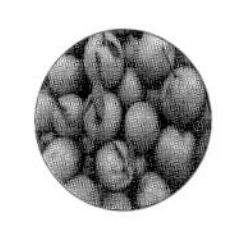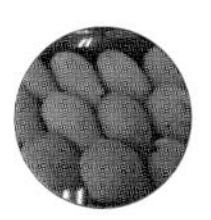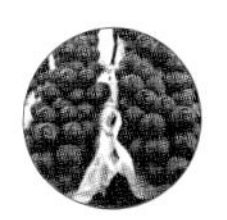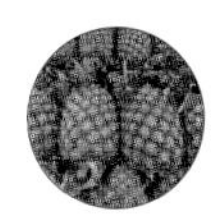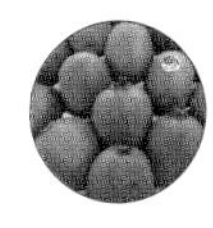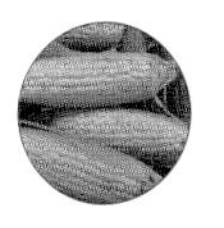

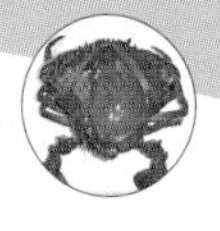
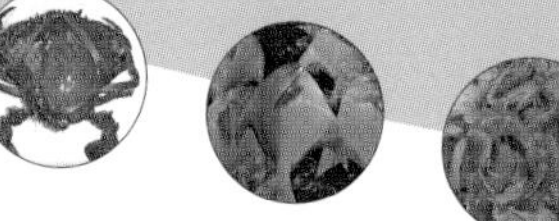
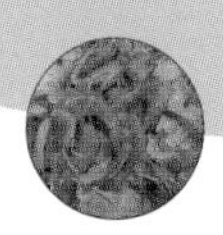
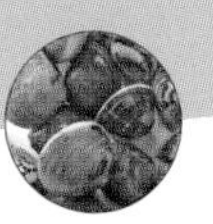
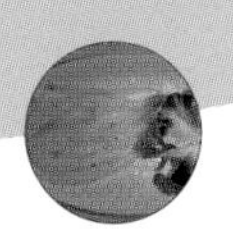
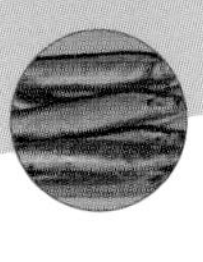

佳。

已切好的鮑魚片，或者絲，還可作炒菜用。可與香菇片或絲，冬筍片或絲，海參片或絲，肉片或絲等，共炒，亦是佳餚。但因鮑魚較名貴，而其他的東西和在一起煮則相對較「便宜」，這類製作法，似有損於鮑魚的價值，故通常少有人食用。其實，家庭自製，不需考慮這些問題。這樣燒法，不但味道好，而且增加了營養，咀嚼時也大為方便，更利於消化吸收。

這是講的是鮑魚乾。新鮮的鮑魚，吃法相同，也要煮熬相當長的時間，以易於嚼爛為準。

現在，有鮑魚罐頭出售，開罐即能食用，更為方便。至於在館子中吃，鮑魚的名目就更多了。一是有較多鮑魚種類，供食客選擇。一是由鮑魚製成的菜品也多種多樣。還有將鮑魚、魚翅共製的菜餚。

022 魚翅

癌症病人，身體虛弱者，食魚翅甚為有益。
肺癌、食道癌、賁門癌病人也可吃些鮑魚，
因其可以「化痰」、「托毒」、「開膈」。

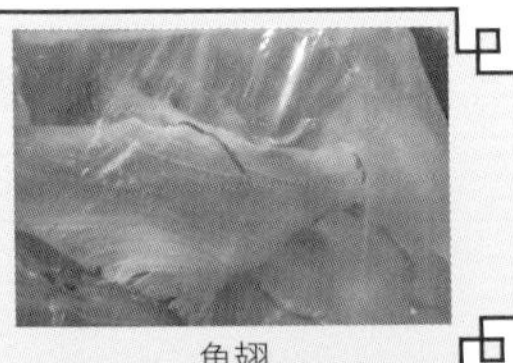
魚翅

【魚翅】：魚翅是鯊魚的鰭。鯊魚的種類很多。有一種鯊魚，被稱之為鮫魚，常吃的魚翅，據說主要是鮫魚的鰭。（因保護生物，現已較少人食用）

魚翅性味甘平，能「益氣」、「補虛」、「補五臟」、「開胃」。所以古人稱它「甚益人」，對於癌症病人，身體虛弱者，頗為有益。還可以「化痰」、「托毒」、「開膈」，所以對於肺癌、食道癌、賁門癌，也適於食用。

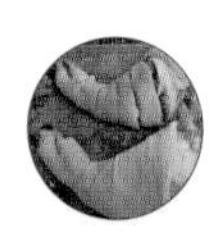
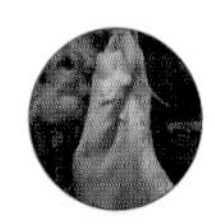
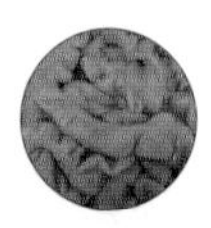
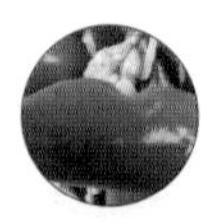
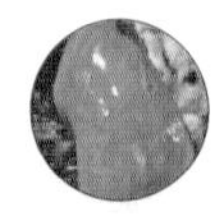
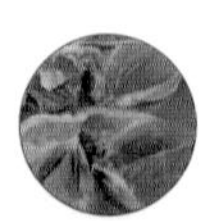

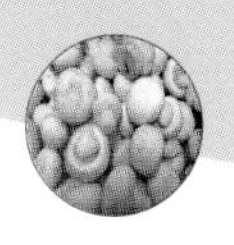
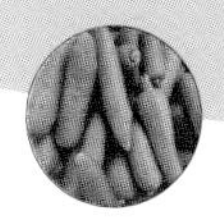
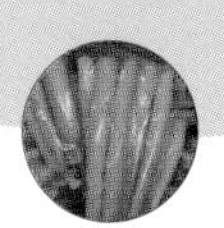
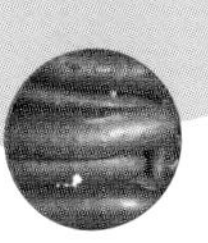
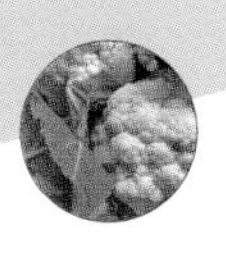
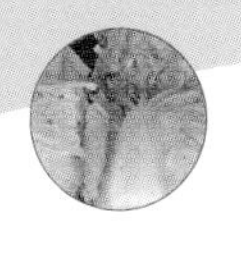

家中自製魚翅，先要把它「發好」。

發魚翅也很麻煩。古人稱，海參、魚翅沒有發好，叫作「海參觸鼻，魚翅跳盤」。魚翅沒有發好，硬而滑，用筷子一夾，滑出盤外，稱為「跳盤」。其實海參遠較魚翅為好發。沒有發好的魚翅，也被稱為「怒髮衝冠之翅」，是咬不動的。

現在食品店出售的魚翅，不少都附有「發」的方法。大致總是冷水浸泡，熱水煮熬，時間要稍長。一般散的魚翅，所謂散翅，較易發好；而排翅，家中自己煮製較難。

煮熬魚翅，要有好的湯料。

最通常的是用火腿湯，或者雞湯。

用這些鮮美的湯料，慢慢煮熬魚翅，至魚翅酥軟可吃即成。對於病者來說，吃這麼一小碗火腿湯煮魚翅，正是能大開食欲，又能補益身體。

如喜吃甜品者，可不用以上湯料，在用水煮熬至魚翅將爛時，再加入蓮子之類，再煮至蓮子也酥爛時，加一些白糖，或冰糖，即成。尤適於肺癌陰虛而有咳嗽、咯血者，有潤肺功能。

據袁枚《隨園食單》載，魚翅也可和蘿蔔同煮，要煮至吃時，不能辨別其中何者為魚翅絲，何者為蘿蔔絲始成。

家中自製魚翅，總是要發得好、煮得好，並且要有好湯料，很麻煩的。嫌麻煩，可在餐廳中吃，但價格頗貴。只能偶一為之。魯迅小說中提到的什錦魚翅，又好又多而又不貴，現在吃不到了。現在能吃到的而又比較有味的是煮熬的排翅。

至於在店中吃散翅，似乎不太合算。西式風起後的蟹粉魚翅，以及其他雞絲、肉絲魚翅等，家中都可自製，比店中便宜，味道不一定差，但是要費人工。

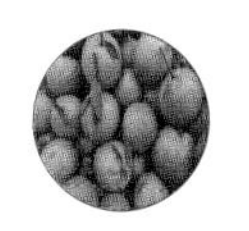
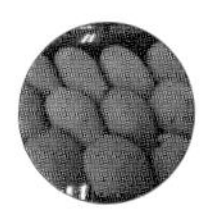
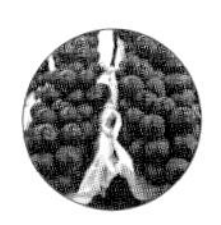
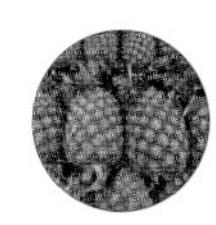
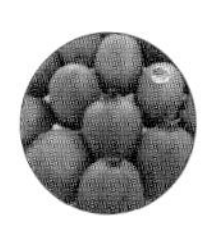
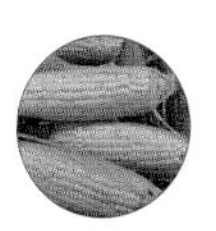

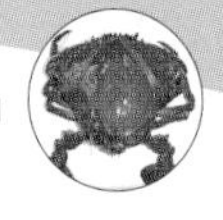
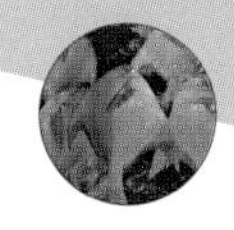
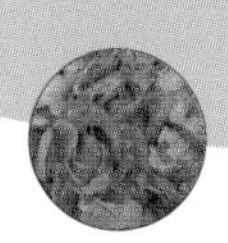
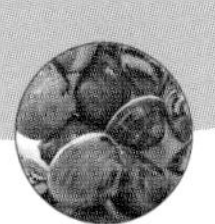
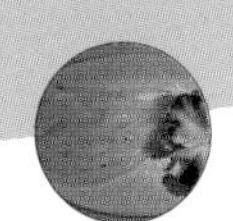
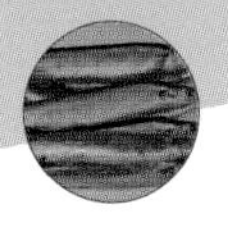

023 鯊魚　比目魚

鯊魚能「調補五臟」，也能「去瘀消腫」，因此也可作為癌症病人的食品。
比目魚能「補虛」、「益氣」，對癌症病人也大有補益。

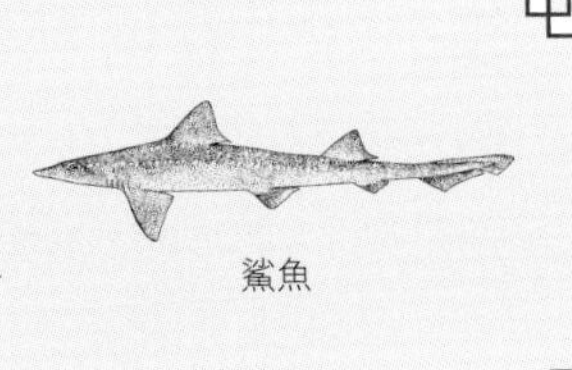
鯊魚

【鯊魚】：鯊魚的種類很多，菜場上買的鯊魚屬於何種，好像都說不上來。

多數的鯊魚，性味是甘咸平，它能「調補五臟」，也能「去瘀消腫」，因此也可作為癌症病人的食品。據近年報導，它還可能有抗癌作用。

鯊魚價格不貴，製作方便，適於家庭日常食用。

購買新鮮的鯊魚，一般都是買一塊，或一段。洗淨。將鯊魚切成塊，放在油鍋中，加酒、鹽、醬油，燒至魚熟，即成，為紅燒鯊魚塊。燒時，可加入筍片、香菇之類。假如不放醬油，就成白水煮鯊魚。可蘸食預先做好的醬油、醋等調料，也頗可口。

也可做成糖醋鯊魚塊。先做好糖醋的調料。用醬油、醋、糖、鹽等，做成糖醋味。在油鍋中燒鯊魚塊，將熟時，倒入糖醋料，略略翻滾，稍收乾滷汁，即成。甜酸有味，也頗開胃。

粉蒸鯊魚，也頗好吃。粉蒸調料，食品店有售，不必自行製作。將鯊魚切成塊，塗上粉蒸調料，放在鍋中蒸，蒸至熟，即成。

【比目魚】：比目魚又稱（黃帝魚）（板魚）也是常吃的食品。過去是西式菜店的食品，現在一般居民也都食用。

比目魚性味甘平，能「補虛」、「益氣」，對癌症病人，也大有補益作用。

家庭自製有紅燒、清蒸、炸等幾種吃法。

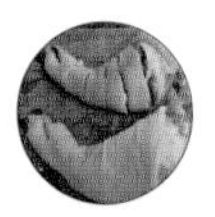
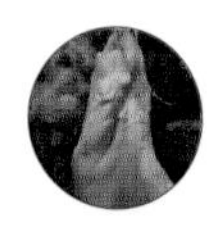
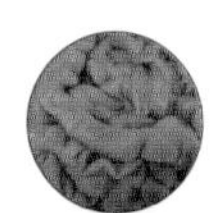
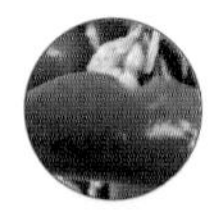
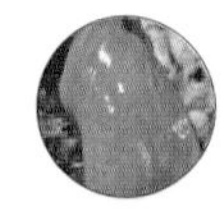
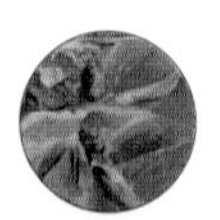

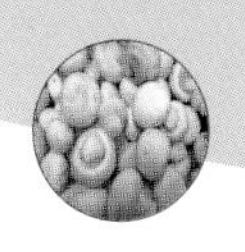
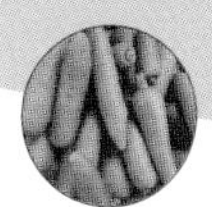
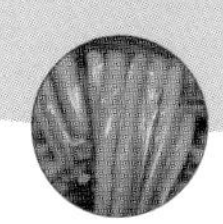
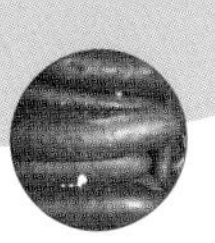
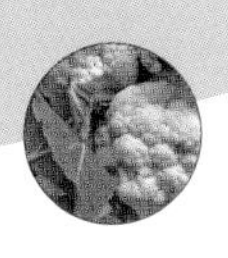
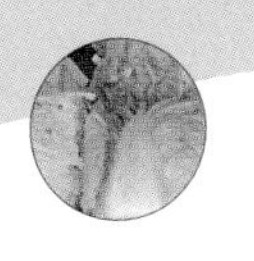

比目魚購得新鮮者，洗淨，切成塊，或者只取當中一段切成大塊，在醬油和酒的調料中先浸少許時間。然後起油鍋，放入板魚，倒入浸過的酒和醬油，燒至魚熟即成。比目魚刺少，怕吃鯽魚之類多刺魚者，吃比目魚也無妨。

清蒸比目魚，需選購甚為新鮮者，否則有腥味。放入黃酒、鹽，在爐上蒸至熟即成。較香，對食欲不佳者更好。

炸比目魚，家中也可自製。一種是乾煎比目魚，需選稍小的魚，否則不易煎熟。切成段後，醃幾小時，即可入油鍋中炸，至熟即可。

否則，可在魚段外包上麵包粉，或麵粉。麵包粉或麵粉，可先和雞蛋糊調和，再包在魚上，然後入油鍋中炸至熟。包麵粉的，炸後像面拖黃魚一樣，會「胖」起來。包麵包粉的，則較像西式餐廳的作法。

可蘸食醋，或辣醬油。如喜吃檸檬，可切1～2片檸檬於旁同食，或滴些檸檬汁，亦美。

024 竹蛤　蛤蜊　黃蜆

癌性發熱、乳腺炎性腫塊，以及癌症出現浮腫、腹水時，可選竹蛤、蛤蜊、黃蜆作為食療品。肺癌、肝癌、婦科腫瘤，可選食蛤蜊。

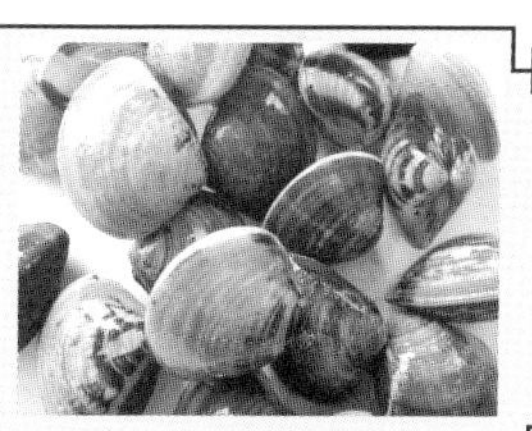
蛤蜊

竹蛤、蛤蜊、黃蜆之類，都是一般居民的日常食品，十分普通，但也都有相當的食療價值。

【竹蛤】：竹蛤性味甘鹹寒。能「滋陰清熱」。癌症病人陰虛，有癌性發熱時，都可作為食療品。此外，能利水，有浮腫，腹

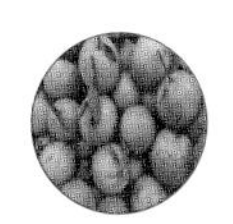
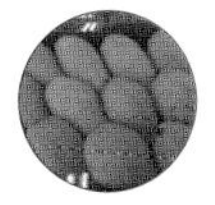
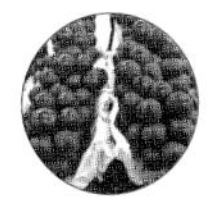
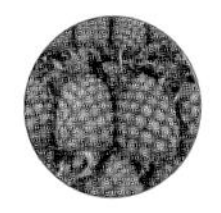
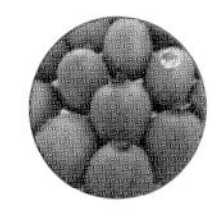
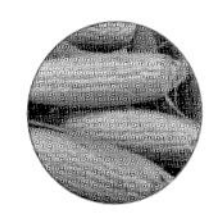

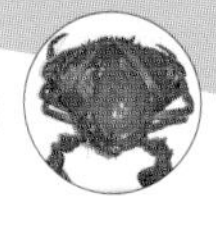
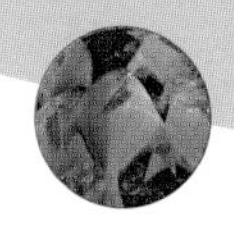
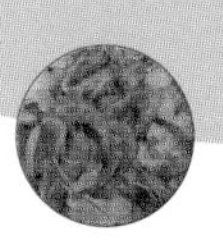
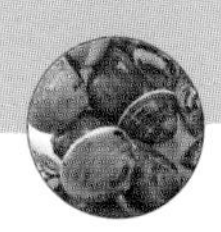
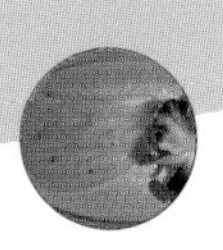
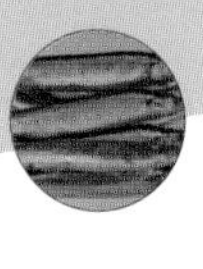

水時，可食用。它又可以「通乳」，可以用於產後的炎性乳塊，對乳癌病人，也有好處。

炒食竹蛤，關鍵的要去除泥沙。菜場上購來的竹蛤較髒，需先洗乾淨。然後養在清水中，使其逐步吐出泥沙，並要經常換水。需一二天，水清了，竹蛤外觀也乾淨了，可以炒食了。

將油鍋燒熱，倒入竹蛤，再加一些水、黃酒、蔥、生薑、鹽等，也可加些醬油，將竹蛤燒熟。即可食用。食時將竹蛤兩側黑色線狀物撕去。

竹蛤燒煮時，放入甜麵醬共炒，成醬竹蛤，也頗可口。

也可先將竹蛤肉剝出，然後和韭菜，或者雪菜等一起炒，也頗好吃。

【蛤蜊】：蛤蜊沒有竹蛤那麼髒，但購來後，也要在清水中養一段時間，當然養前也先要洗乾淨。

清炒蛤蜊：起油鍋後，放入已乾淨的蛤蜊，加水、黃酒、鹽，煮開後，如蛤蜊殼張開，表明已熟，再放些九層塔，即可食用。

將蛤蜊肉取出，和韭菜，或者韭芽共炒，味道亦佳。

也可做蛤蜊蒸蛋。將乾淨的蛤蜊放在碗中，加入已打好的蛋，加酒、鹽等，蒸至蛋和蛤蜊熟，即可食用。

蛤蜊性味鹹寒，能「滋陰」，對於因放療、化療而引起「陰虛」者，有補益。此外，它能「利水」，有腹水者可食用。還能「化痰」，適於肺癌。能祛「黃疸」，肝癌病人可以食用。又可用於「崩帶」，婦科癌症病人也可以吃。還有一個「軟堅散結」的功能。

【黃蜆】：黃蜆，也是一種很普通的食品。在市場上可買到的，要洗淨，在清水中養幾天。

黃蜆也很鮮美，它的性味是甘鹹寒，也能「滋陰」、「清

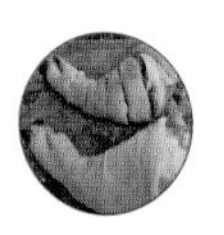
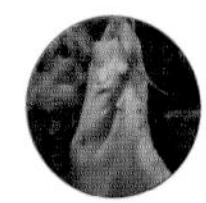
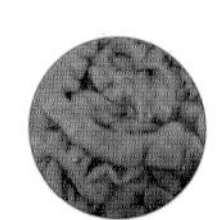
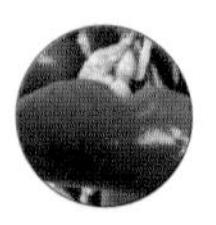
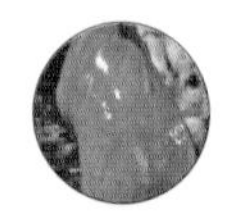
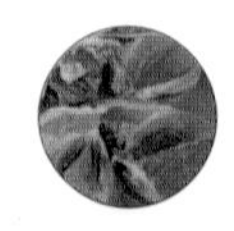

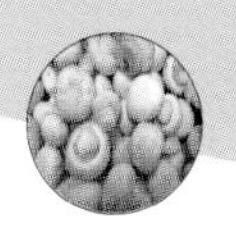
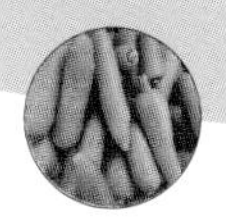
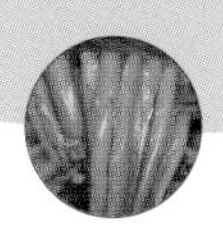
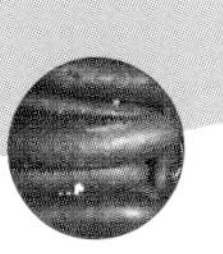
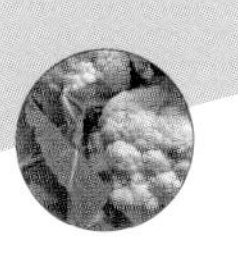
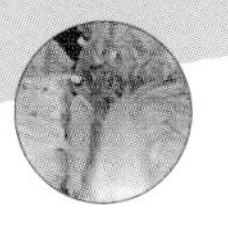

熱」，在有「陰虛」之時，或者有水腫、腹水、黃疸時，也可以食用。

它的吃法，可以清炒，也可以剝出肉後，和韭菜、韭芽、雪菜一起炒。

另外，竹蛤、蛤蜊、黃蜆清炒後的湯汁，也很鮮，可以食用，但需除去沉澱。

025 河蝦　海蝦

某些睾丸癌手術後，或者垂體瘤病人治療後，可以食用河蝦和海蝦。肺癌痰咯不爽時，可吃海蝦。某些乳癌病人術後、某些癌症排膿不暢時，可選食河蝦。

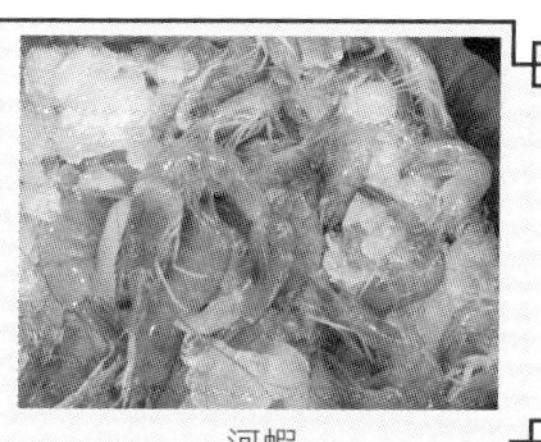
河蝦

【河蝦、海蝦】：蝦，不論河蝦、海蝦，都是日常家庭常吃的食品。常常有人問起，癌症病人忌不忌蝦，一般地說，是不必忌食的。但要根據病情，包括中醫的辨證類型是否適合食用蝦類。還要注意一點，有些過敏體質的人，吃了蝦，會發風疹塊等，出現過敏現象，那當然不能吃。凡是對某類食品「過敏」者，當然都不能食用，不僅是對蝦類。

河蝦和海蝦的性味，大致相似。

河蝦以甘溫為主，海蝦以甘鹹溫為主。從中醫角度講，都屬於「溫」性，因此癌症表現「熱」證時，是不太適宜的。當然，少吃也無妨。

河蝦和海蝦，都能「壯陽」、「補腎」，有腎陽虛的表現時，像在某些睾丸癌手術後，或者垂體瘤病人治療後，可以食用。

河蝦還可以「通乳」，產後乳汁不暢，常可食用。某些乳癌病

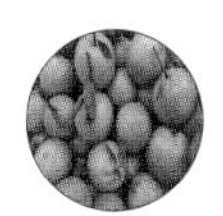
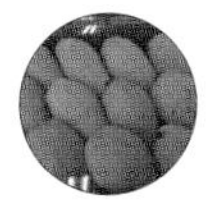
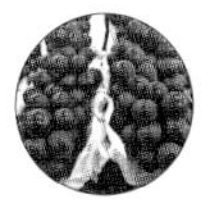
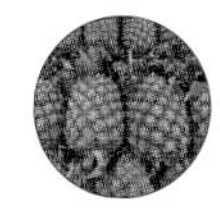
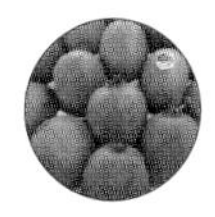
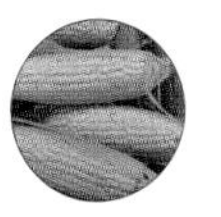

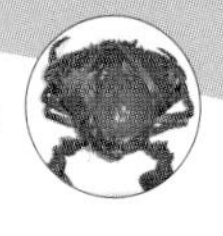
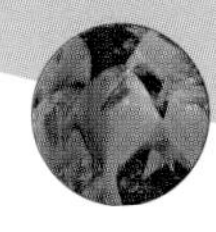
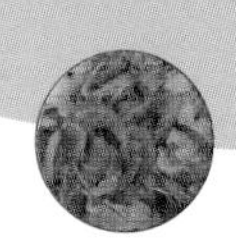
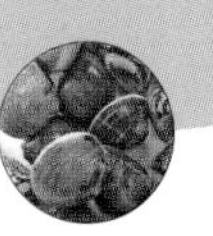
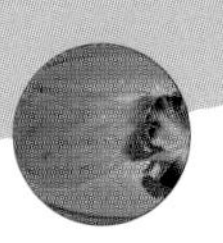
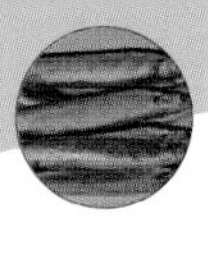

人術後，也適合食用。還可「托毒」，某些癌症排膿不暢時，也可常吃。

海蝦還可「化痰」，肺癌痰咯不爽時，吃些海蝦也可能有幫助。

蝦的吃法很多。對海蝦來說，以其個體較大，最簡單的吃法，是煮白水蝦，至蝦熟時，取出，蘸調料吃。調料可視各人喜愛，以醬油、麻辣醬、各類番茄醬，或再加薑末、蒜泥等，還有就是鹽水蝦。

河蝦常以油爆蝦為主。過去，河中污染不如今日之劇，江南一帶，常喜吃「活熗」。以新鮮活蝦，置於黃酒中，醃製短時間，再加入醬油、胡椒、糖、鹽等，或蘸以乳腐汁，食時蝦尚活，能跳動，十分鮮嫩。但今日以污染之故，已不敢如此吃法。

蝦剝去殼，則成蝦仁，吃法也多。現在不少超市，都有剝好的蝦仁出售，當然都以海蝦為主，省卻家中自製的麻煩。

清炒蝦仁，要炒熟是容易的，但要炒得色香味俱佳，像「水晶蝦仁」、「龍井蝦仁」那樣，是很不容易的。

蝦仁炒蛋，家庭自炒較易。也可做一碗蝦仁蛋炒飯。

做肉餛飩，或者菜肉餛飩時，加一些蝦仁，更覺得好吃。

吃蝦時，特別是新鮮活河蝦，不要忘掉吃蝦腦，不僅鮮美，且有補益作用。

026 田螺

肝癌或者肝病黃疸屬於濕熱者，癌性發熱時，可以食用田螺。此外，某些泌尿系統的癌症，有尿血時，食之也有益。

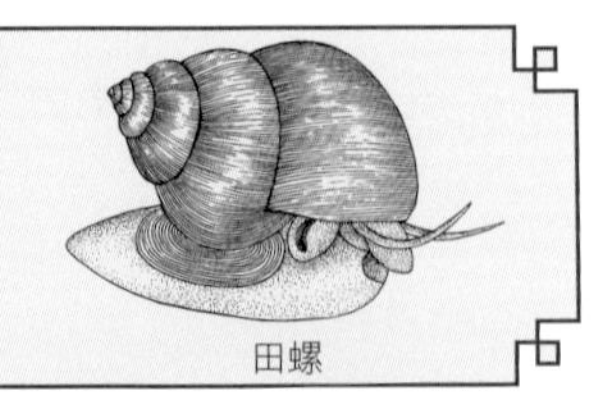
田螺

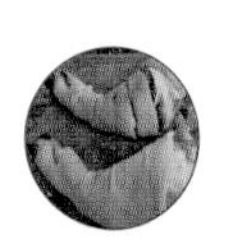
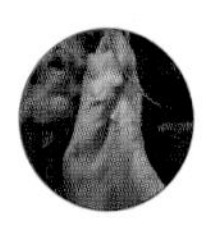
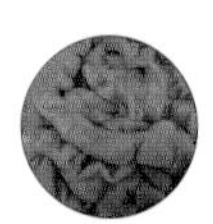
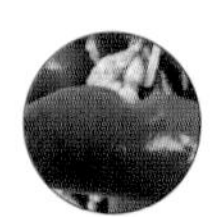
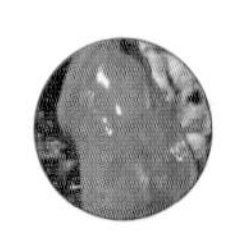
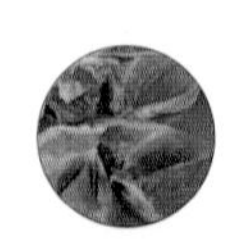

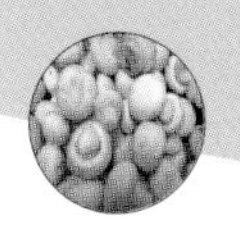 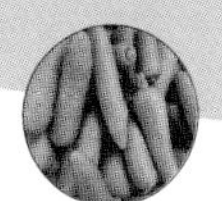 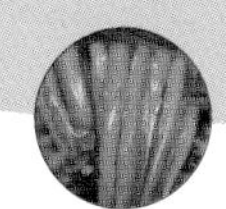 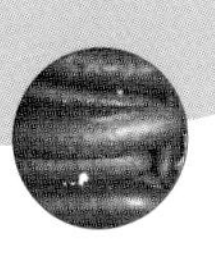 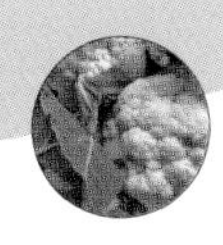 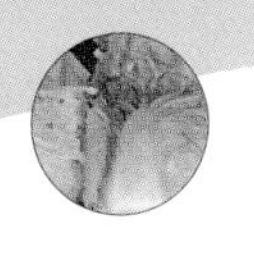

【田螺】：田螺的性味和蚌肉差不多，吃法也相似。田螺則除了吃之外，還可以外用。

田螺性味甘鹹寒，因此具有一些清熱的作用。癌性發熱時，比較適合，或者，表現有「熱」時，也可。例如肝癌或者肝病黃疸，屬於濕熱者，可以食用。此外，某些泌尿系統的癌症，有尿血時，食之也有益。

田螺「利水」，有水腫時，食之有幫助。還都有一些「滋陰」功能，適於陰虛病人。

田螺，在民間驗方中，常用於有「小腹結塊」者。

田螺殼，洗淨，晾乾，研成極細末，可用以治療「胃潰瘍」，也是民間的一種單方。當然，現在治療消化性潰瘍的藥物甚多，不必去探索這個「土方」了。

田螺還可外用，治療腹水。田螺、蔥、薑等一起搗至極爛，放入布袋中，敷腹水病人的臍部。對某些病人，確有一些利尿效果。鄉間如一時無藥物，此法可一試。當然，總要查清病因，採用正規治療。

田螺最通常的吃法，就是炒食。購得活的田螺，要清洗，再用清水養一定時間。養田螺時，有時還可在水中滴一二滴菜油，據說可使它更易吐出污泥。待污泥去淨後，即可取食。

炒食田螺，要剪去其尾部。然後起油鍋，加蔥、薑、醬油、糖、鹽等，至熟即可。要掌握火候，過熟，田螺肉不易吸出。舊時，小孩放學回家常作為點心。

田螺較大，炒食不易。每屆初夏，田螺肥時，糟田螺最為流行。

將田螺肉挑出，又可製作不少佳餚。

韭菜炒田螺肉，也很好吃。

田螺肉，加香菇、筍尖等一起煸炒，也可。過去稱這種作法為「炒龍眼」，以田螺肉形似龍眼也。

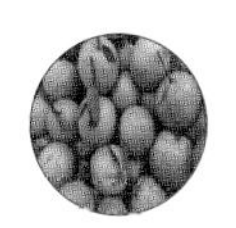 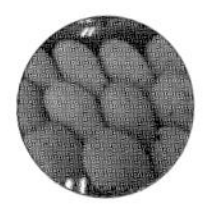 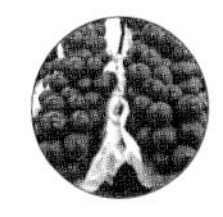 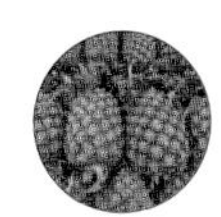 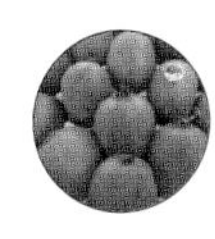 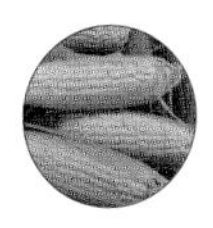

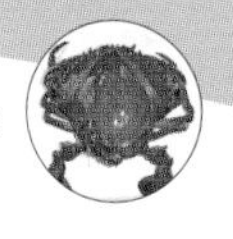
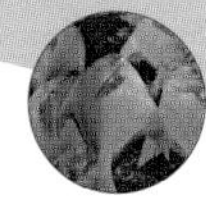
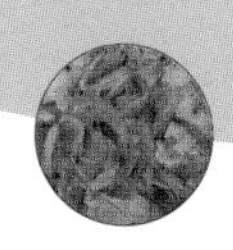
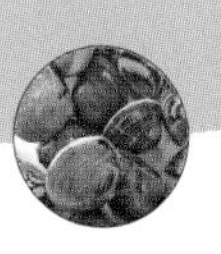
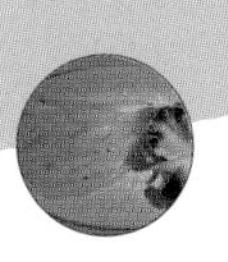
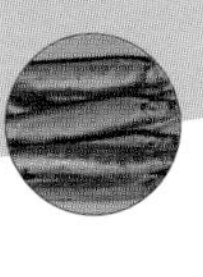

田螺性寒，且不易消化。消化不良和容易腹瀉者，不宜多吃。

027 生蠔（蠣黃） 蚌

蠣黃能「化痰」、「軟堅」，癌症病人常食有益。

放化療癌症病人也可食用蚌肉。

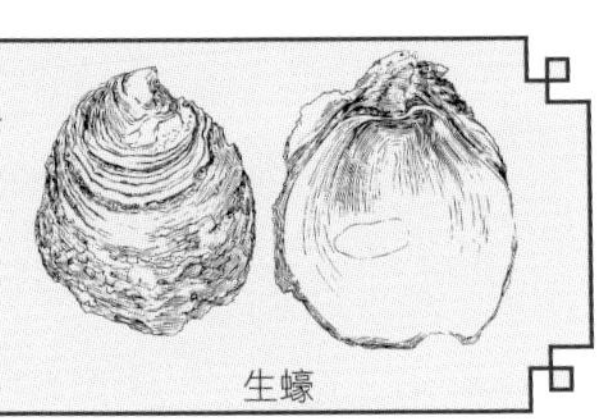
生蠔

【蠣黃】：蠣黃的外殼是中藥中常用的牡蠣。在西式餐廳，又叫作生蠔。

蠣黃性味甘鹹平。能「滋陰」、「補腎」。西方則認為有「壯陽」作用。中醫還認為它能「化痰」、「軟堅」，癌症病人常食有益。

蠣黃是牡蠣的肉，牡蠣殼也有化痰、軟堅作用，是中醫治療腫瘤的一味常用藥。

蠣黃十分鮮嫩。過去的一種吃法，是生吃。將蠣黃洗淨，用醬油、醋拌和作調料，蘸而食之。沿海一帶，食者頗多。俗吃生蠔，也有生吃一法。蘸食芥末之類，也稱美味，被認為是珍品。

但生吃很不衛生，甚易感染疾病。還是炒食為好。蠣黃炒蛋，也鮮美異常。

蠣黃乾，或稱蠔乾、蠔豉，要蒸熟食用，也很好吃，也有補益作用。

蠔油是調味品，製各種菜餚，風味甚佳。例如蠔油牛肉，蠔油炒菜等。用蠔油蘸食肉類或某些蔬菜，也很鮮美。蠔油食品店有售。

【蚌】：蚌的種類甚多，大都可以食用。蚌肉不如蠣黃鮮嫩，

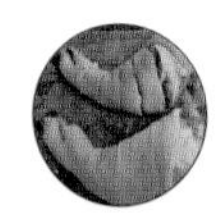
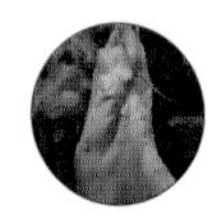
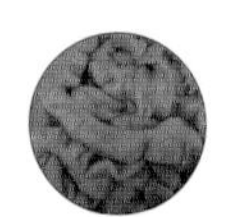
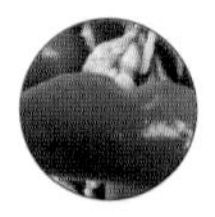
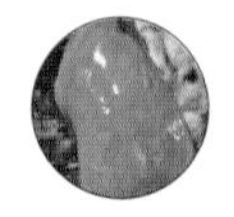
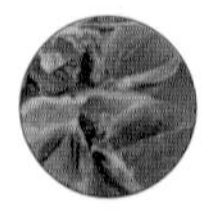

但味道較好。

蚌肉營養也好。它的性味是甘鹹寒。能「滋陰」，適合「陰虛」或者放、化療的病人。還能「清熱解毒」，有「熱毒」證者，可以食用。

可「化痰」，可治「崩帶」，所以肺癌、食道癌、婦科癌症也可食用。

但性質偏寒，質較堅韌，消化不好，易於泄瀉，脾胃虛弱者不宜多吃。

蚌殼也有治療作用，作用和牡蠣相似。過去民間常用蚌殼，或者牡蠣殼研成極細末，以治療胃潰瘍。

蚌購歸洗淨後，在水中養一段時間，可以炒食。但蚌肉較厚實，除非小的蚌，否則炒的時間要長。稍大一些的蚌，可把肉剝出後食用。

蚌肉燒豆腐，再加一些大蒜葉，或者蔥，頗為可口。

醬炒蚌肉，亦可。

也可用蚌肉、肉丁、香菇、筍丁、豆腐乾之類，煮「海鮮煲」食用。

028 雞

癌症病人可以吃雞和雞蛋。

癌症康復期，胃納尚不夠好，飲一小碗雞湯，甚美。

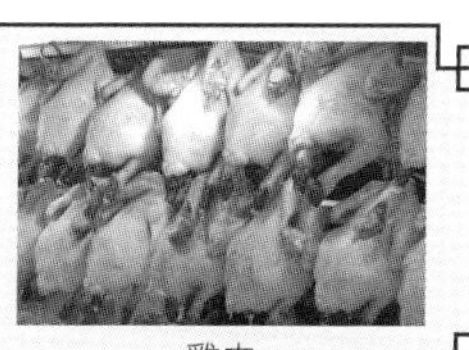
雞肉

在談論抗癌食品時說到雞，一定會受到不少讀者的質疑。癌症病人可以吃雞嗎？

現存最早的一本中藥書——《神農本草經》上，雞被列為「上

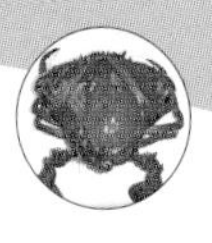
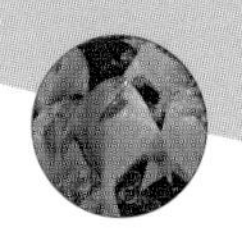
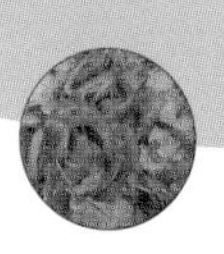
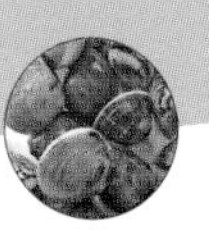
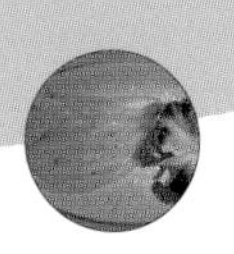
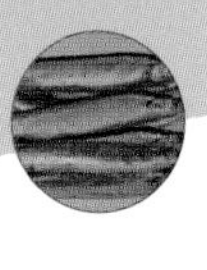

品」。而所謂「上品」，是指他們能「主養命以應天，無毒，多服、久服不傷人」。

【雞】：雞的功用有哪些呢？它可以「補虛」，可以「止血」，能「殺毒辟不祥」等等，是一種以補虛為主的有益食品。

現存最早的中醫典籍──《黃帝內經》中，已經提到用雞。治療的是「臌脹」，也就是腹水。宋代有一本有名的中醫方劑書，叫《太平聖惠方》，裡面用雞肉來治療「噎膈」，也就是包括現在稱之為「食道癌、賁門癌」的一大類疾病。

再說民間的「祕方」。我們在1958年蒐集大量的民間「祕方」中，就有不少用雞，或雞蛋的治癌方。例如用口蘑燉雞治療肝癌，又例如用斑蝥雞蛋治療多種癌症。

說到現在中醫的治癌方，雞內金是常用的。成藥「烏雞白鳳丸」是一個有名的方藥。裡面有烏骨雞和「白鳳」（白雞）兩種雞，過去用以治療婦科癌症和其他婦科病，現在男病人也用，用於身體虛弱、白血球下降等情況。所以，從醫學觀點上說癌症病人「忌雞」的說法是講不通的。

筆者在20世紀50年代做腫瘤醫生時，幾乎很少有病人談到忌雞的問題。20世紀60年代末至70年代初，才逐漸有所流傳，並且傳布面愈來愈廣，並且從忌雞到忌雞蛋。這種「查無實據」說法的流傳，和不少「求神拜佛」活動的流行一樣，有它一定的文化心理背景。所以，儘管已經有不少科學書籍、文章中認為癌症病人並不需要忌雞，但還是信者自信，不信者自不信。

雞性味甘溫，能溫中益氣，健脾，補五臟。因此，古書上說它「補虛羸是要」。過去，凡病後身體虛弱，都常以雞為滋補品。當然，雞偏溫，有陰虛內熱、濕熱、消化不良時，以不吃或少吃為好。

雞的吃法很多，是家常菜中除豬肉以外，吃得較多的葷菜。

雞清燉，或加一些香菇、筍等，滋味甚好。癌症康復期，胃納

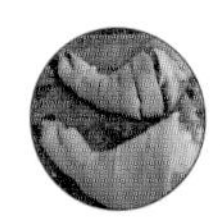
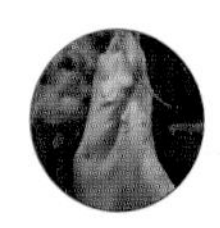
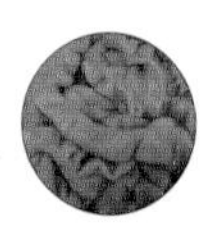
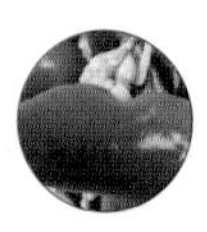
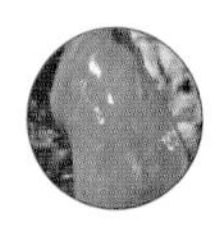
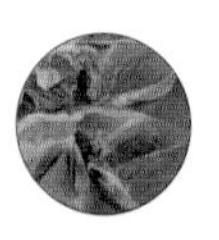

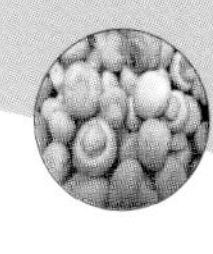
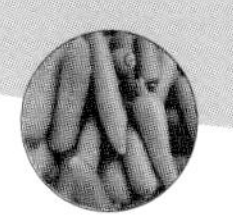
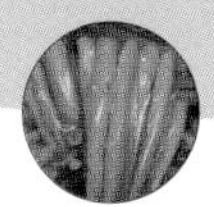
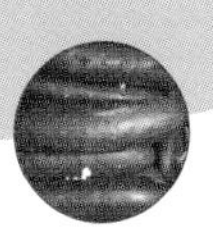
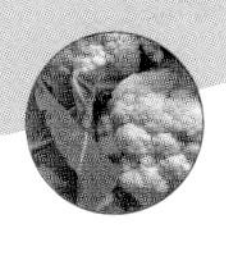
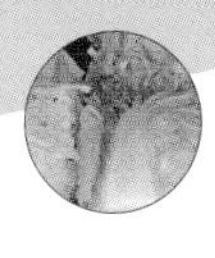

尚不夠好，飲一小碗雞湯，甚美。

紅燒雞塊、紅燒栗子雞等，以紅燒為主。

炒菜，則有炒雞丁、醬爆雞丁、炒雞絲等。

雞蛋，性味甘平，補氣、補精。是十足的營養品。雞蛋殼，磨成細粉，是民間治療胃酸過多的方子。雞蛋殼內的「衣」，叫作鳳凰衣，是一味中藥，治療聲音嘶啞。癌症的中醫方中，也時有用到。

雞內金，是「磨堅散結」的中藥。消化不良，各類癌症，中藥方中也常應用。

雞肝，可以補肝腎。

但是雞屁股最好不要吃，但也有人喜歡吃它。實際上它是雞的免疫器官的存身之處，可能積聚頗多有害物質，以不吃為宜。

過去中醫還認為，不同類型的雞，功能還有所差異。例如認為烏骨雞最具補力。丹雄雞、白雄雞、黑雄雞、黑雌雞等，亦各有其特點，但現在已很少有這些類型的雞了。

總之，歷來中醫認為雞是營養之品。雞與癌症的復發，沒有必然的聯繫。

029 鴨

癌症病人放化療後出現「陰虛」，吃鴨是適宜的。有水腫、腹水時，也常可食用。但鴨較肥、較滋膩，難以消化。

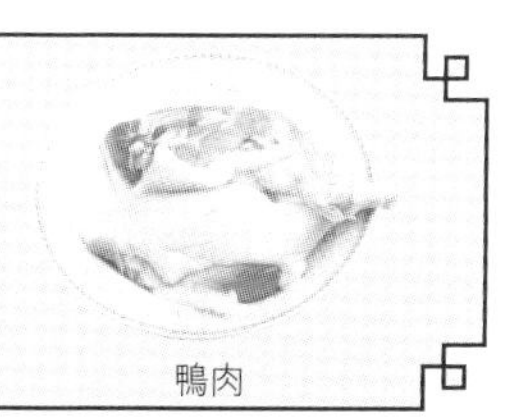
鴨肉

鴨和雞一樣，是一種傳統的食品。

【鴨】：從流傳的癌症忌口說法來看，鴨和雞又不一樣。雞被認為要忌，而鴨被認為可食。

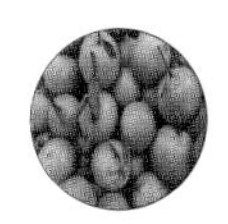
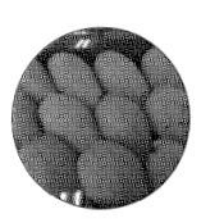
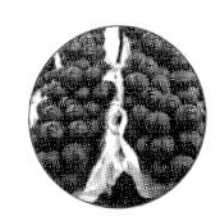
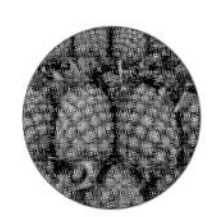
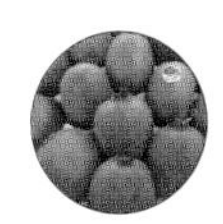
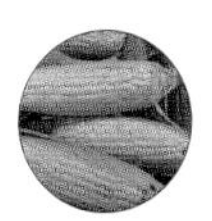

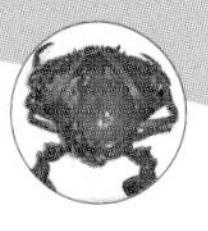
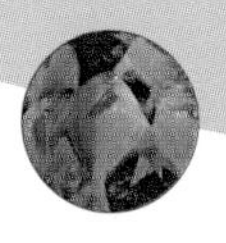
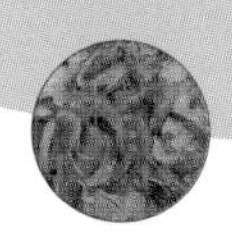
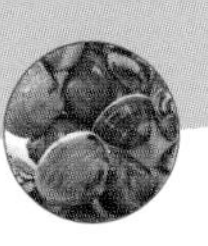
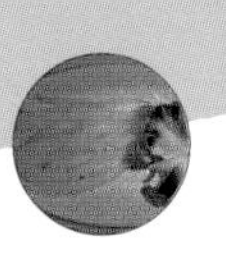
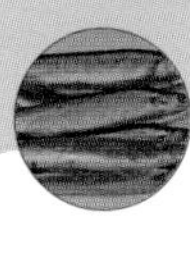

從中醫的分析來看，雞和鴨也確有不同，雖然都富有營養。鴨的性味是甘鹹微寒，而雞則是甘溫。一偏寒，而一偏溫，藥性上是不同的。因此，偏於「熱」的，或者「陰虛」的體質，更適宜吃鴨。而偏於「寒」的，或者「陽虛」的體質，更適宜吃雞。當然，作為食品，實際上互相吃一些，也是不妨的。不存在絕對「忌」的問題。

說來也奇怪，流傳說忌雞，但民間的「抗癌秘方」，用雞、用雞蛋的卻不少。而雖然流傳說可以吃鴨，但用鴨，或者鴨蛋的「秘方」，卻很少看到。

鴨以滋陰為主。書上說，它可以「滋五臟之陰」。癌症病人放療、化療後出現「陰虛」的徵象，吃鴨是適宜的。還可以利水消腫，可以利小便，有水腫、腹水時，也常可食用。但鴨較肥、較滋膩，難以消化。消化不良，胃口不好，以少吃為好。

鴨的吃法也很多，家庭食用有許多燒煮法。

最簡單的是清燉鴨。前一階段十分流行的「老鴨湯」，也是這種類型。鴨洗淨，剜出內臟，內臟中的肝、肫之類洗淨以後，仍可放入。加酒、水，在鍋中燜燒至鴨酥爛即成。其中，還可加入火腿片或火腿腳爪、筍、香菇等，是滋補妙品。如嫌油多，可在食前撇去浮油。

家中也可自做八寶鴨。鴨去內臟，填入糯米、栗子、白果、蓮子、筍丁、火腿片、蘑菇等，上鍋蒸至熟酥，即可食用。糯米增強鴨的滋陰，栗、蓮更可助以健脾，白果補益。火腿、蘑菇之類，不但補益，更增美味。

過去，家中有喜慶之事，常吃「一品鍋」。用雞、鴨、肘子、火腿、筍等煮熬而成。現在吃者已日少，因為太過油膩了。

醬鴨自己家中製作不太方便，可在食品店中購食，也很好吃。

烤鴨也以外購為主。過去一鴨三吃，有「溜黃菜」，以鴨油、鴨蛋製成，極為美味，但甚油。另有鴨骨熬湯。廣東菜的烤鴨不如

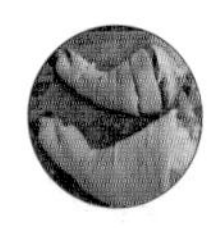
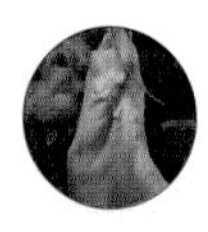
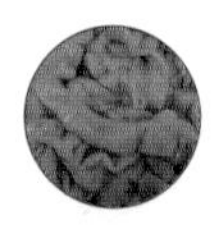
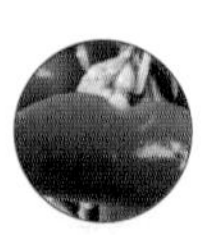
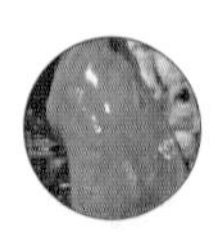
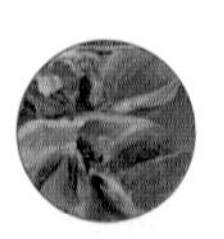

「填鴨」肥。

鴨腦也可吃。鴨腦較雞腦大，也有補益作用。

鴨頸有「淋巴結」之類，清洗時應去除。

鴨肫和雞肫一樣，能幫助消化，也可「磨堅散結」。

鴨肝也頗好吃。

傳統小吃，還有雞鴨血湯。取雞血、鴨血，用雞湯，或鴨湯煮熬。熟後放一些大蒜葉，是滋補佳品。也可與豆腐同煮。

鴨蛋性味甘涼，有滋陰清肺作用。對有咳嗽、痰血之類有助。但鴨蛋味道沒有雞蛋好。

鴨蛋可製成鹹蛋。鹹蛋補益肝腎，也有營養價值。鹹蛋自己家製雖可，但不易，還是採購為便。鹹蛋的味道較鮮鴨蛋為好。雞蛋有時也可做成鹹雞蛋，但味道總不如鹹鴨蛋。一般總是吃鹹鴨蛋。

皮蛋，也是用鴨蛋製成。又別有風味。民間「祕方」，有用鴨蛋治胃癌者。

鹹蛋、皮蛋除按通常的食用方法外，還可另做菜餚。如肉餅燉鹹蛋、苦瓜鹹蛋等。皮蛋切成丁後，可與肉末同炒，也頗有味，沒有吃過的，不妨自家一試。

030 雉雞　鵝

鵝對癌症病人補益身體，頗為有利。尤其適於康復期胃口還沒有恢復時的病人食用。古書中有飲生鵝血治療「噎膈」——相當於食道癌一類疾病的記載。

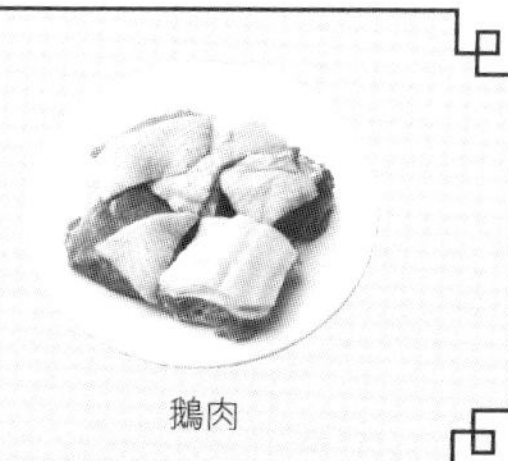
鵝肉

【雉雞】：雞有雉雞與家雞有別的香味，肉質鮮美，在秋末冬季，食之甚佳。目前市場上也有養殖的雉雞出售，味道及滋補效果

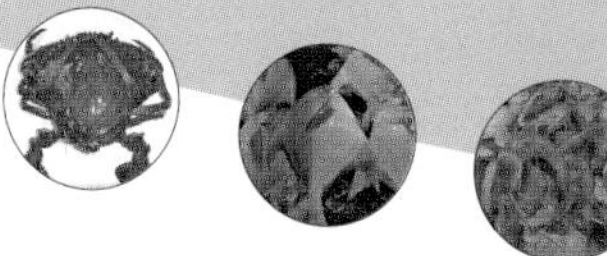
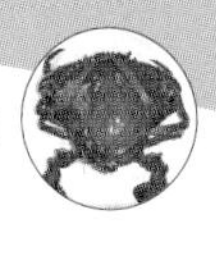
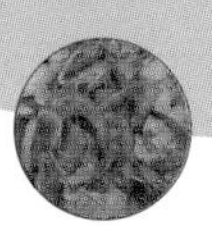
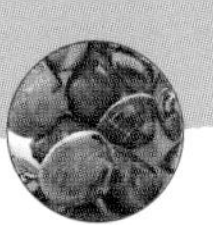
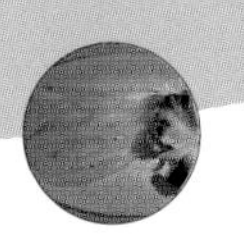
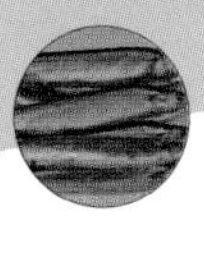

比野生的相對要差些。

雉雞和家雞的性味不同。家雞屬於甘溫，而雉雞為甘酸寒，一溫一涼。

雉雞的主要作用也是補中益氣，以補益為主。因性質偏涼，在有陰虛的情況下，也可以食用。但古代也有認為用在春夏季，性質屬熱。一般食用，都以冬令為主。

雉雞的作法和家雞不大一樣。常以切片炒食為主。

在冬夜，購一隻雉雞，切片後，與薺菜、筍片共炒，是絕妙的一盤炒雉雞片，味美而補益。

或者，雉雞切成片，再加一些肉丁，和雪裡蕻共炒，也極佳。

雉雞丁、肉丁、蘑菇丁、筍丁共炒，也很好吃。

紅燜雉雞，其味不如紅燜雞，因雉雞的肉質較為粗老，不如家雞嫩。

【鵝】：古代似乎有不少人喜歡吃鵝，著名的像王羲之，小說《水滸傳》裡的英雄好漢們，也喜吃鵝。

鵝的性味甘平，能益氣補虛。但中藥書上，對鵝的評價並不太好，據說能「發風」、「發瘡」，不適宜有熱、有濕的人。但實際上，稍稍食之，關係也不大。粵菜餐廳中有著名的「燒鵝」，也有嗜食者，不見有因此而發病的。

鵝的營養也頗好，不輸於雞、鴨之類。鵝肉厚而粗，燒煮不善，可能會有膻味，難於咀嚼。此外，鵝肉不易消化，多吃易消化不良，這些可能是嗜食者少的原因。

在熟食店中，鵝有燒鵝、烤鵝等出售。有時，燒烤不好，牙齒不好的往往嚼不動。

鵝頭也可吃。有時熟食店也有售，因頭大，頗堪食用。鵝腦味道亦好。

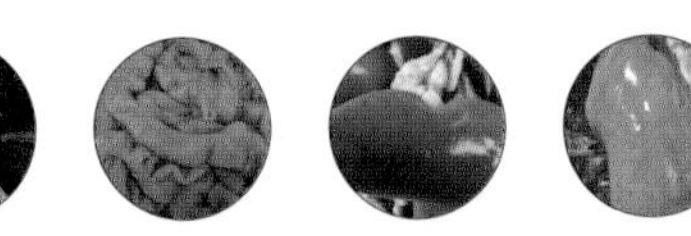
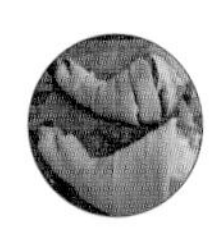
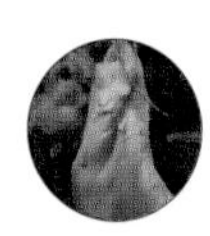
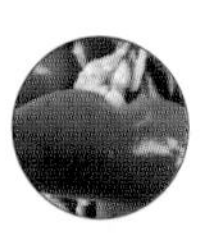
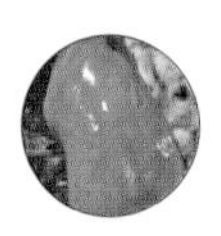
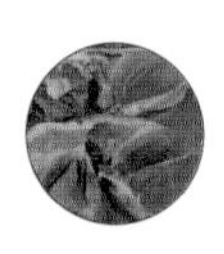

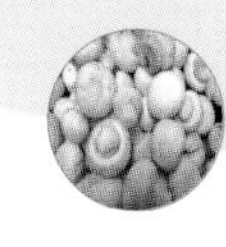
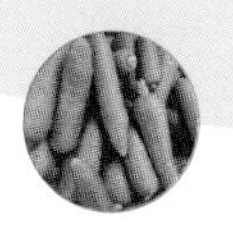
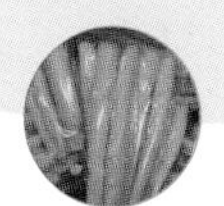
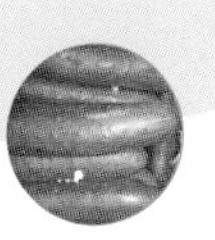
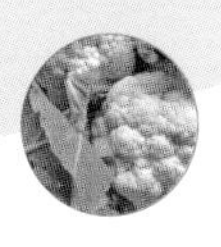
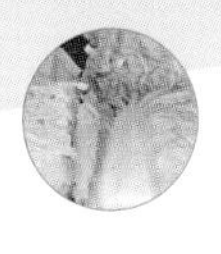

031 牛肉

癌症病人身體虛弱者，或者在康復期需要補益時，吃些牛肉大有好處。病後體虛，吃一碗牛尾湯，是恢復體質的好食物。牛肉也是具有補益功能的食品。

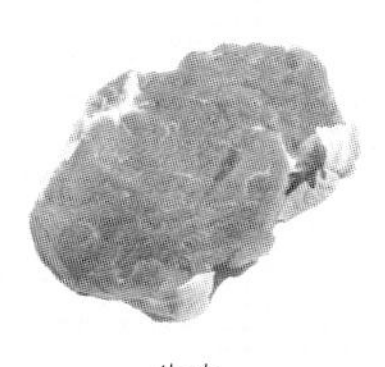

牛肉

西餐館中，牛肉的燒煮種類較多，中餐館中，也有幾種特色的做法。

【牛肉】：牛肉性味甘平，能「補脾胃」、「益氣血」。古代的中醫書上，說牛肉「專補脾土」。而中醫歷來認為，脾胃是所謂「後天之本」，因此補益脾胃是十分重要的。還有醫生認為，牛肉的補益，「功同黃耆」，和中藥黃耆，有同樣的補益作用。黃耆是藥，而牛肉則是食療佳品。

癌症病人身體虛弱者，或者在康復期需要補益時，吃些牛肉大有好處。有人嫌牛肉有「腥味」，不習慣吃，其實吃慣了，味道還是很好的。

中醫歷來用牛肉治療藥物難治的虛勞之症。例如比較著名的有「霞天膏」。在明代韓懋的《韓氏醫通》一書中，載有詳細作法，大致類似於今日的牛肉汁之類，治療「沉屙痼疾，癲狂風癇，痞積瘡瘍，一切有形之病及婦人癥瘕」。其主要目的是「補氣益血，健脾安中」。那麼，為什麼這種治則能治療「沉屙痼疾」、「痞積」、「癥瘕」呢？《本草經疏》這本書中，有一個解釋：「胃病則水穀不能以時運化，羈留而為痰飲，壅塞經絡則為積痰、老痰、結痰等症……留滯腸胃則為宿飲痞塊，隨氣上湧則為喘急迷悶。流注肌肉則為結核……然而痰之所生，總由於脾胃虛，不能運化所致。」所以對於「有形之病」，體內體表有腫塊——就是有形者，牛肉作為一種食療方法，就有一定的價值。

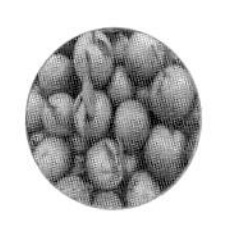
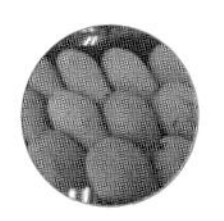
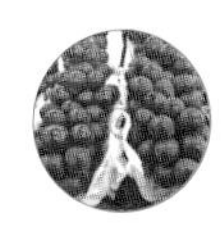
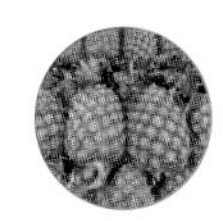
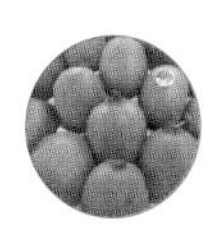
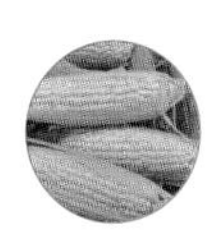

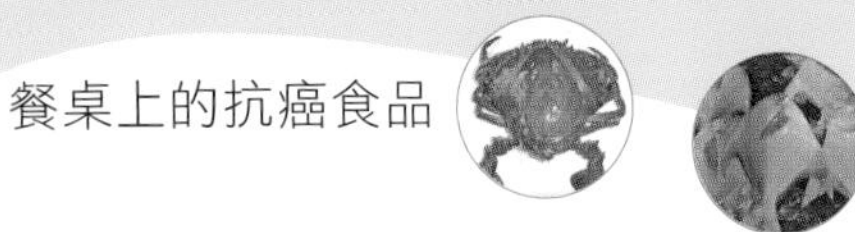
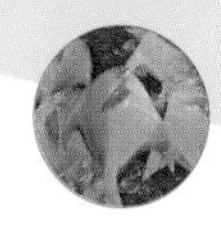
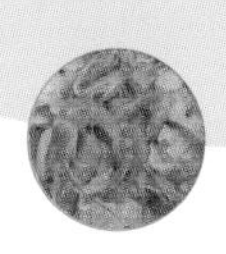
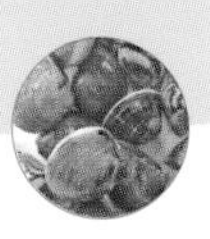
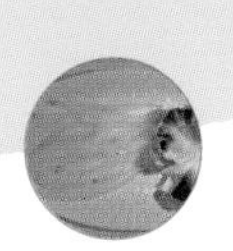
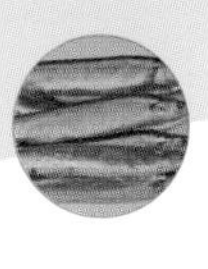

家庭自己做牛肉，最方便是牛肉湯。選擇牛肉，洗淨後，切塊，加酒、水等，燒煮，時間要長一些，至牛肉酥爛，再加入胡蘿蔔丁、高麗菜塊等，略一沸即成。起鍋前，加入番茄醬。也可先將番茄和黃酒同煮爛，拌勻，然後澆在牛肉湯中，味更稠厚鮮美。

以上煮牛肉即將酥爛時，取出，另起油鍋，置入牛肉塊，加醬油等，就成為紅燒牛肉。

牛肉的其他吃法，家庭自製一般都較困難。

例如蠔油牛肉，十分美味，且蠔油本身，也有「軟堅」作用。又如醬牛肉，也很可口。但家中製作，也不方便。可在店中購食。

牛排，是西餐中的常規食品。喜歡吃者，只能到西餐店去吃，一般的家庭，是做不好的。

牛身的其他部分，也大都可食用，或者藥用。

牛尾，也很好吃。牛尾補腎，也是補益食品。牛尾家中自製，關鍵是燒的時間要長。牛尾洗淨後，斬段，入鍋中，加酒、加水，煮至酥爛能吃，需24小時左右。酥爛後，加入胡蘿蔔、高麗菜之類，再煮一會兒即成。也可再加番茄醬。病後體虛，吃一碗牛尾湯，是恢復體質的好東西。牛尾湯在店中很少有供應。

牛肚，補益脾胃。牛百頁常做冷盤，蘸食醬油、麻油或其他調料。醬牛肚可在店中購買。

牛筋，壯筋骨，補肝腎。但自製不易。可去店中購已酥爛的牛筋。

牛骨髓，過去店中有牛骨髓粉，以健骨、補血為主。過去民間常用牛骨髓炒麵粉，用來補血、補益身體，但味道不好。

其他食用的還有牛奶、牛油，將在下一篇敘述。

可作藥用的，主要是「牛黃」。牛黃是牛的膽囊和膽道系統中的結石。藥用功能很廣。中醫常用它來治療「神昏」、「譫妄」、「發狂」、「驚厥」，以及「癰疽」、「疔毒」等。近年，治療腫瘤也常有用牛黃的。

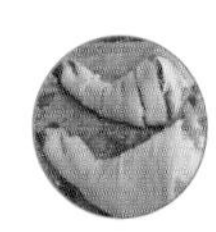
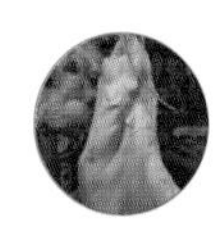
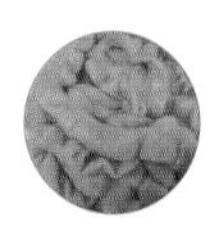
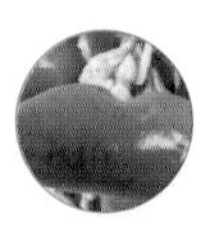
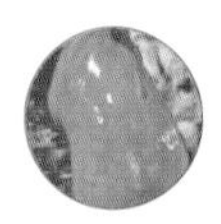
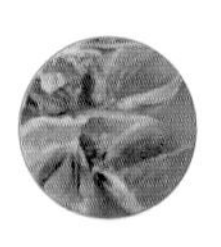

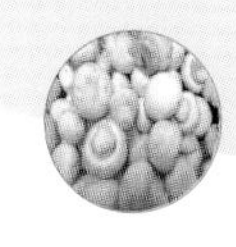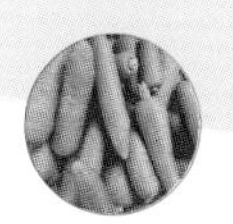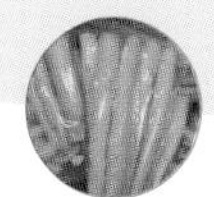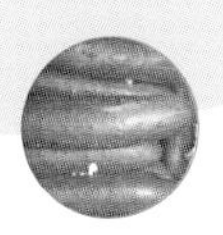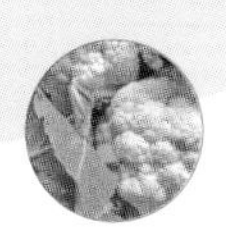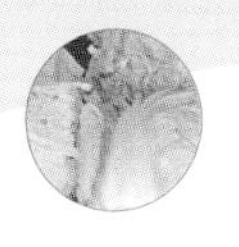

032 牛奶　奶油

牛奶對癌症而出現像「津液虧損」、「陰虛」、「氣虛」，以及肺癌、胃癌、腸癌、鼻咽癌有虛損徵象者，都有輔助治療作用。奶油性味甘平，滋潤養陰，能潤肺、潤腸，適當食用，也是有益的。

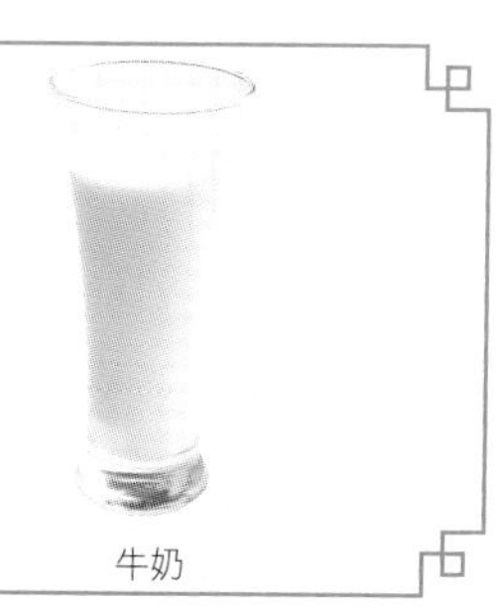
牛奶

【牛奶】：牛奶是很有益的滋補品，這是大家都知道的。有的小孩，因缺少母乳，從小由牛奶餵養大的，也不少見。對於癌症病人來說，牛奶不但是一般的滋補品，還有不少食療價值。

牛奶性味甘平，能補益虛損，滋潤肺胃，生津。對癌症而出現像「津液虧損」、「陰虛」、「氣虛」，以及肺癌、胃癌、腸癌、鼻咽癌有虛損徵象者，都有輔助治療作用。

在中醫臨床中，常用牛奶來治療腫瘤一類的疾病，像「噎膈」、「反胃」，以及腫瘤病人常見的症狀，像便祕之類。

治療「噎膈」、「反胃」，類似於現在食道癌、賁門癌的疾病，有幾個有名的方子。一個叫作「韭汁牛奶飲」。用韭汁加入牛奶中，再加一些生薑汁。對某些食道癌病人，改善症狀是有益的。還有像「五汁飲」，用多種果汁，加牛奶，再加一些薑汁，可改善症狀，兼有補充營養的作用。

牛奶對患便祕者有輔助治療作用。飲牛奶時，加一些蜂蜜更好。

牛奶不但對便祕有輔助治療作用，對腹瀉，特別是虛性腹瀉，也有價值。在虛性腹瀉時，牛奶中可加入中藥「蓽茇」同煎飲用，去藥渣。據說，當年唐太宗患腹瀉，久醫不癒，服此而癒。如不用蓽茇，可加入乾薑，亦可。

當然，牛奶也不是適用於每一個人。有的人，體內缺少一些消

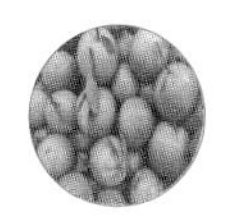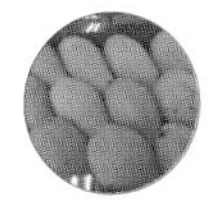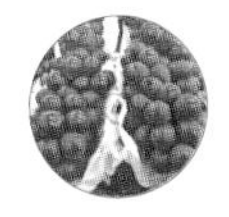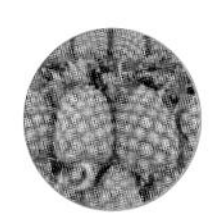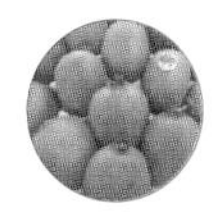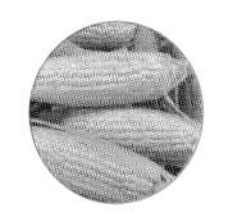

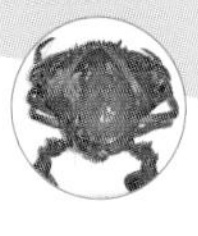
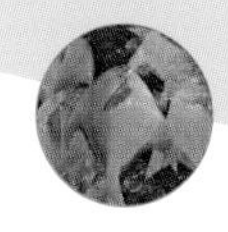
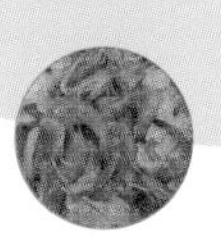
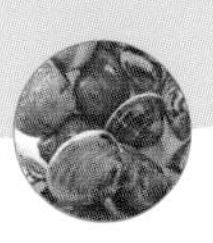
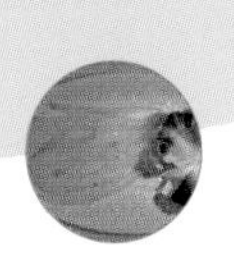
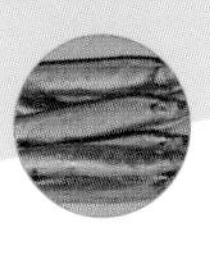

化乳糖的酶，吃牛奶後，會腸鳴、腹瀉，就不宜。也有人飲用牛奶後，初期有腸鳴等不適，但久服後，又逐漸消失。

從中醫角度看，舌苔厚膩，體內有濕或濕熱，也不太適宜飲用。牛奶的一般食用法可能大家都知道，以下介紹幾種牛奶的其他服法。

對於舌質很紅，沒有苔，口渴的病人，可用牛奶加入糯米粥中食用。

在燒菜心時，將起鍋時，加一些牛奶和奶油，同炒一下至奶油融化即成，可增加湯汁的濃稠，叫「奶油菜心」。

炒蝦仁時，用番茄醬、牛奶、奶油製成的調料和入，十分可口。

牛乳製品中，有一種優酪乳。很多人不喜歡吃優酪乳，一是味道有些酸，一是一定要冷飲。其實優酪乳營養價值很高。優酪乳主要是經過乳酸桿菌的發酵。經乳酸桿菌作用後，牛奶的營養成分吸收更好。此外，活的乳酸桿菌對身體也十分有益，在消化道癌症的預防和治療上，都有相當價值。

其他，牛乳製品甚多。

【奶油】：這裡再介紹一下奶油。近年，人們怕胖，或者怕所謂「膽固醇」高，奶油不太敢吃。但是吃西餐，是離不開奶油的。

奶油性味甘平，滋潤養陰，能潤肺、潤腸，適當食用，也是有益的。

在家庭自製的各種菜餚中，用一些奶油，換換口味，也十分好吃。

在飲用茶磚時，將茶磚碎開煮釅茶，濾去渣滓，加一些奶油，再沸一下使奶油融化，茶味甚佳。寒冬飲用，既增熱量，又有滋潤作用。

將魚丸、蝦仁、鮮貝或蛤蜊肉，加洋蔥末，放入魚湯、牛奶、

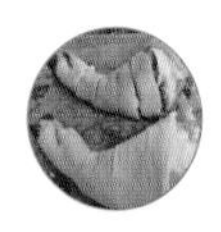
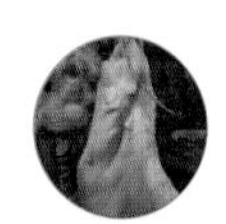
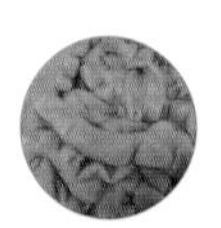
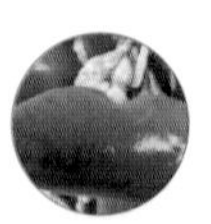
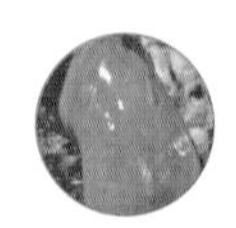
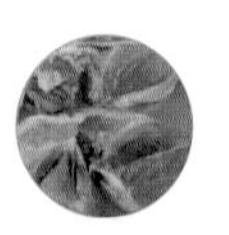

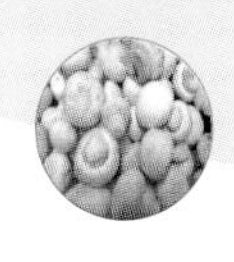
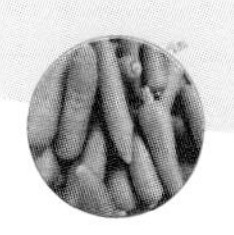
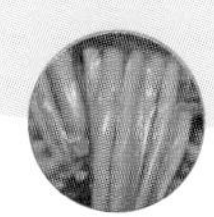
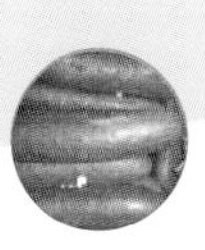
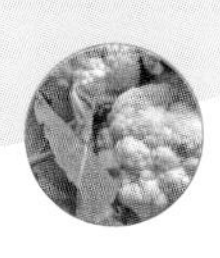
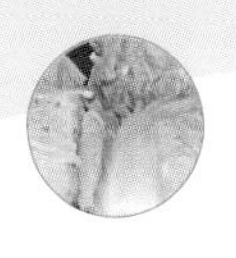

奶油，一起煮至海鮮熟，加一些番茄醬，即成海鮮羹。這些海鮮還有「軟堅」作用。

吃鴨時，用水將鴨煮至熟，取出，待冷切塊。起油鍋，加入洋蔥絲、胡蘿蔔絲，再入鴨塊，略一煸炒，臨起鍋時，加入奶油，至融化即可。有中西結合的風味，不妨一試。

在煮牛肉湯時，用番茄加奶油融化後，加入，更增美味。

033 羊肉

癌症病人，凡是年老體虛、陽氣不足；或者久經治療，氣血虧損；或者「陽虛」明顯者，都可食用羊肉。癌症病人有明顯的「陰虛」、「熱」象時，以少吃為好。

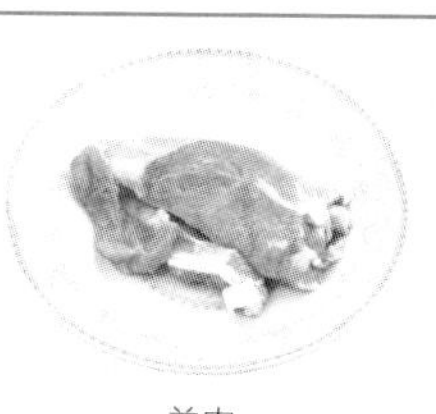

羊肉

一到冬天，往往就想到吃羊肉。當然，羊肉不一定冬天吃，但是冬令吃羊肉，大補元陽，是特別有滋味的。

【羊肉】：羊肉性味甘溫，能「補中益氣」，能「溫」中而補陽氣。金元時代的名醫李東垣曾經說：「補可去弱，人參、羊肉之屬也。人參補氣，羊肉補形也。」把羊肉的補力和人參等同起來。現在不少人，只知吃補藥人參，而不知大補元氣的食療佳品羊肉，真是可惜了。

羊肉歷來被認為是溫補的食品，需要大補元氣的時候，往往用到羊肉。因此，歷代有不少的方劑中，都用它，甚至在方劑的名稱中也用羊肉。最著名的是漢代名醫張仲景的方子，叫「當歸生薑羊肉湯」，方中就用當歸、生薑、羊肉。可以溫中補血、祛寒止痛。治療「虛勞不足」、「寒疝」、「脇痛」等。其後，唐代孫思邈的《千金方》中，也有好幾種「羊肉湯」方。其中有一方，裡面是羊

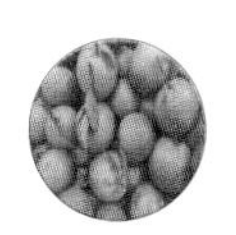
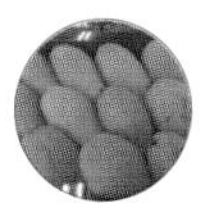
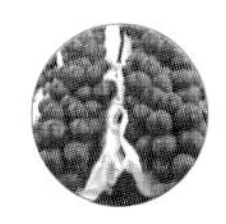
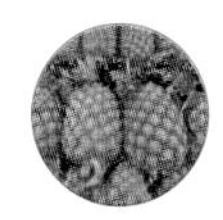
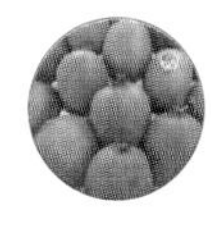
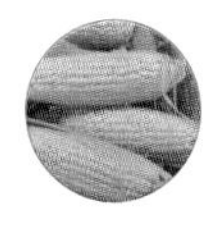

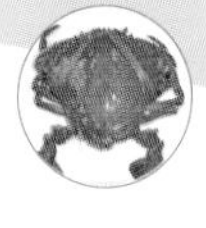
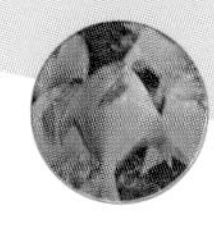
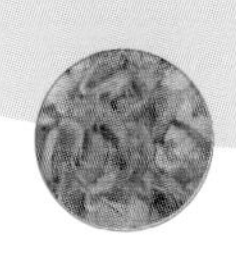
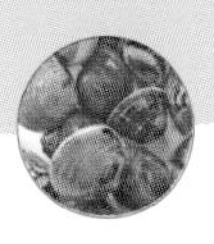
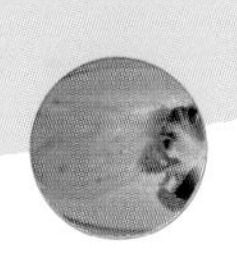
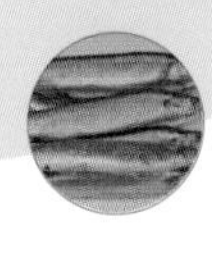

肉、豆豉、大蒜，也可以看成是食療方，對體虛是有補益作用的。

可見，羊肉是好食品。癌症病人，凡是年老體虛、陽氣不足；或者久經治療，氣血虧損；或者「陽虛」明顯者，都可食用羊肉。

但是羊肉畢竟性質偏溫，癌症病人有明顯的「陰虛」、「熱」象時，以少吃為好。

家庭可自製白切羊肉、紅燒羊肉等。但家庭自製時，燜煮的時間較長。白切羊肉，可在正宗的羊肉館子中購買，蘸以甜麵醬，或加蒜，味甚佳妙。但有人嫌其有膻氣。

紅燒羊肉，煮得好時，絕無膻氣。

涮羊肉也是美味。除在店堂吃外，家中也可自行涮。羊肉片可在店中購得。調料也可在涮羊肉館中購買，也可自行調配。涮羊肉的鍋，店中也都有賣。冬夜圍鍋而坐，溫暖如春。

烤羊肉串，家中無法做。但現在有現成的羊肉串，購回後，在油鍋中炸熟即成，也很好吃。

羊肝也可吃。可白煮、紅燒，也可涮著吃。約30年前，曾有流傳，涮羊肝可治肝癌。治療效果當然不行，但補益是肯定的。羊肉性溫，但羊肝不溫，偏於清補。羊肝還能補血明目。

羊腎亦可吃，以補腎為主。但羊腎膻氣甚重，不少人可能難於食用。

羊雜也是美味。羊雜包括羊肝、羊腎以及其他可食的內臟。店中常有售。購羊雜後，也可再自行加工。在油鍋中炒，加酒、醬油、大蒜之類。起鍋後即可食用。

此外，用羊雜再加水，酒、鹽等煮一下，煮成濃的羊雜湯，撒以大蒜葉末、胡椒粉、蔥花等，作羹湯，或作為下午的點心，又香又美味。

羊眼也可食用。羊眼較大，煮後頗肥，能下酒。

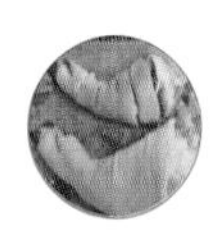
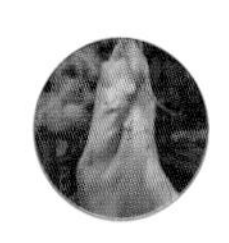
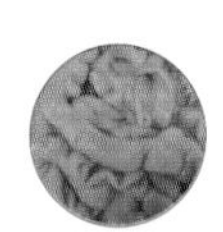
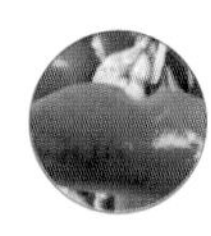
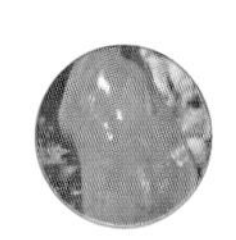
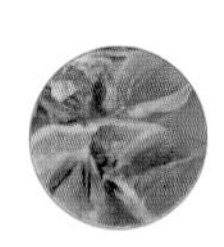

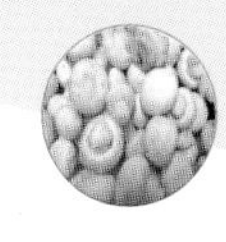
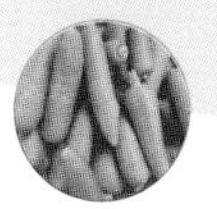
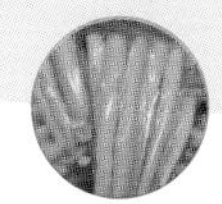
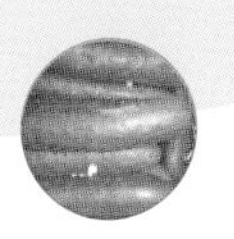
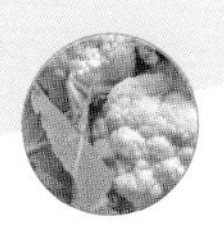
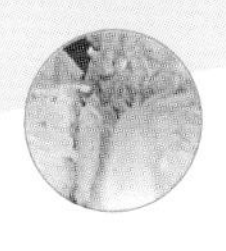

034 鴿　鵪鶉

癌症病人而有「氣虛」、「腎虧」者，吃鴿肉有益。鴿肉能「調經」，婦科癌症者可食用；也治「腸風下血」，對大腸癌一類有輔助治療作用。癌症病人有腹瀉、腹水、水腫等，食鵪鶉也常有益。

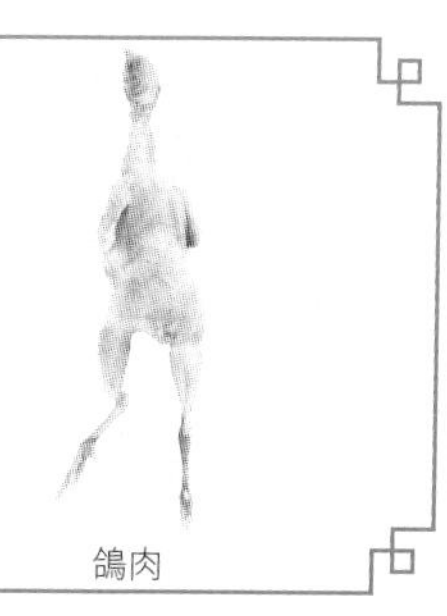
鴿肉

【鴿】：過去飼養者多，而作為食用者，除個別地區外，一般不太多。近年，因傳聞鴿有營養，食之者逐漸增多。曾看到有的癌症病人，每日吃鴿一隻。這樣食用，也未必妥當。每種食品，都有它的食療價值和弊端之處，偏食有時反益少而弊多。

鴿性味鹹平。能「補氣」、「滋腎」，對癌症病人而有「氣虛」、「腎虧」者，吃之有益。因此，不少中藥書上也說：「久患虛羸者，食之有益。」能「調經」，婦科癌症者可食用；也對「腸風下血」，包括大腸癌一類有輔助治療作用。

家庭自製鴿肉，可以燉服。鴿子殺後去血、去內臟，置大碗中，加酒、加水，也可加香菇、蘑菇之類，隔水燉至熟，加一些鹽，即可。湯甚鮮美，鴿肉其實並不太嫩。

紅燜鴿子也可。在油鍋中，加醬油、酒、糖、鹽等，燜至熟即成。也可加一些八角、茴香之類。

鴿子取肉厚處切片，與筍片、蘑菇片、生薑片等共炒，味道亦好。鴿骨也可煮湯。

癌症病人食譜宜廣。癌症病人可吃的食品甚多，不必盡吃鴿子之類。鴿子確有益，但也不是唯一的有益食品。《本草經疏》中說：「鴿，《本經》雖云調精益氣……然而未必益人，故孟詵云，食多減藥力。今世勞怯人多蓄養及煮食之，殊未當也。」這是古代對鴿的不同看法，錄之以供食用者參考。

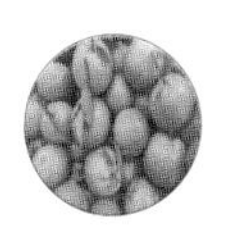
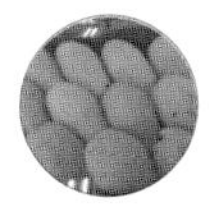
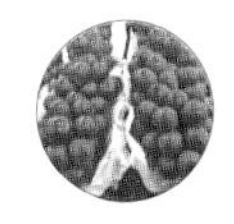
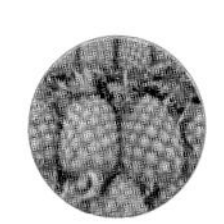
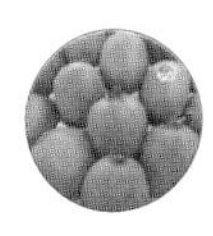
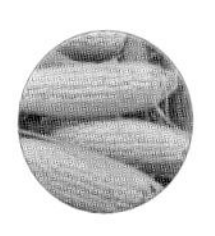

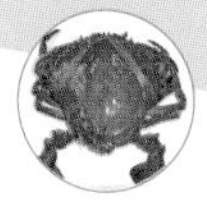
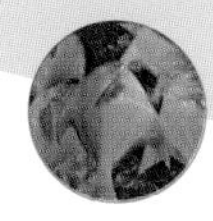
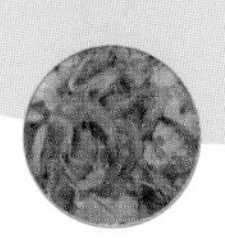
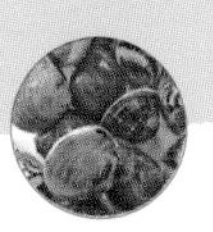
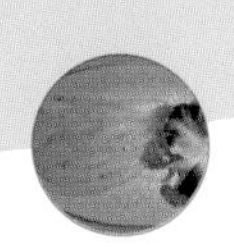
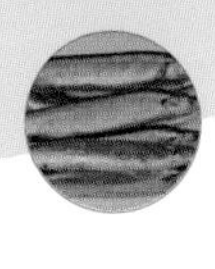

此外，中國古代文化中認為，鴿能增強性欲。對內分泌是否有什麼影響，尚待研究。

鴿蛋，營養也好。它的性味同鴿，也能益氣、補腎。也可作為補益品。

鴿蛋吃法和雞蛋相似。白煮鴿蛋，或者燉鴿蛋，均可食用。鴿蛋較雞蛋小而嫩。

【鵪鶉】：鵪鶉，過去少見，近年供應較多，吃者也多起來。

鵪鶉，性味甘平。它能補益中氣，「滋補五臟」，對癌症病人康復期，頗為適用。

還可以「清濕熱」、「利水濕」、「調肺」，因此，對癌症病人常有的不少症狀，如腹瀉、腹水、水腫等，食之也常有益。

鵪鶉可以炸食。但需很大的油鍋。一般在家中很難做，在食品店或攤上，常可見到。

家中容易做的是蒸鵪鶉。鵪鶉清洗好後，可放在大碗中，加酒、鹽、水，隔水蒸煮，至熟即成。為增強補性和美味，也可再加青豆、白果、香菇之類共蒸。

鵪鶉的心、肝，也有補心、補肝作用，取出後，可與鵪鶉放在一起蒸食。

也可吃烤過的鵪鶉，烤後撕開，蘸花椒鹽，或一些番茄醬吃。

鵪鶉蛋小，但也能補氣血，可與鵪鶉一起蒸食，也常放在其他菜餚中，作為配菜。

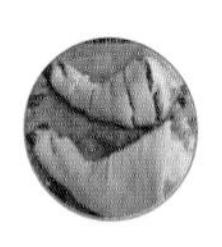
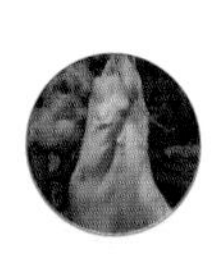
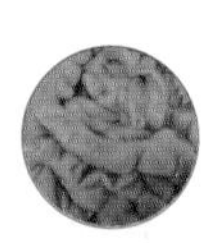
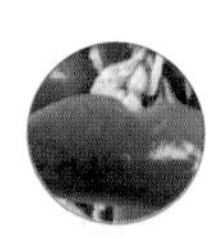
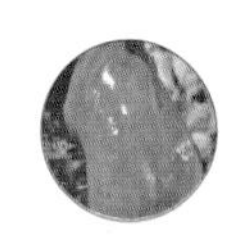
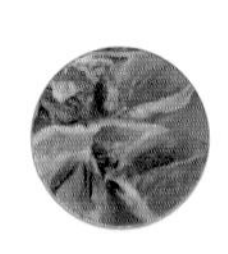

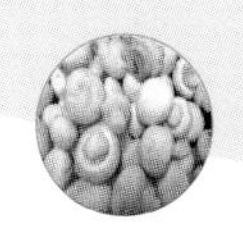
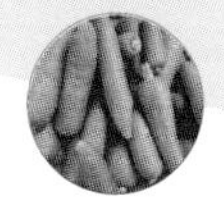
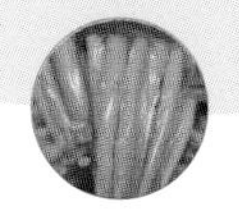
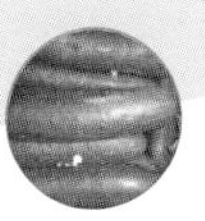
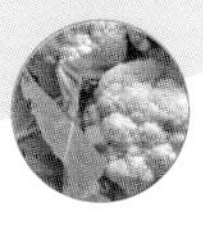
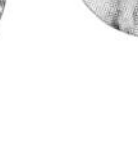
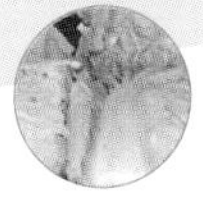

第二篇

蔬菜類

035 蕈類

癌症病人如鼻咽癌放射治療後，常口乾舌燥，大便祕結，可以多吃黑木耳。肺癌病人經常乾咳，時常痰中帶血，也可經常吃黑木耳。如冰糖白木耳，滋養肺臟，對肺癌病人很有益。其他像胃癌手術以後，如果出現舌紅、口乾，也可多吃些白木耳。香菇中含有的香菇多醣，還有提高機體的免疫力和一定的抗癌作用。

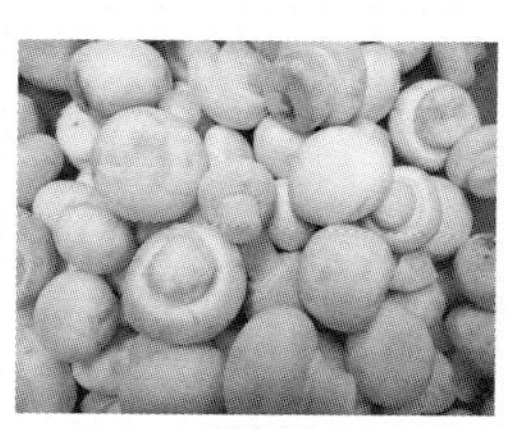
蘑菇

我們常吃的蕈類食品，像黑木耳、白木耳、香菇、蘑菇等，不僅有益於身體健康，更有益於癌症病人的康復。

【蕈類食品】：雖然分別屬於不同的科屬，種類很多，但大都有食療作用。

屬木耳一類的，我們常吃的有黑木耳、白木耳。黑木耳有養陰涼血的作用，能夠滋養肺、腎。癌症病人如鼻咽癌放射治療後，常口乾舌燥，大便祕結，可以多吃黑木耳。而肺癌病人經常乾咳，時常痰中帶血，也可經常吃黑木耳。黑木耳的吃法很多。通常把它作為輔助食品，配合其他主要食品食用。其實黑木耳單獨食用，也很有風味。例如把黑木耳洗淨、浸泡，用涼開水沖洗後晾乾，加入醬油並澆淋上麻油拌食。

過去白木耳是名貴食品，近年來人工培植後，價格不貴。一般

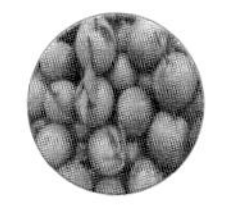
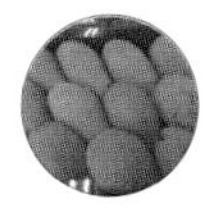
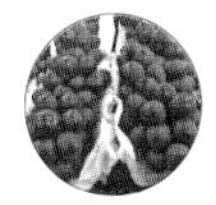
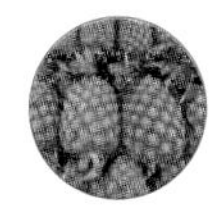
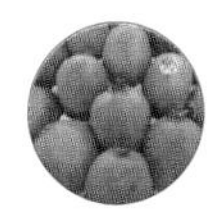
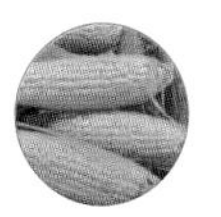

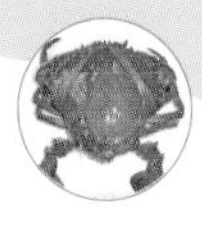
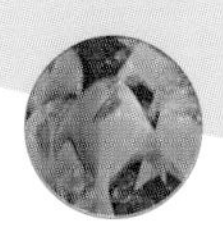
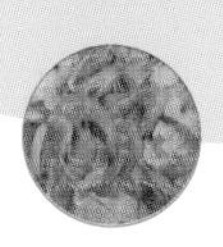
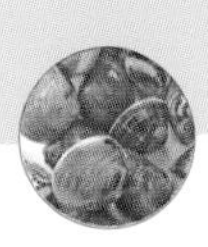
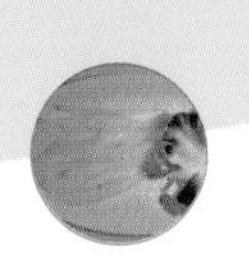
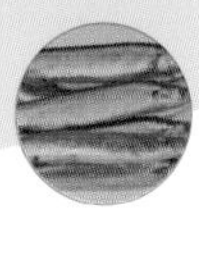

白木耳都是吃甜的，如冰糖白木耳，滋養肺臟，對肺癌病人很有益。其他像胃癌手術以後，如果出現舌紅、口乾，也可多吃些白木耳。

餐廳裡有時有炒黑白木耳這道菜，吃起來也有滋有味。黑白木耳同吃，一方面可以補氣、補血，對五臟有利；另一方面可以配合藥物，能產生一些治療作用。例如，對腸癌的便血，子宮癌的出血，都有益處。

除了我們常吃的黑白木耳以外，還有許多稱為「耳」的。生在楮樹上的叫楮耳，也常有人食用。生在槐樹上的叫槐耳，中藥書上說，它可以補益身體，也可以治療「便血」、「崩漏」，還有止血作用。此外，還有榆耳、柳耳、桑耳等，都可以食用。古人說，楮、槐、榆、柳、桑，「此為五耳」，「軟者並堪啖」。現在已發現，它們都含有一些提高免疫力和抗癌的成分。

香菇，或者叫香蕈，香而味美。中醫認為，其「甘平無毒」，能益胃、補氣。現代營養學研究發現，它含有不少胺基酸、不飽和脂肪酸、微量元素等，不僅營養好，還能抗佝僂病，大人、小孩均可食用。社會上關於「吃香菇會引起癌症復發」的說法，是絲毫沒有根據的。相反，香菇中含有的香菇多醣體，還有提高機體的免疫力和一定的抗癌作用。

香菇的吃法很多。取肉質厚實的乾香菇清洗、浸泡後，清炒成炒香菇，是上等的菜餚。新鮮香菇炒食，獨具風味，也相當好吃。在清燉雞湯或鴨湯時，放一些香菇，可讓食欲不振的癌症病人胃口大開。

蘑菇的性質也是甘平的，古人說它「味甚鮮美」，確實是如此。蘑菇除了開胃外，還能「化痰」、「理氣」、「止瀉止吐」。癌症病人常有食欲不振、心煩喜嘔的症狀，吃蘑菇是有輔助治療作用的。其實蘑菇的營養價值也不錯，含有較豐富的胺基酸、維生素、微量元素等。鮮蘑菇清炒，味道就很鮮美；蘑菇炒肉丁，既好

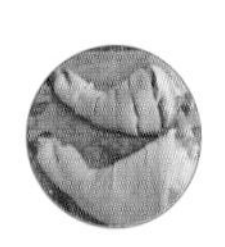
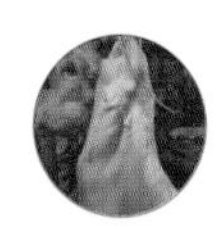
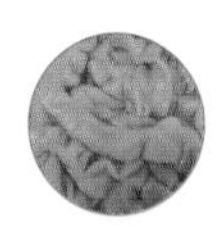
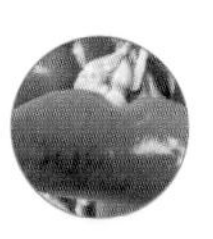
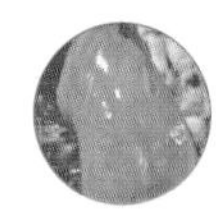
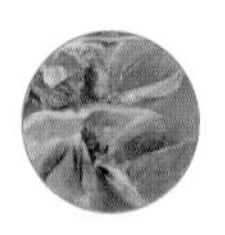

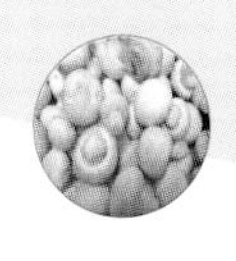
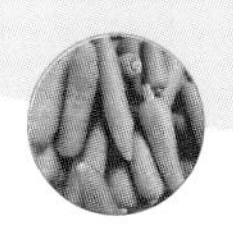
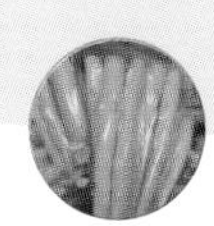
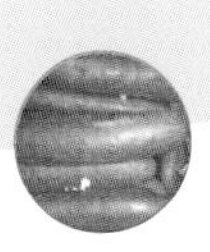
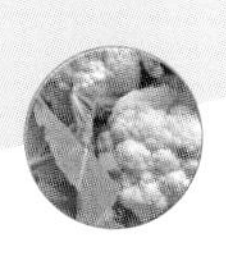
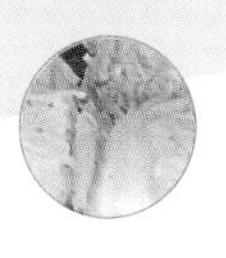

吃，製作又十分方便。蘑菇與香菇同炒，名為炒雙菇，也是癌症病人的理想食品。另外，有一種叫口蘑的，據說是出在大陸張家口附近，並因此而得名。其較通常的蘑菇小，但極鮮美可口，只是價格頗貴。有一位蕈類專家曾經說過：「要想嚐到美味，就必須成為蕈類專家。」人們在吃蕈類一飽口福之餘，同時還能達到防癌抗癌的目的，又何樂而不為呢？

036　十字花科蔬菜

因癌症而引起的身體虛弱、腸胃不適，以及各部位的出血，吃些薺菜大有益處。
油菜有「破血」作用，古代早就用來治療「乳癰」和「腸風下血」。腹部腫瘤病人，不妨多吃些高麗菜。癌症病人胃口不好，消化不良，可多吃蘿蔔。蘿蔔還能化痰，肺癌病人吃了有好處。

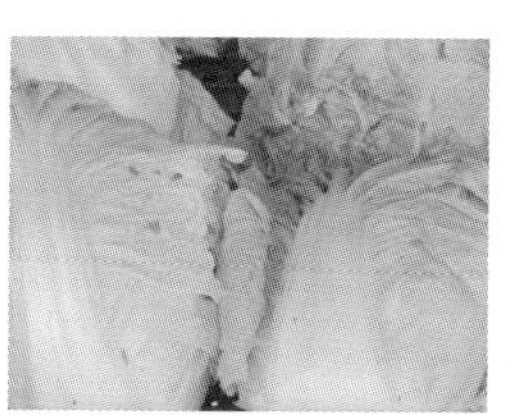

大白菜

在近年來的防癌研究中，醫學家們不但沒有冷落蔬菜，而且還給予了特別關注，尤其是十字花科蔬菜頗受青睞。

【十字花科】：哪些蔬菜屬於十字花科呢？

包括芥菜、大白菜、油菜、高麗菜、花椰菜、蘿蔔、薺菜等。

一年四季，從春到冬，幾乎都可以吃到其中的一些菜。這些菜之所以受到重視，是因為十字花科蔬菜含有的一些化學成分，如多酚類、吲哚類等，不僅對某些致癌物質有抑制作用，而且能夠幫助機體解毒。一些研究已觀察到，多吃高麗菜一類蔬菜，可使胃癌、結腸癌、膀胱癌的發病率明顯下降。

現代醫學的研究是這樣，傳統的中醫觀點也是這樣，認為十字

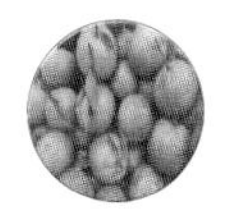
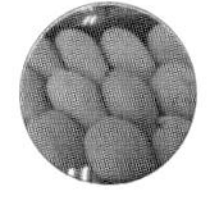
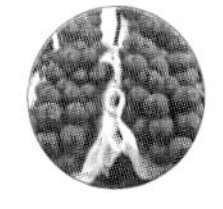
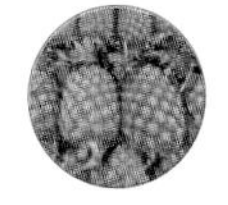
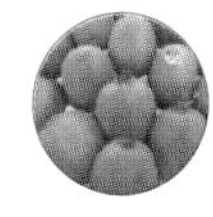
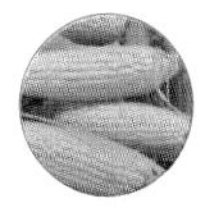

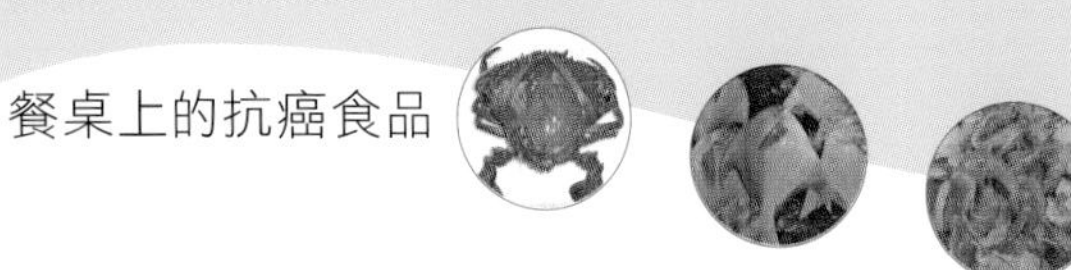
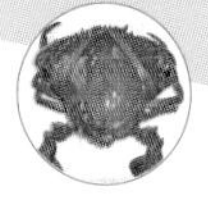
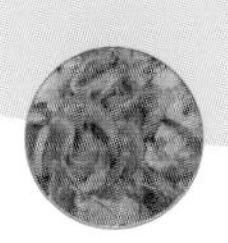
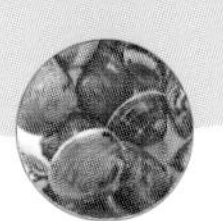
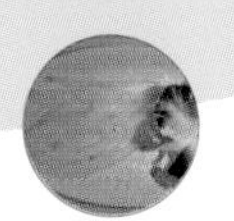
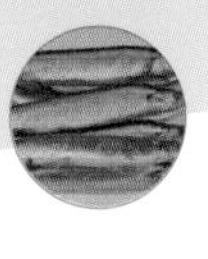

花科蔬菜很有食療價值。

對於薺菜（聽說台北南門市場有售），中醫認為它「和肝、利中」，「和五臟」、「明目」、「益胃」，還有止血作用。因癌症而引起的身體虛弱、腸胃不凋，以及各部位的出血，吃些薺菜大有益處。薺菜的吃法很多。將生的薺菜洗乾淨後，榨汁飲用，對止血有益。也可以採集薺菜花，泡茶飲用，有輔助止血的功效。把薺菜剁碎，與肉末拌和，包餛飩吃，有滋補作用。薺菜、筍片炒肉片，既味道鮮美，又富於營養。將薺菜切成末，用來炒荸薺片，或者炒白果肉，或者炒栗子肉，無一不是好吃而有益的佳餚。因為荸薺可「軟堅」，白果、栗子能補益，不但對癌症有治療作用，而且更有利於體質的恢復。

我們知道油菜子是用來榨油的，其實嫩的油菜本身也可以炒來當菜餚，而且還有抗癌作用。因為油菜可以「破血」，也可以「散血消腫」，還可以「破癥瘕結血」。這個所謂「癥瘕」，也就是如今通常所說的腫瘤性疾病。中醫治療癌症的方法很多，有一種就是「破血」法，或者叫「活血化瘀」法。正因為油菜有「破血」作用，古代早就用來治療「乳癰」和「腸風下血」。所謂「乳癰」，可能包括乳癌在內；而「腸風下血」，則包括腸癌在內。現在治療乳癌、腸癌的方法很多，如手術、化療、放療等，但作為一種食療，油菜大有可為。油菜通常可以炒著吃，或者與筍片同炒。也可用新鮮油菜，洗乾淨後剁碎，榨汁飲用。

高麗菜「益腎」、「填腦髓」、「利五臟」。說明它有補益作用，且主要是補腎和補腦。它的另外一個作用，就是「去心下結伏氣」。所謂「心下結伏氣」，也包括腹部腫瘤在內，凡是腹部腫瘤病人，不妨多吃些高麗菜。高麗菜的吃法很多。清炒高麗菜，滋味不錯。高麗菜裡放些蝦米，炒食更為鮮美。若用以炒肉片，葷素同食，更富營養。雞湯高麗菜，表面有薄薄的一層雞油，熱氣騰騰地飄著香味，鮮美可口，不失為一道家常的食療佳餚。

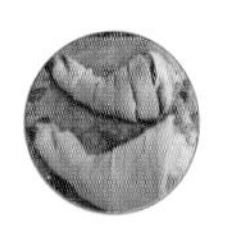
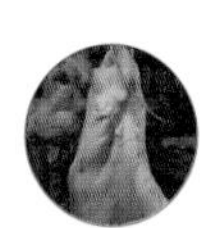
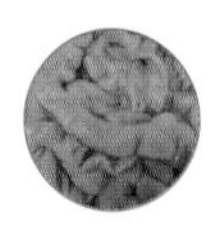
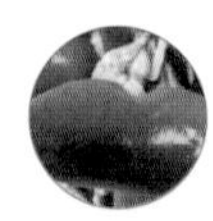
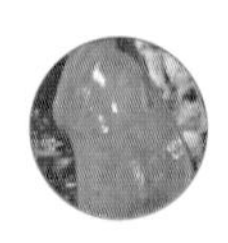
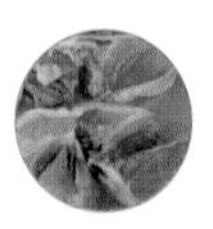

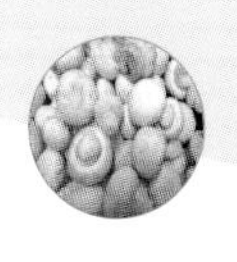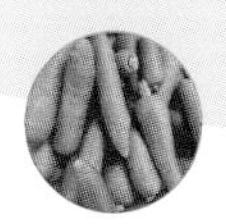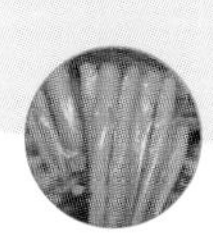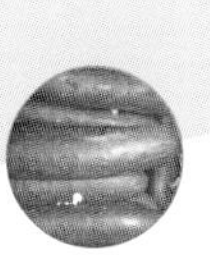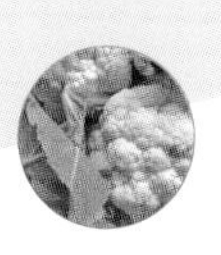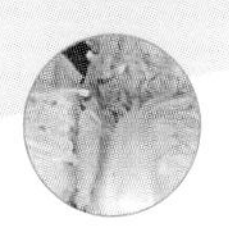

大白菜也有同樣的食療作用。說起來還頗有意思，大白菜可以通利胃腸，利大小便，對大小便不通暢的病人有益。每到冬季，人們常做大白菜獅子頭湯，既葷素兼備，又不油膩，是食療佳品。

芥菜（刈菜）能「通肺開胃，豁痰利氣」。凡咳嗽多痰，且痰呈白色或泡沫狀者，以及患肺癌後有這種情況者，可以適當多吃點芥菜。胃口不好的人，也可用來開胃。芥菜用鹽醃一下，可當鹹菜吃，如果放上一點辣，則另有一番風味，開胃效果也會更好。

李時珍說蘿蔔是「蔬中之最有利益者」，並未言過其實。蘿蔔的好處很多，吃法也很多。正所謂「根、葉皆可生可熟，可菹可醬，可豉可醋」，蘿蔔能助消化，癌症病人胃口不好，消化不良，可多吃蘿蔔。蘿蔔還能化痰，肺癌病人吃了有好處。在家常菜餚中，大蒜炒蘿蔔，蘿蔔燉肉等，都是美味。

037 綠色蔬菜

芹菜對出現黃疸的癌症病人有輔助治療作用。婦科癌症常有「赤帶」，不妨多吃一些芹菜。有黃疸的病人，應該常吃草頭（苜蓿）。癌症病人身體不好，又有些低熱，可以常吃莧菜。乳癌手術後病人及鼻咽癌放射治療後的病人，可以常吃蔥。

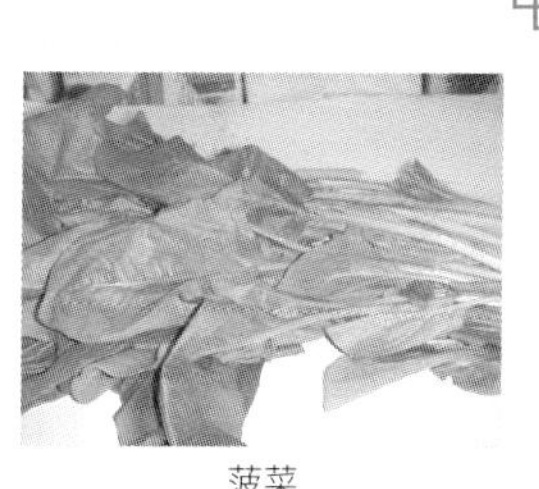
菠菜

【綠色蔬菜】：在蔬菜的大千世界裡，綠色種類還真不少。餐桌上放上一盤碧綠的蔬菜，十分誘人。那麼，綠色蔬菜與抗癌有沒有關係呢？有！綠色蔬菜中含有的一些成分，具有抑制、阻斷癌變的作用。

這樣的成分很多，其中主要是新鮮的綠色蔬菜中所含的維生素

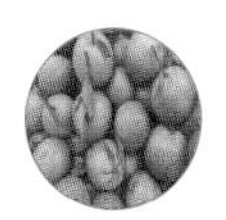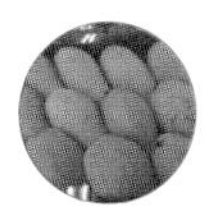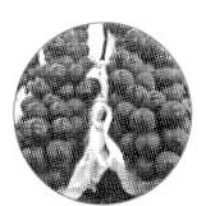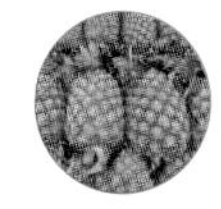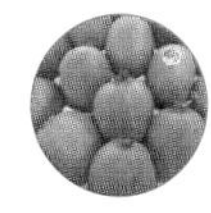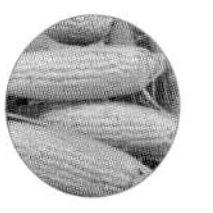

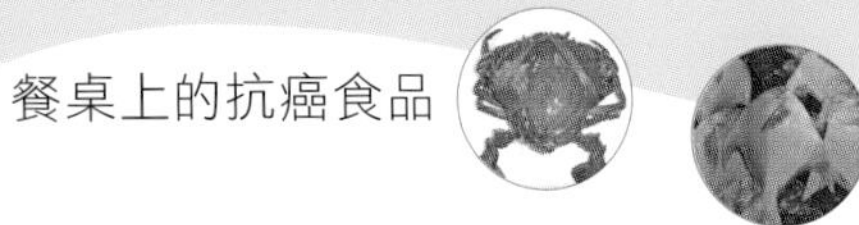
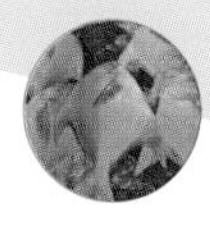
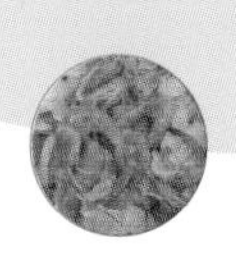
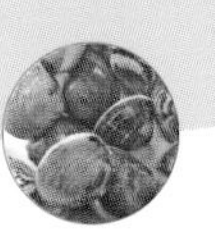
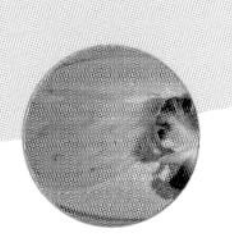
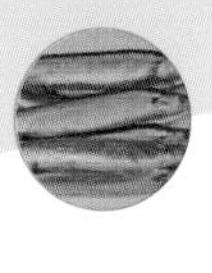

C、維生素E、胡蘿蔔素、葉綠素等，以及曾經介紹過的吲哚一類成分。

據一些研究表明，不少癌症如肺癌、胃癌、食道癌，病人血液中的維生素A、維生素C、維生素E、胡蘿蔔素的含量，無一不是降低的。如果多吃綠色蔬菜，補充這幾類維生素，對降低以上癌症的發病率，可能是有益的。

維生素C、維生素E有抗氧化作用。癌症包括衰老的發生，與過氧化物的形成有關，而抗氧化作用就能拮抗過氧化物的形成。胡蘿蔔素在體內可以轉化成維生素A，其本身就具有防止細胞癌變的作用。葉綠素也頗有防癌價值。

至於哪些是綠色蔬菜，似乎沒有介紹的必要，因為它實在是太司空見慣了，如韭菜、芹菜、菠菜、莧菜、蔥等。

若從中醫的角度來看，這些綠色蔬菜還有很多好處。

幾乎一年四季都可以吃到韭菜，但以春天的最為鮮美。夜雨剪春韭，是人生樂事。中醫認為，韭菜「溫中補虛」、「壯陽固精」，有補益作用；又能「消散瘀血」，所以「攻」和「補」的功效，是兼而有之。將韭菜洗淨榨汁，加入牛奶中，煮沸飲用，是古代醫家用來治療「噎膈」的驗方，對於食道癌、賁門癌有改善症狀的作用。清炒韭菜、十分美味；韭菜炒肉絲，包入餅中，邊包邊吃，既增添樂趣，又能健身；韭菜花芳香，冬令吃火鍋時，在調料中放上一些，味道格外好。

芹菜有水芹、旱芹之分，兩者功效相似。「飯煮青泥坊底芹」，卻也有補益作用。芹菜能「益氣」，又能治「黃疸」，對出現黃疸的癌症病人有輔助治療作用。芹菜還有止血作用，婦科癌症常有「赤帶」，病人不妨多吃一些。

據說菠菜是從古代波斯傳入中國的，現已成為民間的傳統食品。中藥書上說，凡「久病，大便不通」者，可以多吃菠菜，因為它能夠「利五臟」，「通血脈」。癌症病人也在久病之列，多吃一

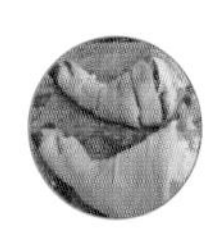
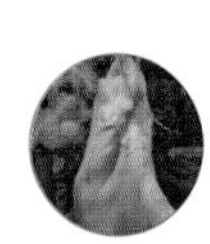
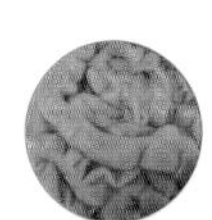
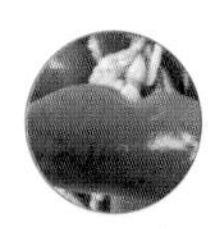
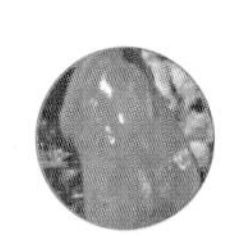
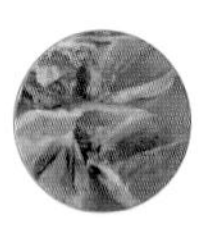

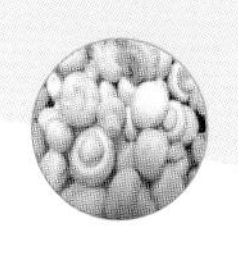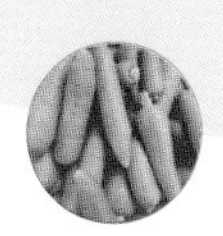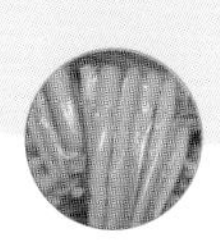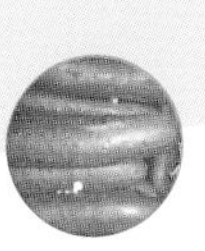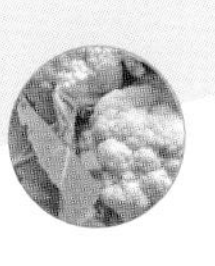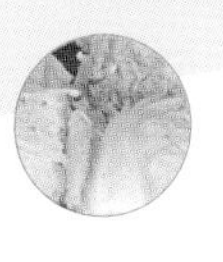

點總是有益的。它還能「開胸膈」，「下氣調中」，也就是說可以調整胃腸功能，大便不通者也可常吃。

草頭，又叫苜蓿，現在野地裡常可看到。然而，有人認為草頭是來自過去的西域。據說還是漢代張騫帶入中原的。草頭能「安中利人」，對人尤其是黃疸者頗為有益。有黃疸的病人，應該常吃。清炒草頭，臨吃時噴灑上一些高粱酒，碧綠噴香，一度還成為名菜呢。癌症病人常吃草頭，是很有好處的。家庭製作草頭時，先要挑出嫩的，用大火多油炒，十分可口，即使稍老一點的草頭，放入鮮美的湯料中同煮，味道也相當不錯。

莧菜有紅的、綠的兩種，功效也大致相似。它不僅能「補氣」，還能「除熱」，癌症病人身體不好，又有些低熱，可以常吃它。在炒莧菜時，放一些蒜泥，非常美味。由於莧菜性質較「寒」，而大蒜又偏溫，正好可以糾正莧菜的「寒」，吃了對身體更為有利。

人們一般把蔥當作調味品，其實也可以將蔥炒來吃，就像炒其他的菜一樣。蔥烤豬排，葷素結合，更增加營養。其實蔥的作用不小，可以「通乳汁」、「散乳」，凡是乳癌手術後病人，多吃是有益的。另外，蔥還有止血作用，鼻咽癌放射治療後的病人，可以常吃。說起來還特別有趣，蔥在古代有一個別名，叫作「和事草」，意思是說它與任何菜都可以配合，在什麼情況下都可以食用。

038 番茄　黃瓜　茭白筍

番茄是抗癌明星食品。黃瓜中的葫蘆素成分，具有抗癌作用，可輔助治療癌性發熱、胸腹水等。茭白筍可用於許多癌症的輔助治療。

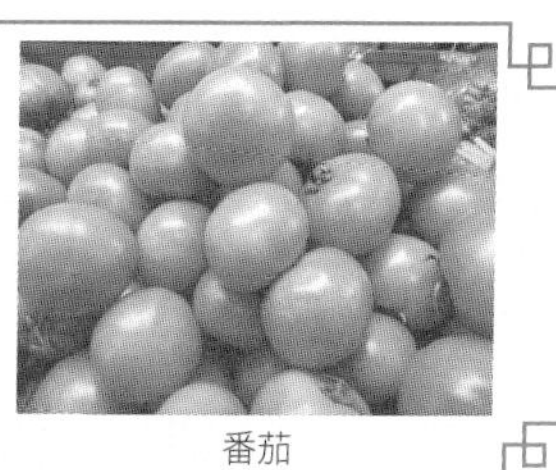

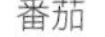
番茄

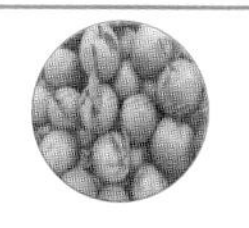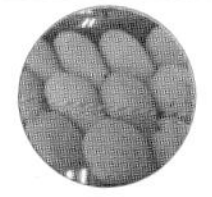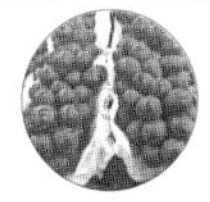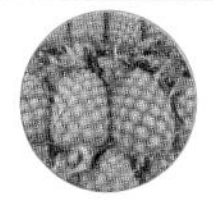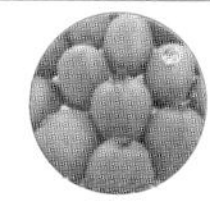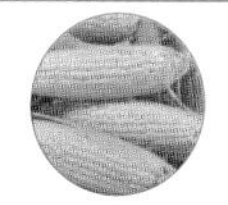

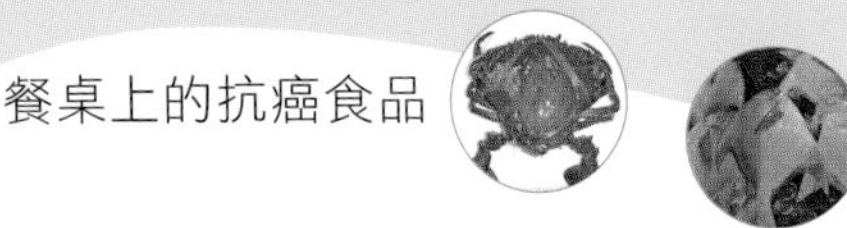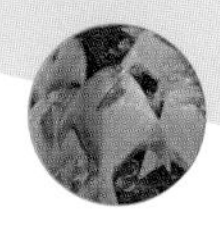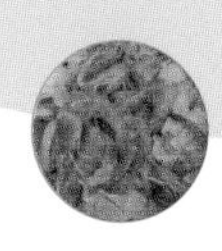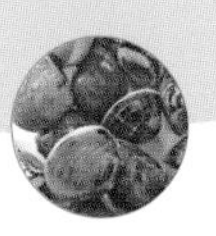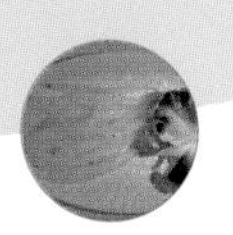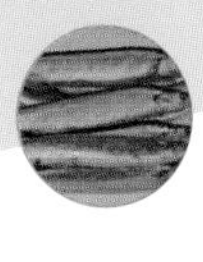

【番茄】：番茄顏色嬌豔，滋味鮮美。其性味甘酸微寒，「甘酸」可以養陰生津，「微寒」則有清熱作用。鼻咽癌等頭頸部癌症病人接受放射治療後，出現口渴、陰虛等情況，或者肝癌、胃癌病人有舌質紅絳時，常吃番茄，頗有益處。對癌性發熱，包括炎症發熱，番茄都有輔助治療作用。癌症病人出現其他「熱」症狀，如子宮頸癌的白帶腥臭，膀胱癌的血尿，大腸癌的膿血大便等，亦應多吃番茄。另據報導，番茄還具有預防胃癌、食道癌等作用。

番茄富含維生素，營養價值相當高，而價格並不貴。番茄的吃法很多，最簡單的是生吃。生吃也有好幾種方法。如先將番茄洗淨後，直接生吃；或者把番茄放入冰箱冰過，以增加它的清熱、生津作用，然後再吃；或者將洗淨的生番茄搗成番茄汁，可以加入白糖，也可以放入冰箱冰過，依各人喜好而定；或者把生番茄切成片，灑上一些白糖，當作菜餚吃，味道十分鮮美。凡是沒有吃過的，不妨嘗嘗看。

吃熟的番茄花樣就更多了。番茄炒蛋是營養豐富的家常菜餚，對癌症病人大有補益。一提到蛋，有的讀者可能要問，是吃雞蛋還是吃鴨蛋呢？癌症病人不是應忌吃蛋嗎？這裡順便多講幾句，癌症病人忌吃蛋，完全是無稽之談，沒有任何科學根據。不管是雞蛋、鴨蛋還是鴿蛋、鵪鶉蛋，都沒有不能吃的理由。當然，吃蛋也要適可而止，不宜多吃，多吃了不易消化，只要每日控制在1～2個，但吃無妨。

把番茄、馬鈴薯切成塊，與切碎的高麗菜共炒，或者煮湯，是營養很好的素菜。如果要吃葷的，可以再加一些牛肉或豬肉，便成了大名鼎鼎的「羅宋湯」，味道好極了。

【黃瓜】：黃瓜古稱胡瓜，據說是漢代張騫從西域帶回來的。不少實驗已經證實，它含有一種叫葫蘆素的成分，具有抗癌作用。從中醫角度講，黃瓜性味甘涼，有清熱、利水、解毒等功能。因

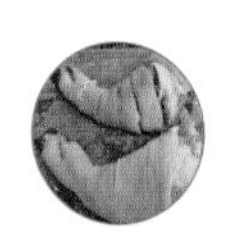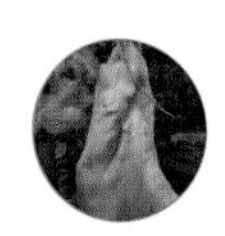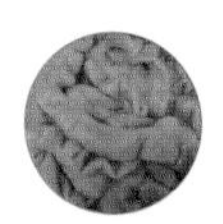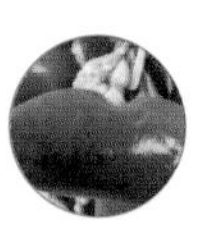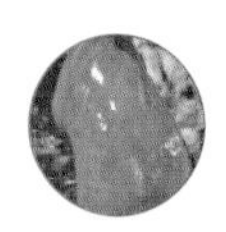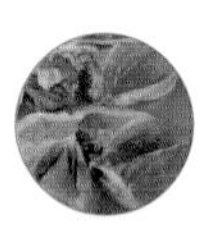

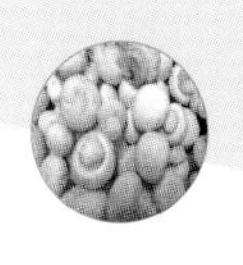
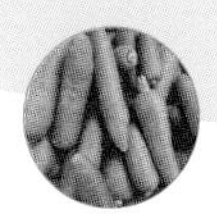
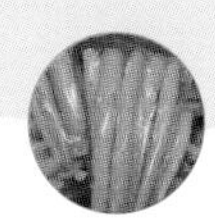
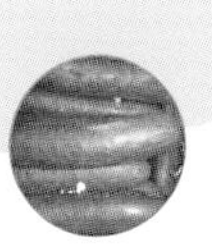
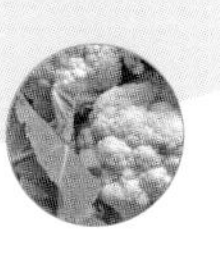
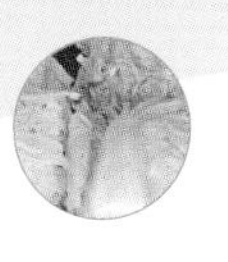

此，不論是癌性發熱還是炎症性發熱的病人，吃黃瓜可以清熱。伴有腹水、胸水或全身水腫的病人，吃黃瓜有利水作用。即使沒有發熱、水腫等情況，多吃黃瓜也是有益的。

黃瓜的吃法很多，生吃或熟吃皆宜。如果想生吃，只要將黃瓜洗淨，即可像吃水果一樣地吃。若先放在冰箱裡稍冰一下，吃起來更加爽口。黃瓜上市的季節，通常可當水果來吃。把生的黃瓜切成塊，加點糖和醋，就是糖醋黃瓜，可以當菜餚。將黃瓜切碎後，稍用鹽醃一下，加入大蒜泥拌和，是上好的菜餚。還可用黃瓜切成絲，加上粉條絲或肉絲，再拌些芝麻醬，吃起來十分鮮美。

炒熟的黃瓜也很好吃。把黃瓜切成塊或片，與河蝦共炒，即成蝦炒黃瓜。蝦味鮮開胃，更有補益作用。或者先將黃瓜去心，然後塞入肉末，燒了吃，是一道很不錯的菜。它既清淡又有營養，尤其適合夏天吃。用黃瓜切片，與香菇等煮成羹湯，味道甚佳。

【茭白筍】：茭白筍是一種時令菜，十分有名，古代不少詩、詞和文章中，都提到它。其性味甘寒，有清熱解毒作用，可用於許多癌症的輔助治療。肝癌、膽囊癌、胰腺癌等病人常有黃疸，有的在治療以後出現肝功能損傷，常吃茭白筍，有退黃保肝之效。結腸癌、直腸癌病人常有便血，多吃茭白筍有好處。頭頸部癌症病人接受放療後，如出現咽喉乾痛、口舌糜爛等情況，建議吃點茭白筍。

將茭白筍切成小段，用菜刀拍扁，放在鍋裡煸炒，然後加一些水、醬油和糖，燜至水分收乾，即成油燜茭白筍。或者把茭白筍切段拍扁後蒸透，待涼加醬油和糖拌和，淋上麻油，便成了涼拌茭白筍，清淡可口，最適合胃門不佳者。茭白筍切段後，與百頁、蝦共炒，炒熟後再加上一些蒜泥，吃起來十分鮮美，營養亦不錯。用茭白筍作湯甚佳。在雞湯、肉湯或其他鮮湯裡，放入茭白筍煮熟即成，香味撲鼻，十分誘人。

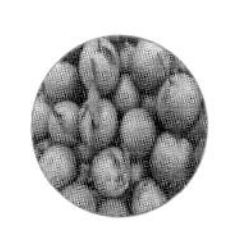
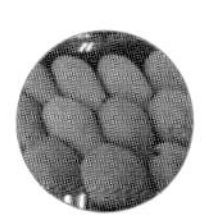
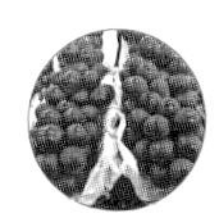
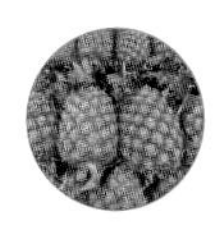
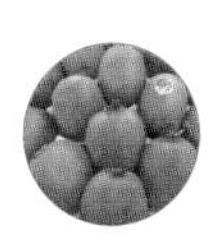
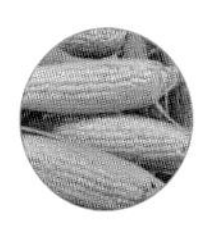

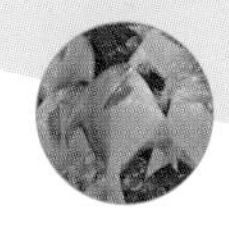
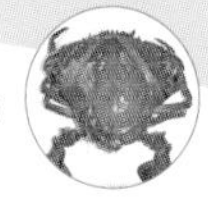
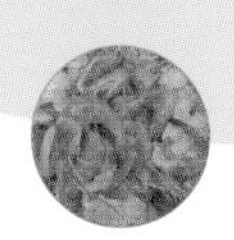
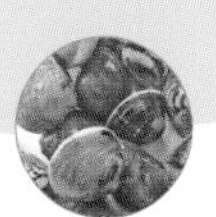
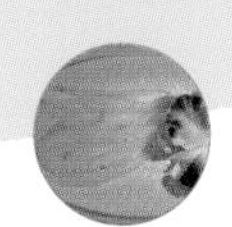
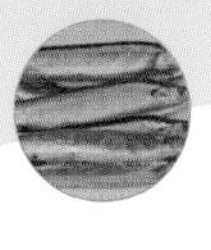

039 大蒜　生薑

大蒜有很強的殺菌、防癌和抗癌作用。在癌症防治方面，薑的應用甚廣。大蒜和生薑常作為調味品，也有用作佐餐的菜餚。不管如何使用，對於癌症病人來說，它們都是不可多得的抗癌食品。

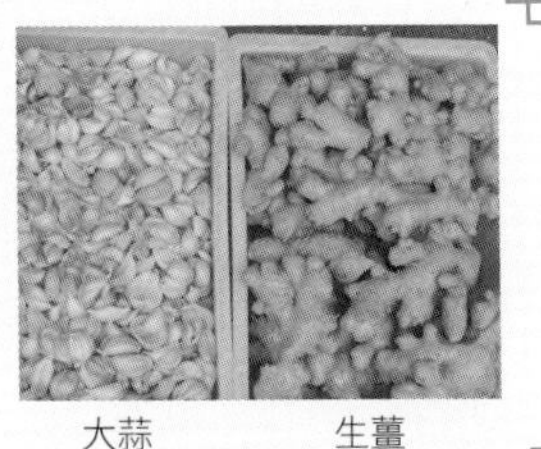
大蒜　　生薑

【大蒜】：我們現在吃的大蒜，還頗有一些來歷呢。據說其可以追溯到漢代，由張騫從西域帶回來的，難怪在中藥書上，也有叫它「葫」或「葫蒜」。大蒜有濃烈的氣味，喜歡吃的人稱之為「香」，不喜歡吃的人嫌之「臭」。北方人習慣於吃，而南方人則大多不吃。對於不吃的人來說，等於與抗癌佳品失之交臂，多少有些可惜。

醫學研究表明，大蒜有很強的殺菌、防癌和抗癌作用。那些常吃大蒜的人，其胃癌發生率較不吃者明顯降低。這可能與大蒜在胃裡能抑制幽門螺桿菌和亞硝胺的形成有關，因為幽門螺桿菌和亞硝胺被認為是胃癌的誘發因素。

有的人喜歡自醃鹹菜。在大量醃製鹹菜時，加一些大蒜之類，可以大大降低亞硝酸的生成，既能預防可能發生的亞硝酸急性中毒，又可減少亞硝胺這一致癌物的形成。

古書上說，用幾枚大蒜放在鯽魚肚（魚鰾）裡，燉湯吃，可以治療食道癌病人的「膈氣」。手術後或放射治療後的病人，常吃大蒜，既有營養，又有輔助治療作用。胃癌病人接受手術以後，多吃大蒜大有益處。肺癌病人做放射治療後，常會發生所謂放射性肺炎，吃大蒜則有預防之效。胃癌、胰腺癌、腸癌等病人手術後，常常有腹瀉，經常吃大蒜，有助於控制腹瀉。

肝癌病人常會發生黃疸和腹水，大蒜對此有治療價值。民間流

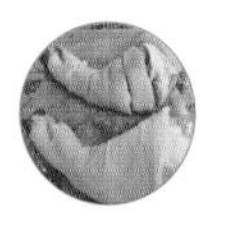
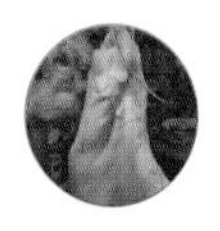
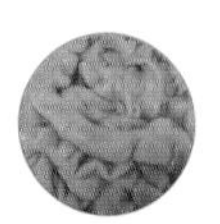
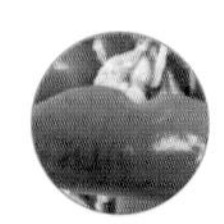
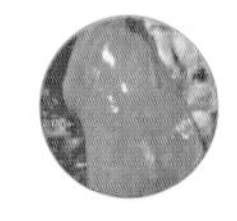
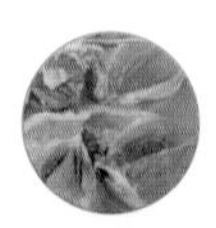

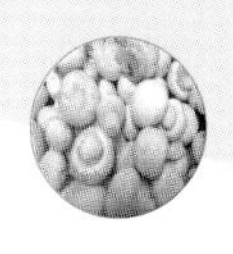
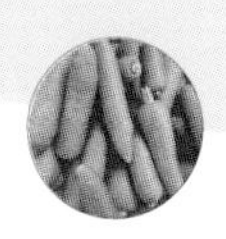
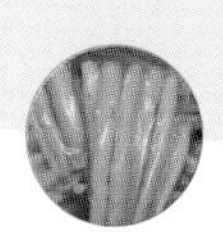
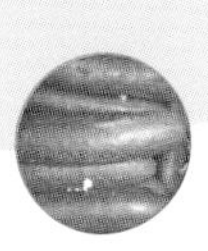
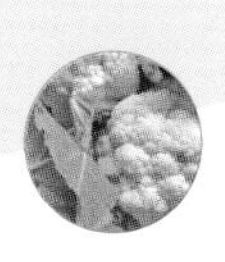
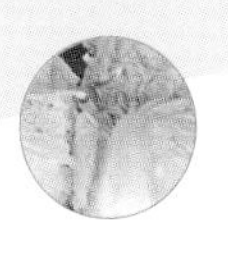

傳一種退黃的方法：將大蒜切碎，取很小的一塊，敷在一個叫「列缺」的穴位上，一天以後局部就會起水皰；然後把敷的大蒜去掉，並抽出皰內呈黃色的水。據說對肝炎的黃疸有較好的退黃效果，甚至還有降轉氨酶作用。對肝癌的黃疸，也有輔助退黃作用。

但在敷時請注意，大蒜的塊不能大，敷的面積不能大，否則起的皰太大。在起皰以後，要注意保護創面，不能弄髒，以防引起感染。對於腹水，可以用一些田螺，加一些蔥和很少的蒜，一起剁碎，包在紗布裡，敷於臍上，1～2小時後去掉，能幫助退腹水。不過，這些都是餐桌之外的話題。

大蒜的吃法很多。人們吃餃子時，常與生大蒜一起吃，很有滋味。或者在吃麵時，放幾枚生大蒜進去，味道好極了。把大蒜剁碎，或搗成蒜泥，與切成塊的生黃瓜拌和，加一些鹽，夏日裡吃起來別有風味。如果做一些白切肉，可蘸著蒜泥、醬油吃。莧菜上市的時候，在炒熟的莧菜裡放一些蒜末，吃起來特別香。在炒好鱔絲以後，撒些胡椒末，放點蒜泥，淋上麻油，即大功告成。

大蒜也可煮熟吃。每年到了端午節，不少地區有把大蒜煮熟吃的習俗，認為可以預防夏令腸道疾病。煮熟的大蒜別有風味，很平順，減少了生大蒜的辛辣味。當然，平時也可以煮著吃，不一定要等到端午節那天。

糖醋大蒜早為人們熟悉，市場有賣現成的。每日吃幾瓣，甜甜的，略帶酸味，既可口，又防癌，真是一舉兩得，何樂而不為！

【生薑】：再說生薑。宋代大學士王安石曾經說過，生薑能強禦百邪。其實「薑」就是「強禦」的意思。一般認為，生的有發散的功能，所以感冒了可以煮新鮮薑湯喝；熟的能「和中」，因「胃寒」而引起的腹痛、腹瀉，可以煮乾薑湯喝。

在癌症防治方面，薑的應用甚廣。古代有個叫孫真人的醫生，稱生薑是「嘔家聖藥」。患消化道癌症或接受化療的病人，大多容

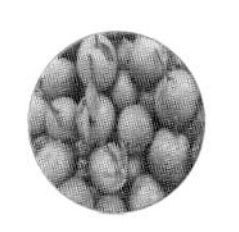
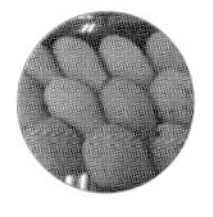
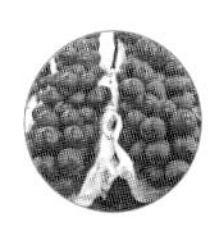
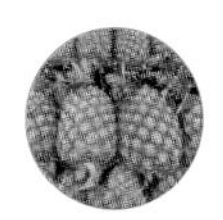
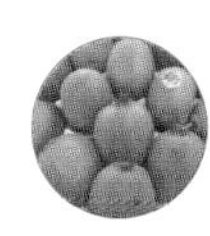
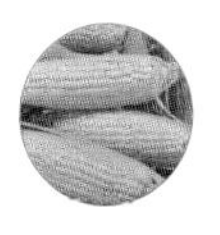

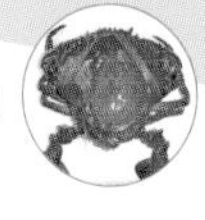 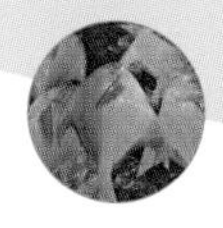 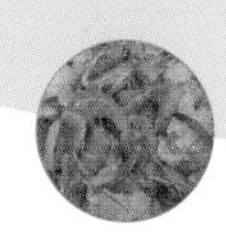 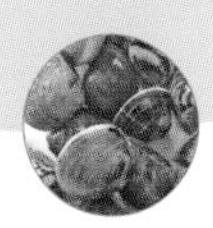 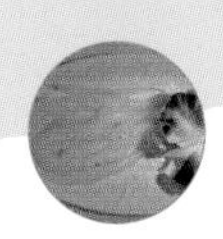 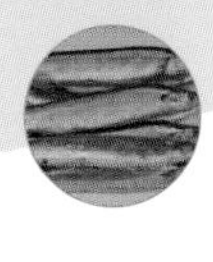

易發生嘔吐，不妨用點生薑，頗有效果。具體用法是：嚼服生薑，嚥下其汁，把渣吐掉；或者將生薑片含咽；或者用生薑片輕擦舌面。若出現噁心時，就用生薑煮湯喝。

肺癌病人常多痰。如果痰呈白色，或呈泡沫狀，可嚼服生薑。如果痰為黃色，可把生薑擠汁，滴數滴於竹瀝中飲用。食道癌病人常因食管堵塞而致口中痰涎增多，吃些薑汁有好處。胃癌病人術後，常常發生腹瀉，可吃乾薑湯，亦可稍加點糖，或與烏梅一同煎湯飲用。

李時珍說，生薑「生啖，熟食，醋、醬、鹽、蜜煎調和，無不宜之。可蔬，可和、可果、可藥」。它的各種吃法，都包含在這段話裡了。當零食吃的有薑糖；吃新米粥，用醬薑作餚；生薑切成絲，與豬肉絲共炒，十分可口。吃法甚多，可以隨心所欲。

040 芋頭

芋頭是中醫治療癌症的常用品，為癌症病人餐桌上的常備之品。中醫書上說，芋頭有「寬腸胃」、「充肌膚」和「調中補虛」作用。也就是說，它可以補益身體，對腸胃、肌膚有益。從抗癌的角度講，芋頭是中醫治療癌症的常用品。

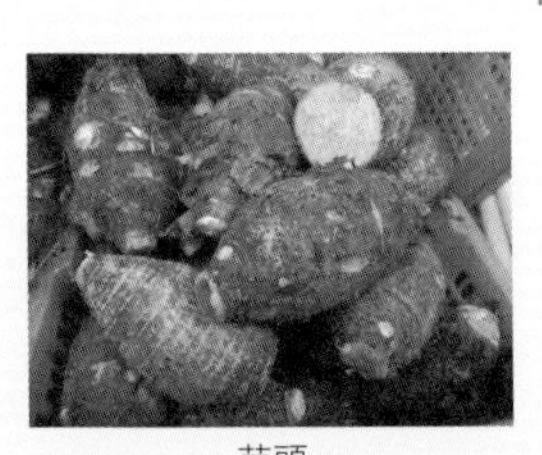
芋頭

【芋頭】：芋頭屬於天南星科的植物，與半夏、天南星等中藥同科。半夏、天南星為中醫常用的抗癌藥物，而芋頭則是有抗癌作用的食品。天南星科的植物，有一定毒性，生的芋頭也不例外。大家都有這樣的經驗，在刮芋頭皮的時候，假如不小心碰到生芋頭的漿汁，皮膚便會發癢、發麻，甚至起水泡，這就是芋頭有一定毒性

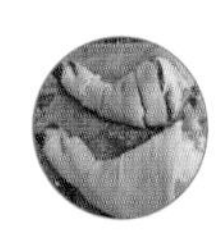 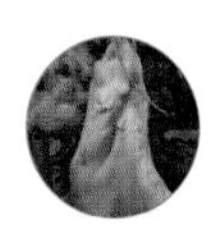 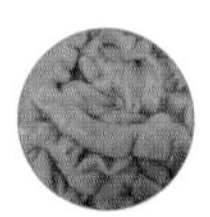 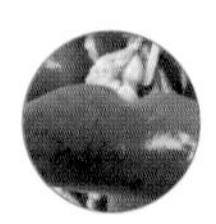 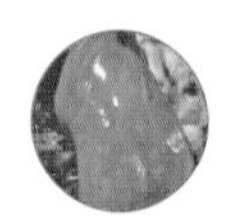 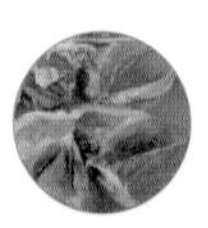

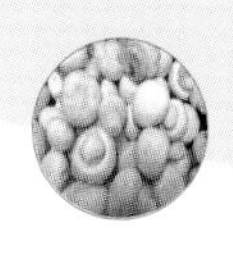
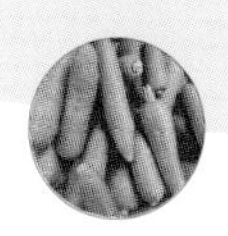
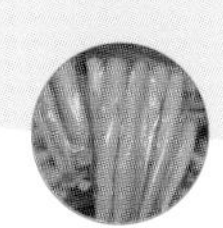
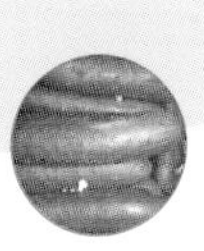
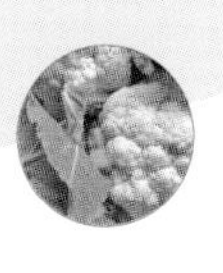
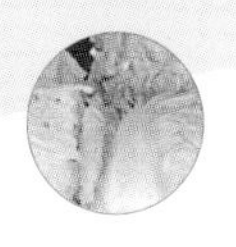

的緣故。但是，煮熟的芋頭是沒有毒的。

中醫有一個古老的成藥，叫作芋頭丸，常用於治療癌症。醫書上說，芋頭丸可以「軟堅」、「消痰」、「化毒」、「生肌」。「軟堅」就是消去堅硬腫塊的意思。「消痰」之痰不光是指咳嗽多痰的痰，諸如淋巴結腫大、身上出現不痛不紅的腫塊等，都被認為是痰核，民間也有稱為痰塊的，芋頭的作用就是消這些痰核。有一些腫塊，被認為是邪毒所引起，芋頭恰恰可以化毒。「生肌」的意思比較明瞭，有了瘡口，芋頭能幫助癒合。芋頭丸的主要組成藥物就是芋頭。所以，芋頭可以成為癌症病人餐桌上的常備之品。

如果服用中藥芋頭丸，最好用海蜇和荸薺煮湯送服。海蜇、荸薺都有軟堅作用，用海蜇、荸薺煮湯送服芋頭丸，可以增加抗癌效果。

至於平時食芋頭，則吃法很多。既可以當主食，又可以當菜餚，吃甜的或吃鹹的，悉聽尊便。

芋頭吃甜的，芋頭去皮後，燒至熟爛，加入紅糖或白糖，臨吃時再加上一些桂花，鮮甜可口，十分誘人。

還有一種甜的吃法，芋頭不去皮，煮至極熟，取出後剝去皮。這時的芋頭皮上沒有刺激皮膚的毒性，可以放心地剝，然後蘸糖吃，又是一種風味。

吃鹹的，方法就更多了。

最簡易的吃法，是芋頭一味，加入醬油、醋、酒、鹽、味精，燜至極爛，最適合厭油膩者吃。一種是吃素的，將芋頭去皮煮熟後，與豆腐同煮，再加入醬油等佐料，據說味道甚美。還有的將芋頭去皮，煮至極爛，加入白菜心同煮，再加入佐料。

蔥炒芋頭。芋頭煮熟後，切塊，放入油中煸炒，加入蔥花、鹽等佐料即成。

至於吃葷的，種類也不少。

芋頭燒鴨是常見的一種燒法。鴨有滋陰潤肺的作用，在接受放

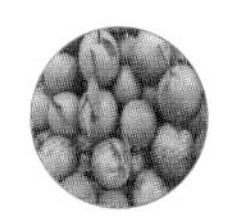
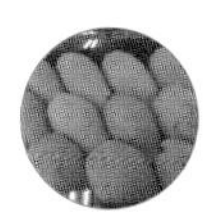
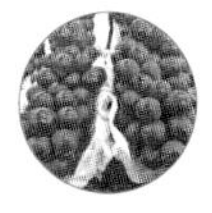
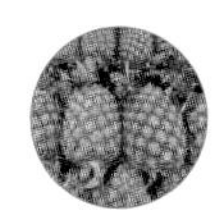
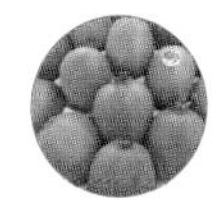
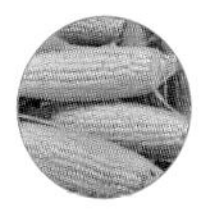

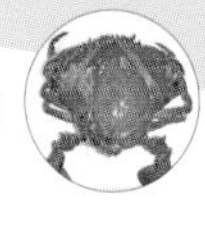
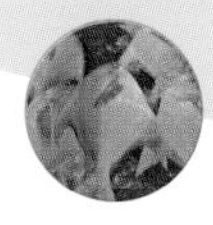
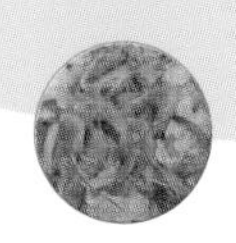
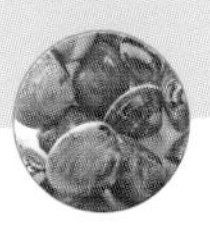
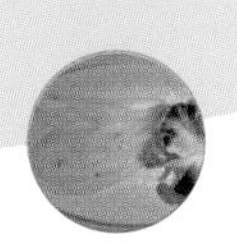
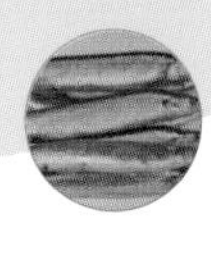

射治療後，病人口乾舌紅，可以常吃，對肺癌病人更適合。

芋頭煮肉也可，要煮至極爛，才十分入味。芋頭煮臘肉，則又是南方特色的吃法。冬令最討人喜歡的是芋頭鍋，除芋頭外，可放入肉、鴨、雞、香菇、筍丁等。

當然，芋頭雖有許多優點，但也有缺點，就是吃多了難以消化，即古書上所謂的「滯氣困脾」，所以要視各人消化能力而定，不可盲目地吃。

另外，民間還有一種治癌方法，就是把鯽魚或者鯉魚與芋頭同煮，據說可消「痞氣」，也就是治療腫瘤的意思，吃了自然也是好的。但要注意，芋頭畢竟只是一種食品，只能作為癌症輔助治療或者食療的一部分。

041 豆製品

豆腐、豆漿、豆腐皮、豆豉等豆製品，有獨特的防治癌症的作用。豆製品的營養價值很高，這是大家都知道的。近年來在防治癌症的研究中，發現豆製品有獨到的魅力。

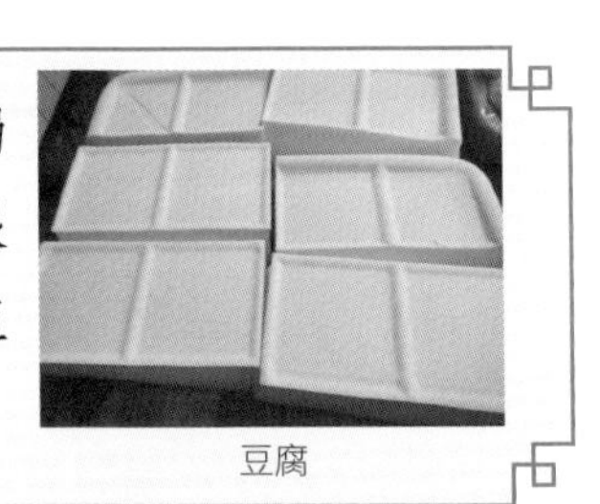
豆腐

【豆製品】：豆製品的種類很多。如煮黃豆、炒黃豆等，不僅是一種菜餚，也是小孩們很不錯的零食。

這裡主要想談談豆腐、豆漿、豆腐皮、豆豉等。

豆腐是老百姓最常食用的食品之一。菠菜豆腐湯、鹹肉豆腐湯等，都是家喻戶曉的食品，既營養豐富，又色香味俱全。現已有報導，經常吃豆腐，可以降低胃癌的發病率。

根據中醫的看法，豆腐的確有很好的食療作用。豆腐性味甘涼，對發生在脾、胃、肺等臟腑的疾病，有一定的治療作用。

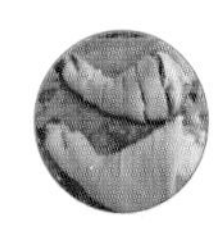
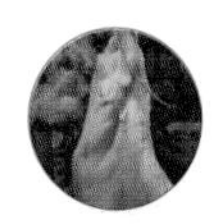
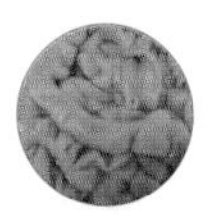
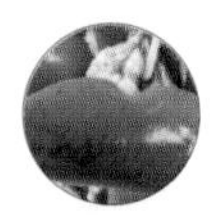
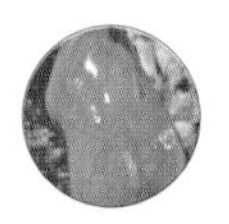
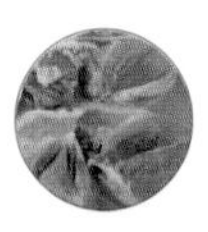

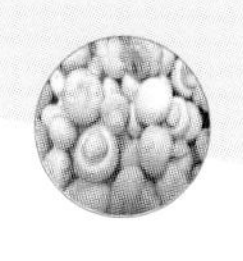
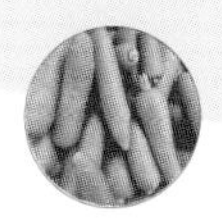
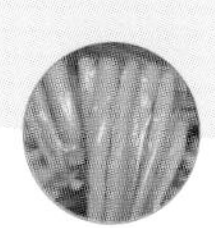
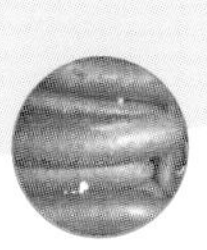
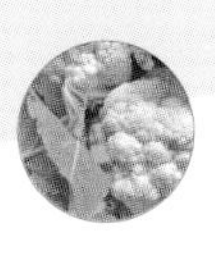
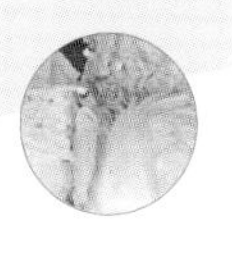

古代醫學家認為，豆腐可以益氣和中，生津潤燥，清熱解毒。所謂益氣和中，就是能補益身體，調和脾胃。癌症病人常有疲倦乏力的症狀，尤其是經過化療或放療後，表現更為明顯，不妨多吃豆腐。消化道的癌症，常有消化不良、腹部脹滿的現象，豆腐能「和中」，可以消除脹滿。頭頸部癌症病人，在放療中或者放療後，口腔反應很嚴重，主要表現為口乾，可以常吃豆腐。肺癌病人乾咳無痰，常吃豆腐有好處。由於豆腐還能清熱解毒，凡有肺部炎症，或者放療後引起口腔炎症的，多吃有益無害。

民間早就有豆腐外敷療法。對炎症性乳癌病人，可以用豆腐切片，敷在乳房外面。它不會損傷皮膚，也不會影響進行其他治療，卻能夠改善症狀。肝癌常有肝區痛和發熱的情況，也可以用豆腐外敷。外敷的豆腐以冷的為好。

豆腐的吃法很多。在夏天，用小蔥拌豆腐，十分可口。先將豆腐切塊，加一些鹽、醬油、味精，然後與剁細的小蔥拌和，淋上麻油，便大功告成。鹹肉豆腐湯亦是夏令佳品。用煮鹹肉的湯燉豆腐，再加上切好的鹹肉片即成。冬令，吃一碗熱氣騰騰的雞湯豆腐，可祛散寒意，疲勞盡消。除了做湯外，豆腐還可做成肉末豆腐、蝦仁豆腐等，製作也很方便。

豆漿也是好食品，營養價值頗高。現在許多家庭都有豆漿機，製作起來就方便多了。

從中醫的角度來講，豆漿性味甘平，能補虛、潤燥、清肺熱、化痰，還可清理咽喉、解毒，作用範圍頗廣。身體虛弱者，或癌症病人在治療後，需要恢復體質，也就是補虛，不妨把豆漿經常當飲料喝，但應煮沸吃，或用來煮粥或沖麥片。有人喜歡將生雞蛋打入熱豆漿中食用，這樣做雖然滋補作用是好的，但不衛生，還是應該煮過。

肺癌病人咳嗽，或者放療後引起放射性肺炎，可常吃豆漿，因為它能潤燥化痰。如果在吃豆漿時，加一些飴糖，即麥芽糖，就更

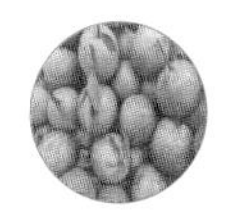
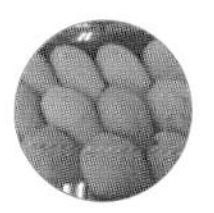
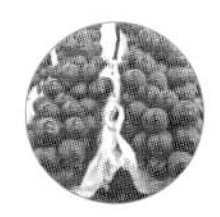
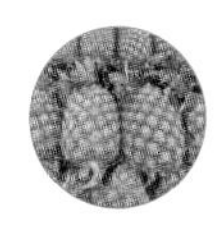
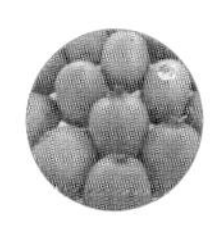
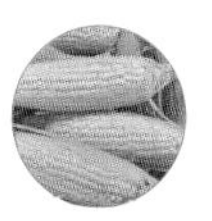

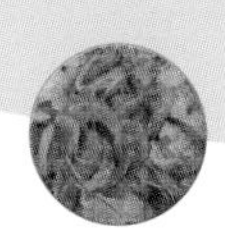
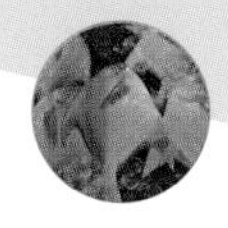
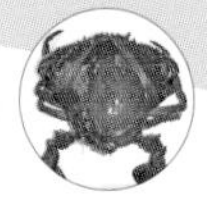
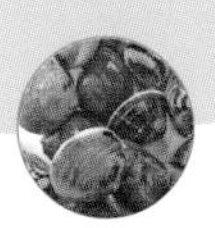
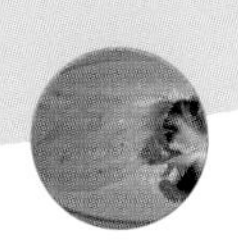
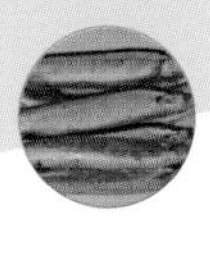

有益了。腎癌、膀胱癌病人，常有小便出血；前列腺癌病人，又常有小便不暢，都應多吃豆漿。

豆漿可以吃甜的，也可以吃鹹的。煮好豆漿，在碗裡放一些蝦米、紫菜屑、碎油條和鹽末等，用豆漿沖入，便成了鹹豆漿，味道甚美。其中紫菜之類，對抗癌也有益。也可用碎核桃仁沖入豆漿，加一些蜂蜜，就成了一碗甜漿。核桃仁補腎，蜂蜜滋陰，對癌症病人來講，是滋補妙品。

豆腐皮的作用與豆腐、豆漿相似。豆腐皮包肉，蒸而食之，或在油中炸熟，味道甚美。民間有一個驗方，即將豆腐皮放在牛奶中煮成糊狀，加一些糖後食用，對肺癌特別適用。

豆腐乳係豆腐發酵而成。目前鄉下仍有人自製豆腐乳。將豆腐切成塊，讓其自然生黴，待過一定時間後，把其放入罐中，澆上上等黃酒，加鹽，密封好。幾天後可取出來食用，即為豆腐乳，味道鮮美。只是要注意衛生，因為真菌有無毒的，也有有毒的。處於恢復期的癌症病人，胃口不太好，吃粥和豆腐乳最為有益，古人也說它「最宜病人」。

最後說說豆豉，由大豆發酵而成，是一種十分有益的食品。如果癌症病人有發熱、胸口悶時，吃些豆豉可改善症狀。

042 絲瓜

絲瓜能清熱、涼血、解毒。因此，對消除不少癌症的症狀，或者，作為放療、化療期間的輔助食品，都很有益。

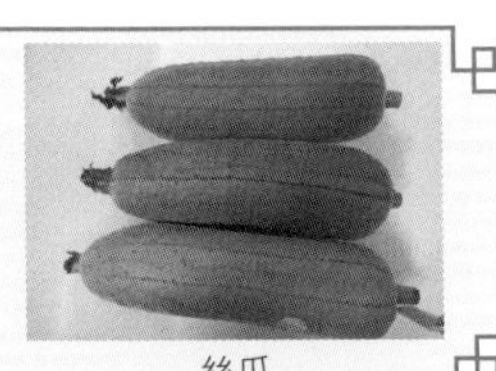
絲瓜

【絲瓜】：絲瓜是夏令佳品之一。當然，現在有了暖棚之類的設備，冬季也可吃到絲瓜。但是，總覺得，天暖的時候吃絲瓜，味

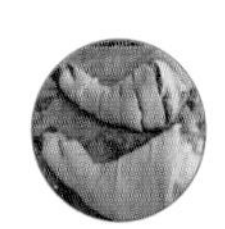
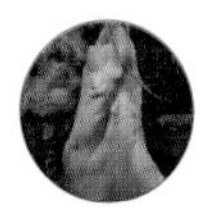
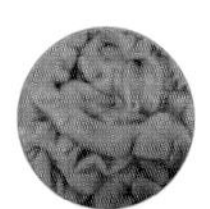
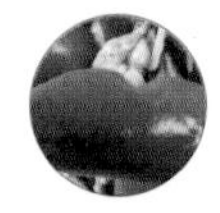
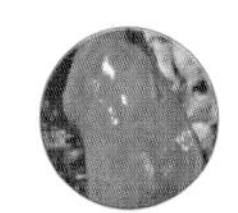
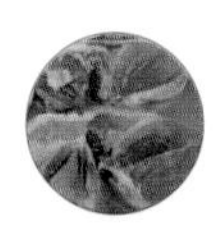

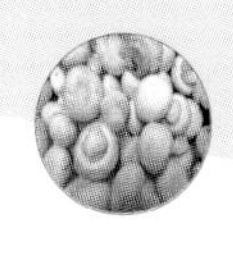
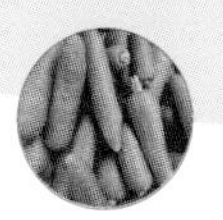
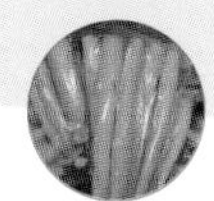
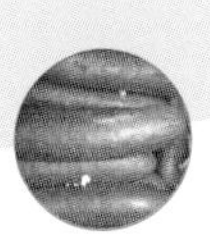
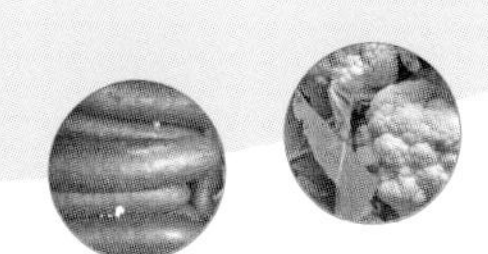
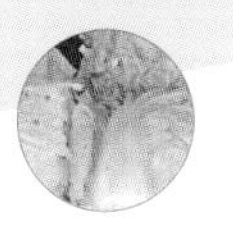

道要好一些。

絲瓜不知什麼時候才開始作為日常的食品。據說，在唐宋以前，沒有關於絲瓜的記載。現在則是很普通的了。

從中醫的藥性看，絲瓜性質甘涼，有很好的食療價值。它能清熱、涼血、解毒。因此，對消除不少癌症的症狀，或者，作為放療、化療期間的輔助食品，都很有益。

舉一些例子。

癌症病人常有癌性發熱，可以有體溫升高，也可以體溫升高不明顯但周身燥熱，或者手足心熱而煩躁。前者西醫稱為癌性發熱，後者雖不稱為癌性發熱，但中醫辨證都屬癌病熱證。這時，一些帶熱性的食品常需忌食，而絲瓜則是很好的食品。

肝癌，或者腹腔裡有癌症時，往往感到腹內熱得難受，體溫也不一定升高。中醫稱之為「心腹大熱」，也適宜吃絲瓜。還可用絲瓜外敷來減輕症狀。把鮮絲瓜洗淨，搗爛，在冰箱中稍稍冷藏一下，用布包著，敷在感覺熱的地方。

頭頸部癌症放射治療以後，常會感到口乾，咽喉乾燥、癌疼，吃絲瓜，特別是涼拌的，不但能減輕症狀，而且吃時感覺特別舒服。

肺癌帶會出現中醫所謂「肺熱」或者「痰熱」的症狀，痰黃而稠，頻頻咳吐，吃絲瓜也有益。

腸癌會有大便次數增多，大便裡有血的情況。有的涼性食品，像西瓜、梨之類，吃了有時使大便次數更多。絲瓜食後，不會有這種情況，而且對止血也有一些輔助價值。

化療之後，有的人會口腔潰爛、疼痛厲害，絲瓜對減輕症狀有幫助。可以用新鮮絲瓜，洗淨後榨汁，稍微冷藏一下，含咽。

絲瓜有「涼血、解毒」作用，凡是中醫認為屬於「熱毒」的病證，吃了都有益，而且絲瓜的涼性，不大會影響脾胃的功能。

有的人家，在自己庭園裡置有絲瓜棚。待絲瓜藤粗大以後，可

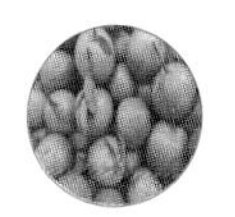
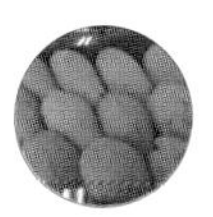
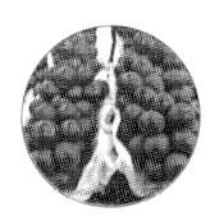
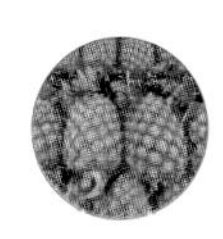
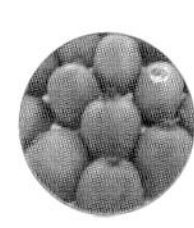
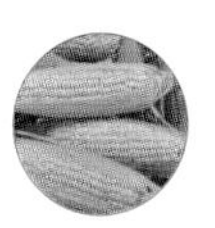

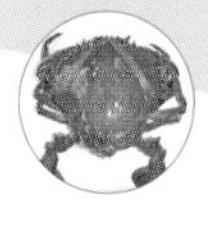
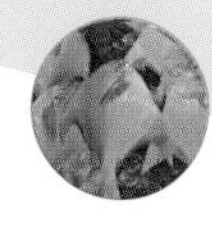
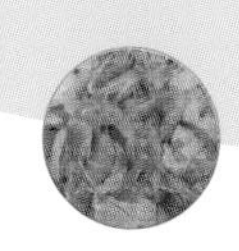
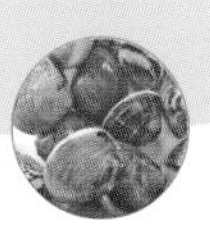
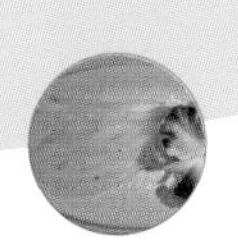
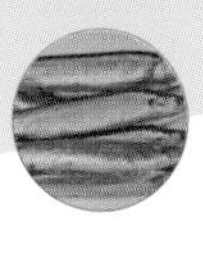

以在清晨取絲瓜藤中的水：用一個小針頭，插入藤中，就可取到汁水。這種水，稱為「天蘿水」，清涼作用最好。上面提到的各種情況，都可飲用這種水。

絲瓜老了以後，就成為絲瓜筋，或者叫絲瓜絡，是癌症病人常用的一味中藥，可以通經行血。一般用絲瓜筋擦洗器皿，也有人用以擦澡。用以擦澡，對通經、活絡關節有益。有的癌症病，或有黃疸，或者沒有黃疸，身上癢得厲害，有時搔得身上血跡斑斑。可以用絲瓜筋擦，不要用手搔抓，止癢效果較好，而且按中醫說法，也有一定的治療作用。

絲瓜的吃法很多。

絲瓜洗淨，去皮，切成段，在油中炒一下，加一些鹽，起鍋就可食用，十分可口。

絲瓜洗淨，去皮，切段以後，稍微在水中煮一下即取出，待涼，加麻油、鹽，或者加一些醋，拌食，也很好吃。

絲瓜炒蛋，味道亦好，而且增加了營養。

有的人喜歡吃絲瓜炒肉片，或者絲瓜炒蝦，也都很可口。絲瓜不耐久炒，可以先把肉片，或者蝦炒熟，再加入絲瓜段翻炒幾下，即可食用。

另外，可以用絲瓜炒豆腐皮，或者絲瓜炒蛤蜊。豆腐皮泡軟後，即可和絲瓜同炒。這種燒法，對熱證病人更有利，因為豆腐皮也有清熱作用。

絲瓜燒湯也很好吃，如絲瓜蛋花湯。或者絲瓜、肉片，再加些木耳、香菇煮湯更好。

喜歡吃辣的人，絲瓜炒辣椒也可。

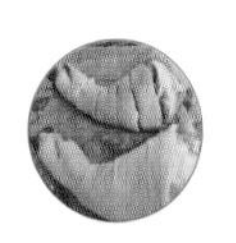
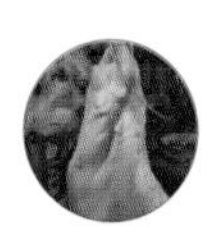
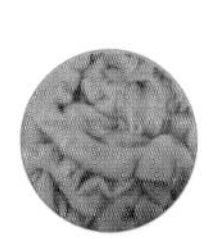
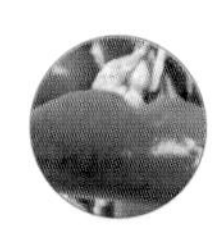
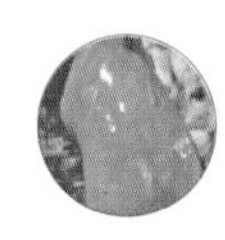
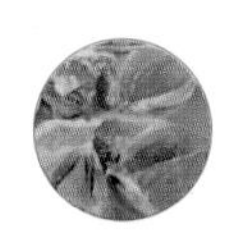

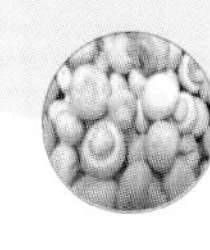
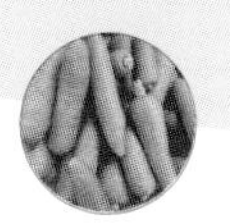
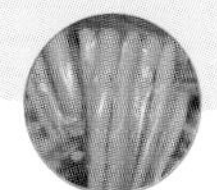
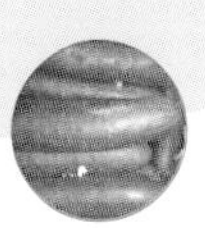
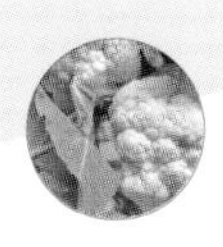
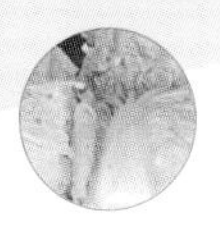

043 筍

筍的性質屬「甘寒」。它可以清熱、化痰、和中、通利大小便，對癌症病人非常有益。筍子，不僅讓人們飽了口福，而且是一種很好的食療佳品。

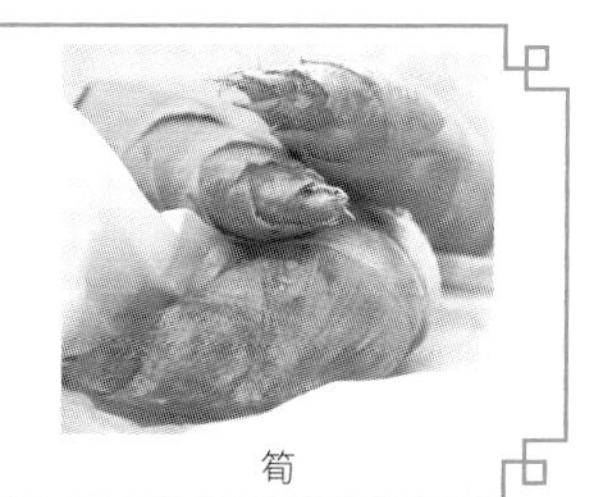
筍

自冬至春，分別有冬筍、竹筍、毛筍上市，都有很好的味道，作用也大致相似。以後還有筍乾和筍的各類製品和休閒品。

【筍】：筍是一種的傳統食品。有竹就有筍，歷代歌詠竹的詩、文很多，而單獨講筍的也不少。例如，唐代詩人李賀就有「昌谷北園新筍四首」，稱筍「膩香春粉」，說「籜落長竿削玉開，君看母筍是龍材，更容一夜抽千尺，別卻池園數寸埃」，而蘇東坡這位宋代大文學家的吃肉看竹的逸聞，更使人對吃筍心馳而神往。

筍確是好食品。

中醫認為，筍的性質屬「甘寒」。它可以清熱、化痰、和中、通利大小便。

可以「清熱」，因此，癌症病人有「熱」的徵象時，吃筍都有益。

可以「化痰」，肺癌病人常都有痰，因此可以常吃些筍。除了肺癌以外，像食道癌等，也常會有痰，筍也可常吃。可能讀者要問，食道癌還吃得下筍嗎？當然，有許多病人可能已經嚥不下筍，那不要緊，可以煮湯喝。筍煮湯也很鮮美，假如加豬肉或者雞肉一起煮，那個湯就不僅味美，而且營養也好了。

可以化痰的食品有不少，痰假如白色，或者泡沫狀，可以蘿蔔為主；痰假如黃色，或者黏稠難出，可以梨為主。筍則不論痰白、痰黃，都可食用。

「和中」的意思，就是對脾胃有好處。消化不好，舌苔有一些

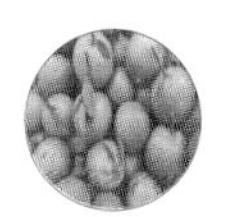
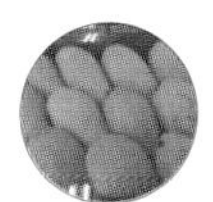
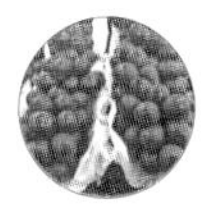
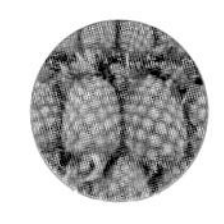
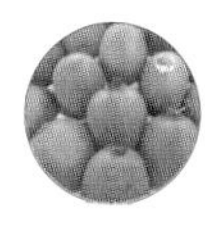
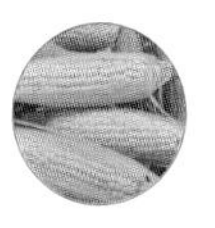

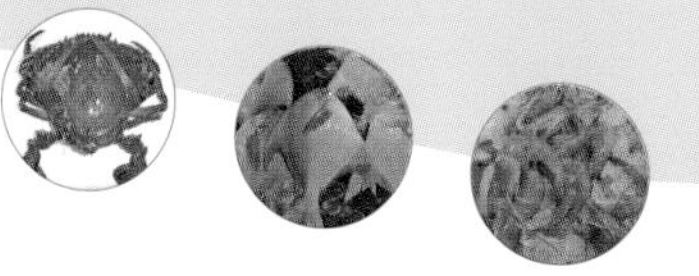
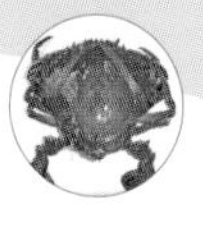
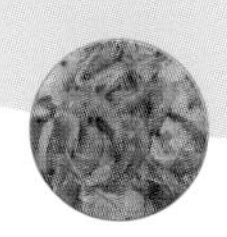
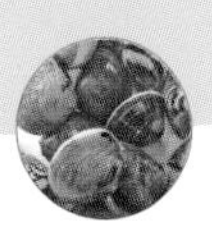
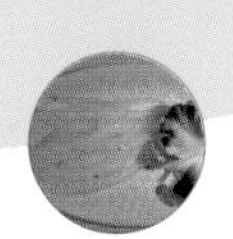
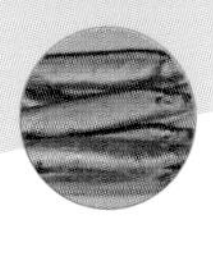

膩，吃些筍有好處。

「通利大小便」，這個作用也很重要。現代醫學認為，吃進去的纖維素太少，是誘發癌症的一個重要因素。筍中的纖維素含量較高，因此可以使大便通暢，使有害物質易於排出。長期食用高脂肪低纖維素的食品，容易患結腸癌、乳癌之類疾病，因此，從預防的角度看，吃筍也有好處。癌症的康復期，也常有不少人有便祕，吃筍也是有益的。

吃筍，對通利小便也有好處。小便不通暢時，可以常吃些筍。民間有用筍殼煮湯，來使腹水病人增加小便的。

筍的吃法很多，清代著名的文學家、美食家袁枚所著的《隨園食單》中，就有「筍脯」、「天目筍」、「玉蘭片」、「人參筍」、「筍油」等多種，其中像筍脯、玉蘭片等，都已經有成品供應。

家常自製，有素葷兩類。素的像油燜筍、雪菜炒筍絲、油燜香椿筍末；葷的像筍絲炒肉絲、醃篤鮮、竹筍燒肉等，都是美味。

油燜筍，可選擇較嫩的筍，切塊，先煸炒至去其生味。然後起油鍋，放入筍塊，燜至熟，加入醬油等調料即可。

雪菜炒筍絲，可選擇較新鮮的雪菜，最好帶一些酸味，切成末，將筍切成絲，然後放入油鍋中煸炒，加入鹽，炒熟即成。雪菜有酸味者，此菜味似更佳。

香椿筍末，味亦甚好，選擇嫩筍，斬成細末，置容器中，將油放入鍋中，燒至滾，放些鹽，澆入筍末容器中。取新鮮香椿，或鹽香椿，剁成細末，拌入澆油的筍末中即成。吃時，取出一小盆，下飯，或拌入麵中，均甚可口。

筍炒肉絲，也是一個家常菜。將筍切成細絲，與肉絲一起，在油鍋中煸炒，加入調料即成。

醃篤鮮。大有營養、食療價值。在鍋中，放入筍塊、鮮肉塊、鹹肉塊或火腿塊，加入水、酒、鹽等，煮至熟，即成。在水剛滾

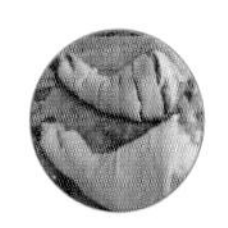
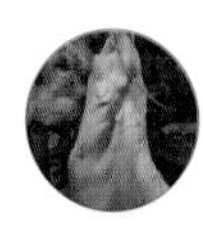
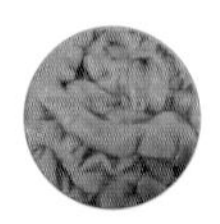
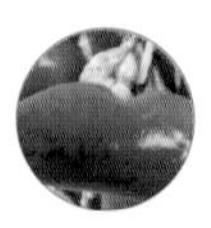
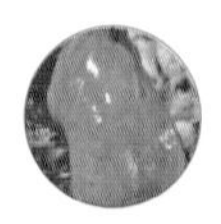
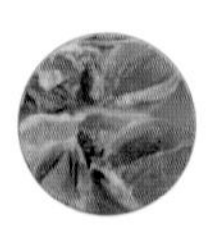

時，可撇去浮沫。在肉已酥爛時，可將其上之油撇去。

竹筍燒肉，兩者都切塊，加醬油、酒、糖、鹽等，酥即成。

044 冬瓜

冬瓜性味甘涼，可以「去熱」、「利大小便」，一身都是寶，除了冬瓜肉可吃之外，冬瓜皮、冬瓜子都是中藥，在治療癌症時都有用。

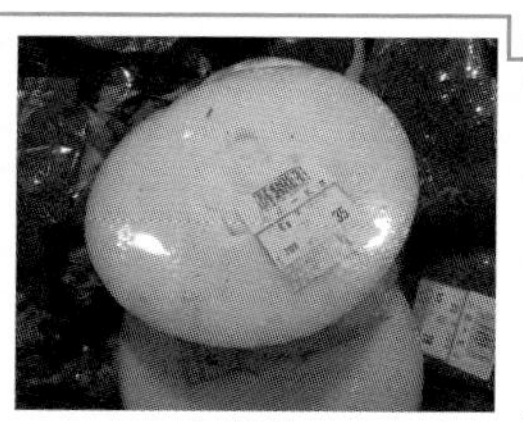
冬瓜

【冬瓜】：冬瓜也是夏季的時令食品。

冬瓜有很大的食療價值。按照中醫理論，冬瓜的性味甘涼，可以「去熱」、「利大小便」。而且冬瓜一身都是寶，除了冬瓜肉可吃之外，冬瓜皮、冬瓜子都是中藥，在治療癌症時都有用。

冬瓜可以「去熱」。因此，癌症病人有「熱」的表現時，都可以食用。「熱」的表現，有時是發熱，所謂癌性發熱；有時沒有發熱，但覺得煩躁、手足心熱；有時又是口渴、多汗、舌質較紅、小便短而顏色深，諸如此類，都屬於中醫講的「熱」象，食冬瓜皆有益。

除了癌症病人之外，夏季有不少人會生癤子、痱子，食用冬瓜，有些好處。

冬瓜可以「通利大小便」。大便不暢的人，常常吃些冬瓜有調理作用。而在通利小便上，更有作用。癌症病人，每多腹水、下肢水腫，冬瓜是食療佳品。有的病人，並沒有腹水，但到了夏季，常有兩側足踝部腫脹，這時，吃些冬瓜也很有益。

吃了冬瓜，可以把冬瓜皮、冬瓜子保留下來，以備藥用。

冬瓜皮的主要作用是利小便，中藥裡是常用的。凡有腹水、下

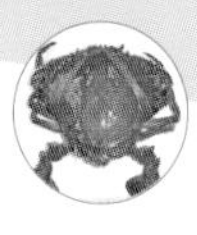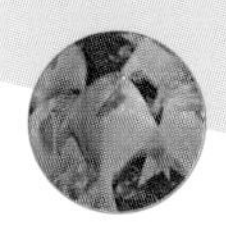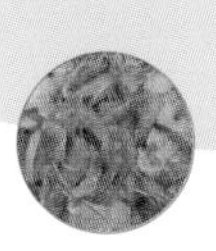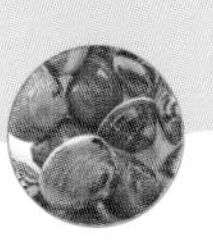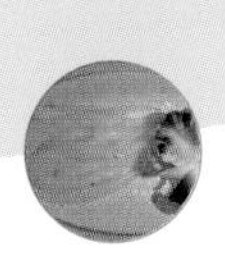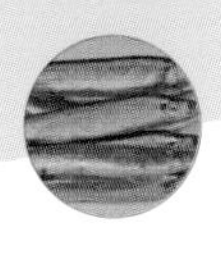

肢腫，甚至胸水，都可以吃用冬瓜皮煮的汁。當然，具體的用法，要有醫師來決定。

冬瓜子也是有用的中藥。冬瓜子可以「化痰」，肺癌、食道癌，或者其他癌症而有多痰者，都可應用。冬瓜子也可以在治療「腸癰」中有益。腸道癌症中，也可應用。

冬瓜的吃法很多。清代袁枚《隨園食單》中說：「冬瓜之用最多，拌燕窩、魚、肉、鰻、鱔、火腿皆可。」

家庭日常可做的如冬瓜切塊後煮湯，也可加些香菇、金針菇之類煮熟，純素的冬瓜湯，吃時淋一些麻油，味香可口。

鹹肉冬瓜湯，也是夏令佳品。鹹肉煮爛切片，用鹹肉湯煮冬瓜片，至爛。冬瓜湯上再加上鹹肉片，即可端上餐桌。如不用鹹肉，可用火腿片。

冬瓜盅，製作較麻煩。取小的冬瓜一個，頂部切去一塊，作蓋，去除其中的子和部分瓤。填入雞塊、鴨塊、肉塊、火腿片、香菇、木耳之類，用蓋蓋好，插上竹籤，防蓋子翻掉，放在鍋中，燉至內容物酥爛。即可食用，極為鮮美。

冬瓜也可紅燒，切塊後，再加金針、木耳、香菇等共炒，加入醬油等調料，也鮮美補益。

045 蓮藕

蓮藕無論生吃熟吃，對癌症病人都有較強的輔助治療作用，特別是對癌症病人放化療後的調養更加重要。蓮藕的性質是甘寒，對脾胃、肺、腎等中醫講的臟器都有作用。

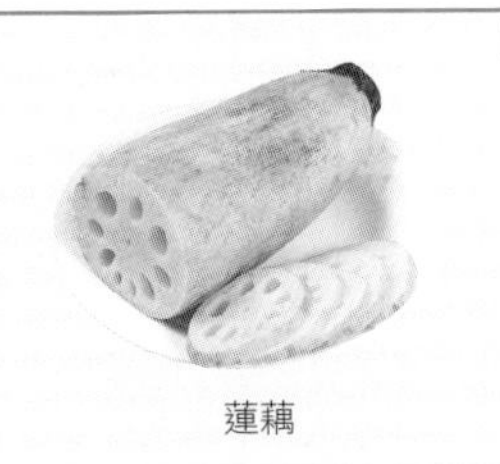
蓮藕

「畢竟西湖六月中，風光不與四時同，接天蓮葉無窮碧，映日

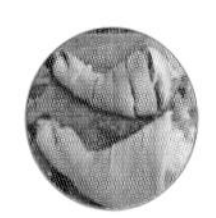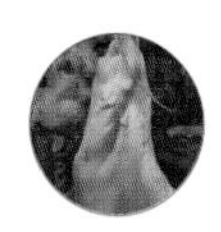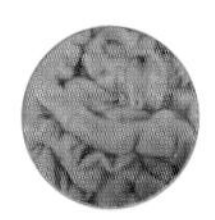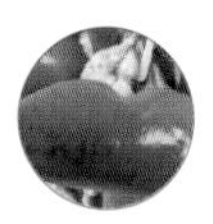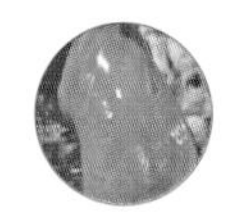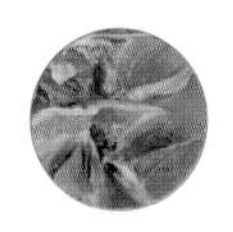

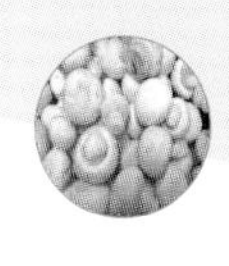
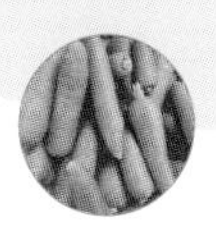
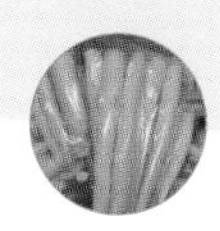
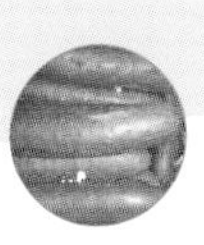
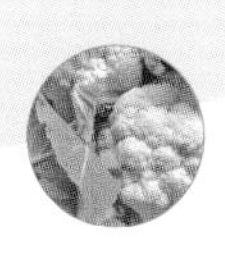
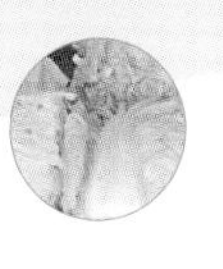

荷花別樣紅。」說起荷葉、荷花，就會想到蓮藕、蓮子、蓮藕粉等。荷葉、荷花、蓮子、蓮藕，都是睡蓮科植物的不同部分，既是食療佳品，又可藥用。

【蓮藕】：一般認為，生的蓮藕，有清熱、涼血、行瘀的功能。在肺癌，有「痰熱」的時候，例如咳嗽，或者有發熱、痰黃時，吃生蓮藕，或者用生蓮藕榨汁飲用，較好。肺癌，或者食道癌，放射治療以後，常常會有放射性肺炎，吃生的蓮藕也頗合適。

肺癌會有咯血，腸癌會有便血，腎癌、膀胱癌會有尿血。這些出血，在中醫辨證看來，有的是因為「血熱」所致，有的是因為「虛」，或者有「瘀」，不論屬於哪一類情況，蓮藕吃了都有好處。因為它既可以涼血清熱，對「血熱」引起的出血較為有利，又可以「行瘀」，對「瘀」引起的也有好處。另外，蓮藕還有補益作用。

蓮藕的補益功能，包括可以「健脾」、「潤肺」、「益腎」。凡是脾胃、肺、腎的各種虛損，吃些蓮藕都是十分合適的。

一般認為，煮熟的蓮藕，補益的力量更大。

在手術以後，放、化療以後，身體比較虛弱，或者紅血球減少，或者腸胃功能不好，容易泄瀉，或者腰痠腳軟、沒有力氣，甚至有遺精之類，都可以吃些蓮藕。

過去民間流傳，男的適宜吃韭菜，因為韭菜有「壯陽」作用；而女性適宜吃蓮藕，因為女性經過產育，容易血虧，而蓮藕可以補血。所以蓮藕是十分有益的食品。

蓮藕可以生吃，可以榨汁。

熟的蓮藕，通常家中常吃的是所謂焐熟蓮藕。在蓮藕的孔中，填以糯米，在鍋中蒸至熟。待冷後，切片，蘸糖吃。糯米滋陰補益，增加了蓮藕的功能。凡是病後體虛，多汗低熱，夜寐不安，時有咯血者，都甚有益。

蓮藕切成絲，可和肉絲同炒，成蓮藕絲炒肉絲，佐餐頗好。也

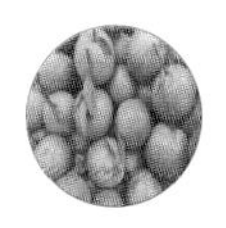
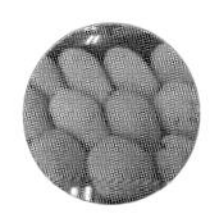
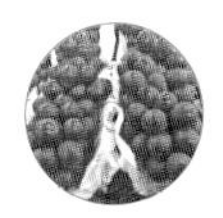
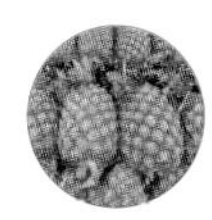
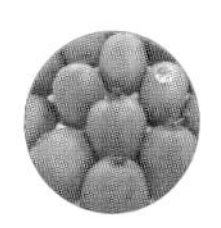
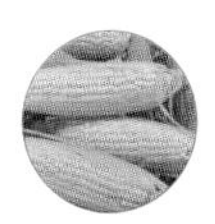

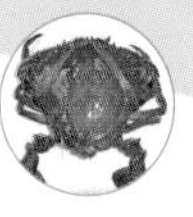
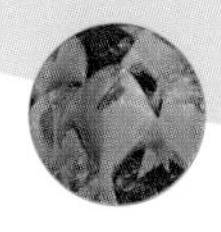
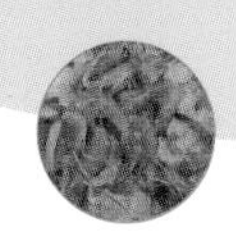
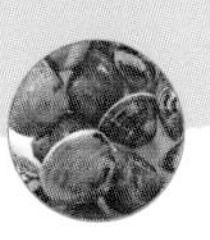
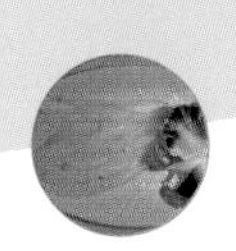
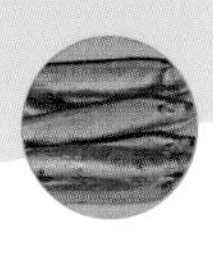

可以切成稍小的片，和魚片同炒。

有的地方喜歡吃辣，可以用辣椒和蓮藕同炒，色澤也甚美。也可幫助開胃。

再簡單說說荷葉、蓮子、蓮子心等的食用。

新鮮的荷葉，有清熱作用。可以取來煮水後，作茶飲用。盛夏再稍微冰鎮一下，清涼解熱。

荷葉粉蒸肉，是一道名菜，可以家中自製。粉蒸肉的粉，在食品店已可購到。按照粉蒸肉調料的說明，將肥瘦適度的肉切片後，用粉拌勻，每塊用鮮荷葉包好，蒸熟即可食用。肉既有營養，且帶荷葉芳香。各飲食店製作的粉蒸肉調料，味道各有不同，可選擇適合自己口味者。

蓮子，也是中藥，又可食用。蓮子「健脾」、「補腎」，而且可以安神。康復期的病人，有時晚上睡眠不好，吃些蓮子，大有好處。

通常可以單獨用蓮子煮湯，俗稱「蓮子湯」，稍微加些糖，當點心吃。也可在粥中加入蓮子成蓮子粥，如用糯米，補益更好。白糖糯米蓮子粥，過去晚間常有街頭叫賣。對身體虛弱、睡眠不好、盜汗的人來說，真是頗好的食療品。

蓮子中的心叫蓮子心，帶苦味，一般吃蓮子時，都剔去不用。蓮子心是一味中藥。有「清熱」作用。如有「熱」的徵象，可以用蓮子心煮水後飲用。

至於蓮藕製成的蓮藕粉，很少家中自製，購之十分方便，也有補益作用。適合於病後還不能多吃時食用。

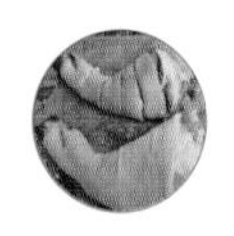
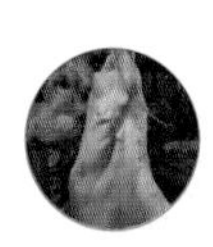
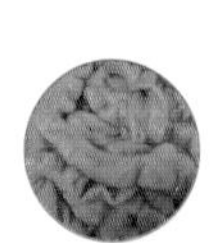
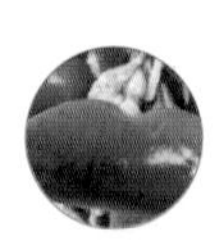
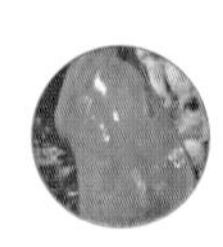
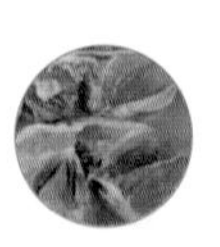

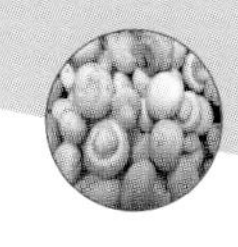 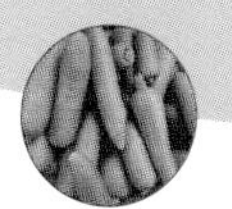 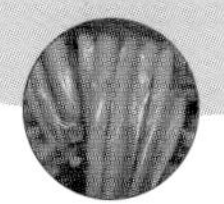 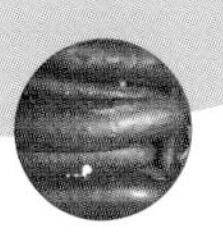 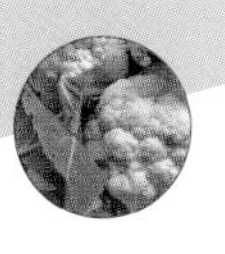 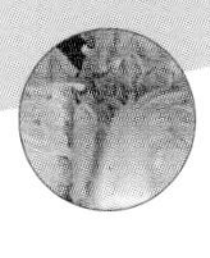

046 苦瓜

苦瓜性味苦寒，癌症病人可用來清口開胃、除邪熱、清心明目、解勞乏。可以「除邪熱」。所以有熱象的情況，都可吃苦瓜。特別在夏季。它還能「清心」、「明目」，夜裡睡不好，眼睛有時「模糊」，也可吃苦瓜。

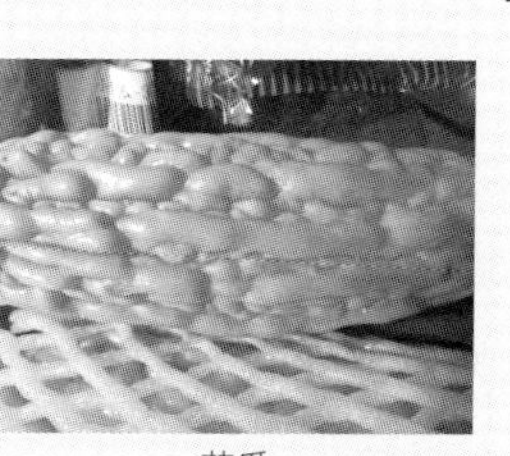

苦瓜

【苦瓜】：苦瓜味苦，但它裡面的心卻有甜味，常有人吃。有的地方，稱它為「金鈴子」。

苦瓜，其實是很好的食品。近年食用苦瓜者也日益增多，苦瓜已是一種日常菜餚。

苦瓜性味苦寒。

苦得相當澀口。癌症病人康復期，家人每每給予過多的營養，過多的油膩，假如吃些苦瓜，開開胃，是很有益的。常在餐廳裡吃飯的人，也會點一條苦瓜，用來清口開胃。

中醫的藥物書上，還說它能「解勞乏」。對恢復疲勞有益。

苦瓜怎樣吃呢？

一種是清炒。苦瓜切片，油鍋中炒，稍加些鹽，即可食用。最好炒得生一些，味道較好。吃時有些苦味，但回味十分清爽。

還有一種現在十分有名的燒法，就是苦瓜炒辣椒。苦瓜切片，辣椒可看各人的口味，選擇或十分辣，或稍辣的辣椒，切成絲或塊，也可將辣椒籽一起放入，共炒，喜吃辣者稱之為佳餚。苦瓜的寒性和辣椒的溫性，正好互補，相得益彰。

苦瓜也可和甜麵醬共炒，味道也不錯，也是很好的下飯食品。

假如喜歡吃葷，苦瓜可以和肉等一起製作。

苦瓜切片或絲，和肉片或肉絲共炒，就成為苦瓜炒肉片或肉

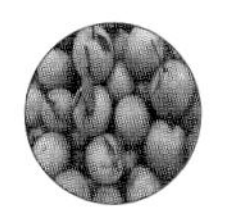 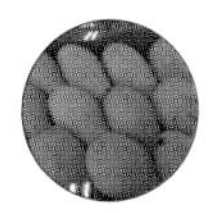 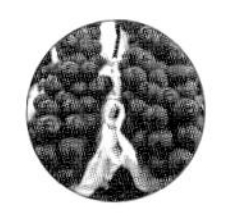 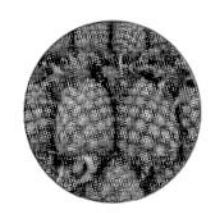 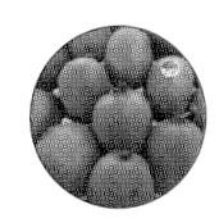 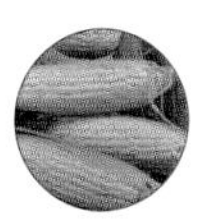

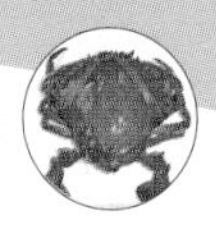
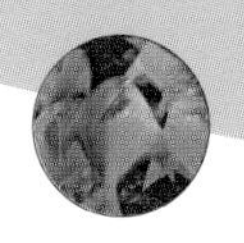
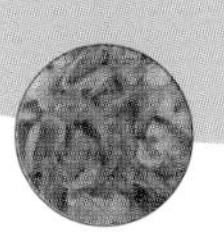
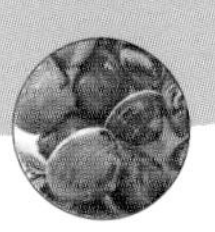
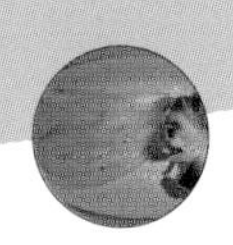
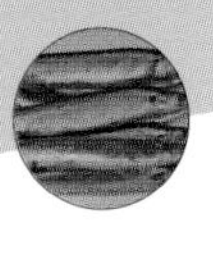

絲，也可加一些辣椒共炒。

除了豬肉以外，苦瓜炒牛肉片，或者牛肉絲，也是一般日常食品。苦瓜葉、苦瓜花，民間常作藥用。

047 南瓜

南瓜能補中益氣，與其他五穀雜糧同食，對身體有益，也有防癌作用。南瓜的性味甘平。主要作用是「補中益氣」，能補益身體。用作糧食，作為一種雜糧，和米、麥、玉米、高粱等間雜食用，對身體有益，在防癌上也有用。

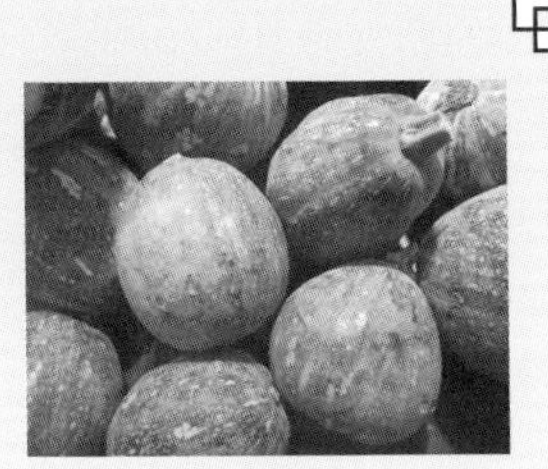
南瓜

【南瓜】：南瓜既可作為菜餚，也常作為主食。用作主食，可作南瓜飯或南瓜粥。

將南瓜肉搗碎，和入米中，煮飯。香美可口，對吃慣飯的人來說，可換換口味。

將搗碎的南瓜和入米中，或者再加些碎的玉米粒，煮成粥，粥煮得薄一點，對病後康復有益。手術後，有時一下子還不能吃飯，吃些南瓜粥，頗有益。

不放入米，單將南瓜肉搗碎煮熟也可。

要注意的是，南瓜多吃「壅氣」。不能多吃，多吃會腹脹。

現在不少地方，將南瓜剁成泥，拌入麵粉或米粉，做成南瓜餅，蒸熟後吃，或者也可在油鍋中炸熟後作為一道點心吃。現成的南瓜餅，已在不少食品店或超市有售，購回家，蒸食或炸食，十分方便。

南瓜煮熟後，切成小塊，用蜜醃著，作為零食吃，也頗有味。

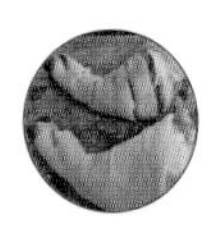
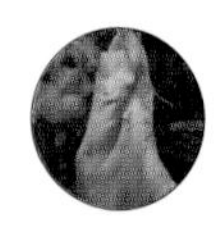
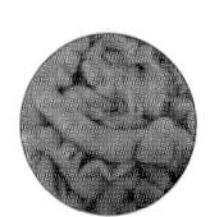
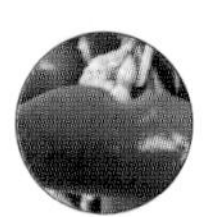
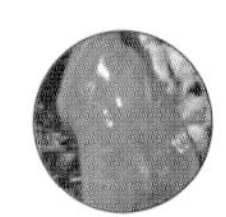
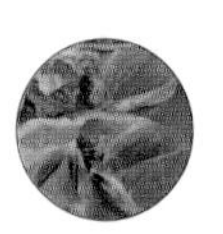

南瓜做的菜餚不多。

一種是炒南瓜。將南瓜切成小丁，或絲，在油鍋中煸炒，加入鹽等調料，至熟，即可食用。將南瓜切成絲，和肉絲同炒也可。

有的中醫書上說，將南瓜切成小塊，和豬肉切成塊，一同煮成南瓜紅燒肉，據說很是好吃。喜歡吃南瓜者，不妨一試。

還有一種吃法，將生的南瓜，切成塊，放在上好的醬油中浸，加入糖、鹽、味精等調料。浸至入味。取出南瓜，曬乾。吃時蒸熟。據說其味甚佳，有的認為有火腿味。

南瓜的子，叫南瓜子，是通常的休閒食品。

南瓜子有現成的供應。在吃南瓜時，留下的子，也可自己炒南瓜子食用。南瓜子粒較大，比香瓜子、西瓜子都大，有不少人喜歡吃。

南瓜子還是一味中藥。

它有驅蟲的功能。過去寄生蟲病較多。有一種叫蛔蟲，此外還有絛蟲，以前中醫都是用南瓜子來治療。

048 蘿蔔　胡蘿蔔

蘿蔔在癌症病人的食療中，有著較大的作用，如化痰、助消化、化瘀血等。
胡蘿蔔能「健脾補氣」、「和胸膈腸胃」、「安五臟」，癌症病人康復期可多食。

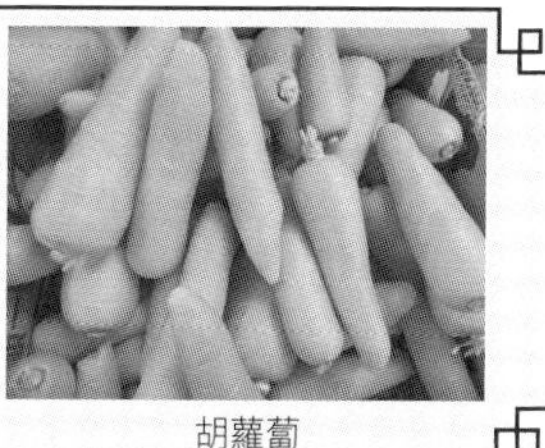
胡蘿蔔

在十字花科蔬菜的一文中，已經說到了蘿蔔。但是，只是簡單的說了幾句。蘿蔔在癌症病人的食療中，有著較大的作用，這裡再補充說幾句。

【蘿蔔】：指白蘿蔔，性味辛甘。中醫認為，帶辛味，也就是

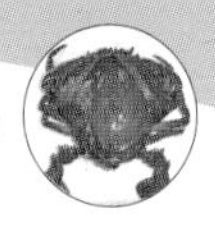
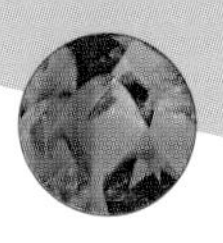
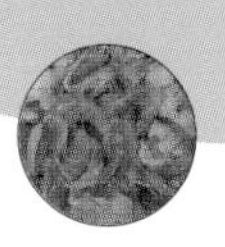
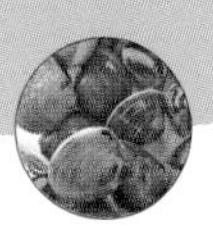
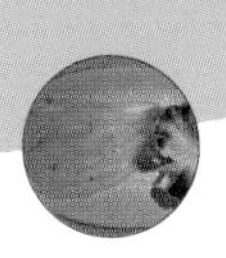
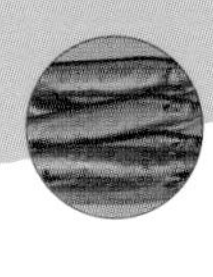

辛辣味的食品或者藥品，比較燥，即所謂的辛燥，因此十分適合有痰濕的病人。

蘿蔔的一個重要價值，就是化痰。民間流傳「上床蘿蔔下床薑」，認為是老年人的養生方法之一。這是因為年紀大了，常容易有老年性慢性支氣管炎，咳嗽多痰，夜間痰液壅上，睡眠有影響。用蘿蔔的辛燥化痰，晚上吃了，有利於「化痰」，有利於睡眠。老年人早晨起來，容易受寒感冒，吃些生薑，可以發散風寒，生薑也有化痰作用。

不但對於老年人，對於癌症病人來說，蘿蔔也是化痰的食療品。

肺癌，在治療前、治療期間、治療後都常有痰，常吃蘿蔔是有利於化痰的。一般來說，假如痰呈黃色，或有腥臭味，以吃生梨為主；而痰呈白色，或者泡沫狀，則以用蘿蔔為主。

民間常取白蘿蔔，去其心，填入川貝粉、冰糖，隔水蒸熟，吃蘿蔔，來治咳嗽多痰。肺癌病人也可以用這個方法。

食道癌、胃癌病人，有時也會泛溢痰液，吃蘿蔔也有好處。

對於肺癌、食道癌病人的多痰，可以用生蘿蔔榨汁食用。白蘿蔔汁，辛味不強；紅蘿蔔汁，則辛辣味較劇；青蘿蔔辛味更強，但青蘿蔔榨汁不易，可以生吃。蘿蔔生吃，有的人會胃不舒服，則以吃熟的為宜。

蘿蔔的另一個作用，在於幫助消化。

癌症病人常有消化不良。特別在化療期間，或者放射治療時，食欲不佳更為明顯。蘿蔔可以開胃，幫助消化。常吃些蘿蔔，對改善治療後反應也有益。

蘿蔔不論生熟，都可以「健脾」、「寬中』，還可以「化積」、「散瘀血」。所謂「化積」、「散瘀血」，也包括抗癌的意思在內。近年確實發現，蘿蔔中含有抗癌的成分。所以說，蘿蔔是「蔬中之最有利益者」。

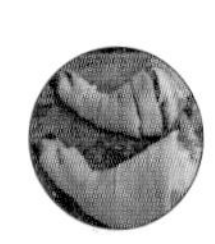
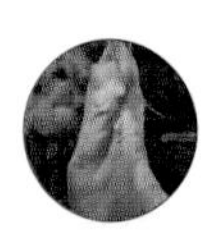
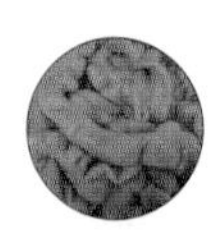
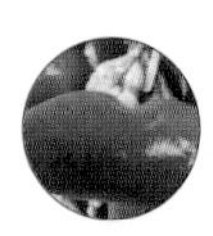
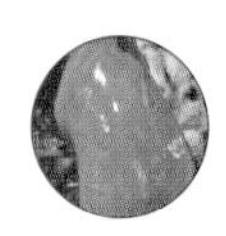
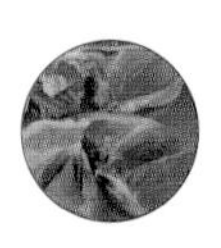

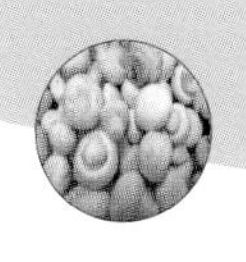
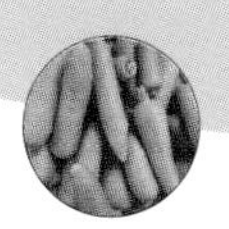
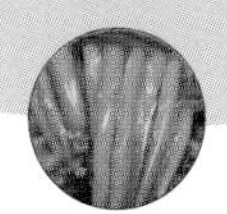
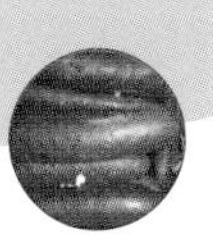
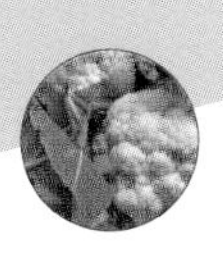
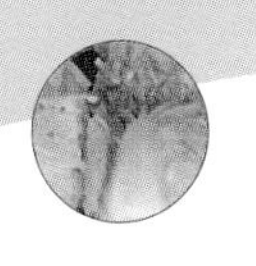

蘿蔔吃的時候，「可生可熟，可菹可醬，可豉可醋」，吃法甚多。

例如，大蒜葉炒蘿蔔。取新鮮大蒜葉，切成小段；將蘿蔔切成塊，先在油鍋中煸炒至熟，再放入調料，再加上大蒜葉，略一炒動即成。

蘿蔔切成塊，在鍋中炒，加入甜麵醬拌炒，味也很美。假如不喜歡吃炒的醬蘿蔔，那可以自己醃蘿蔔。購好的甜麵醬，將生蘿蔔切成片，稍微吹乾，納入醬中。過一些時間，待蘿蔔的生辛味稍減，即可取食。更簡單的則是吃醬油蘿蔔。將蘿蔔切成片後，納入上好的醬油中，醃幾天，淋上麻油，即可取食，用以佐餐。

在做紅燒肉時，加一些蘿蔔，也很好。紅燒肉煮至酥爛，肉味也慢慢滲入到蘿蔔中，這時蘿蔔特別好吃。有人吃紅燒肉蘿蔔時，專揀蘿蔔吃，以其入味也。

夏季，不喜歡吃紅燒肉時，可以燒白肉蘿蔔湯，或者鹹肉蘿蔔湯。

喜歡吃羊肉的人，在紅燒羊肉時，加一些蘿蔔，不但增加滋味，而且使羊肉更易煮酥。

蘿蔔不論葷吃、素吃，都很有味，而且有益。

蘿蔔切絲，加一些鹽。再把蔥切成末在滾油中炒至出香，將這熱的蔥油澆入蘿蔔絲中，便成蔥油蘿蔔絲。假如有海蜇皮，也切成絲，先和蘿蔔絲拌和，再澆上燒滾的蔥油，便是美味的蔥油蘿蔔海蜇絲。

蘿蔔不僅可和肉類共煮，也可和魚一起燒。過去有一名菜，叫白汁蘿蔔鯽魚湯。將鯽魚先在油中煎過，然後再加水，煮成鯽魚湯，這時鯽魚湯成白色。再用蘿蔔切成絲，加入鯽魚湯中共煮，至酥即可，增加了化痰的作用和利水的功能。

蘿蔔子，中藥裡稱萊菔子，以消食為主，也有化痰作用。

蘿蔔的老根，也是中藥，叫「地枯蘿」。可以消腹脹、利小

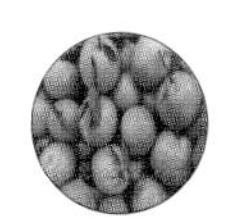
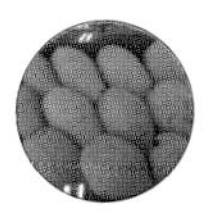
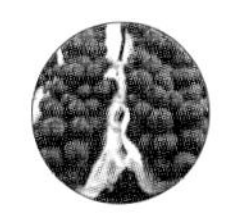
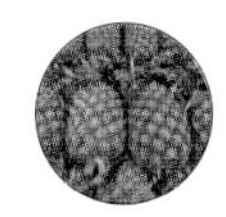
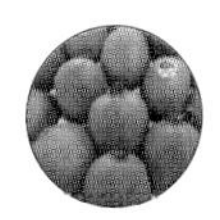
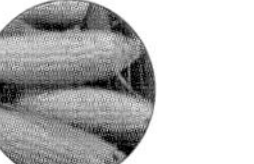

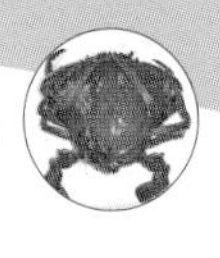
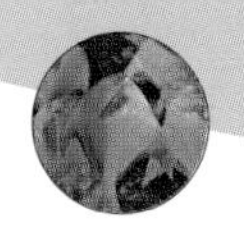
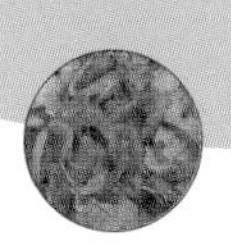
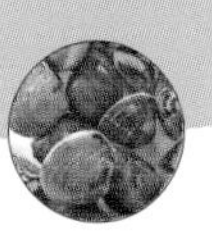
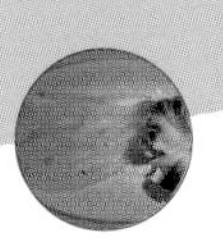
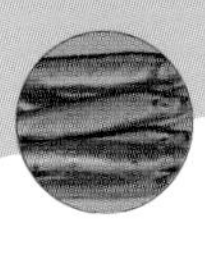

便，和通暢大便。肝癌、腸癌、卵巢癌等，常有腹脹、腹水之類，地枯蘿是常用的中藥。蘿蔔作為食療品，對這些症狀，也可起些輔助治療作用。

蘿蔔這麼有益，但不少癌症病人不敢吃蘿蔔為什麼？原來是聽說，吃人參不可吃蘿蔔。

這真是一種誤解。蘿蔔幫助理氣、幫助消化，人參補益元氣，兩者各行其道，並不互相抵銷作用。歷代中醫，就有在處方中，既用人參，又用蘿蔔的例子。病體適宜用人參，需要補；但同時病人又消化不良，或者吃了人參腹脹，就需要蘿蔔行氣，幫助消化，兩者同用，非但不會消失參的「補」，治療效果反而更好。

在說起蘿蔔的時侯，常常有人會問起胡蘿蔔。

【胡蘿蔔】：胡蘿蔔和蘿蔔不同，是兩種植物。前面已經說過，蘿蔔是十字花科的植物，而胡蘿蔔則是傘形科的。味道、功用也不一樣。（亦稱紅蘿蔔）

蘿蔔以化痰、消食為主，而胡蘿蔔則以「健脾補氣」為主。味道也不一樣，製作的菜餚也很不同。蘿蔔的吃法很多，而胡蘿蔔則相對要少得多。

胡蘿蔔，據說是元代始從西邊傳入。明代李時珍的《本草綱目》中，已經記有這個種類。近年，由於胡蘿蔔素在一些動物實驗中有防癌、抗癌的作用，而且營養價值也比較高，胡蘿蔔才變得熱門起來。

按照中醫的說法，胡蘿蔔性味甘平。

它能「健脾補氣」、「和胸膈腸胃」、「安五臟」。就是說，對於心肺腸胃有病，體質虛弱，都有食療作用，所以李時珍說它「有益無損」。癌症病人在康復期，都可食用。吃法有以下幾種。

生的胡蘿蔔榨汁。胡蘿蔔洗淨，去皮或不去皮，榨汁。現在有榨汁機，榨起來十分方便。胡蘿蔔水分較少，榨時可加些冷開水，

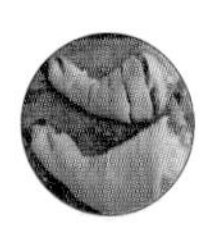
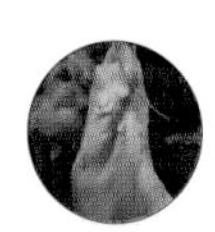
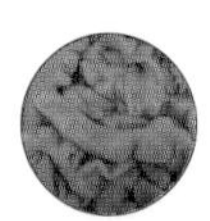
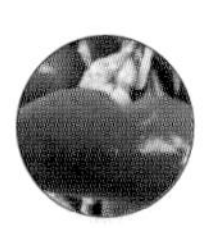
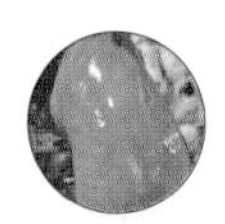
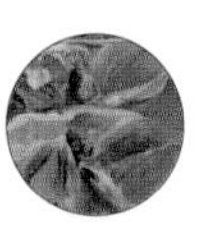

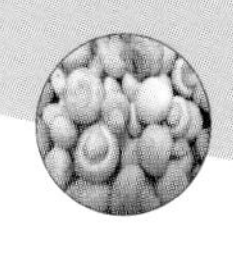
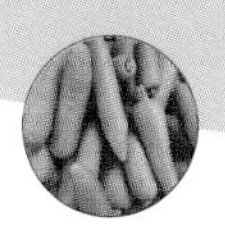
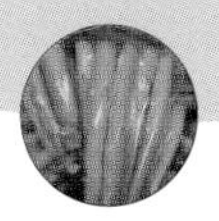
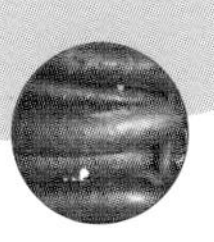
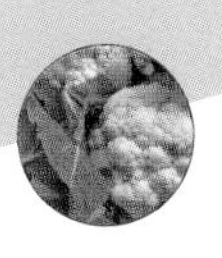
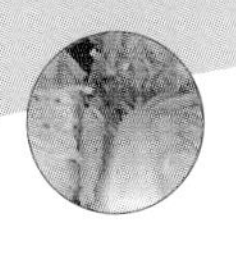

夏季可稍冰一下，作為飲料。

不榨汁，生吃也很有味。洗淨，去皮，生吃，有些甜，可作為休閒食品。

胡蘿蔔洗淨後，用鹽醃一下，成醃胡蘿蔔，佐粥，也不錯。還記得在20世紀60年代，鄉下時少有菜餚，常以醃胡蘿蔔下飯。這也是一種保健食品。

將胡蘿蔔切成絲，再將蘿蔔切成絲，拌和，加些鹽，淋上少許麻油，即成一個冷盤。如在夏日，也可在冰箱裡冷藏一下再吃。

也可和其他的「絲」，如煮熟的芹菜、香菇、百頁等絲拌和。

在做素什錦時，也可放入胡蘿蔔。素什錦，可以用麵筋、香菇、木耳、烤麩等製作，將胡蘿蔔切成小塊，一起燒，增加菜餚的一些色澤。

紅燒肉中加些胡蘿蔔塊也好。據報導，胡蘿蔔中所含的胡蘿蔔素，通常較難為人體吸收。如和肉一起煮，則較易吸收，可能和胡蘿蔔素的脂溶性有關。胡蘿蔔素可轉化成維生素A，防癌時也有用。

049 百合

癌症病人可常吃百合，可補中益氣、補諸虛。百合性味平和，甘而帶苦。中藥書上說它，能「補中益氣」，能「補諸虛」，對各種虛證都有輔助治療作用。

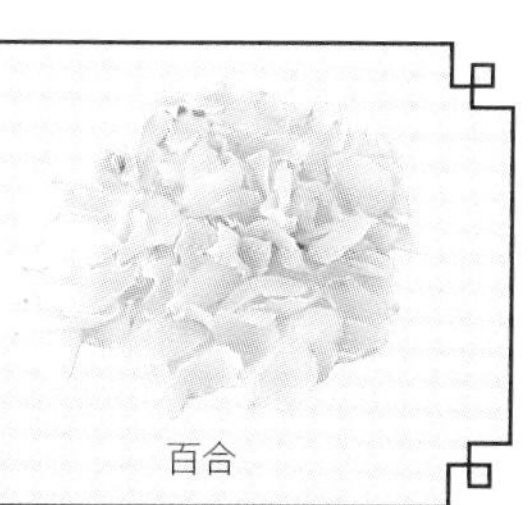
百合

【百合】：百合又是食品，又是常用的中藥。

作為食品，有的人十分嗜吃，有的人則不喜吃它，嫌其味苦。但百合是十分有益的食品。

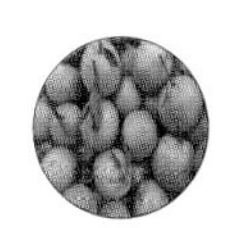
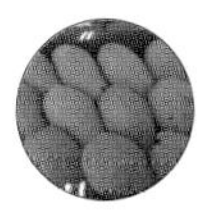
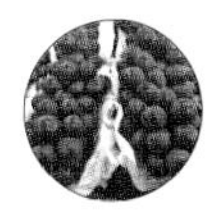
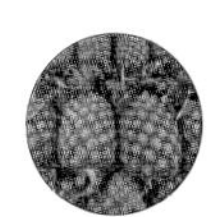
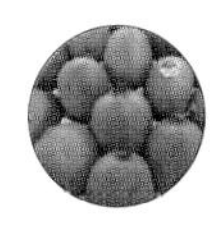
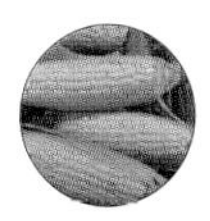

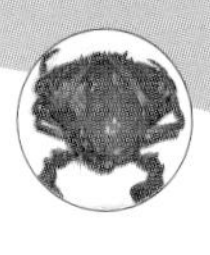
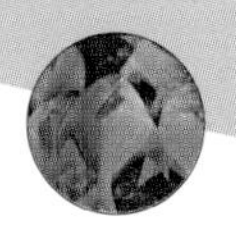
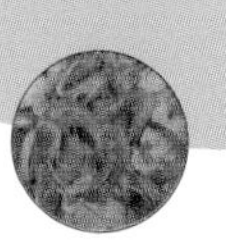
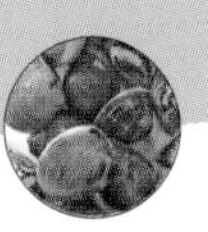
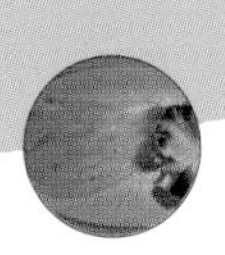
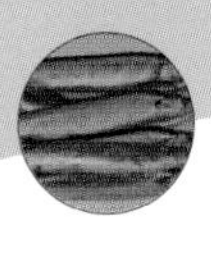

對於以下幾種癌症情況，都可常吃百合。如吃中藥的話，中藥裡也常有百合。

一種是肺癌。肺癌常有肺氣虛、肺陰虛的表現。肺氣虛時，除了咳嗽之外，常有疲乏無力，動則氣喘，脈象軟弱無力的情況，適宜於吃百合，百合補益肺氣而止咳。肺陰虛時，除了咳嗽之外，還常見口渴、舌質比較紅，脈象細數的情況，百合也很適用。

肺癌有咯血時，也可吃百合，民間有用新鮮百合榨汁，加入新鮮的蓮藕榨汁來治療者，可服用。加入生梨汁，更好。

各種癌症出現時，病人常情緒不安，夜間睡眠不好。百合有寧神安心的作用。可以用糯米煮粥，加入百合、蓮子共煮，時時食用。

百合對於有面部浮腫，或者下肢腫脹者，也有好處。此外，中醫認為，百合還可以「除邪氣」，治「痞滿」，因此，對各種癌症病人都有輔助治療作用。

百合可以作為菜餚，也可作點心食用。

作為菜餚，有薺菜炒百合。取百合掰瓣，在油中煸炒，再將薺菜切短，或剁成末，加入百合中，再加些糖、鹽，略一炒即可。加入薺菜，對於有咯血時更好。

在煮鴨湯時，加一些百合瓣，成百合鴨湯。鴨能滋陰，對有陰虛者較好。

取鴨肫、鴨肝，切成片或塊，再將百合瓣放入，共放油鍋中炒，加入醬油、鹽、糖等調料，味也很好，且鴨肫能幫助消化。

作為點心，可吃百合湯。購品質較好的百合，掰瓣，去瓣外的一層翳（此翳較苦）後放入鍋中，煮熬至熟，加入白糖或冰糖，午後或晚間食用。

夏季吃綠豆湯時，煮綠豆時，也可加些百合共煮，成百合綠豆湯。

也可在煮蓮子湯時，加入百合，成百合蓮子湯，對安神更好。

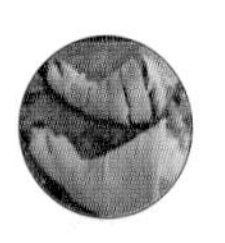
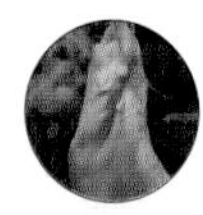
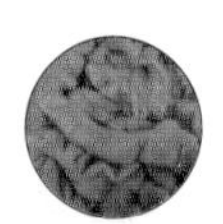
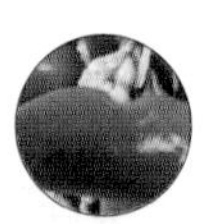
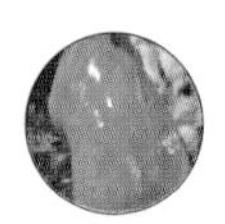
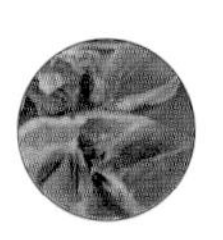

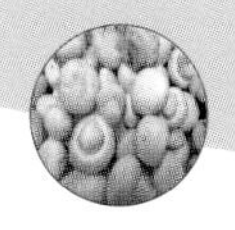
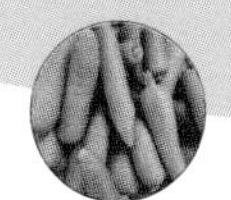
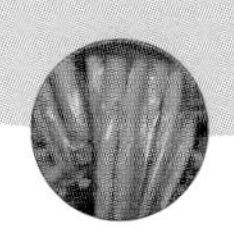
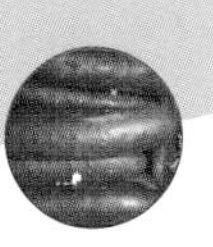
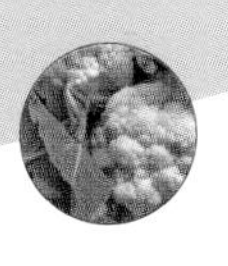
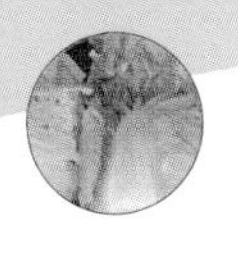

煮粥、飯時，加入百合，可成百合粥、百合飯。

050 山藥

癌症病人可常吃山藥，可補中益氣、補諸虛。山藥是食品，但中藥裡也用它。

山藥，在中醫中藥書裡叫薯蕷。在最早的《神農本草經》這本中藥書上，又寫作「署豫」。據說，因為犯了皇帝的諱，所以後來叫作山藥。

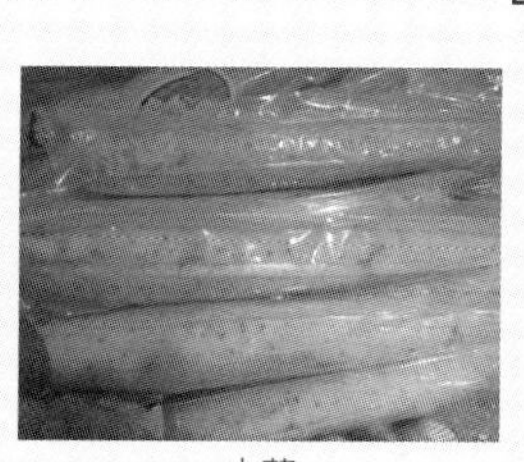

山藥

【山藥】：山藥能「補中益氣」，對各種虛證，都有輔助治療作用。

在漢代，被後世稱為「醫聖」的張仲景所著《金匱要略》中，有一張有名的方子，叫「薯蕷丸」，用山藥作為主藥，治療「虛勞諸不足，風氣百疾」，對很多疾病都有輔助治療。

為什麼要用山藥作為主藥呢？就因為山藥「不寒不熱，不燥不滑，兼擅補氣祛風之長」。可以「理正氣」。

山藥性味甘平，不但能輔助治療各類虛證，而且還能「除寒熱、邪氣」。就是說，對於癌症病人，凡有體虛的情況，即使有癌性發熱，有腫塊存在，常吃山藥都有益。

通常山藥作為一種糧食，較少作為菜餚，其實，山藥作為菜餚，也有不少作法。也可作點心。

山藥肉片是一種。山藥洗淨，去皮，切成片，肉也切成片，起油鍋，先炒肉片，至半熟，加入山藥片同炒至熟。加入醬油、鹽等。

山藥肉片常被視為滋補妙品。但也有人不喜歡吃，因為山藥有

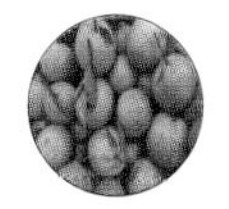
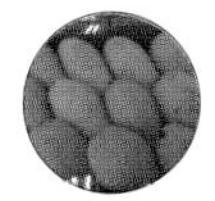
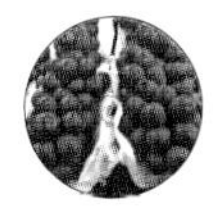
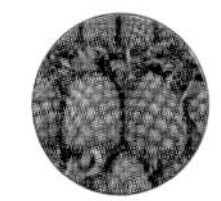
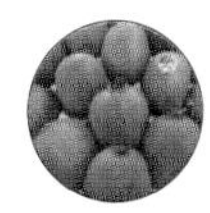
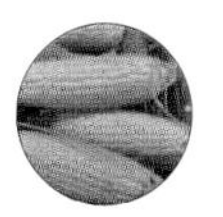

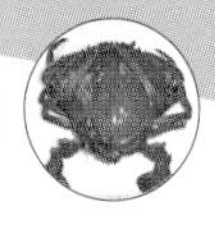
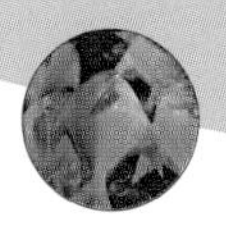
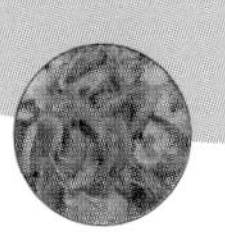
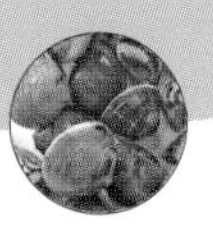
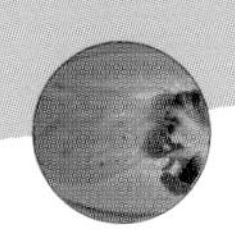
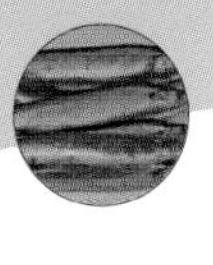

特殊的香味，不喜吃的人稱之為藥味。

還有一種吃法，是製成椒鹽山藥泥。將山藥搗成糊狀，起油鍋，油鍋要大一些，將山藥糊倒入，拌炒，加入糖、鹽，至熟，再灑上一些胡椒粉即可。此泥，有些甜、鹹，又有一些胡椒味，較香，很少藥味，味道是不錯的。不喜山藥味的人，可以試試這種做法。炒得稍微黃一些，味似更好。

作為點心，可以將山藥洗淨，不必去皮，在爐中煮熟。像煮番薯一樣煮熟。熟了之後，即可取食。食時，去皮，蘸以糖或鹽吃，味道也不錯。也可洗淨去皮後，切成塊，或不切塊，在飯上蒸熟。熟後，蘸糖或鹽吃。

山藥搗成泥，在煮飯時，和入飯中，至熟，則成山藥飯，或山藥粥。這是作為糧食時的一種吃法。

比較高級的菜餚，有的餐館中有，叫拔絲山藥，像拔絲蘋果之類一樣做，以油、糖製成。但大多已無山藥的味道，家中較難自製。

山藥多吃易飽，消化不良者只宜少吃。

051 香菜

凡是癌症病人在治療期間，或者康復時，胃口不好，消化較差，或者舌苔膩，口中發酸、發甜、發淡，都可吃些香菜，來醒脾、開胃。由於癌症而引起的關節痠痛、四肢無力、胸悶不適、怕冷發熱，都可以吃。尿道方面的癌症，有小便不暢者，可以吃一些。

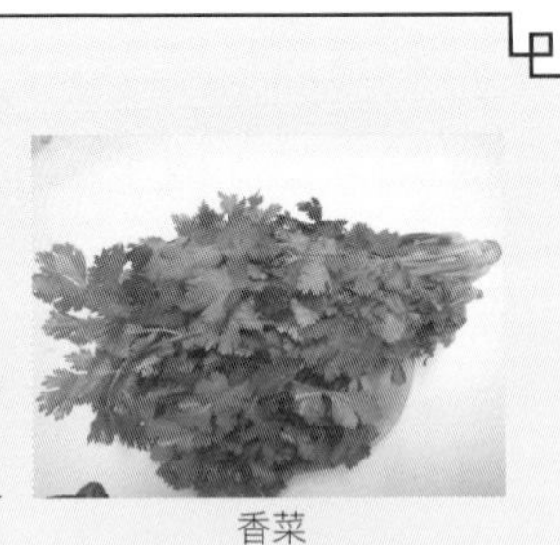
香菜

【香菜】：香菜，又叫芫荽。它的性味辛溫，有較濃的特殊香

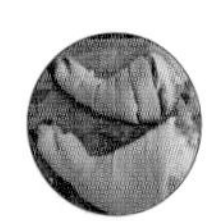
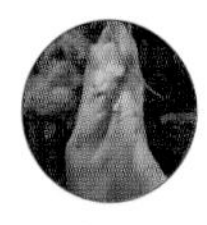
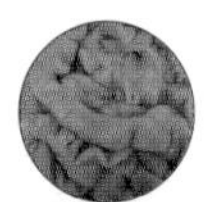
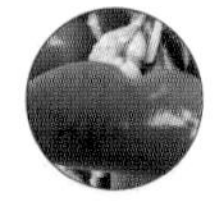
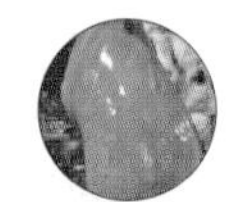
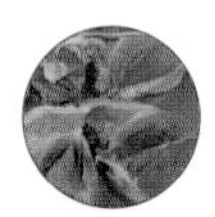

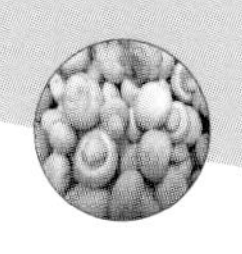
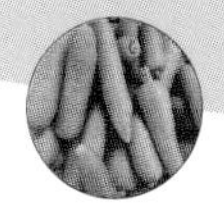
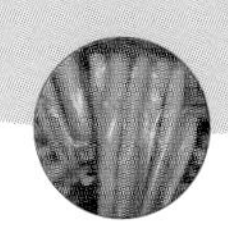
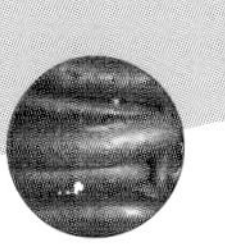
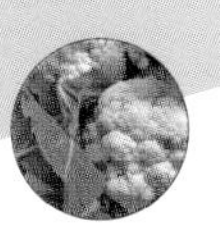
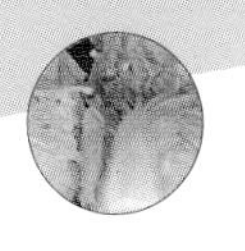

味，不少人很喜歡吃。

過去吃香菜的人不多，有時在葷菜做好後，加一些香菜作為提香。以往用作中藥的較多。在小兒患麻疹透發不暢時，用香菜來透發。現在麻疹已看不到了，藥用香菜，已經很少。但作為食品應用，已普遍起來。

香菜的一個作用，是所謂「醒脾和中」和「健脾消食」。凡是癌症病人在治療期間，或者康復時，胃口不好，消化較差，或者舌苔膩，口中發酸、發甜、發淡，都可吃些香菜，來醒脾、開胃。

而且它的香味「走竄」，可以「內通心脾，外達四肢，辟一切不正之氣」，因此，由於癌症而引起的關節痠痛、四肢無力、胸悶不適、怕冷發熱，都可以吃。

還可以通利小便。尿道方面的癌症，有小便不暢者，可以吃一些。

但由於它辛溫，陰虛的人不宜多吃。

香菜可以生吃。香菜洗淨、揀清後，在開水中氽一下，即可放入醬油、麻油拌和食用，開胃特別好。但是近年發現，不少香菜中有寄生蟲，生吃易患寄生蟲病，因此除非能買到品質十分好的無蟲害香菜，否則不宜生吃，以煮食為好。

如喜單獨吃香菜，可將香菜洗淨後，在水中沸燙一下，再拌醬油、麻油吃。也可將豆腐乾切成絲，香菜稍稍切一下，與豆腐乾絲拌和，加醬油、麻油吃，也十分可口。

香菜、海蜇皮、黃瓜共切成絲，拌和，加鹽，也有開胃、清暑、軟堅的作用。

香菜和肉，可製成不少菜餚。一種是將肉切成丁，將香菜剁成粗的末，或剁碎即可。先炒肉丁，待將熟時，再倒入香菜末，加鹽，或醬油，拌炒至熟，即成香菜肉丁。

假如懶得切肉丁，可直接購絞肉。將絞肉在油鍋中炒至熟，再加入剁成碎末的香菜，即成香菜肉末，味道也很好。

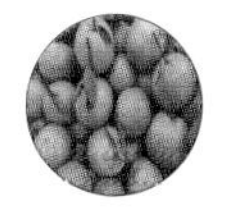
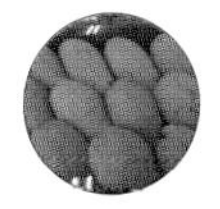
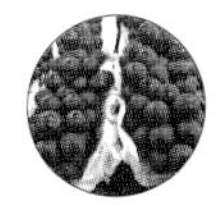
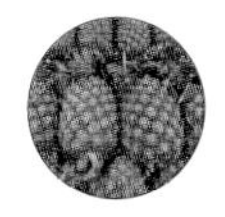
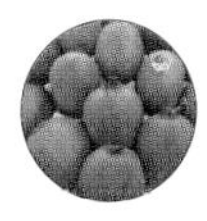
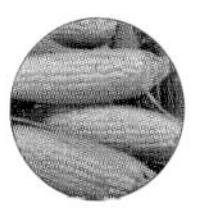

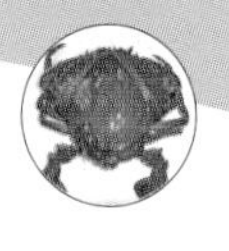
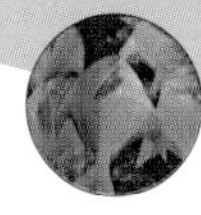
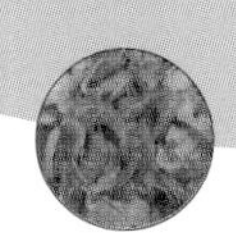
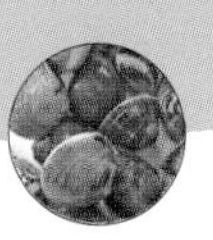
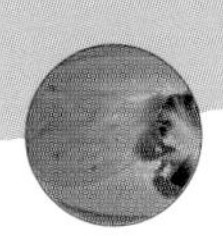
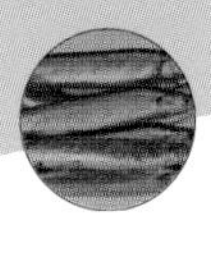

也可以將剁碎的香菜末，拌入肉末中，再做成肉圓，蒸熟後吃，成香菜肉圓。其中還可再加入胡蘿蔔末，更美觀。不願吃蒸肉圓，也可做好生的香菜肉圓後，再在油鍋中炸熟，成炸香菜肉圓。其下可以有青菜底，或者高麗菜底。

在家中自製餛飩時，餛飩餡中也可放入香菜末，或者就在盛出的餛飩湯中，放入香菜，也別有風味。

052 茄子

茄子的抗癌作用至少有三：散血止痛、消腫和寬腸。也就是有活血的作用，癌症病人或在康復期或有血瘀者，都可以常吃茄子。消腫，癌症本身也是腫的一種，吃茄子可謂對證；當癌症周圍有炎症時，食用茄子有輔助治療作用。

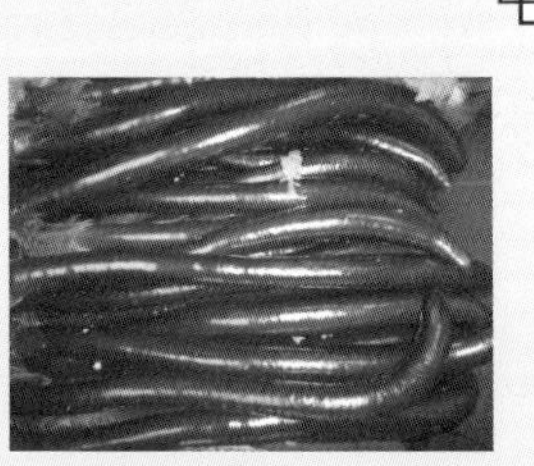

茄子

【茄子】：寬腸，主要針對中醫所謂「腸風下血」的病症而言。腸風下血的症狀，主要表現為大便出血，腹痛，裡急後重，次數增多等等。病人多吃茄子有好處。古代有位叫朱丹溪的名醫，認為茄子屬土，甘而喜降。因此，它可以補益脾胃，患胃腸道疾病者吃了有益無害。

現在再說茄子煲。煲是類似砂鍋的一種器皿。首先將茄子洗淨，切成塊，放在鍋裡炒熱，然後把適量的肉末也炒熱。再將兩者放入鍋中，加醬油、薑末、蒜泥和水，先用大火燒開後，改用小火燜至茄子爛，即可食用。不過，茄子煲的湯汁不宜過多，稠厚些才好吃。冬季吃茄子煲，既芳香開胃，又暖和體魄，還有抗癌作用，真是一舉三得。

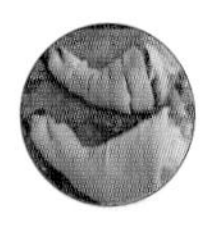
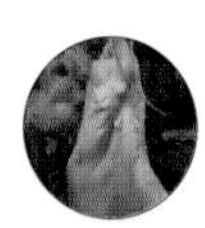
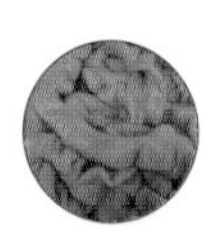
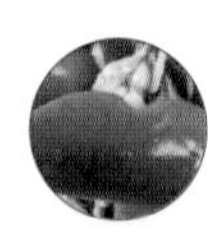
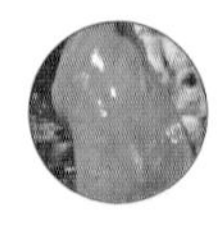
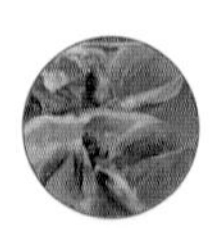

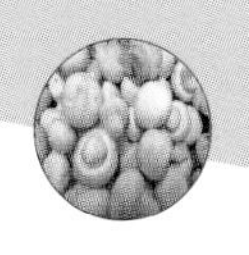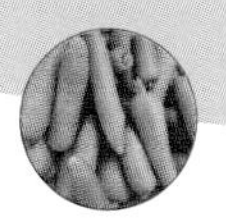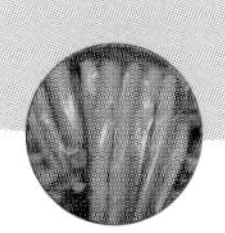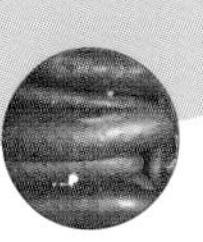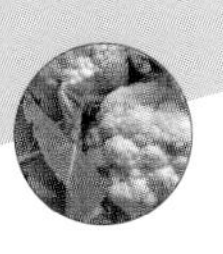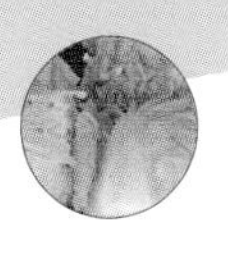

茄子還有很多吃法。例如，將茄子切成塊，加入適當的植物油、醬油、味精、薑末等，放在鍋裡燜，至爛即成油燜茄子。將茄子蒸爛，劃開，加點醬油、蒜泥，再澆點麻油，吃起來別有一番風味。將整條茄子削皮，然後切片，放在水中燙過；取出來另外加水、鹽，燜爛，不加醬油，非常好吃。還可將整條茄子削皮，放在沸水中泡過，然後用豬油炒，加上甜醬，味道甚美。

053 雪裡蕻

雪裡蕻能「利膈開胃」、「通肺豁痰」，適於癌症病人有胸悶不適，飲食不思，以及痰咯不爽等情況者，常吃它，都頗有益。

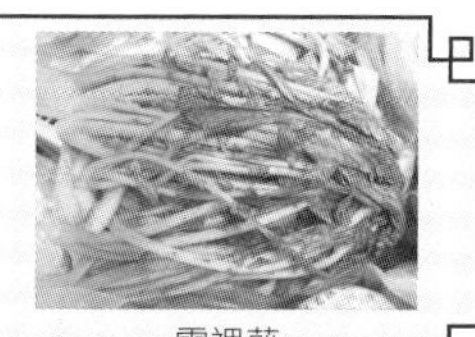
雪裡蕻

【雪裡蕻】：雪裡蕻是日常吃的鹹菜當中的一種，當然沒有醃製過的新鮮者也可以吃。

「雪裡蕻」的「蕻」字，大概有茂盛的意思，指在雪地裡，仍長得茂盛。所以古書上說：「雪裡蕻，雪深，諸菜凍損，此菜獨青。」（一般稱為雪裡紅）

雪裡蕻屬於芥菜一類，也是十字花科。前面已經談過十字花科植物在防癌抗癌中的價值，也簡單提到過芥菜，雪裡蕻和芥菜有相似的功用。

它性質稍帶辛，所以時有辣味，但不厲害，醃製後辛辣味減了，而增加了鮮味。

雪裡蕻能「利膈開胃」、「通肺豁痰」，適於癌症病人有胸悶不適，飲食不思，以及痰咯不爽等情況者，常吃它，都頗有益。

雪裡蕻的吃法很多，大致可以分新鮮和醃製過的兩種。新鮮雪裡蕻可以做冷盤，也可以熱炒。

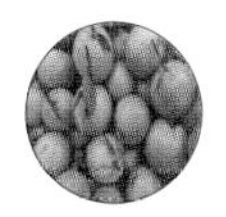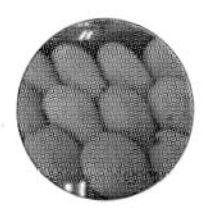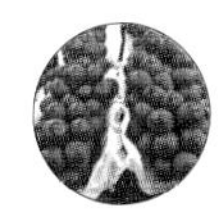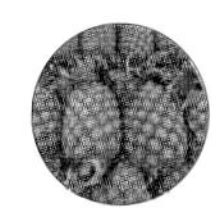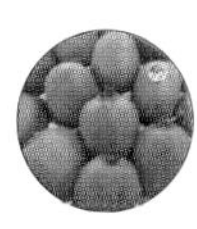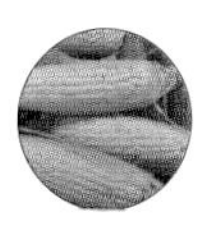

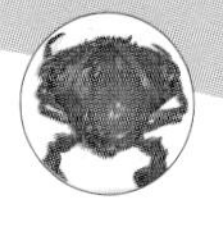
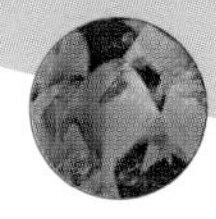
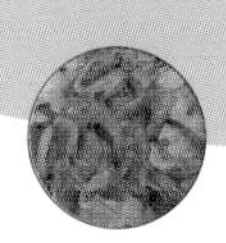
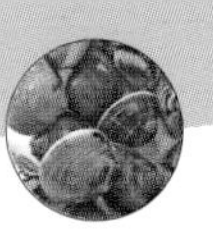
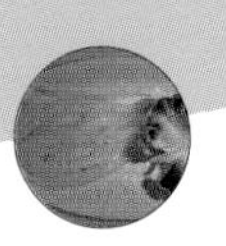
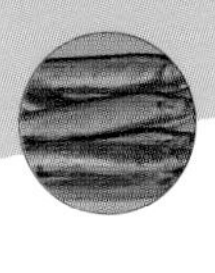

做冷盤時，一種是將雪裡蕻剁成碎末，再將新鮮綠豆芽剁碎，或將新鮮大蒜葉剁碎，或者將豆腐乾切成小丁，拌和，淋一些麻油，便可。胃口不好時，用此下粥飯，可以開胃。

也可用新鮮雪裡蕻剁碎，在油中炒，也可加入上面講過的綠豆芽、豆腐乾之類，也可再加一些紅辣椒，待冷即成冷盤。

新鮮者剁末以後，炒肉絲，成雪裡蕻炒肉絲，也很鮮美。

新鮮者有一種香味，醃製者香味減而鮮味增。

醃過的雪裡蕻，也可以像新鮮的那樣，做成冷盤，也可以做熱炒。

醃雪裡蕻炒肉絲，也很有風味。此外，還有幾種作法。

雪裡蕻炒粉條。將醃雪裡蕻剁成碎末，或較短的段在油中煸炒，再將粉條放入，一起炒，加鹽等調料，待粉條熟，即可食用。粉條補益，且清涼解毒，增加了雪裡蕻的作用，且不滋膩。

除炒肉絲、粉條外，還可以炒百頁，炒冬筍。百頁切絲，冬筍切成塊，共炒。

醃雪裡蕻煮湯，也很鮮美。或者與河魚、海魚等共煮，如大湯黃魚，或大湯魚頭。也可以煮成雪裡蕻鴨湯。

有人怕食鹹菜，認多醃製過的食品不好。其實不然，醃雪裡蕻營養相當豐富，確有一定的價值。曾聽人說：「三日不吃鹹菜湯，兩隻腳裡瘆汪汪」。

054 香椿頭

香椿葉含有多種維生素，且有胡蘿蔔素，癌症病人食之，能清熱，解毒，健胃，止血。假如有熱性證候、胃口不好，或出血症狀的癌症病人食之，相當有益。

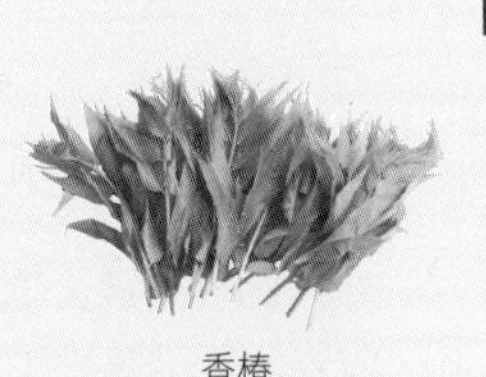
香椿

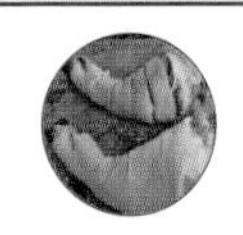
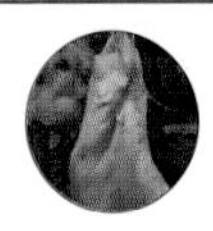
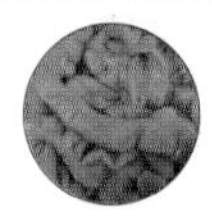
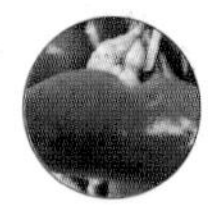
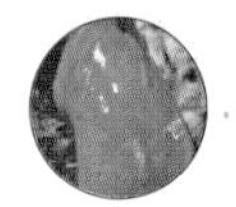
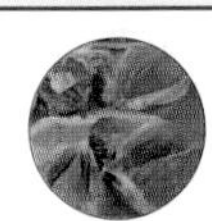

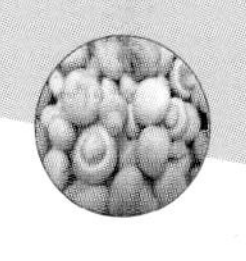
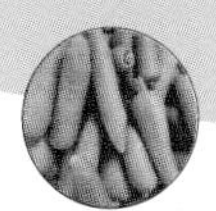
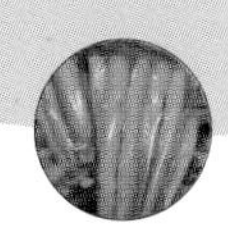
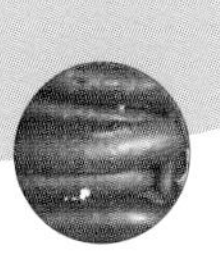
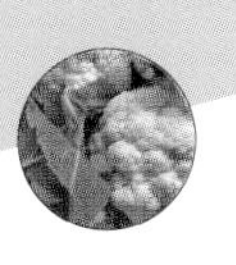
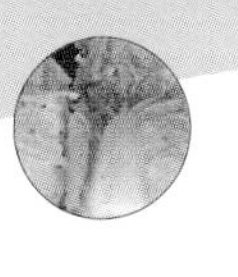

【香椿頭】香椿樹是一種楝科植物，中藥常用它的樹皮，稱之為椿白皮。民間將椿樹分為兩種，一種為香椿，就是這裡講的椿樹；還有一種叫臭椿，其實是樗樹，和椿樹不同，是兩種植物。

椿樹的樹皮可作藥用，而它的嫩葉，可以食用。而新鮮的香椿嫩芽，十分鮮美。每當初春，如庭園中有香椿樹，即可取食新鮮的嫩葉。

它的性味苦平，能清熱，解毒，健胃，止血。因此，癌症病人，假如有熱性的證候，或者胃口不好，或者有一些出血的症狀，吃些香椿頭，都是有益的。

鹽醃過的香椿頭，也有相似的作用。如無法購得新鮮者，吃一些醃的也可。

鮮的香椿頭，有一種特殊的香味。將香椿頭洗淨，切成末，在油中炒，加鹽，即成鹹的香椿頭末。

這種加工過的香椿頭末，可以裝盒，當冷菜吃。

也可以在下麵條時，做為增添香料。兩者都很好吃，而且開胃，助消化。在這種香椿末中，如再加入筍的末，更是美味。

在燒豆腐時，或者吃涼拌豆腐時，加入上面的香椿末，再淋上麻油，也好吃。

新鮮的香椿芽，切碎，也可做炒菜時用。

可做香椿芽炒雞蛋，將雞蛋打勻，在炒蛋時，加入香椿嫩芽，共拌炒至蛋熟即好。

嫩香椿芽切碎後，與豆腐共炒也可。

新鮮的香椿，最好當天能吃掉。多放一些時日，香味會變，變成帶有大蒜味，顏色也會變。醃製過後，則可稍多放些時間。

椿樹的皮，是中藥，有清熱、澀腸、止血等方面的功用。常用於月經過多，各種原因引起的「血崩」，「赤帶」，以及大便帶血等。所以在婦科腫瘤、腸道腫瘤的中醫治療中，有時中藥方中會有椿白皮，但椿白皮不能食用。

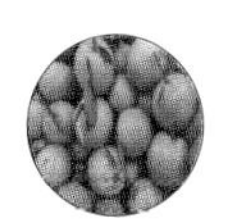
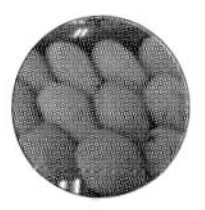
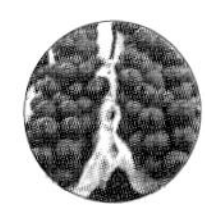
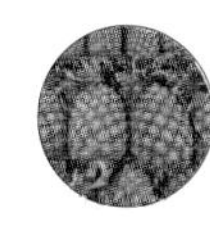
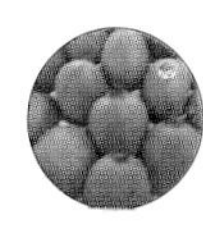
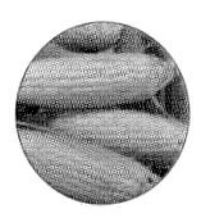

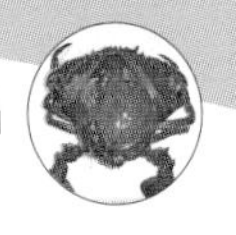
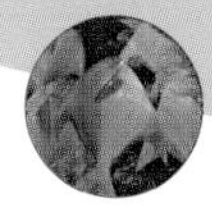
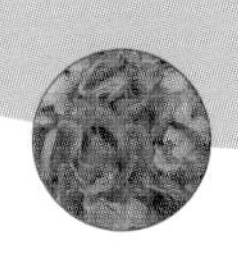
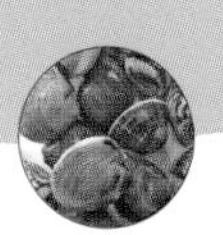
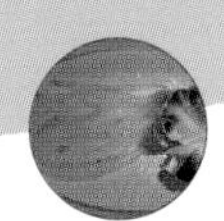
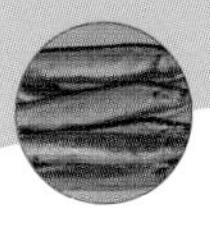

055 空心菜 茼蒿

空心菜性味甘寒。能「清熱涼血」、「解毒消癰」，對出血類的癌症病症有輔助治療作用。茼蒿可以「和脾胃」、「消痰飲」。腸胃道的癌症及肺癌，假如體質偏寒的，可將茼蒿作為一種食療食品。

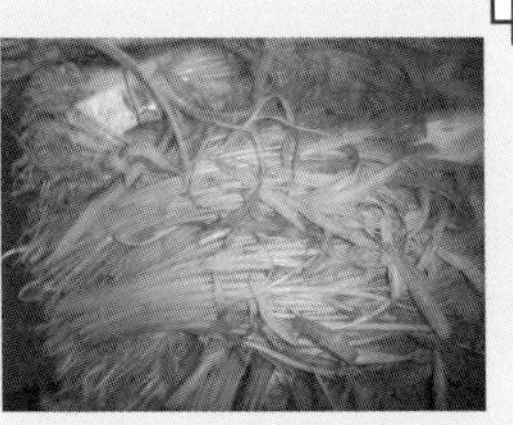
空心菜

【空心菜】：空心菜有它自己的一股特殊香味，因此有的人不太喜歡吃它。

它的性味甘寒。能「清熱涼血」、「解毒消癰」，對出血類的病症有輔助治療作用。

因此腫瘤病人吃它，有輔助治療的價值。例如，有「熱毒」，或者有炎症的時候，就可以吃。

特別在鼻咽癌、鼻腔癌等有鼻血時，或者肺癌有咯血時，腸癌有大便出血，膀胱癌或腎癌而有尿出血時，空心菜都可作為食療佳品。皮下有出血點時，也可食用。

通常，空心菜是炒而食之。空心菜揀過、洗淨，起油鍋，在油中炒一炒至熟即可。起鍋前，也可加一些蒜泥，增加其香味和美味。

也有人喜歡在炒食時，加一些豆腐乳，可增加其味。

在炒肉片時，再酌加一些空心菜，既可增加營養，又增其美味。但筆者覺得，空心菜總以素炒為好。

【茼蒿】：茼蒿，也是一種日常吃的有特殊香味的蔬菜。這種氣味，也使很多人不喜歡它。

茼蒿菜的性味和空心菜不一樣，它是辛甘平，帶有辛味。因此，雖然它們都是常吃的蔬菜，但作用也不太一樣。茼蒿菜有辛

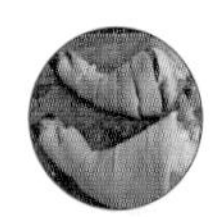
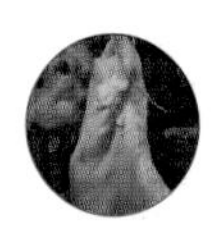
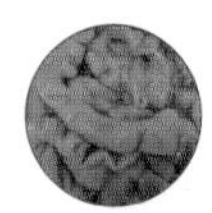
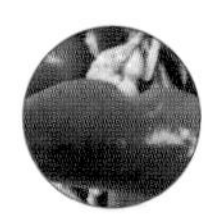
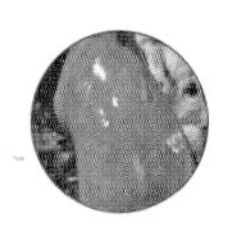
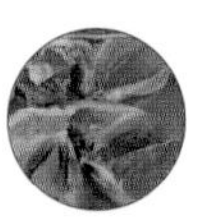

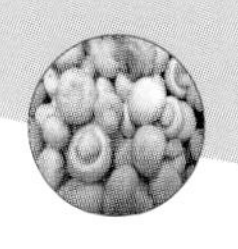
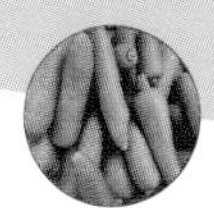
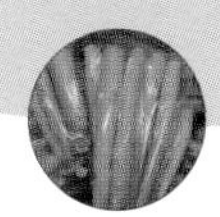
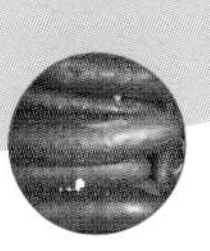
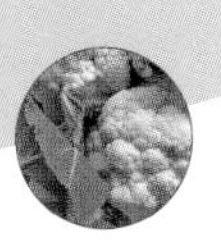
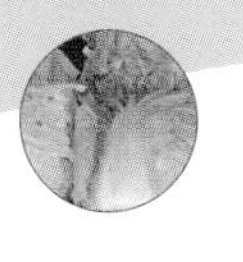

味，假如病人屬於熱性，就不宜多吃，因為辛可助火，故茼蒿菜適宜於偏寒性的體質。空心菜性味甘寒，較適於帶熱性的體質。

當然，它們都是常吃的食品，不論何種體質，稍稍食用，都沒有關係。

茼蒿可以「和脾胃」、「消痰飲」。腸胃道的癌症及肺癌，假如體質偏寒的，可將茼蒿作為一種食療食品。

茼蒿一般都炒食。將茼蒿洗淨，起油鍋，炒至熟，即可食用。當然，也要加鹽等調味品。

茼蒿和豆腐同炒也可。豆腐放涼，和茼蒿一起吃，一涼一熱，實為佳餚。

茼蒿在水中煮熟，取出，切成末，將豆腐乾也切成小丁，拌和，加一些醬油，淋上麻油，即成冷盤，下粥、飯甚好。如再加一些蝦米末，或者火腿末，味當更佳。

民間流傳，茼蒿多吃會「耗心血」，這是不足信的。但有人吃了會頭目不適，可結合自身實際選食。

056　青蔥　洋蔥

青蔥能「溫中」、「下氣」，可治療「水腫」、「脹滿」。洋蔥能「健脾開胃」、「化痰」。因此，在胃口不好時，痰多時，吃它有輔助治療作用。近年還發現常吃洋蔥，對高血脂，高膽固醇病人也有好處。

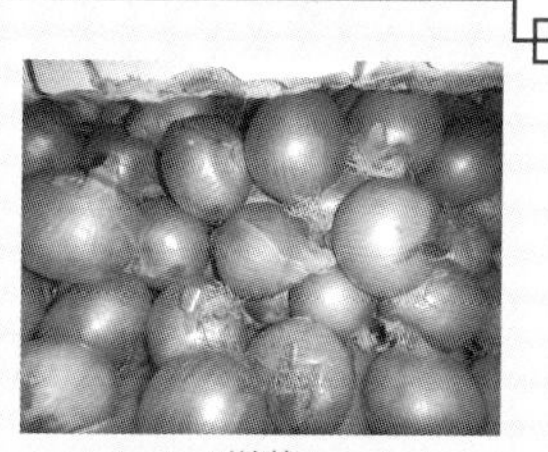
洋蔥

【青蔥】：青蔥、洋蔥，都是百合科的植物。這二者，雖然都是「蔥」，但味道並不一樣。

青蔥，性味屬於辛溫。但蔥的氣味要濃烈得多，因此很多人

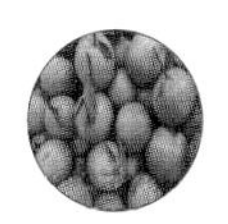
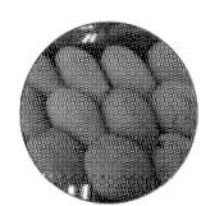
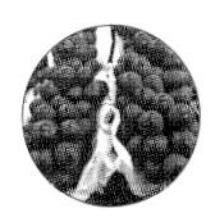
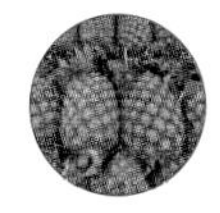
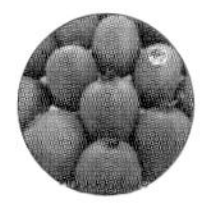
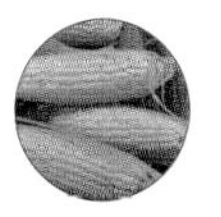

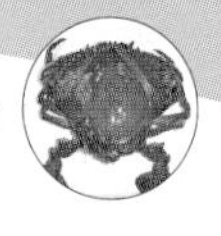
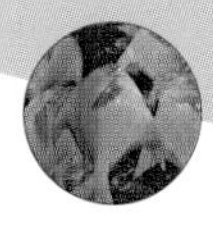
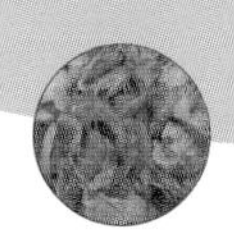
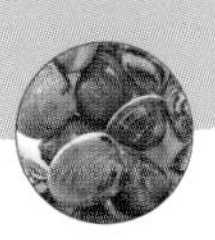
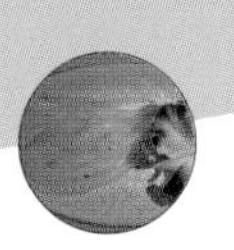
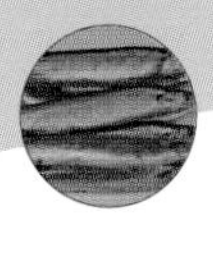

不喜歡它。但它其實還是很有食療價值的。它能「溫中」、「下氣」，可治療「水腫」、「脹滿」。

因此，像胃癌手術後，有時會怕冷，舌質較常人為淡，脈軟，有時有上腹冷的感覺，吃些蔥「溫中」是有輔助治療作用的。

這時，喜歡吃羊肉的人，或者在冬天，可以吃蔥爆羊肉。羊肉切成薄片，在油鍋中炒，加黃酒、醬油等。將蔥切成段，和羊肉在一起煸炒即可。也可再加一些蒜泥，或者淋上麻油。對癌症康復期，體質虛弱，比較怕冷的人，都十分合適。

蔥可「下氣」，消「脹滿」，大便不暢、腹部易脹時，吃些胡蔥，可消脹滿。

癌症而有腹水時，常吃些蔥，也有食療價值。

除了上面講的蔥爆羊肉片以外，還可以吃蔥燒豆腐。

購老豆腐，切成塊，將蔥切成段。先在油鍋中煎豆腐至略黃。加醬油等調料，再放入蔥段炒。也可再加木耳之類。

蔥炒回鍋肉，將豬肉切薄片，在油鍋中炒，再放入豆瓣醬、醬油、糖、黃酒等，再加入切成段的蔥炒即成。

至於吃烤鴨時，將鴨皮、蔥、甜麵醬等一起裹著吃，更是美味佳餚。

【洋蔥】：洋蔥的氣味又和青蔥不同，但洋蔥的性味也是辛溫。過去在西式菜中，洋蔥是常用的。近年，在日常菜餚中，也常見有洋蔥了。它也很有食療價值。它能「健脾開胃」、「化痰」。因此，在胃口不好時，痰多時，吃它有輔助治療作用。近年還發現常吃洋蔥，對高血脂，高膽固醇病人也有好處。

洋蔥的吃法也不少。

喜歡吃洋蔥者，可以試試吃生的洋蔥。將洋蔥洗淨，去皮，切成片，再將生的番茄，洗淨，切成片，兩者拌和加一些鹽，即可食用。芳香濃郁，非常爽口，開胃宜人。但生的洋蔥有特殊辛辣味。

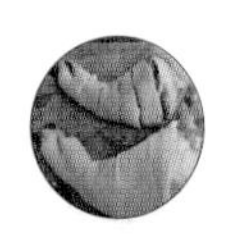
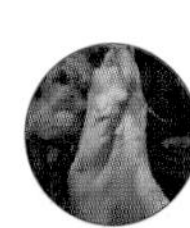
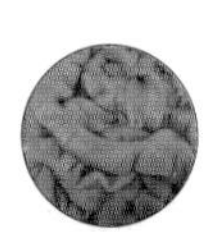
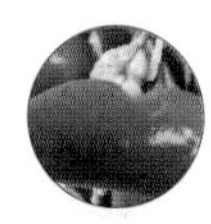
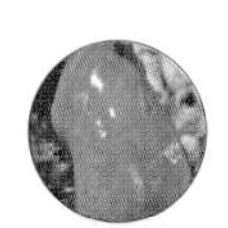
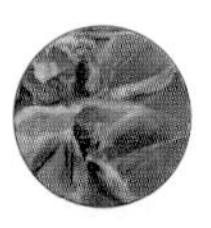

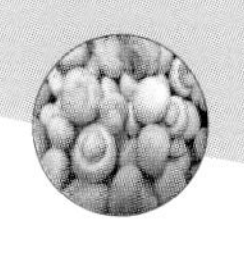
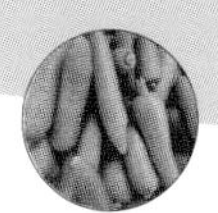
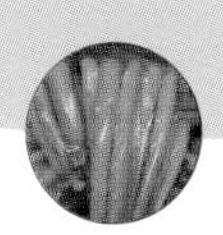
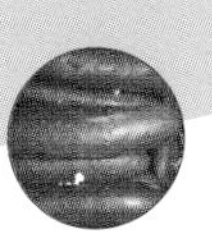
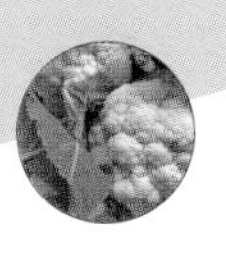
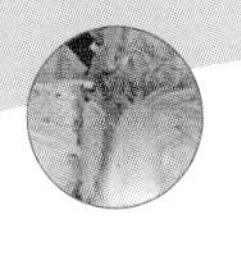

在做沙拉時，加一些生的洋蔥片，也好吃。

如嫌生的洋蔥辛辣，可吃糖醋洋蔥。將洋蔥切成塊，在油鍋中煸炒，加糖、鹽、醋，也可加些醬油即成，也很可口。

洋蔥炒肉絲，或者牛肉絲，這是大家都知道的。將豬肉或者牛肉，切成絲。再將洋蔥切成絲。在油鍋中煸炒牛肉絲或豬肉絲，再加入醬油等調料，再放入洋蔥絲，略一煸炒即成。

通常吃的「羅宋湯」，少不了要用洋蔥。將牛肉切塊，先煮至酥爛，再加入高麗菜、胡蘿蔔、番茄之類，煮至高麗菜酥，再放入洋蔥塊，略一沸即可。出鍋時，澆上番茄醬汁。不喜牛肉，也可用豬肉。現在有現成的羅宋湯買，買回後，加熱時，再放一些洋蔥，味更濃烈。

吃麵條時，作為調味料，可放上荷包蛋、菜心、番茄，再加上一些生的洋蔥絲，較有風味，大家不妨一試。

057 金針菜

金針菜能「清熱」、「止血」、「利尿消腫」、「養心安神」、「通乳」，對癌症病人有輔助治療作用。

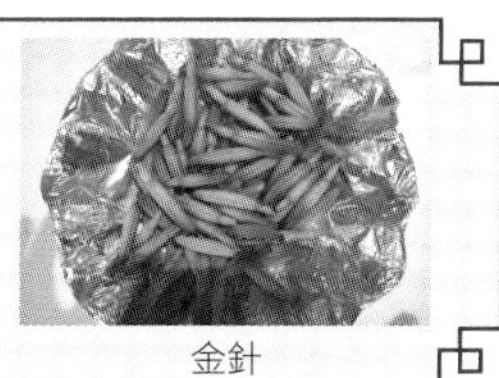
金針

【金針菜】：金針菜是在日常菜餚中應用相當廣泛的一種。它的別名很多，通常在南北貨店裡買的到乾的金針菜。菜市場裡買的有些是新鮮的金針菜。在中醫書上，或者在古書中，又常叫做萱草、忘憂草、宜男草。

它的性味是甘平。它的功能很多。它能「清熱」、「止血」、「利尿消腫」、「養心安神」、「通乳」，對癌症病人有輔助治療作用。因此，在民間驗方中，金針菜是常用的。

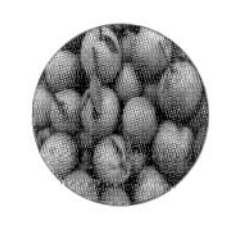
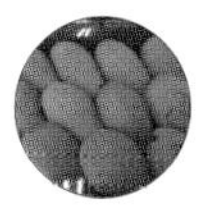
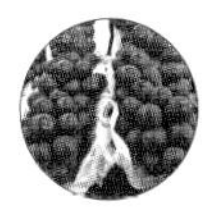
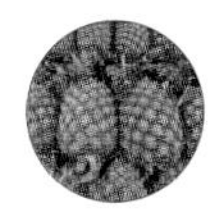
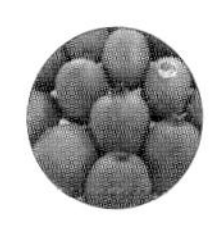
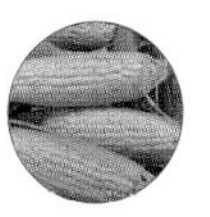

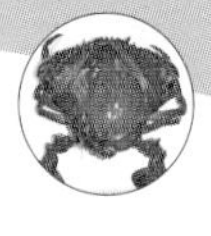
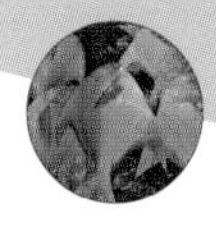
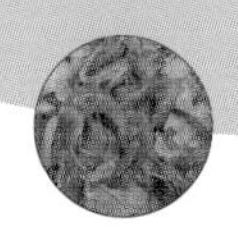
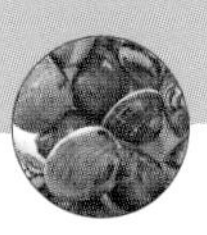
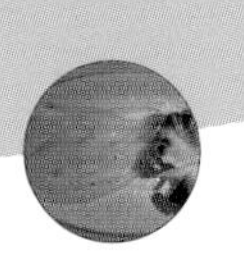
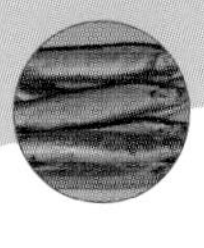

它能清熱，因此，在有發熱等「熱證」情況，可食用。

還能止血。不少地方，看到有鼻出血、咯血、便血，常用新鮮的金針菜煎湯服用。鼻癌、鼻咽癌、肺癌、胃癌、腸癌等，有各個部位出血時，可吃金針菜作為食療品。

還能利尿、消腫。癌症病人，因營養不良或者因癌症因素，或者其他原因，而有水腫、腹水、下肢水腫時，金針菜都可作為輔助治療的食品。

金針菜還能養心安神。古書上說：「萱草能忘憂」，所以又叫忘憂草。在情緒憂鬱、睡眠不好時，吃些金針菜有益。可以用糯米煮粥，在粥煮好後，加入金針菜再煮至沸，加些冰糖食用。

可以「通乳」，不但在哺乳期乳汁不下，可以吃它，而且在乳腺炎症、乳癌時，都可食用。

還能「平肝」、「退黃」，因此在肝炎、肝癌有黃疸時，也可食用。

新鮮的金針菜，有一些小毒，所以一定要煮熟後吃。炒黃花椰菜，味道不錯。將金針菜揀過、洗淨後，在油鍋中炒，加鹽。營養也好，富含維生素以及胡蘿蔔素等。

乾的金針菜，一般作為配料應用。將金針菜洗過，在熱水中泡開，即可應用。

在做烤麩或者素雞時，都可加入金針菜、木耳、香菇之類。生的烤麩，可在菜市場買到。洗過，切成小塊。在油鍋中炸至有些發黃，取出。先用醬油、糖、鹽、茴香、桂皮等製成調料，將油炸過的烤麩放入，浸一小時左右。再在油鍋中，倒入以上調料、烤麩，再放入金針、木耳、香菇等，煮至汁乾即可。烤麩係由麥麩製成，營養豐富，與素雞作法類似。

在燒紅燒肉，或紅燒肘子時，也可加入金針、木耳之類，味道也很好。

也可把金針、木耳、香菇剁成細末，拌入肉末中，做蒸肉圓，

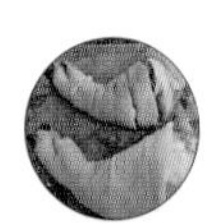
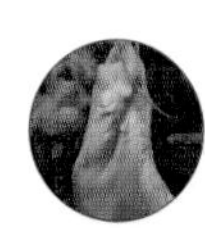
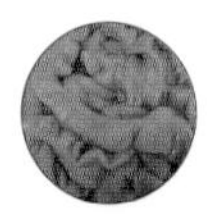
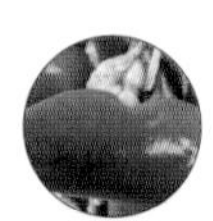
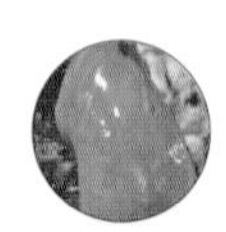
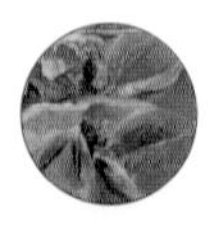

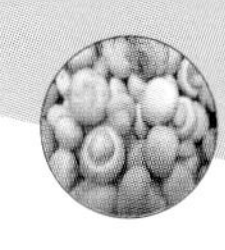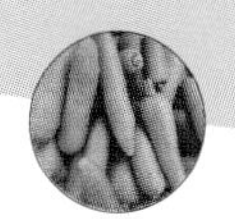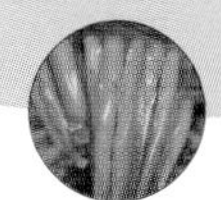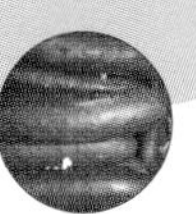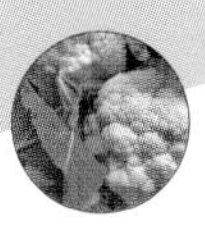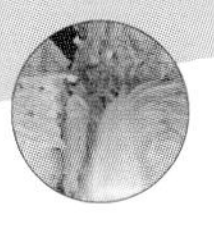

或者紅燒肉丸吃。

058 蘆筍

癌症病人有發熱，或者經過放射治療後，有口乾、舌質紅的現象，吃些蘆筍有些好處。有腹水、水腫時，食之也有益。蘆筍對肝癌的黃疸、肝功能下降，也有輔助治療價值。春夏季取新鮮的蘆筍榨汁，給予病人服用，頗有益。

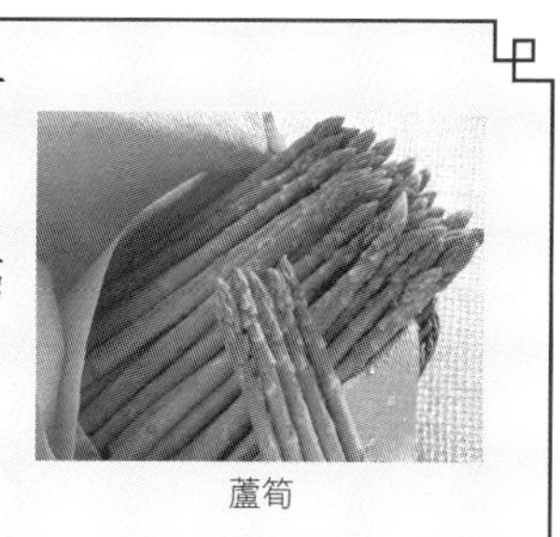

蘆筍

【蘆筍】：自從有人報導了蘆筍在實驗中有某種抗癌作用之後，引起了不少腫瘤病人的關注。

過去的人較少吃蘆筍，但在西方菜系中，蘆筍倒是常有的佳餚。

蘆筍屬百合科，多年生宿根植物。蘆筍的食用部位是其幼嫩莖。它是春季自地下莖抽出的，莖嫩肥大，頂芽圓，質地細嫩，營養豐富，是一種名貴的蔬菜。但蘆筍並非蘆葦的嫩芽，而是因其狀如春筍而得名。

蘆筍性味甘寒，能「清熱」、「生津」、「利尿」。

癌症病人有發熱，或者經過放射治療後，有口乾、舌質紅的現象，吃些蘆筍有些好處。此外，像咽喉疼痛之類也可食用。

它有利尿作用，因此有腹水、水腫時，食之也有益。

蘆筍對肝癌的黃疸、肝功能下降，也有輔助治療價值。過去我們曾經在春夏季，取新鮮的蘆筍榨汁，給予病人服用，頗有益。

現在的菜市場上，有新鮮的蘆筍賣。買來以後，洗淨，去除老一些的皮，切成小段。起油鍋，在鍋中煸炒，加一些鹽，即可。如

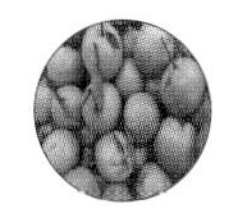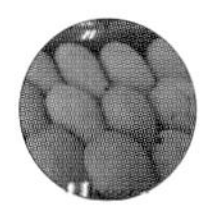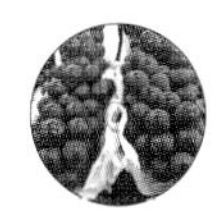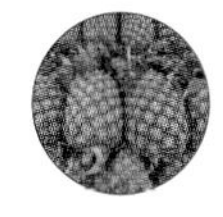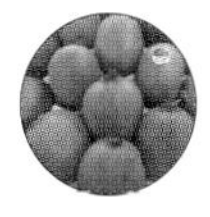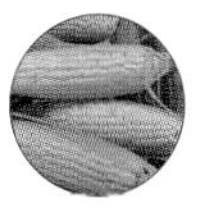

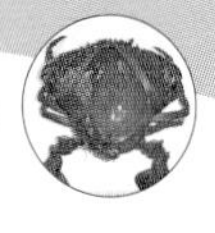
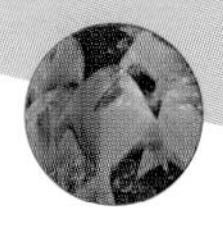
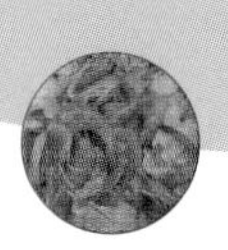
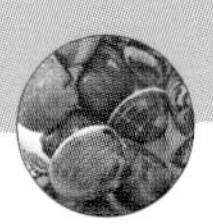
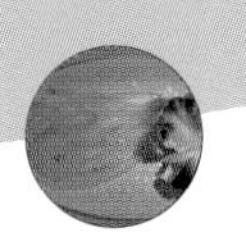
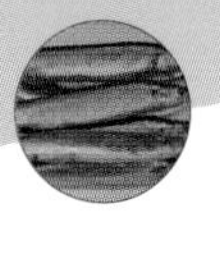

喜吃生一些的，稍一煸炒即可。

也可和鹹菜同炒。鹹菜剁成末，與蘆筍同炒。則有鹹菜筍片的味道。

加入紅椒同炒，色澤美，且可減其寒性。紅辣椒切成塊，和蘆筍同炒即可。

蘆筍有已作好的罐頭買。品質較好，長短粗細較均勻。取出即可食用。在食用時，可加沙拉醬，或乳酪，蘸了吃，甚好。

洋菜奶油蘆筍湯，家中自製不易，可在西餐館中吃，味甚佳炒。但不喜奶油味者，覺得不好吃。

蘆筍的食用，自國外傳入，而蘆根，則是民間常用的。

新鮮的蘆根，有時菜市場上有賣，性味也是甘寒。民間常在有咽喉痛時應用。榨汁服用，或者煎湯服用。

蘆根也是一味中藥。中醫應用它十分廣泛。它能「生津」、「清熱」，對「噎膈」、「反胃」、「肺痿」、「肺癰」等有輔助治療作用。

所謂「噎膈」、「反胃」，常指食道癌、賁門癌一類疾病，可用蘆根榨汁，再加上梨汁、蓮藕汁或甘蔗汁之類，時時飲用。

肺痿、肺癰常指肺炎、肺膿瘍、肺癌一類疾病，可飲蘆根汁、梨汁之類。在煮粥時，也可加入蘆根汁。

059 荸薺

荸薺性味甘寒，對癌症病人頗為有益。因為它有軟堅消積的作用，康復期間可常食用。

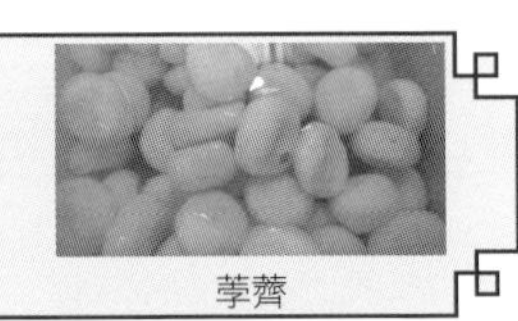
荸薺

【荸薺】：荸薺有多種名稱，如有稱之為「地栗」，有稱之為「馬蹄」。是常吃的一種食品。

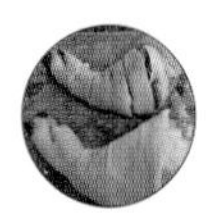
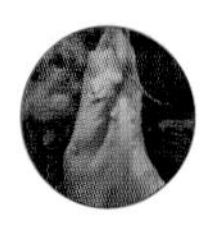
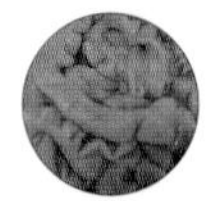
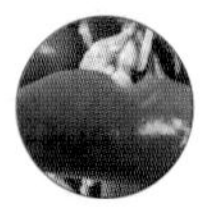
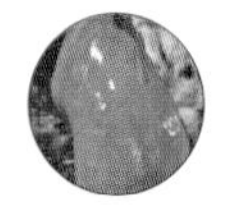
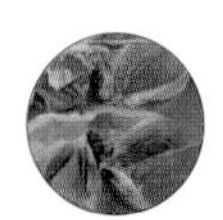

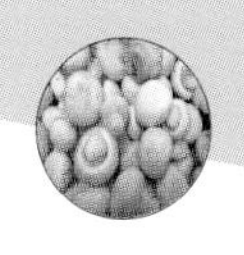
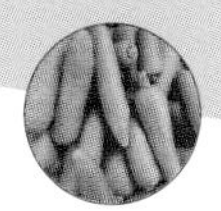
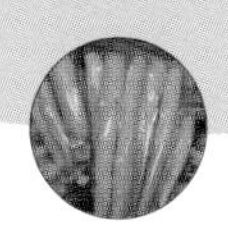
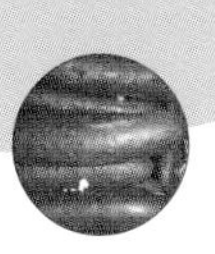
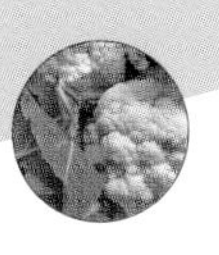
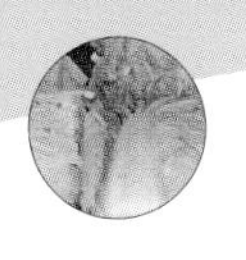

荸薺性味甘寒，對癌症病人頗為有益。因為它有軟堅消積的作用。在康復期間，可常食用。

能清熱化痰，對於肺癌、食道癌病人而有痰熱者，比較適合。

過去一張有名的中藥方，用荸薺和海蜇同煮。兩者都能清熱化痰、破堅散積，對腫瘤病人有輔助治療作用。

民間也有用荸薺來退「黃疸」。肝炎、肝癌所引起的黃疸，並非阻塞性黃疸，吃些荸薺有益。當然，黃疸還需用藥物治療，進食荸薺只是一種輔助食療方法。

荸薺對腸癌的大便出血，或者婦科癌症的「血崩」，也有一定好處。可作為正規治療外的一種輔助食品。

荸薺可以生吃。生吃時，必須將外皮洗淨。外皮常帶泥土，頗髒，常附著寄生蟲之類，一定要清洗乾淨。洗淨後再削去皮食用。新鮮而沒有久放者，汁液也頗多，可以榨汁吃。榨汁前也需洗淨。現已有成品荸薺汁的罐頭。

荸薺洗淨，去皮，可放在鍋中，加適量水煮。至荸薺熟，即可取下。荸薺湯清香撲鼻，不必加糖，略帶甜味，頗好吃。荸薺肉也可食用。

作為菜餚，荸薺可炒肉片。

將荸薺洗淨削皮後，把荸薺肉切成薄片。將荸薺片放在油鍋中稍作煸炒取出。再將已切好的肉片，放在油鍋中煸炒至熟。再倒入已炒過的荸薺片，加鹽等調料，略一拌炒，即可食用。

同樣，也可製成荸薺炒魚片。

荸薺絲炒蓮藕絲也可。將荸薺切成較粗的絲，將蓮藕也切成絲。然後在油鍋中煸炒即成。

荸薺與海蜇做羹，上面已經提到過。將荸薺切成片，將已製備好的海蜇頭也切成片。兩者都放在鍋中，加適量的水，煮至水沸。再略沸幾下，喜甜者，可放適量的糖，喜鹹者可稍微加鹽，再稍微沸一下，即成。可飲其湯，再食用荸薺和海蜇。

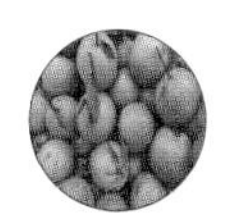
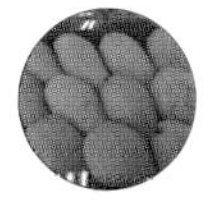
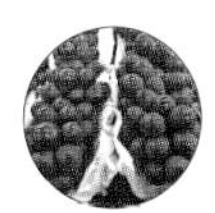
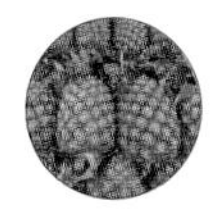
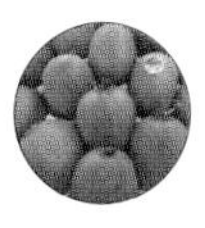
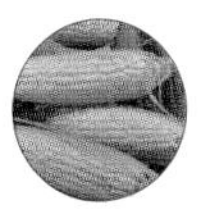

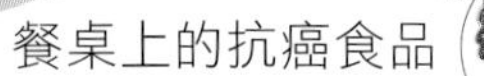
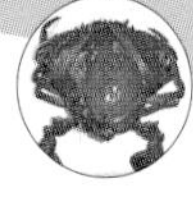
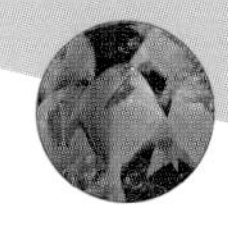
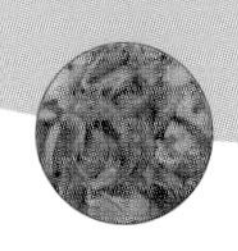
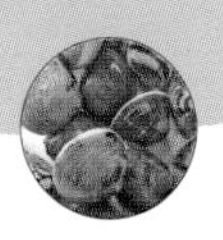
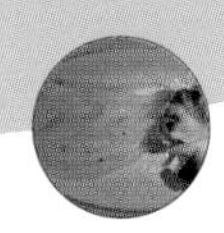
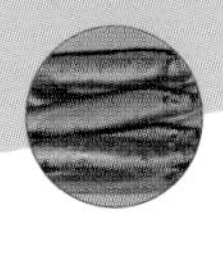

也可將荸薺片和海蜇頭片放在飯碗中，加適量水，然後放在鍋中隔水燉。至汁液較稠後，即可取出食用。也可加糖或鹽。

消化不好時，荸薺多吃易腹脹，需加注意。

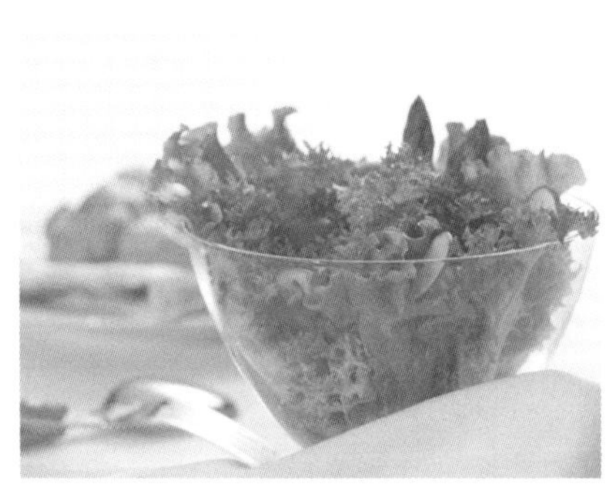

新鮮蔬菜水果有益人體健康養生

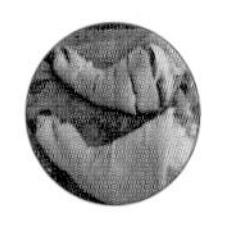
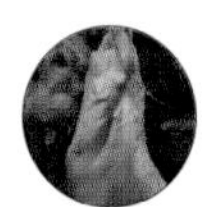
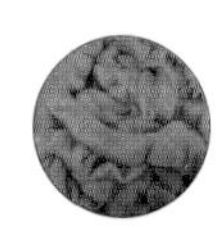
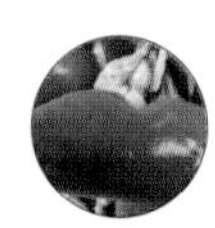
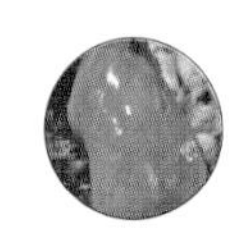
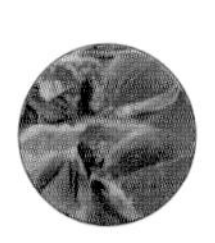

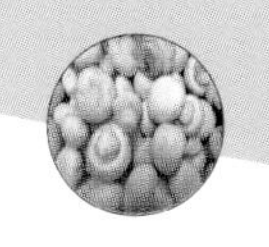
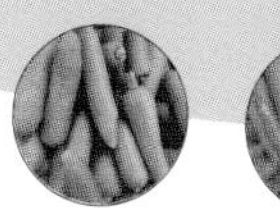
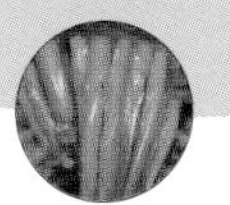
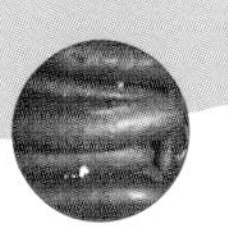
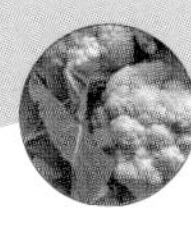
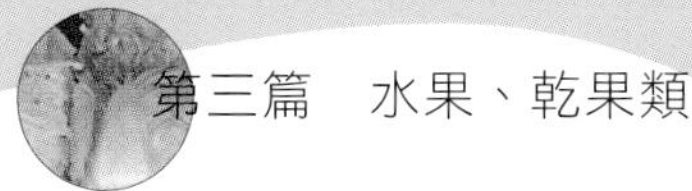

第三篇

水果、乾果類

060 香蕉

香蕉性味甘寒，能清熱解毒、潤腸。一般咽喉疼痛不適而大便祕結者，可常吃香蕉，其通便作用較好。癌症康復期而大便乾結者，可常吃。

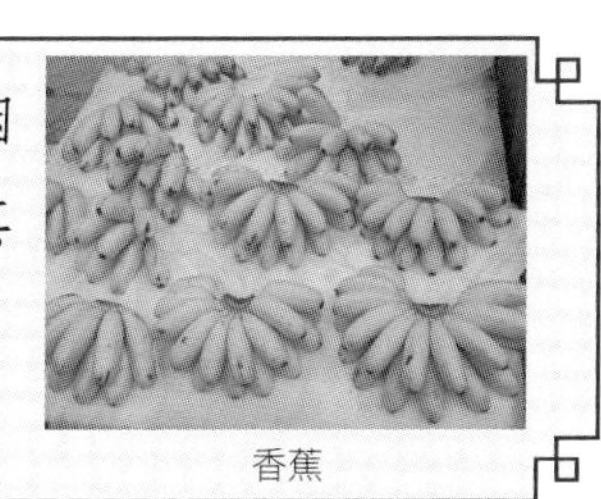
香蕉

【香蕉】：香蕉是大家最為熟悉的果品。走親訪友最常見的水果。香蕉性味甘寒，能清熱解毒、潤腸。

一般咽喉疼痛不適而大便祕結者，可常吃香蕉，其通便作用較好。癌症康復期而大便乾結者，可常吃。但中醫所謂脾胃虛弱，容易腹瀉，或者經常大便溏薄者，不宜常吃。

癌症病人常有用消炎痛之類藥物者，有時會引起胃黏膜的糜爛、潰瘍以及出血等。香蕉對胃黏膜有一定的保護作用。

香蕉除作為果品生吃外，還有其他一些吃法。

可以在做沙拉時應用。將香蕉切成小塊，拌入鳳梨塊中，加沙拉醬而成。

餐廳中有時有「拔絲香蕉」，家庭中自製不易。但可自製油汆香蕉。將香蕉切成小段，用麵粉包裹，在油中汆至麵粉熟而發黃，即可取出食用。食用時可蘸一些糖，如蘸一些鹽，味也頗好。

也可在包春捲時，用香蕉作餡子，油炸後吃，也頗美味可口。

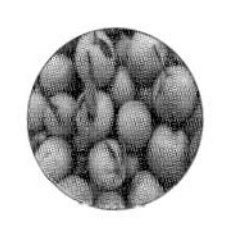
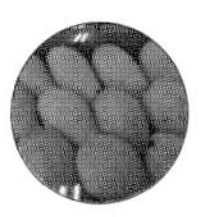
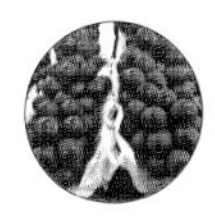
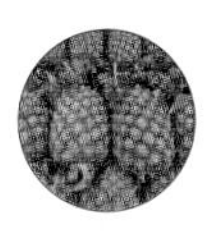
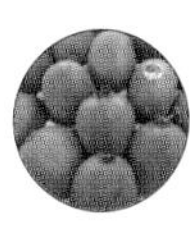
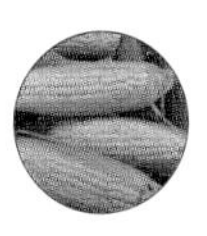

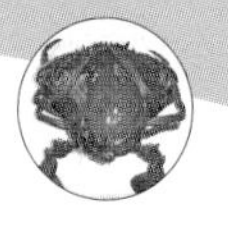
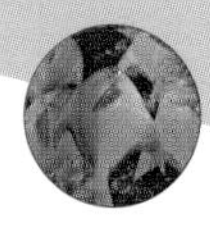
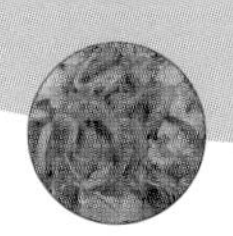
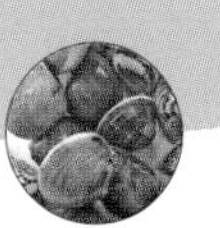
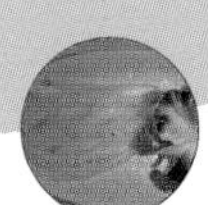
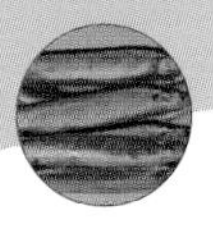

061 蘋果

腫瘤病人常有口渴、脾胃虛弱、肺虛咳嗽者適宜食用蘋果。常有泄瀉者，也可常吃。近年發現，蘋果中某些成分在動物實驗中也有一定抗癌作用。

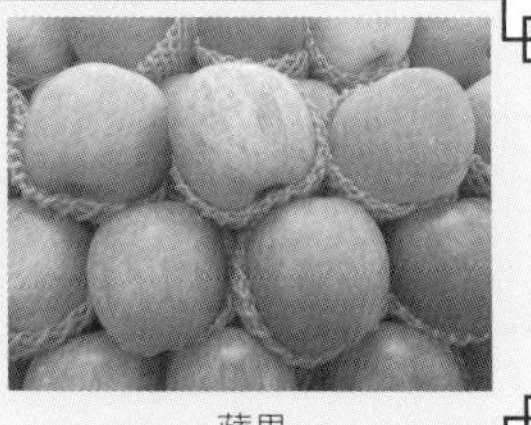

蘋果

【蘋果】：蘋果性味甘寒，能清熱解毒、潤腸。蘋果也是傳統果品，現在一年四季都可買到。

它的性味甘平。能生津、潤肺、健脾。腫瘤病人常有口渴、脾胃虛弱、肺虛咳嗽者適宜食用。它能健脾，常有泄瀉者，也可常吃，這與上面的香蕉不同。

近年發現，蘋果中某些成分在動物實驗中也有一定抗癌作用。

蘋果除作為水果生吃外，還有多種吃法。

可用作沙拉的主要原料。將蘋果切成小塊，用沙拉醬拌和即成，也可加入香蕉、番茄等果品。但蘋果做成的水果沙拉，最主要的缺點是欠美觀。因為蘋果去皮後不久即會變色，做成的沙拉，味覺頗好，而色澤甚差。

用蘋果自製蘋果汁，或蘋果醬，也同樣有一個色澤不佳的問題。

作為菜餚，飯店有「拔絲蘋果」一菜，但家庭中自製不易。

蘋果也可浸酒。將蘋果切成塊或片，放入大口瓶中，浸滿上好米酒，稍加白糖，一個月後可飲用。每晚一小盅，對脾胃不好者有輔助治療作用。

蘋果燉熟後搗成泥食用，也可將蘋果泥和入米中煮粥，對體虛者有益。

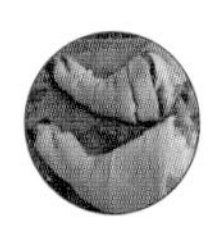
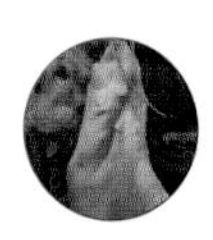
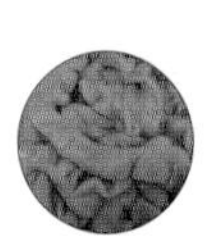
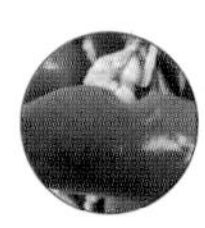
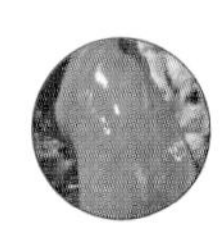
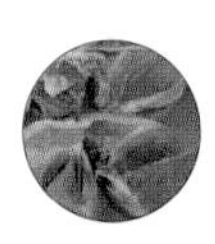

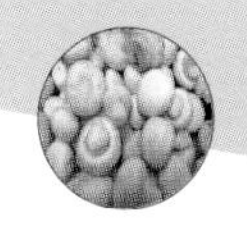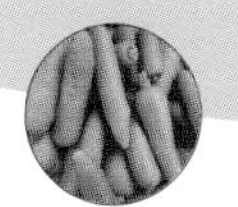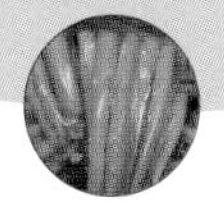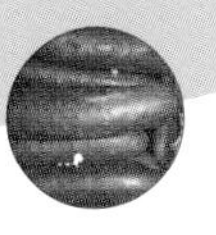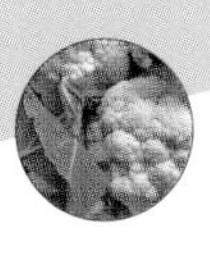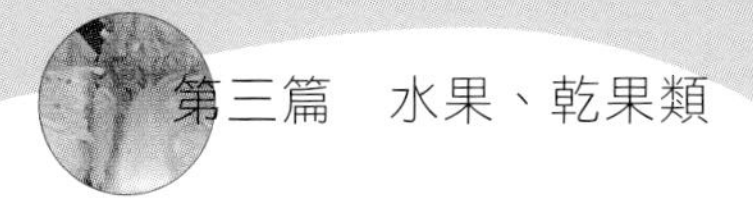

062 草莓　芒果　奇異果

癌症病人，無論在治療期間，或者在康復期，草莓都是食療佳品。

芒果性味甘酸涼。它能益胃止嘔，理氣，止咳化痰。適於肺癌和腸胃功能不好者。

癌症病人發熱時，吃些奇異果有益。消化功能不好時，也可食用。泌尿系統的癌症病人，也可吃些奇異果。

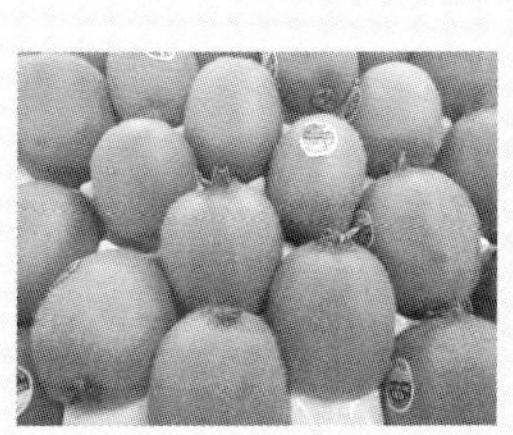
奇異果

草莓、芒果、奇異果，在多年以前，是很罕見的果品，近年則已十分普遍了。

草莓性味甘酸涼。它能「涼血解毒」、「補氣血」、「健脾胃」。富含維生素類，對人體很是有益。

【草莓】：癌症病人，無論在治療期間，或者在康復期，草莓都是食療佳品。

像鼻咽癌放療期間的口乾、咽喉痛，肺癌的肺熱咳嗽，扁桃體癌的疼痛，草莓的「涼血解毒」功能，都十分適合。

治療期間的「氣血不足」，脾胃功能不好，以及康復期時需要調補氣血等，草莓也都有益。

草莓洗淨，可以生吃，假如冰鎮一下，味更好。

也可榨汁，如有榨汁機，榨草莓汁飲用，香甜可口。

也可自製草莓醬。草莓洗淨後，或者用家用攪拌機，將其搗碎，稍微加些糖即成。或者在榨汁後，將殘留的草毒肉醬取出，稍微加糖也可。但自製的鮮醬不易保存，最好當時吃完。

草莓放入沙拉中，也好吃。在製作馬鈴薯沙拉時，在做好後，可將草莓整顆或剖開，放在沙拉上，增加美觀，又調節口味。

在做水果沙拉時，可以鳳梨塊為主，加入草莓剖成的塊等。蔬

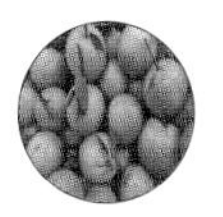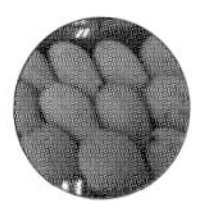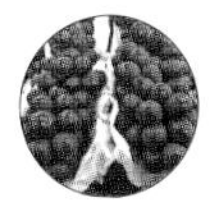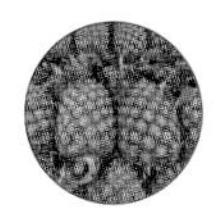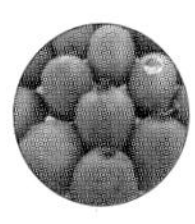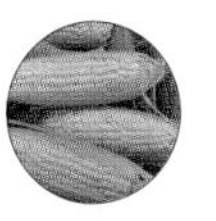

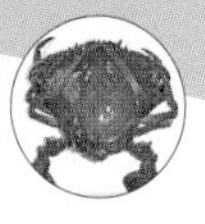
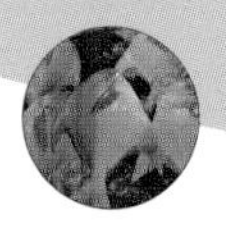
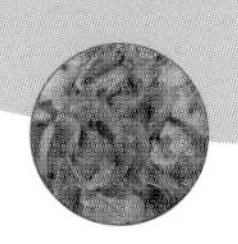
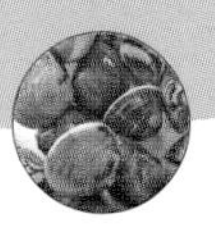
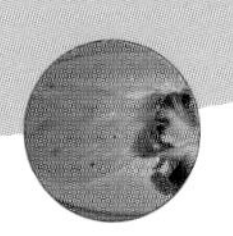
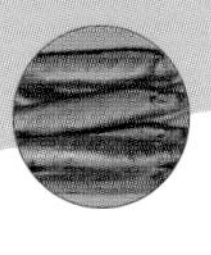

菜沙拉中，也可放入草莓。

草莓煮後吃也別有風味。將草莓放入鍋中，加適量水，煮至水沸即可，加一些糖成草莓湯，酸甜宜人，十分鮮美。

草莓牛奶也可，但自製不易。牛奶煮沸後，加入草莓，略一沸即可。但不如西餐廳中的草莓奶昔可口。

【芒果】：芒果也是一種美味的水果。有特殊的香味，有的人不喜這種味道。

芒果性味甘酸涼。它能益胃止嘔，理氣，止咳化痰。適於肺癌和腸胃功能不好者。

芒果未完全熟時，皮不易剝下，需刀削。其肉甚酸。

如購得者係較生時，可削去皮，將肉逐片切下，入白糖中，三天後再食用，酸中帶甜，味道不錯，能開胃，助消化。

普通食用時，都是已成熟者。皮易剝去，味甜稍微帶酸味。品質好者，香味較濃，核亦較小，味亦佳。作水果食用，頗有益。

除作為水果生吃外，也可將芒果肉切成小片，或小塊，拌入沙拉中。

芒果製成的蜜餞品，也有多種。

近年有報導，芒果除含維生素A之類外，在實驗中有一定的抗癌作用。芒果核是一種「草藥」，有「散結」作用。

【奇異果】：奇異果，也是近年常見的果品。

它性味酸甘寒，能「解煩熱」、「調中」，對「淋證」有療效。

因此，癌症病人發熱時，吃些奇異果有益。消化功能不好時，也可食用。

中醫所謂「淋」，意義不同於現在講的「淋病」。中醫的「淋」，泛指泌尿系統的一些疾病。泌尿系統的癌症病人，也可吃

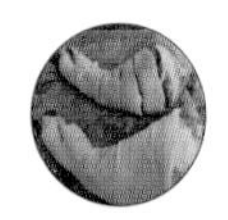
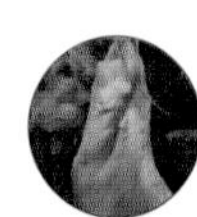
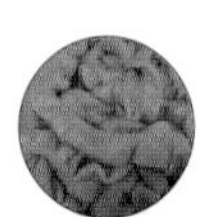
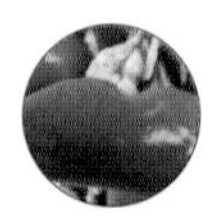
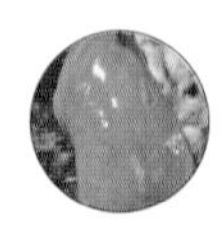
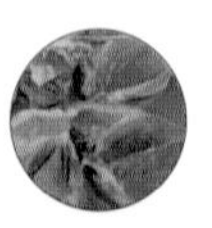

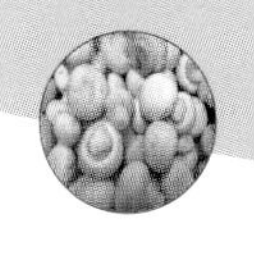
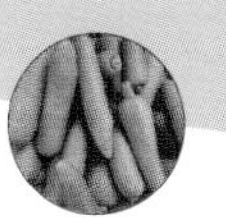
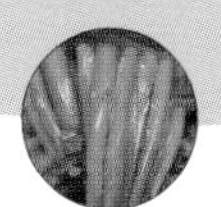
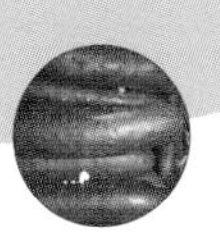
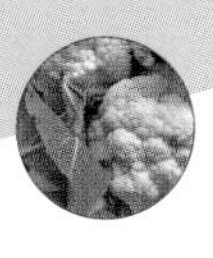
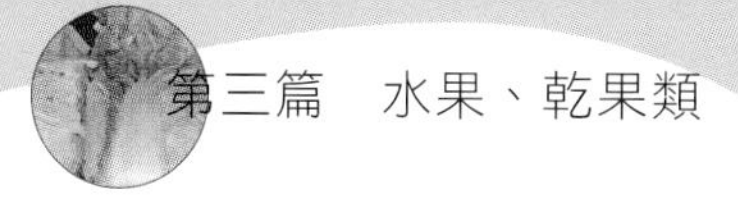

些奇異果。

奇異果作為水果，可以生吃。也可榨汁吃。將它切成小塊，可拌入水果沙拉中。它也是西式蛋糕上常用的「裝飾品」。

063 椰子　鳳梨　葡萄

鼻咽癌康復期口渴，或有咯血者，經常飲些椰汁，是有益的。腫瘤病人在康復期，氣虛不足時，可以吃些椰子肉。鳳梨能解渴、益氣，能助消化。還有「散結」的作用，適於腫瘤病人食用。腫瘤病人康復期，吃些葡萄有益。

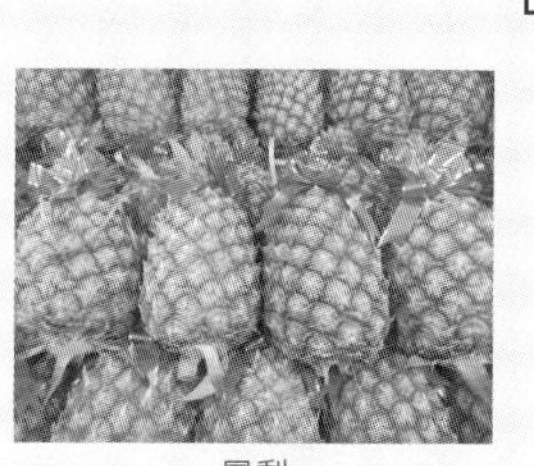
鳳梨

【椰子】：椰子盛產於南部地區，近年，其他地區也可以購到椰子。

椰子的可食部分是椰子汁和殼的白肉瓤。

椰子汁或漿，性味甘而偏溫。在盛夏期間，經過冷藏的椰子，其汁清冷可口，十分宜人。在南方地區，將椰子剖開一角，用吸管吸其漿汁，作為飲料，既解渴，又富營養。

鼻咽癌康復期口渴，如經常能飲些椰汁，是有益的。

椰汁對有咯血者，亦是食療佳品。

在餐館中，吃椰汁時，常同時給予一匙，供刮食椰子中的白肉瓤。白肉瓤略帶甜味，味也頗美。瓤性味甘平，有益氣作用。腫瘤病人在康復期，氣虛不足時，可以吃些椰子肉。

椰子汁有罐裝的。

椰瓤也有乾的可購。也有做成蜜餞的。

椰瓤可打成碎末，食品店有時有售，將這碎末用開水沖勻，即

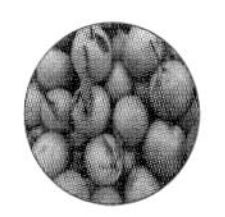
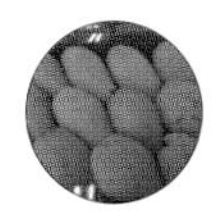
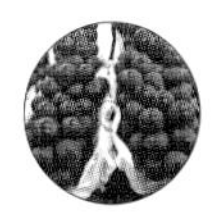
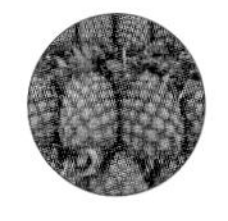
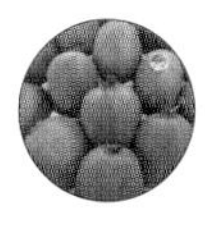
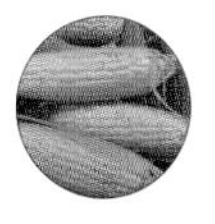

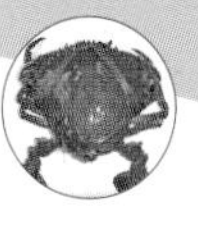
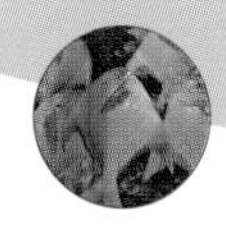
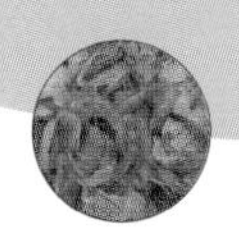
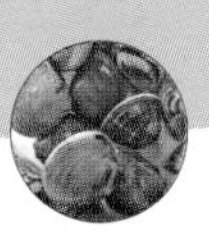
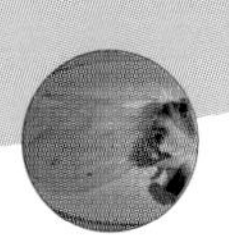
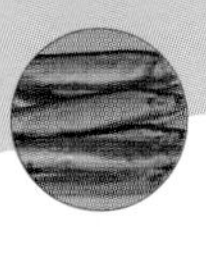

成椰漿，可直接飲用。也可在做菜餚時用。

在自製咖喱雞、咖喱肉或魚時，可拌入上述的椰漿，滋味、營養更好。

【鳳梨】：鳳梨也是一種常見的果品。和椰子一樣，吃起來很不方便。椰子開殼很費力，而鳳梨削皮也十分麻煩，但味道都很好。

鳳梨性味甘酸，芳香可口。它能解渴、益氣，能幫助消化。它還有「散結」的作用，因此，比較適宜於腫瘤病人食用。

吃鳳梨時，在其肉切成片後，先在鹽水中浸一些時間，可以減少對口腔的刺激。

鳳梨有罐頭製品。在幾種水果罐頭中，鳳梨似乎是保存原味較好的一種。在自製菜餚時，可選購罐頭鳳梨。

做水果或者蔬菜沙拉，鳳梨是較好的原料。鳳梨做水果沙拉的主料，優於通常用的蘋果，也優於香蕉。蘋果會很快變色，鳳梨則十分美觀；香蕉黏膩，時間稍長會有水液渾濁，而鳳梨不會。

將鳳梨切成塊，也可加一些胡蘿蔔丁、青豆等，用沙拉醬、鹽等拌和即可，是富有營養的一道菜。在冰箱中先放置一下，再食用，更好。

鳳梨炒肉丁，或雞丁，也是美味。先將肉丁，或雞丁在油中煸炒至斷生，再放入鳳梨塊略一拌炒，加入調料，即可。

在蒸肉、雞時，蒸熟後再加一些鳳梨塊，也很好吃。

【葡萄】：葡萄也是常吃的果品。葡萄性味甘平澀，能補益氣血。腫瘤病人康復期，吃些葡萄有益。葡萄的種類甚多，有甚甜的，有稍微酸些的，可據自己的口味選擇。

葡萄可自行榨汁飲用。如有榨汁機，可將葡萄洗淨。洗淨後不必去皮，直接榨汁。如去皮，則較麻煩，但去皮後，榨出的汁液較

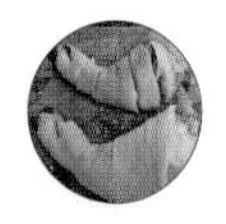
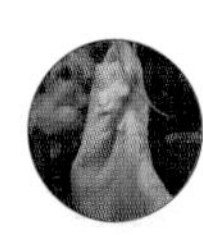
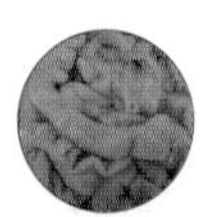
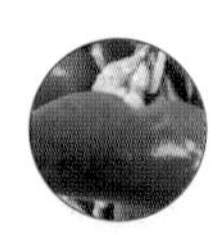
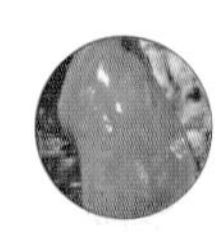
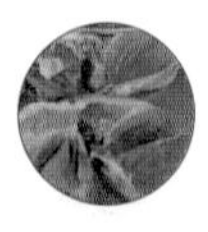

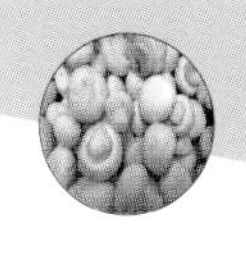
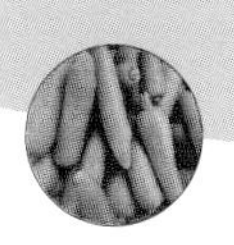
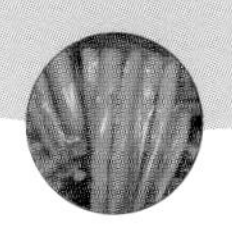
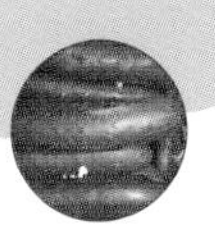
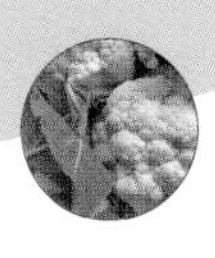
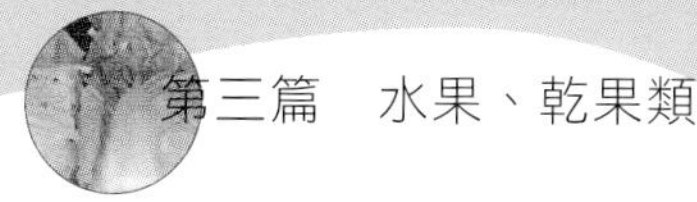

好看。

飲用少量葡萄酒常有益於身體。近年則發現，少量飲用葡萄酒，對預防心血管疾病有益。

葡萄乾是常吃的休閒食品。可將葡萄乾在爐上隔水蒸透，或在飯上蒸熟，既補益身體，又較衛生。

在煮粥、飯時，加入適量的葡萄乾，一起煮，即成葡萄飯或粥，增加粥飯的補益，味也較好。

在做炒飯時，可選用肉丁、胡蘿蔔丁、青豆、葡萄乾等。加入葡萄乾後，較單純的肉丁炒飯，更具美味，營養也更好。

064 杏子　李子

癌症治療後有口渴者，不妨吃一些杏子。在治療各種癌症時，都可用到杏仁。

吃一些李子對肝病有輔助治療作用。曾有民間單方，用李子煮水，治療肝硬化腹水。

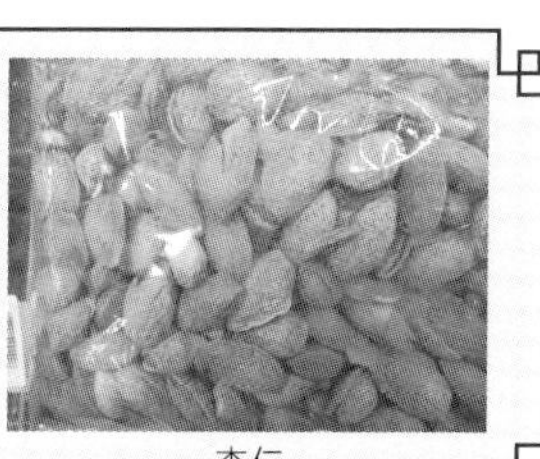
杏仁

【杏子】：杏子在古代有稱之為「漢帝杏」者，據說因為是漢武帝把杏樹種於上苑的緣故。杏子有酸味，喜歡食用者不多。把杏乾做成蜜餞，食用者較多。

民間流傳：「桃飽杏傷人。」意思是說，多吃了桃子，有飽脹的感覺；而杏子稍多吃，就會對人體有害。從中醫理論看，杏的性味酸溫，適於「寒證」，而偏「熱」性的人不宜。此外，杏仁有一定毒性，不宜多吃，古人認為杏子亦然。

杏子味酸，對口渴、津少的人有益。癌症治療後有口渴者，不妨吃一些杏子。杏子也有潤肺、化痰的作用。

日常生活中吃得最多的是杏仁。杏仁是中藥，也是食品。在中

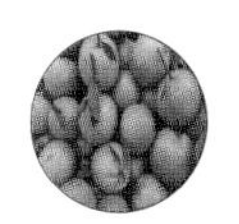
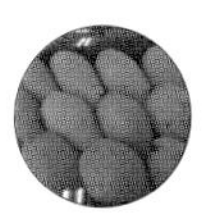
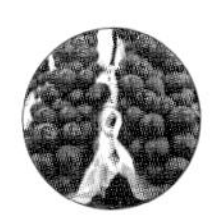
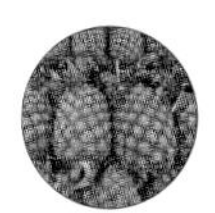
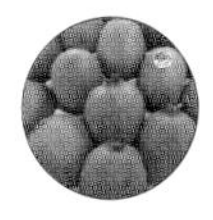
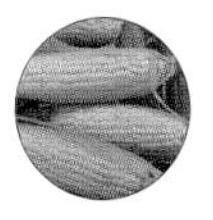

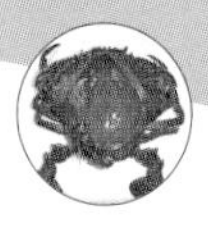
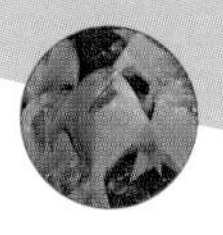
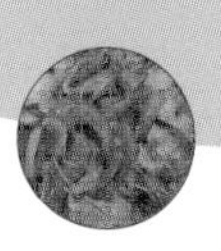
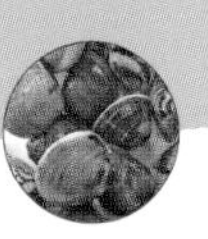
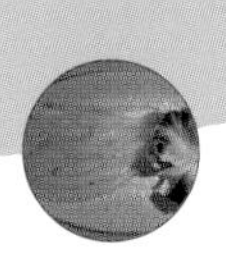
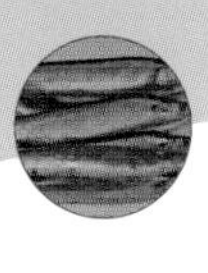

藥中，應用杏仁主要是化痰、潤肺、潤大腸、散滯消結。由於它能散滯消結，因此在治療各種癌症時，都可用到杏仁。

對於肺癌，杏仁更是常用。另外，消化道癌症或其他癌症，常有大便祕結者，也常應用。

藥用的杏仁，有苦杏仁、甜杏仁、巴旦杏仁等。苦杏仁味較苦，通常應用者以它為主。甜杏仁稍有甜味，潤肺作用較苦杏仁為好。過去對虛性咳喘，常用甜杏仁。巴旦杏仁，性味甘平，亦有稍帶苦味或甜味的區別，現在藥用者已較少。

杏仁作為休閒食品，食用者頗多。因具稍有毒性，不宜多吃。作好的休閒食品杏仁，現在食品店中都有銷售。過去售出的杏仁，都較小，大致為山杏的成熟種子。現在出售的都比較大，大致為巴旦杏的成熟種子。

杏酪、杏仁露、杏仁豆腐之類，也是常能吃到的，是具有杏仁香味的食品。

【李子】：李子，也有稱之為嘉慶子的。是和杏子差不多同時上市的果品。性味酸甘，可以生吃，也可做成蜜餞。

古人認為李子是所謂的「東方之果」，吃一些李子對肝病有輔助治療作用。曾有民間單方，用李子煮水，治療肝硬化腹水。肝硬化腹水自然還應在醫院做正規治療，吃一些李子，可以有一些食療價值。

李子味酸，故胃酸多者不宜。

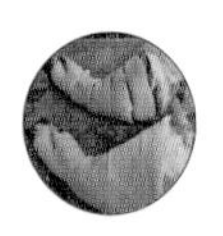
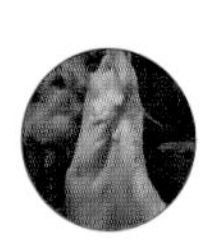
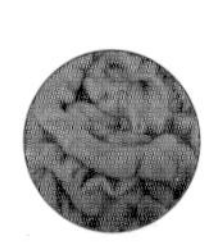
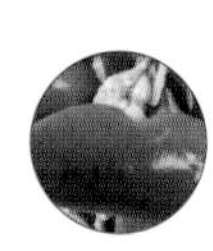
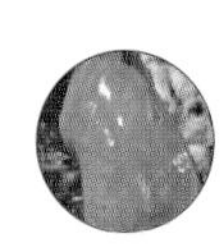
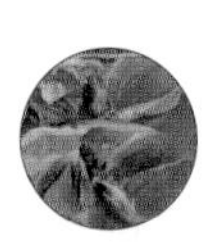

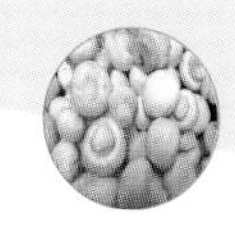
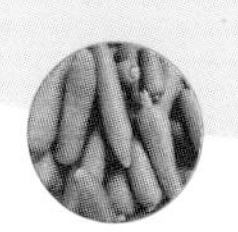
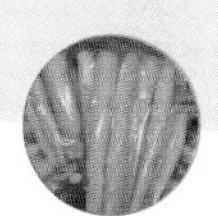
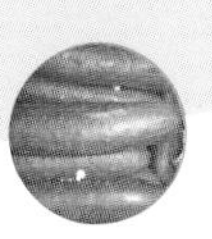
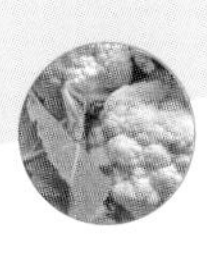
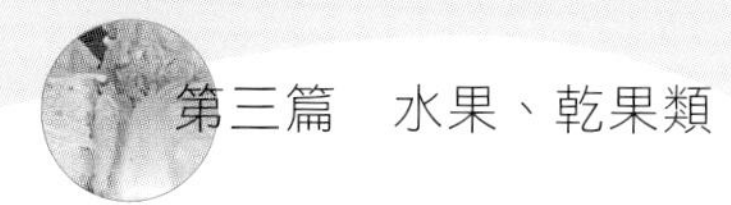

065 梅子

鼻咽癌等頭頸部癌症放射治療後的口渴，可常吃一些梅子。虛性的久咳，脾虛的泄瀉，以及體虛引起的便血、婦科出血等，常吃梅子都有好處。

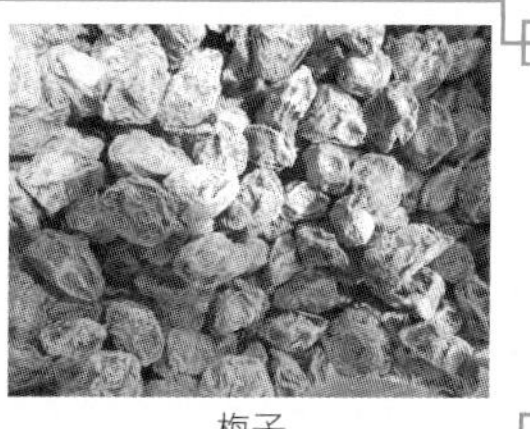
梅子

【梅子】：梅子也是食療佳品。我們吃的梅子和冬季的臘梅不一樣，時常會有人誤會。例如，宋代有一位詩人詠臘梅，開始說的不錯，「竹外一枝斜，想佳人天寒日暮，黃昏庭院，無處著清香……」。但接下去說，「結子欲黃時，又作廉纖細雨」。顯然做錯了，臘梅屬臘梅科，而「青梅煮酒論英雄」的梅樹是薔薇科。

這裡主要講「黃梅時節家家雨」的梅子。

梅子性味酸平，可以生津。口渴時，喝一杯酸梅汁，十分舒服。鼻咽癌等頭頸部癌症放射治療後的口渴，可常吃一些梅子。

梅子另一個作用是收澀，凡是虛性的久咳，脾虛的泄瀉，以及體虛引起的便血、婦科出血等，常吃梅子都有好處。

梅子吃法很多。《詩經》已經提到「若作和羹，爾唯鹽梅」。

現在吃得較多的是白糖梅子。白糖梅子可以自己做。新鮮梅子購來後，洗淨，用白糖蜜起來即可。樣子當然和買來的不同。但自製的味道也很好。

也可以把梅子去核，切成片，然後用糖醃。

梅的蜜餞品很多。可選擇品質上乘的食用。

梅子製品用得最多的還是烏梅。由梅子加工而成。是食品，也是常用的中藥。

在癌症治療中，烏梅是常用的。例如鼻咽癌放射治療後的口乾，中藥常用烏梅，配合其他的清涼解毒藥。又如，肺癌的咳嗽、咯血，不論虛證還是實證，烏梅也都可用。虛證時，烏梅可以配合

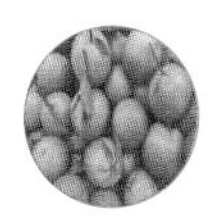
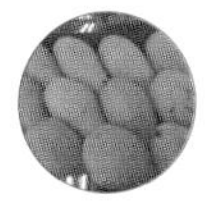
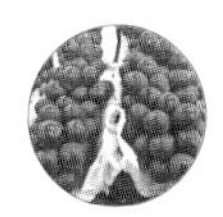
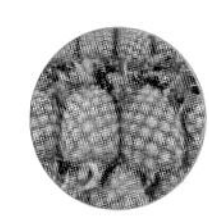
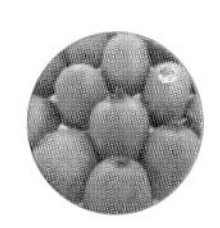
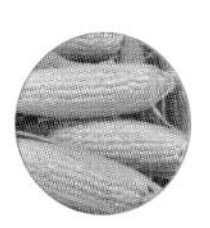

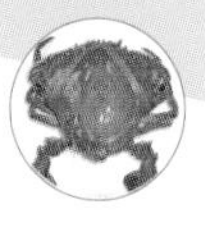
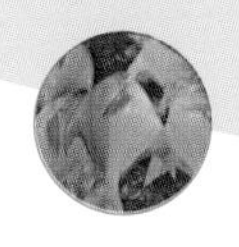
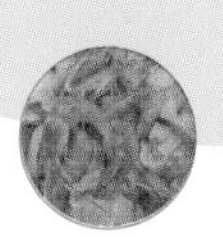
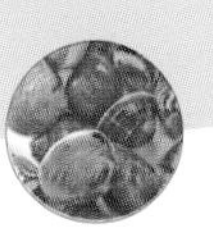
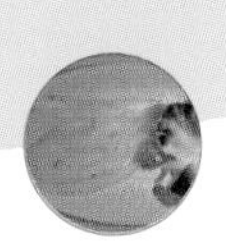
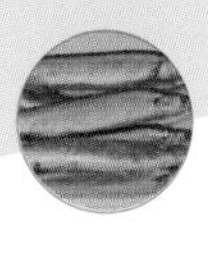

其他補益的藥物；實證時，烏梅又可結合運用其他的化痰、軟堅、清熱的藥物。

泄瀉是癌症病人的一個常見症狀，原因有多種。中醫認為，也有虛、實的不同。虛證，例如脾虛，可以用烏梅配合其他健脾藥；腎虛，可以配合補腎藥。實證，例如濕熱，烏梅可以配合清熱化濕藥等。

所以在中醫治療中，烏梅應用範圍相當廣。

而作為食療品，主要可飲烏梅汁，作為一種飲料。可以自製。購得烏梅，加水，加適量白糖，在鍋中煮，至烏梅熟爛，核脫出，即可，倒出汁液，待冷飲用。盛夏可在冰箱中放一下再飲用，十分宜人。如一次購得烏梅較多，也可先煮烏梅至爛，取出汁，濃縮一下，再加糖。

烏梅或者青梅，也可浸酒飲用。用較低度的酒浸泡，加糖，放半月後即可開始飲用。飲時只宜少量。

再簡單說幾句臘梅。

臘梅雖然是觀賞植物，但也可藥用，也可作為一種飲料種類。

臘梅花的主要作用是止咳、止嘔。

在肺癌咳嗽時，可以用臘梅花泡茶飲用。取新鮮的臘梅花，洗過，泡茶飲用。泡時，每次5克左右。中藥中也常用以止咳。有一個有名的止咳方，裡面主要就是用臘梅花，天竹子等。癌症病人化療時，常有噁心、嘔吐。也可以泡臘梅花飲用。

此外，在床邊放幾枝臘梅花，它的清香對噁心也有幫助。

在康復階段，臘梅欣賞也有利於安心恢復。有詞為證：「小橋流水一枝梅，衰病逢春都不記，誰謂幽香卻解逐人來。安得身閒頻置酒，攜手與君看到十分開。」

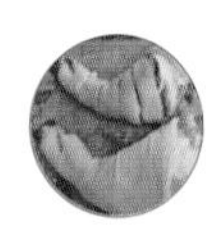
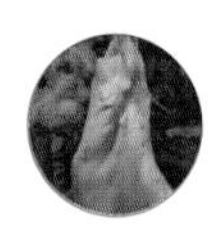
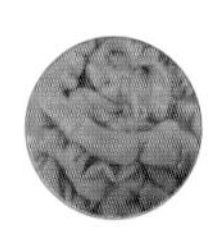
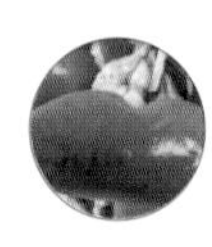
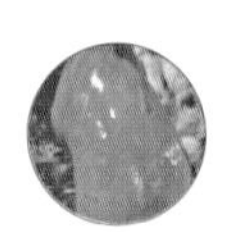
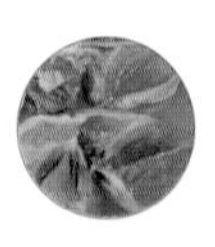

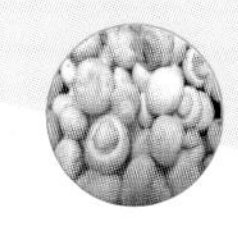
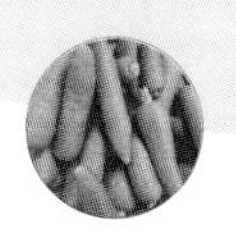
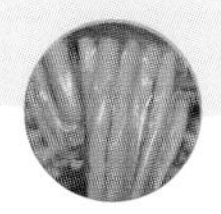
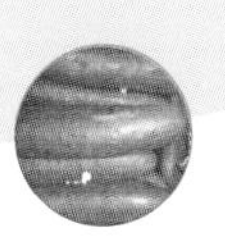
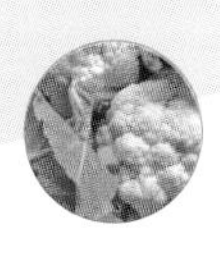
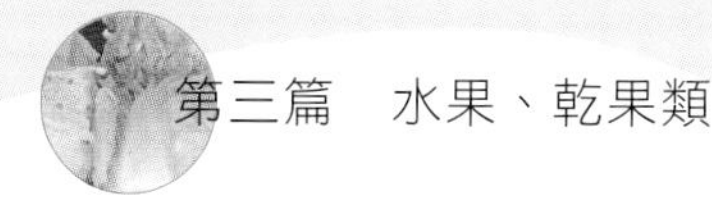

066 核桃

核桃不但補益，而且能「消堅開瘀」，這個作用，對腫瘤病人是有輔助治療作用。癌症康復期，常有「腎虧」的情況出現，可以吃些核桃。

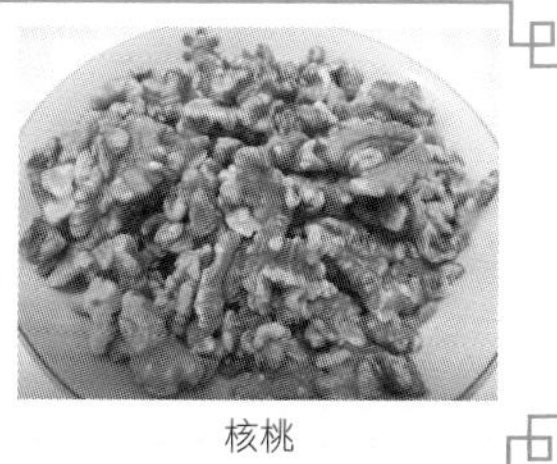
核桃

【核桃】：（又稱胡桃），核桃食用其果仁。食品店中有剝好殼的果仁賣，稱之為桃仁。此桃仁是核桃仁，與中藥中的桃仁不一樣。核桃仁具補益作用，而中藥店中的桃仁則為活血祛瘀之品，兩者不一樣。

核桃仁除了食用外，也常作為藥用。在中醫處方上，寫作核桃肉，與桃仁有區別。

核桃歷來被認為是補品。它的性味甘平。補肺、補腎，健腦、潤腸，古書上還說它「令人肥健」和「潤肌黑髮」，有美容作用。

肺癌治療後，身體虛弱，屬體虛的咳喘、氣喘，吃些核桃有益，中藥處方中也常用。

可以補腎。癌症康復期，常有「腎虧」的情況出現，可以吃些核桃。有一張有名的治療腎虛的中醫方，叫「青娥丸」，裡面就有核桃。

有潤腸作用，大便不暢者，可以常吃。

在冬令補藥中，核桃也常用。

近代名醫還認為，核桃不但補益，而且能「消堅開瘀」，這個作用，對腫瘤病人是有輔助治療作用的。

核桃肉可生吃，剝開後即可食用。但炙酥後味更好，且較肥潤。

核桃肉在油中炙酥後，待冷，加糖成糖核桃，味也好。

腎虧而又有氣虛時，可以用人參或黨參和核桃一起食用。可以

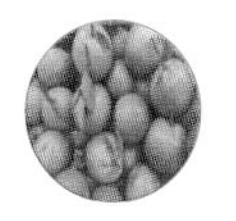
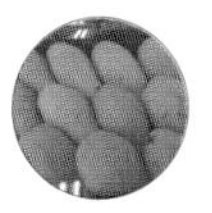
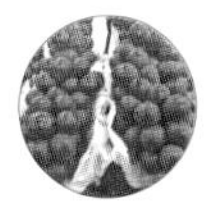
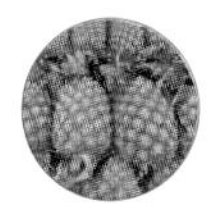
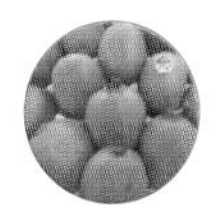
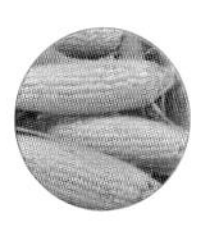

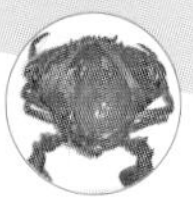
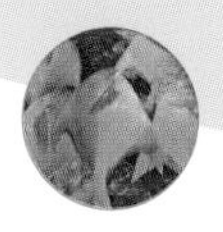
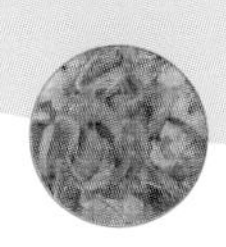
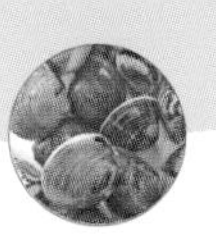
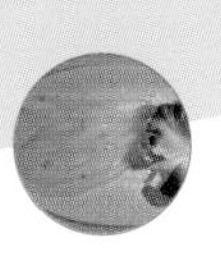
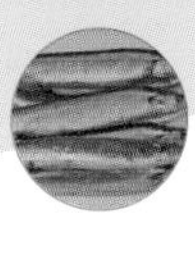

將核桃肉研碎，人參打成粉，兩者拌和，或稍加糖，食用，或加入牛奶或豆漿中食用。

在糕點中，常有加入核桃肉者。

核桃肉外，有一層薄衣，可一起食用，稍有澀味，炸過以後，則澀味全無。這層衣有一些收斂作用。肺虛咳嗽喘息時，可連這層衣一起食用。

核桃殼，民間驗方中，有作藥用者，可治療乳腺腫塊。

前幾年，盛傳核桃枝，即核桃樹的嫩枝可以治癌，用者甚多。有和雞蛋同煮後吃雞蛋者，也有和其他中藥煎服者。經觀察，對癌症療效並不明顯。

對於核桃來說，以食其肉（即仁），取其補益的效果為主。

067 荔枝　桂圓（龍眼）

氣血虧損或者白血球、紅血球偏低時，或精神不好時，適於食用荔枝。桂圓也能補氣血，且能安神。氣血不足，身體虧損，夜眠不好者，可常吃一些桂圓。

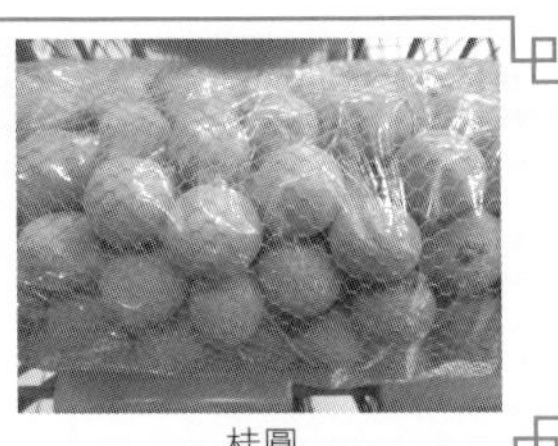
桂圓

荔枝和桂圓，過去常先後上市，性質也相近，因此，不少醫書上，荔枝和桂圓常同時提到。

荔枝在歷史上因楊貴妃嗜吃而大名鼎鼎，歷代稱頌荔枝的也大有其人。

的確，它的味道頗佳。過去因產地少，販運不便而成為一種身價頗高的果品，現在則街頭到處可見了。

【荔枝】：荔枝性味甘溫。在各種水果中，荔枝是口味較甜的一個種類；同時，也是性質偏溫性的一種。因此，在中醫所謂的

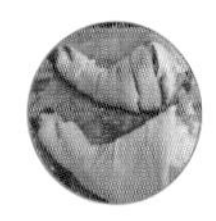
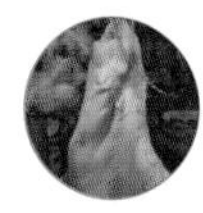
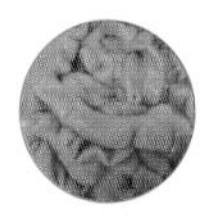
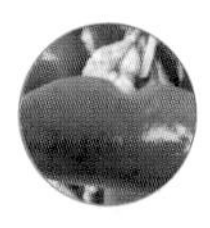
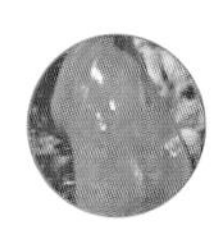
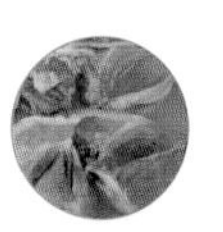

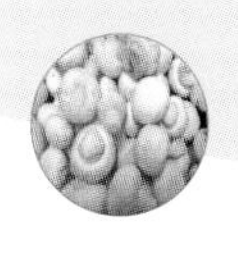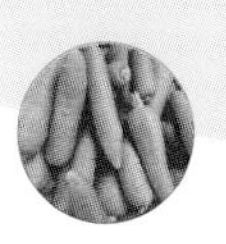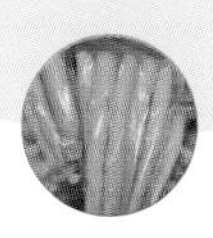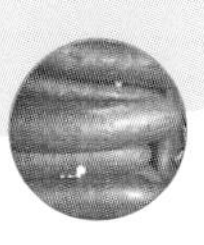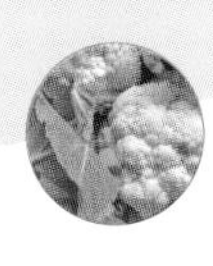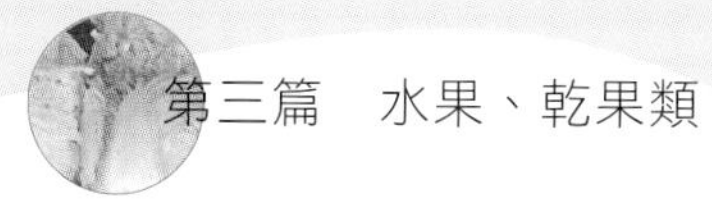

「熱」證和「火」證的情況下，荔枝不宜多吃。而適於偏「寒」性的病證。蘇東坡詩中說：「日啖荔枝三百顆」，這只是詩人的言語，實際上是不可這樣狂吃的。

荔枝有補益作用，可以補氣補血。氣血虧損，或者白血球、紅血球偏低時，適於食用。可以吃荔枝粥，在煮粥時，和生米同時放入乾荔枝若干個同煮粥，味亦佳。可以補益神智，精神不好時，可以食用。

新鮮的荔枝，雖然性溫，但因多汁，因此也有「生津」的作用，口乾時也可吃，但不宜多。

有用於「呃逆」者。時時打呃時，可以試試嚼食乾荔枝，或幾個新鮮荔枝。

荔枝核是一味中藥，有消散腫塊的作用，也有止腹痛的作用。在治療腫瘤的中醫處方中，荔枝核也是常用的。有時還和橘核同用。

寒性的腹瀉，像胃腸道手術後的久瀉，常屬寒性，可以吃上面講過的荔枝粥，既能補益，又能止瀉。

乾的荔枝，也可食用，性質較鮮者平和。古書上說：「乾者味減，不如鮮者，而氣質和平，補益無損，不至助火生熱，則大勝鮮者。」對於不宜多吃新鮮荔枝的「熱」證情況，可以吃一些乾的荔枝。

荔枝酒也甚好喝，市場上有售。

荔枝可自製甜羹。把蓮子煮酥，再放一些乾的荔枝肉。乾荔枝肉先用熱水泡開，再和蓮子一起煮，稍加一些糖，即成甜羹，補益安神。

嗜吃大蒜者，在吃大蒜後，嚼食幾棵乾荔枝，再漱口，可減口中的大蒜味。

【桂圓】：桂圓又叫龍眼，在中醫處方中常用的是龍眼肉。有

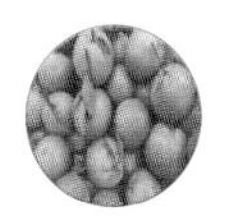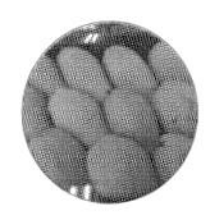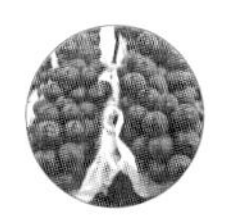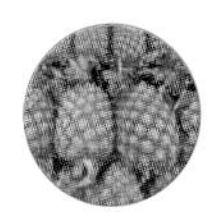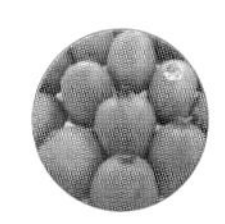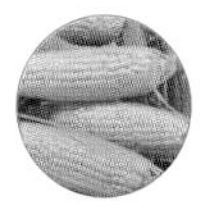

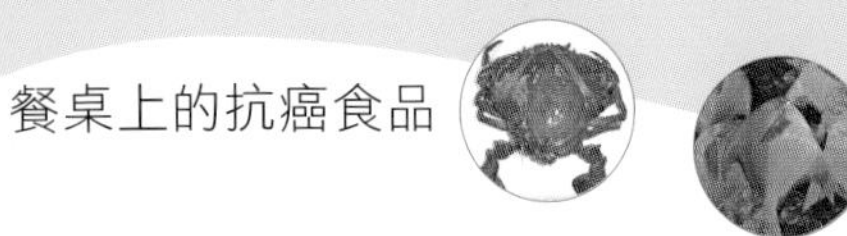
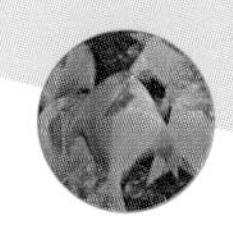
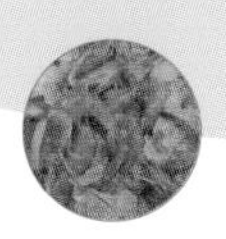
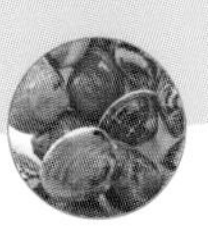
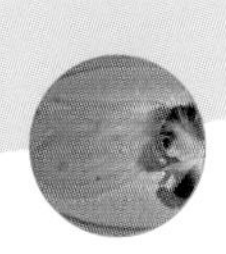
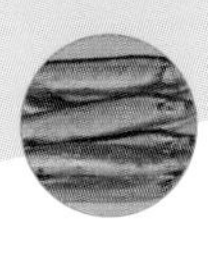

一張很有名的中藥方，叫「歸脾湯」，裡面就用到龍眼肉。不少腫瘤病人，也常有用歸脾湯者。

桂圓性味甘平。李時珍在評價荔枝、桂圓時說：「食品以荔枝為貴，而資益則龍眼為良，蓋荔枝性熱，而龍眼性平和也。」

鮮荔枝，肉實較厚，而鮮桂圓，則核大肉小，喜吃者較少。但兩者作用相似。桂圓也能補氣血，且能安神。氣血不足，身體虧損，夜眠不好者，可常吃一些桂圓。

氣血不足時，除吃鮮桂圓，或者桂圓肉外，還可吃桂圓粥。煮粥時，加入乾的桂圓肉若干，同煮，粥成即可。

夜眠不好時，可用桂圓、蓮子等同煮甜羹食用。

冬令進補，一般適於身體虛弱的人。桂圓也常應用。可以用黑芝麻研碎，核桃肉研開，再用桂圓肉和芝麻、核桃拌和，一起研爛，稍加一些糖，備用。吃時，可在豆漿或牛奶中加一二匙，或者直接口服一匙。味佳，大補元氣。

桂圓酒也很好喝。市場上也有現成的可購買。

乾的桂圓去殼，可煮桂圓湯吃。桂圓肉也可和蓮子等作甜羹食用。

荔枝、桂圓都是甜而補益的果品。消化不良時，以不吃或少吃為好。

近年有報導，桂圓中有某些成分對實驗動物的癌症有抑制作用。

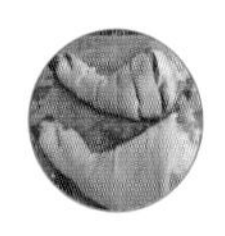
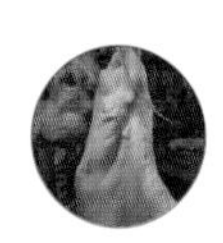
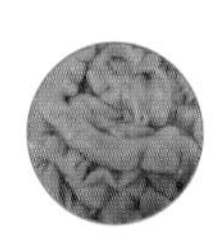
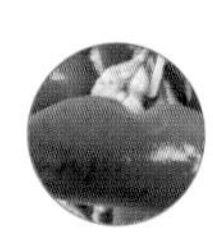
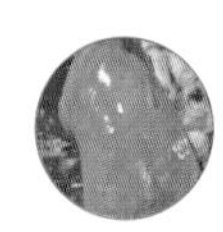
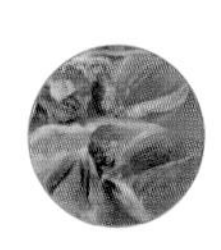

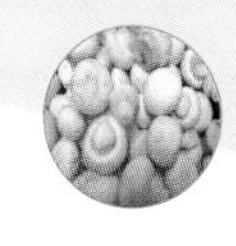
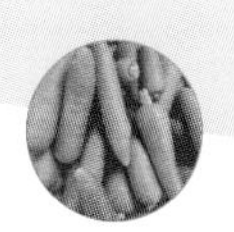
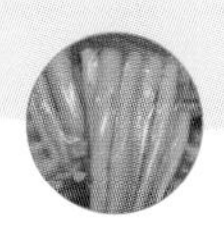
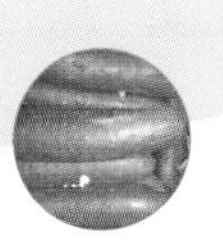
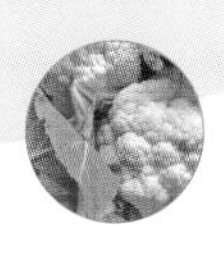
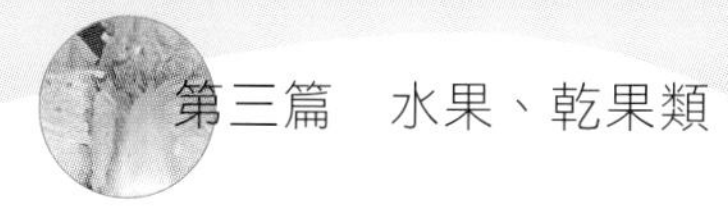

068 橄欖　金橘

頭頸部做放射治療的病人，咽喉疼痛、咽喉炎症是常見的，可以泡飲橄欖，或者生吃。因化療引起的口舌糜爛者，以及肺癌病人，食用也有輔助治療作用，對咯血效果更好。在胃口不好，腹脹，噁心，胸悶不適，口乾時，咽喉不適，痰多，可以吃些金橘。

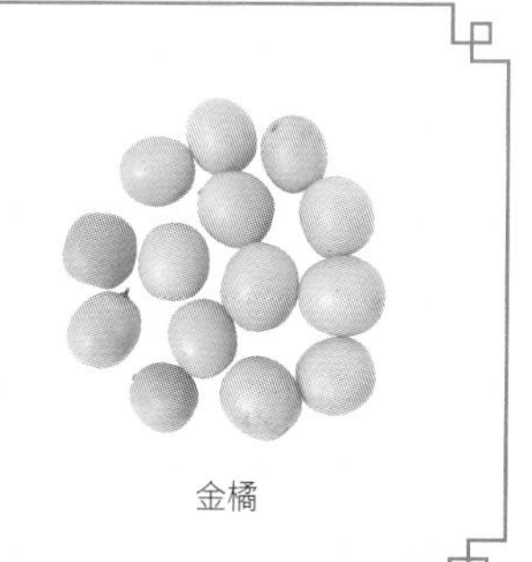
金橘

【橄欖】：橄欖，又叫青果，據說是因為成熟時仍呈青色，故名。古代又叫諫果。因為初吃上去，味帶酸澀，回味則甜，像臣子的諫訴也。它也是我們大家熟知的果品。

它的性味就是甘酸澀，有多種功能，人們常用來泡茶和治療咽喉痛。

在泡飲綠茶時，放上兩粒橄欖，清香可人，增加飲茶的情趣，可以生津。過去到別人家去拜年，習慣上人家要端上元寶茶來待客。所謂元寶，就是橄欖。過年取個吉利的意思。也有益於人體。

橄欖不和茶葉放在一起，單獨泡茶也可飲用。也有生津，清熱的作用，對咽喉痛甚好。

用橄欖治療咽喉痛，還有一個有名的傳說。據說清代有一位有名的中醫，他有一位老友，頗貧。某年，秋季十分乾燥，那位中醫囑其種植橄欖樹，多貯橄欖。因為氣候乾燥，十分容易引起咽喉痛。到了咽喉炎症流行時，橄欖升值，老友就獲利了。

對於咽喉部的癌症，頭頸部做放射治療的病人來說，咽喉疼痛、咽喉炎症是常見的，可以泡飲橄欖，或者生吃。對於因化療引起的口舌糜爛也有益。

橄欖還有「清肺」的作用。肺癌病人，食用也有輔助治療作用。對咯血效更好。

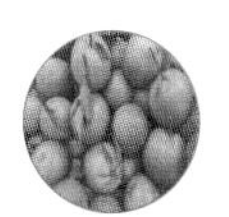
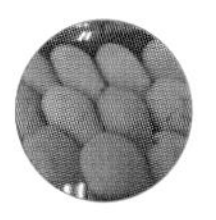
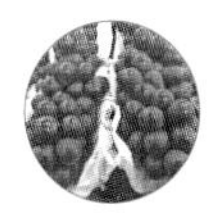
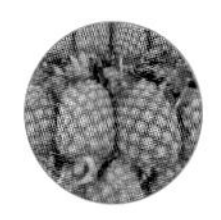
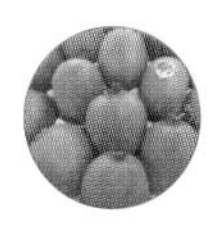
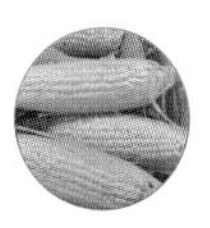

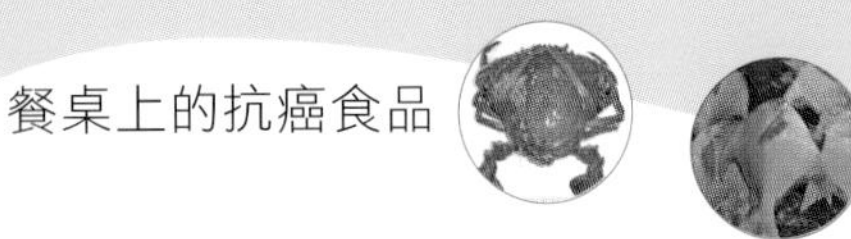
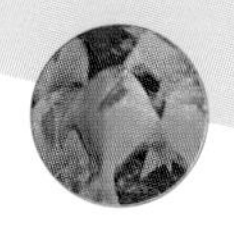
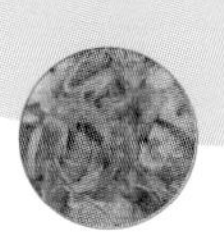
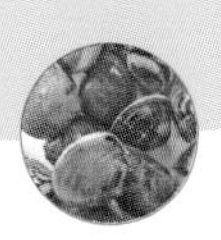
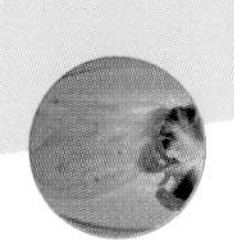
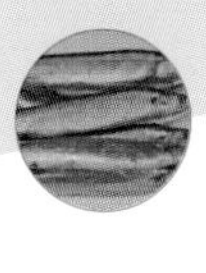

還能開胃，胃口不好時，可以泡茶喝喝。

橄欖除了生吃，泡茶外，可以製成多種菜餚。

例如一種叫「橄欖菜」，用芥菜、橄欖等做成，很是可口，現在有成品出售。

橄欖數個，和蘿蔔切成片，加一些水，加鹽等，一起燉熟，對肺癌而痰多者較好，且味道也不錯。不加蘿蔔，單獨的橄欖，也可剖開，去核，切成片，加些鹽，加些水，在鍋中燉至酥，取出吃時，再淋一些麻油，佐餐也很好。

將栗子煮酥，切成幾塊，又將橄欖去核，也切成數塊，在油中煸炒，稍加糖鹽，即可起鍋食用，甚香而美，對中醫所謂「腎虧」而引起的肝、肺火旺，較為適用。

橄欖的製品甚多，有甜、鹹，近年還有辣的。

【金橘】：金橘是另一種常在秋冬季上市的果品，和柑、柚等同屬芸香科的植物果實。

金橘性味酸甘。有甚酸者，也有甚甜者。其他果品，大都以吃瓤為主，而金橘則以吃皮為主。其瓤也可吃，但較皮為酸。

金橘香味頗濃，因此可泡茶飲用。

它能「下氣快膈」，「止渴」，「解鬱」。因此，在胃口不好，腹脹，噁心，胸悶不適，口乾時，可以吃些金橘，或者取幾個金橘，泡茶飲用。泡茶時，也可只用其皮泡，而去其肉、核。

咽喉不適，痰多，也可吃一些金橘。

金橘的核頗多，一般吃金橘時，常吐去核。但核有消散腫塊的作用。如吃金橘時，稍嚼食幾粒核，核帶苦味，則甜酸苦幾種味道都有，別有風味。

李時珍在其《本草綱目》上說，金橘「生則深綠色，熟乃黃如金，其味酸甘芳香可愛，糖造蜜餞皆佳」。

金橘的蜜餞製品很多，像金橘餅。

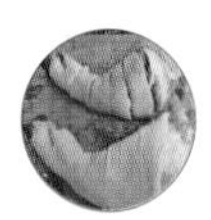
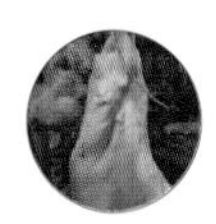
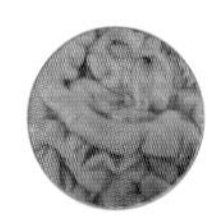
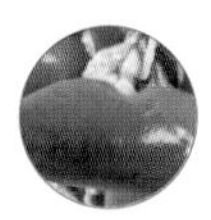
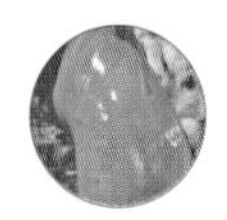
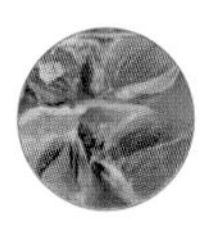

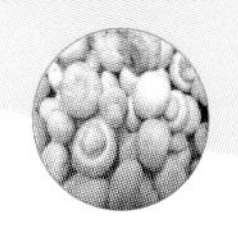
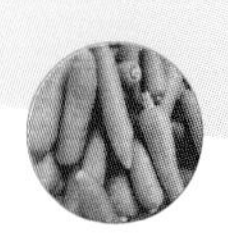
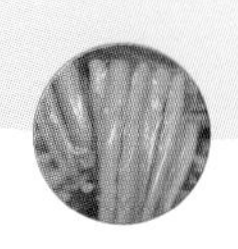
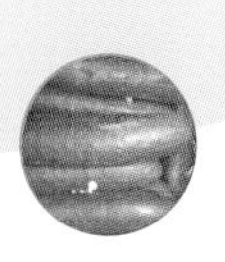
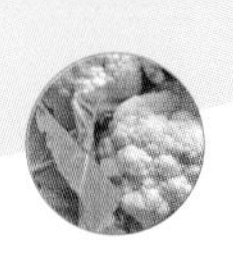
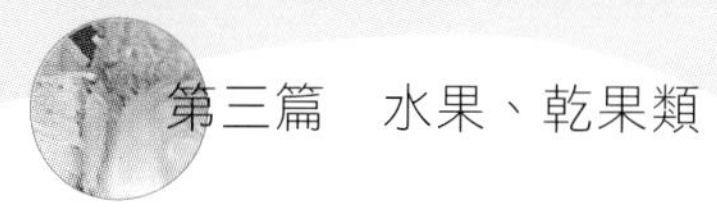

將金橘洗淨，稍吹乾，放在瓶中，用糖醃，可稍久放，隨時取食。亦可只取皮，而去其肉、核。如喜歡其肉的酸味者，可將金橘搗碎後，用糖醃，則香而帶甜酸味，也很可口。

069 枇杷

枇杷的性味是甘酸，肺內有病，咳嗽、多痰，咽喉不爽，噁心，時時打呃等情況，吃些枇杷，都有好處。

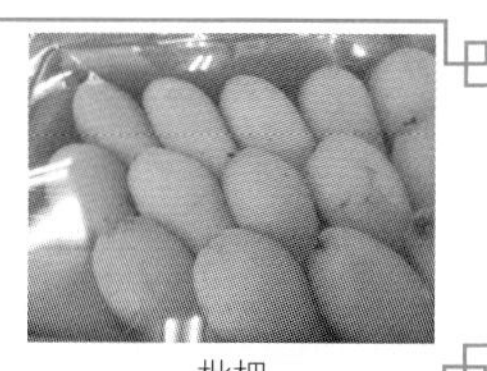
枇杷

【枇杷】：枇杷是常吃的水果。過去，水果的季節性很強，在初夏水果較少時，枇杷上市，頗受歡迎。有詩為證：「乳鴨池塘水淺深，熟梅天氣半晴陰，東園載酒西園醉，摘盡枇杷一樹金。」

枇杷肉可作水果吃，也可作菜餚。枇杷的葉子、核，則可作藥用。枇杷葉和果實製成的枇杷膏，內中還有多種中藥，是傳統的止咳化痰藥。

枇杷的性味是甘酸，它的作用，可「利肺氣」、「止呃逆」、「止渴」。

肺內有病，咳嗽、多痰，咽喉不爽，噁心，時時打呃等情況，吃些枇杷，都有好處。

通常吃枇杷，洗淨後，去皮、吐核，吃其肉。果味有時頗甜，有時頗酸，可能和產地、栽培、採摘時間等有關。

新鮮枇杷，去皮、去核後，可以榨汁吃。稍稍冰一下，更具清潤作用。

枇杷可作菜餚。將新鮮枇杷，去皮、去核。去核時小心一些，不要破壞枇杷的外觀完整性。然後將肉末，加鹽、醬油等調料拌好，做成一些小丸子，納入去核的枇杷心中，放在鍋中，隔水蒸

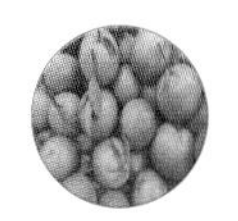
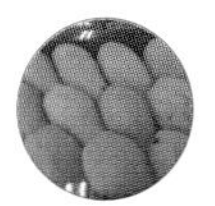
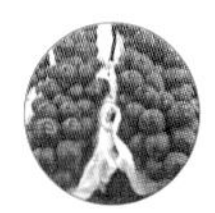
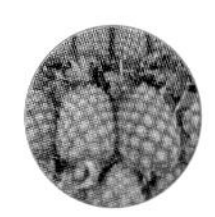
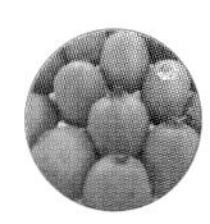
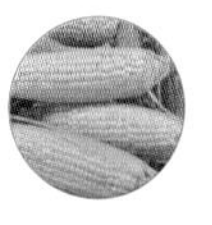

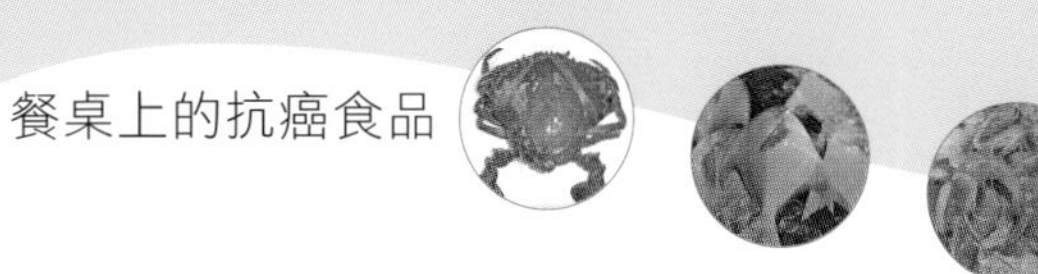
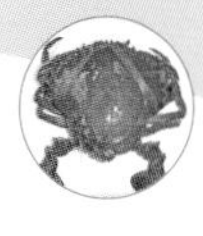
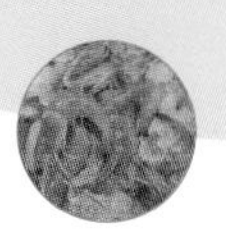
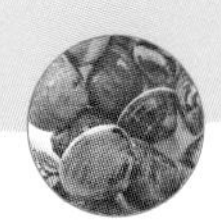
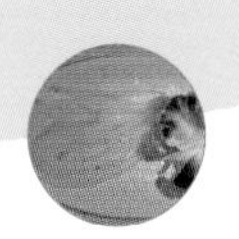
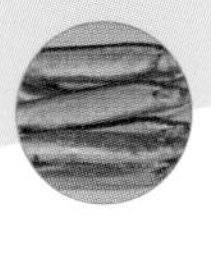

熟，即可食用。

枇杷罐頭，多已失去枇杷的原味。

枇杷去皮、核後，加糖，加一些川貝，加水煮成濃汁，放在冰箱中，可保存時間稍長，對於肺癌放射治療後，仍時有咳嗽者，經常食用有輔助治療作用。

枇杷的核，也有散結功效，但需煎湯飲用，是一種民間單方。

枇杷葉也是中藥。有止咳、潤肺的作用。枇杷葉上多毛，這些毛會引起嗆咳。過去中醫在處方上，對於枇杷葉，常需注明「去毛包」三字，囑藥店去枇杷葉上的毛，並用紗布包好後煎。現在中藥店供應者，大都已去毛。

如需加強潤肺作用，中藥處方上常寫「蜜炙枇杷葉」，意思是說將枇杷葉先用蜜炙過，再入煎藥中。

枇杷葉還可用於打呃、嘔吐，它有「下氣」的作用。為加強止嘔，還可再加幾片生薑。

枇杷膏，則大家都知道。應用枇杷膏要注意，剛開始的感冒咳嗽，是不需應用的。它常適用於慢性咳嗽、或者久咳。

古人對枇杷常稱頌，如宋人詩中說：「大葉聳長耳，一枝堪滿盤。荔枝分與核，金橘卻無酸」等。現在水果種類多了，枇杷就不那麼顯目了。

070 柚　佛手

柚能消食、化痰、健脾，噁心、嘔吐時，可以將柚子皮洗淨晾乾，切成小塊泡茶飲用。佛手的性味酸苦偏溫，能理氣、化痰，對於腹痛、腹脹、痰多、胃口不好、噁心嘔吐等情況，很是適宜。

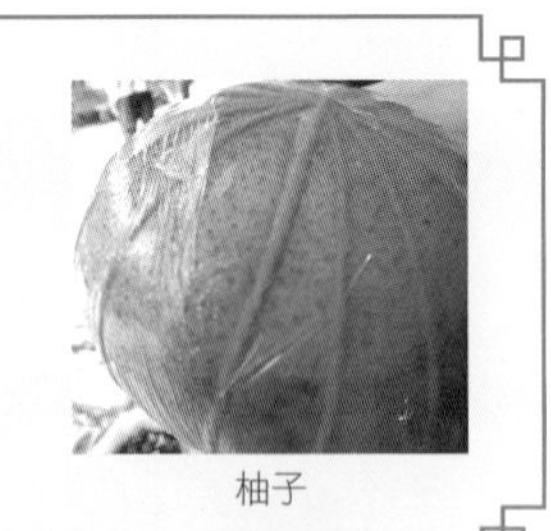
柚子

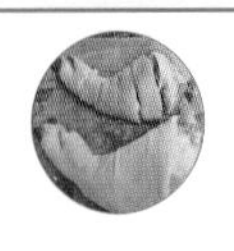
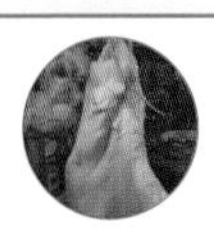
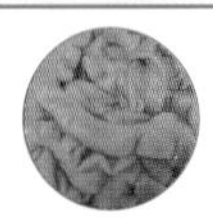
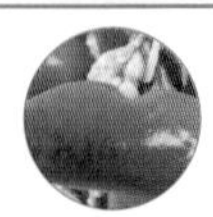
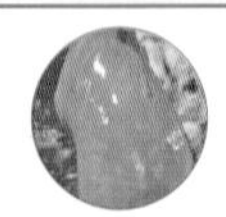
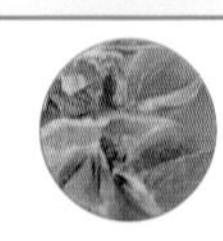

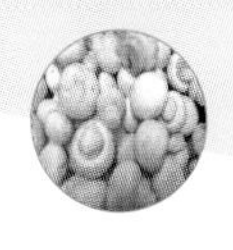
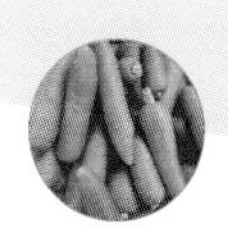
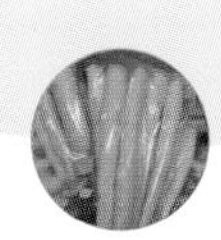
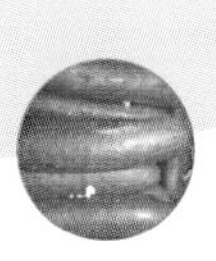
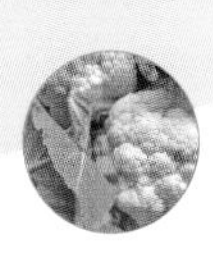
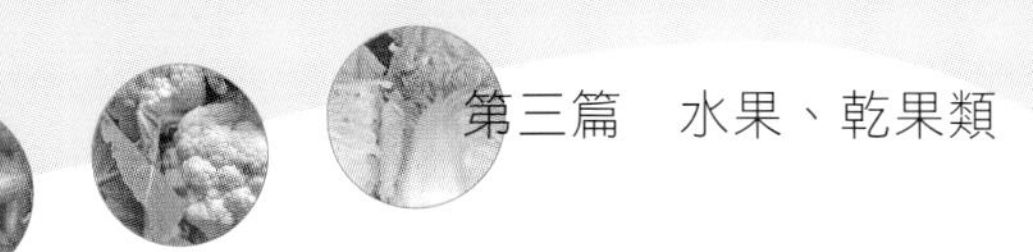

【柚】：柚也是一種芸香科植物的果實。柚的種類也不少。例如，有的叫「文旦」，有的又叫「胡柚」等等，外觀樣子和味道也多少有些區別。但有的書上說，柚就是「文旦」，也就是「胡柚」，不知道是種類不同、產地不同，還是什麼原因。

古代，就認為柚是美味的水果。所以有「果之美者，江浦之橘，雲夢之柚」之說。

柚性味甘寒。它能消食、化痰、健脾，也是一種有益的水果。

柚是水果，可以在餐後吃一些，幫助消化。柚本身不是菜餚。但柚皮卻可以當菜吃。

柚子的皮，甘辛而苦，也可消食、止嘔。

用於噁心、嘔吐時，可以將柚子皮洗淨，晾乾，切成小塊，泡茶飲用。

柚皮洗淨後吹乾，切成小塊，放入大口瓶中，用糖醃著，就成為蜜餞柚皮。也能開胃、止嘔、化痰。蜜餞柚皮，也有成品市售，但大都偏甜，少了一些苦味。

作菜餚時，有一道菜叫蠔油柚皮，據說色香味俱佳。

柚子核也可當藥，有理氣散結之功。需煎湯飲用。

【佛手】：新鮮的佛手，市場上也很少見到。中藥店也有炮製過的佛手。新鮮者也能食用。

佛手的性味酸苦偏溫，能理氣、化痰，對於腹痛、腹脹、痰多、胃口不好、噁心嘔吐等情況，很是適宜。

新鮮的佛手，香氣很濃，它的肉較酸而苦，一般不吃生的。可以用新鮮的佛手皮連肉，洗淨後，吹乾，泡茶飲用，舌苔膩、胃口不好者，頗有益。

自製甜佛手片，也頗好。將洗淨、吹乾的佛手，切成小塊或片，放在瓶中，用糖蜜起來，大約一週後，可以食用。甜酸辛苦，這幾樣味道都有，對於胃口不好、噁心、嘔吐、痰多的人，常吃頗

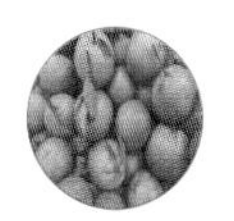
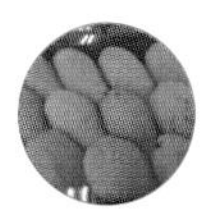
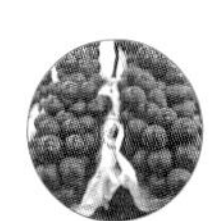
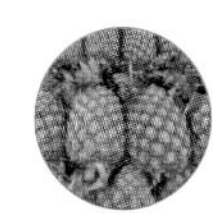
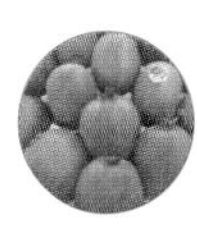
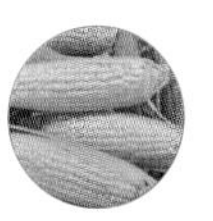

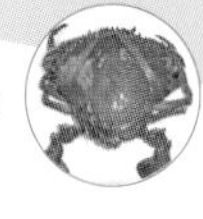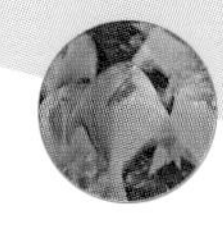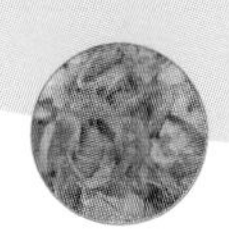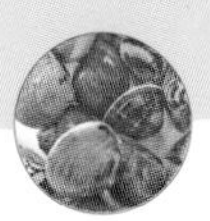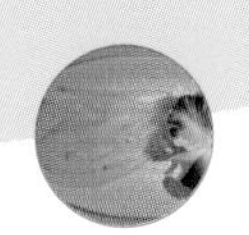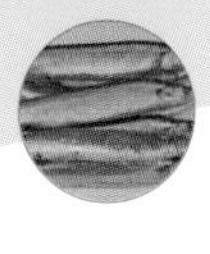

有益。

佛手露，自製不易，有時藥店有賣。是用佛手蒸餾而得，芳香理氣。

佛手也可自製。用上好米酒、糖等，浸佛手塊，一般一個月後可飲用，也是時間愈長愈好。

佛手切塊後，用甜麵醬醃，或用辣醬，二週後即可開始食用，用以佐餐，鹹、鮮、芳香，也很可口。

071 橘柑橙

癌症病人，應該補充一些維生素C，或者在用利尿劑或激素時補充些鉀，因此這時多吃些橘子，是沒有副作用的。橘、柑、橙都是可口而有益的水果，無論腫瘤病人，還是無病的人，食之都有利於身體。

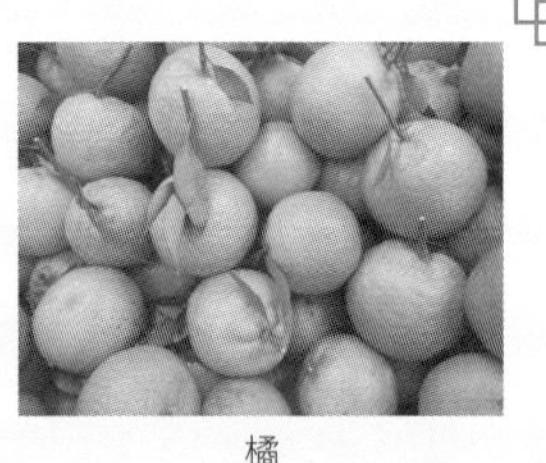
橘

【橘、柑、橙】：「江南有丹橘，經冬猶綠林。」橘是傳統水果。柑、橙也是。據說，不少進口的柳橙，其種類也源自中國。

不少地區的居民，橘、柑、橙是不分的，統稱為橘。如稱柑為柑橘，稱橙為蜜橘等。但是在性味上稍有不同。除了都帶甘、酸以外，橘的性質偏溫，而柑、橙則偏涼。它們的功能，則大致相似。

以橘為例。橘一身是寶。橘肉、橘皮、橘核都可食用，而橘皮、橘核、橘葉又可藥用。

橘富含維生素C，而且含鉀量也頗高。癌症病人，應該補充一些維生素C，或者在用利尿劑或激素時補充些鉀，因此這時多吃些橘子，是沒有副作用的。

橘瓤可潤肺、開胃。食之有益。

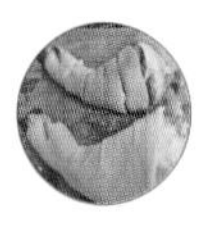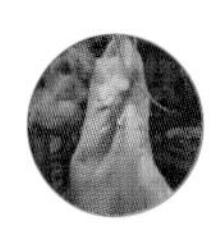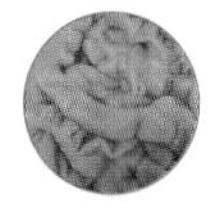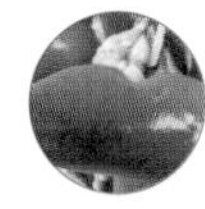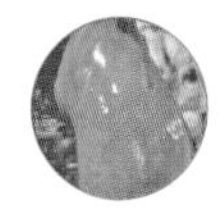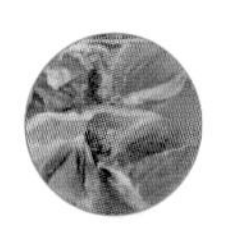

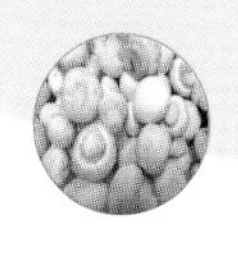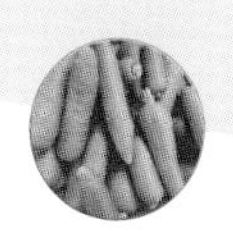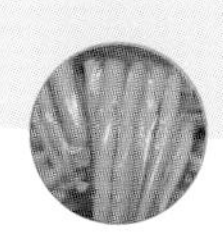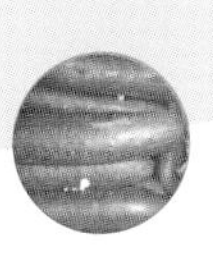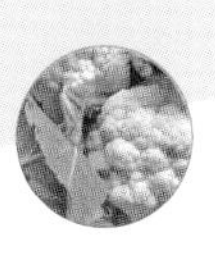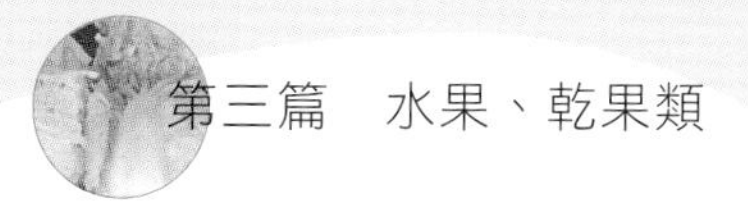

橘子可榨汁吃。新鮮的橘，自行榨汁，最為相宜。橘一般只作水果，或作飲料，很少作菜餚。在做蔬菜沙拉時，加一些橘瓤，調和色彩，也頗好。

橘皮的功用就多了。可作藥，也可食用。

橘皮作為藥用，還可分成幾個部分。通常中藥中用的陳皮，就是橘皮曬乾後加工製成。時間愈長，也就是愈「陳」，燥性愈減。橘皮最外面一層，呈橘紅色者，切下製成的叫橘紅，燥性較明顯。橘皮裡白的一部分，藥用叫橘白。

這幾部分的藥性，大致相似。都是苦辛溫。作用也相仿，能理氣、燥濕，對脾、肺兩臟的病，應用最多。凡是胃口不好、噁心、多痰、舌苔膩等情況，都可以應用。所以中醫處方中橘皮是最常用的藥味之一。

不少醫書上，對橘皮都十分推崇，如「能散能瀉，能溫能補，化痰理氣，理中調脾」。而且認為：「同補藥則補，同瀉藥則瀉，同升藥則升，同降藥則降。」

此外，中藥書上還說，橘皮有「破癥瘕」的作用。近年也發現，在動物實驗中，陳皮對腫瘤有一定的抑制作用。

新鮮橘皮剝下後，洗淨，曬乾，就可以保存下來。

一是泡茶吃。橘皮泡茶，芳香，而且化痰、開胃。對於舌苔膩、噁心等化療後的這些反應有益。

橘皮洗淨，吹乾，放在瓶中，加糖和蜂蜜，就成為自製的糖橘皮，可作為休閒食品。

橘皮也可做菜餚，比較有名的就是陳皮牛肉。

將陳皮切成塊，和蔥末、薑末等一起在油鍋中煸炒，至香味溢出。另將牛肉切成塊，在油鍋中煸炒至看不見血，加黃酒、糖、醬油、水等，燜至牛肉熟。再加入已煸炒過的陳皮等，至汁收乾，即可。

陳皮牛肉已在不少餐館中現售，可不必自製，購食亦較方便。

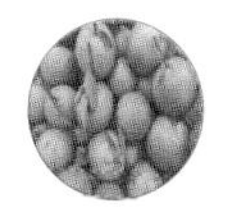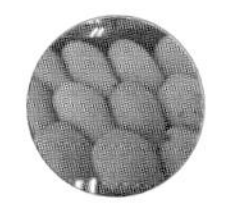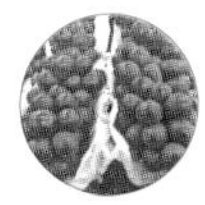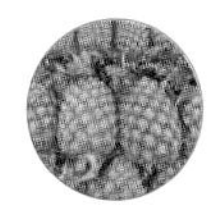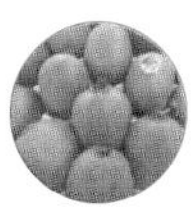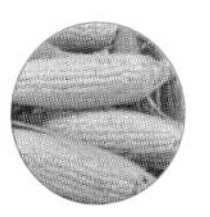

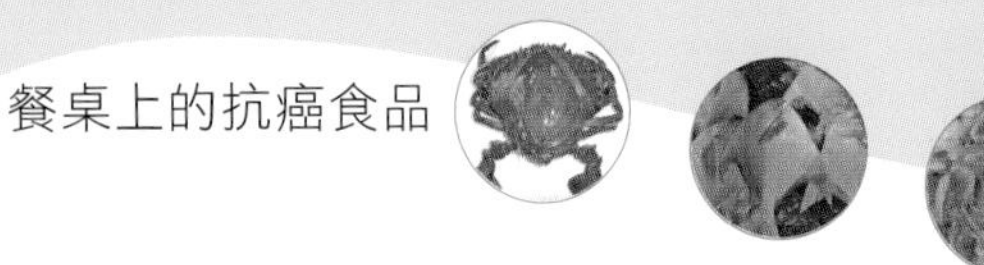
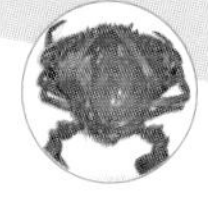
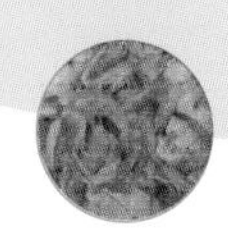
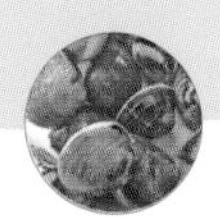
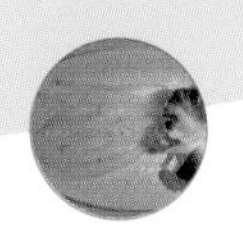
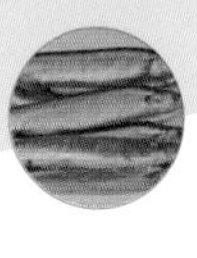

亦可自製陳皮豬肉等。

陳皮的蜜餞製品也頗多，如九製陳皮等。

橘絡，就是橘皮內附著的筋絡。不少人在吃橘子時，常喜將橘絡剝去。其實，橘絡有很好的作用，它可以「疏通滯氣」、「宣通經絡」，對身體有益。在治療癌症的處方中，也常用到橘絡。所以，吃橘子時，最好和橘絡一起吃。

還有就是橘核。橘核可以消散結塊，對癌症病人頗為適用。中醫治療腫瘤的處方中，也常用橘核。也可以將橘核、橘絡焙乾後，研成粉，然後吞服。因此，在吃橘子時，適量吃幾粒橘核，嚼下去，味有些苦，和橘瓤的甜、酸配合起來，別有風味。

橘樹的葉，稱橘葉，不是食品，是中藥，可以疏肝理氣，中藥方裡也是常用的。

這樣看來，橘真是好東西。癌症病人治療期間，或者已經康復，不妨吃些橘子。

柑和橙，作用和橘相似。如果怕橘的性質稍偏溫，那麼就可以吃柑和橙。

一般認為，柑較橘味為甜，而酸則減。但現在市場上出售的柑，亦有酸者，所以很難說。《本草綱目》上曾說：「柑皮較橘色黃而稍厚，理稍粗而味不苦。橘可久留，柑易腐敗，柑樹畏冰雪，橘樹略可，此柑橘之異也。」可供參考。

柑皮亦常代作橘皮。

橙，亦有酸、有甜，並不一概都是甜的。《本草綱目》上說「柚乃柑屬之大者」，「橙乃橘屬之大者」，此說恐不確。

不論怎樣，橘、柑、橙都是可口而有益的水果，無論是腫瘤病人，還是無病的人，食之都有利於身體。自然，有的人吃了胃不舒服時，不必勉強吃。

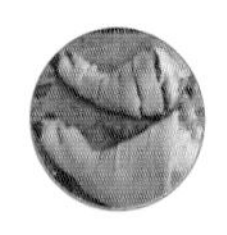
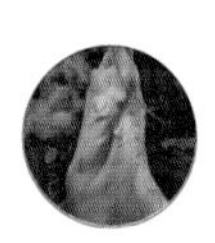
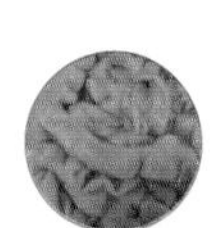
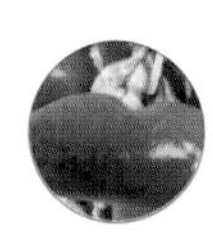
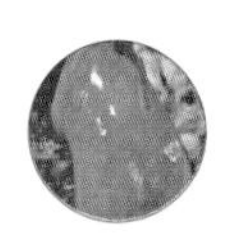
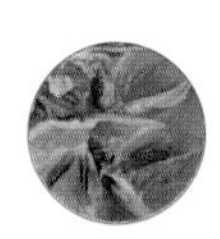

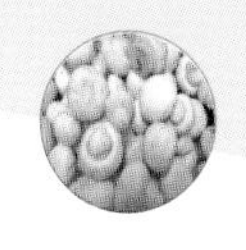
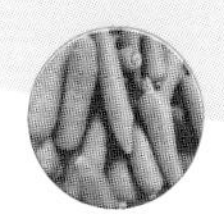
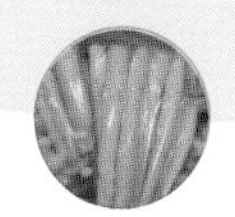
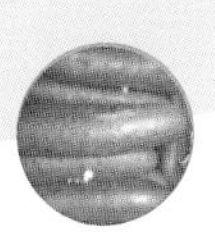
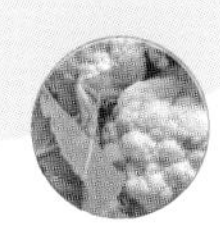
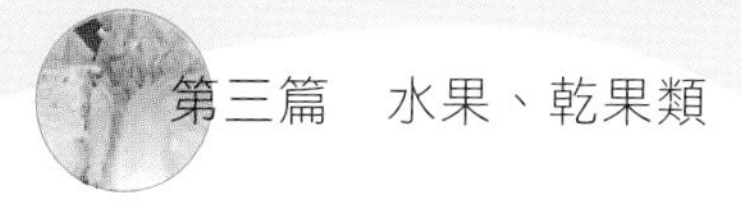

072 石榴　楊梅

癌症病人在康復期，如果身體虛弱，例如胃腸道手術後，長期的腹瀉，或者大便溏薄；又如婦科癌症治療後，長期的帶下不止等，屬於虛證者，常吃些石榴，都是相宜的。癌症病人胃口不開，脾虛泄瀉，消化不好，時有噁心，或者痰多、口渴等，可吃些楊梅。

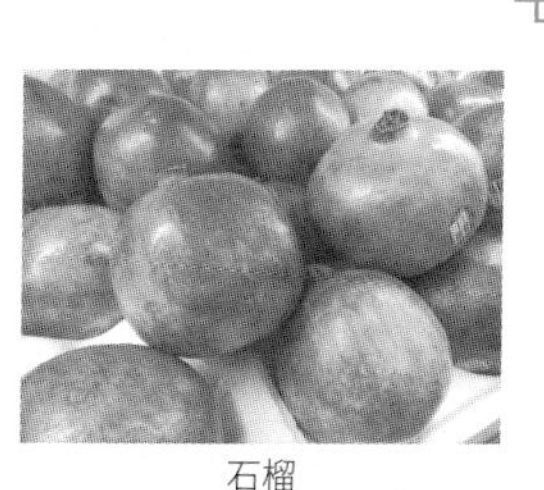
石榴

【石榴】：「五月榴花照眼明。」石榴以花的紅豔而聞名。據說，石榴是漢代張騫從西域帶來的種類。

石榴皮是一味中藥，而石榴則可作為水果食用。有的頗酸，有的則有甜味。

石榴的性味是酸澀，有固澀作用。因此，中醫所謂「實證」，是不能用的。

癌症病人在康復期，如果身體虛弱，例如胃腸道手術後，長期的腹瀉，或者大便溏薄；又如婦科癌症治療後，長期的帶下不止等，屬於虛證者，常吃些石榴，都是相宜的。

其他像年紀大的人，特別是多產的婦女，常有小便滴漏的情況，吃些石榴有輔助治療作用。

因為石榴帶酸味，有一些「生津」的作用。如果在治療後有口渴的現象，吃些石榴汁也有輔助治療作用。

在石榴花盛開的時候，楊梅開始上市了。楊梅一般也是深紅色，色澤也美。

【楊梅】：楊梅甜中帶酸，性味甘酸，沒有石榴的那種「固澀」作用。

楊梅可以調和五臟、開胃、消食，還能去痰、止嘔、生津解

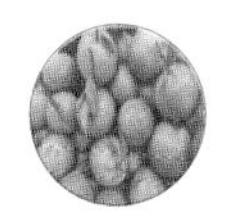
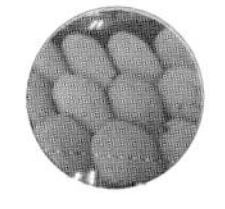
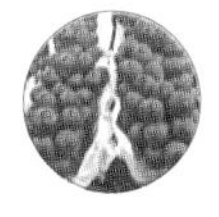
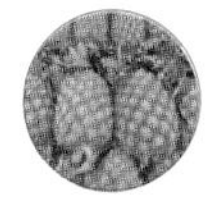
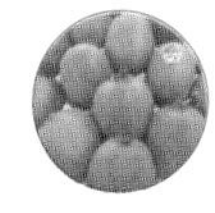
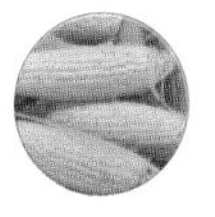

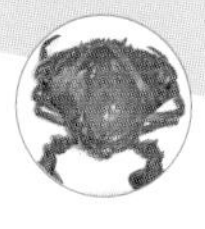
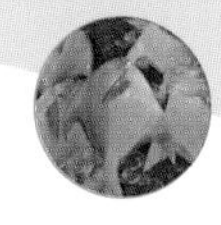
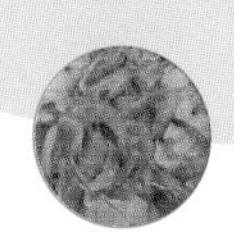
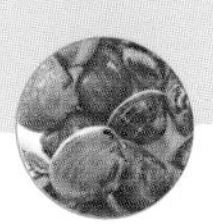
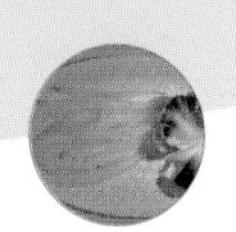
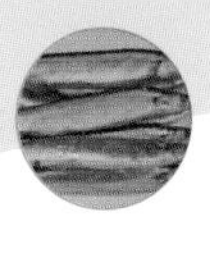

渴。它的功能要比石榴多得多。

但是，楊梅多吃，牙齒會酸軟。

通常吃楊梅時，常將新鮮楊梅洗過後，用冷開水再洗，之後放入碗中，再倒入冷開水，稍加一些鹽，浸一些時候，然後去水，吃楊梅。

凡癌症病人胃口不開，消化不好，時有噁心，或者痰多、口渴等，都可以吃些楊梅。

新鮮楊梅最好當天吃掉，不宜多放時日。

蜜餞中有楊梅。有糖製的楊梅乾等，甜中帶酸。也可開胃、止嘔。

楊梅上市時，可自製楊梅酒，可以久放，而且放得時間愈長，酒精度也愈低，楊梅酒也顯得更為醇和。

自製楊梅酒，可以照上面講的，將楊梅先洗淨，然後瀝乾。瀝乾後放入大口瓶中，加糖，加上好米酒。浸一個月以上始可飲用。久貯更好。

楊梅酒對夏令水瀉有益。夏令常貪涼，每當受寒而引起水瀉，吃一些楊梅酒甚好。癌症病人，屬脾虛泄瀉，或者胃腸道癌症手術後的長期泄瀉，飲一些楊梅酒都可。

073 山楂

常吃些山楂，對預防高血脂、高血壓有一些幫助。對於癌症病人來說，輔助治療作用就更大，在動物實驗中看來，它還有某種抗癌作用。

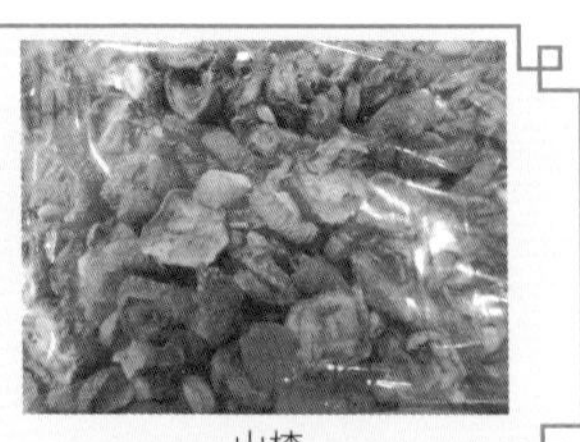
山楂

【山楂】：山楂是一個很有益的食品。它既能食用，又可藥

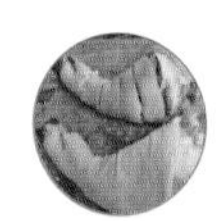
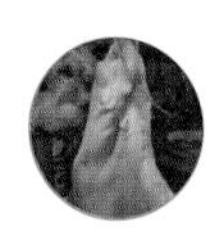
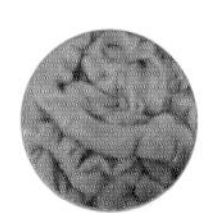
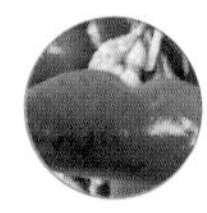
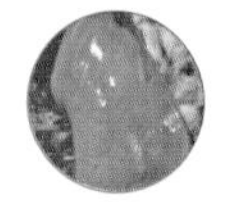
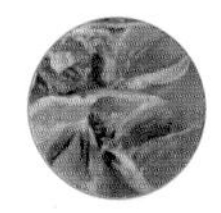

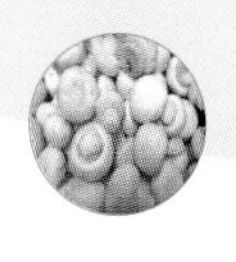
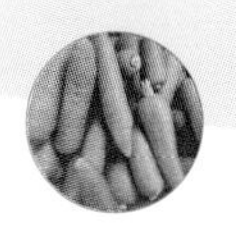
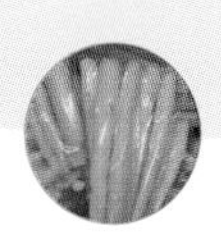
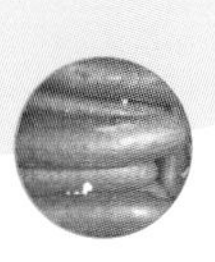
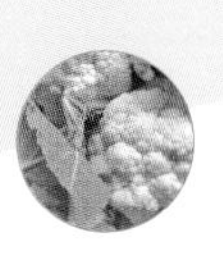
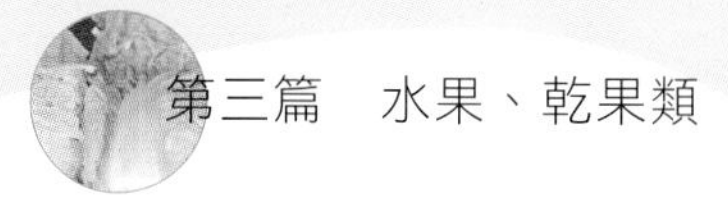

用，而且是一味常用的中藥。

對於沒有什麼疾病的人來說，常吃些山楂，對預防高血脂、高血壓有一些幫助。對於癌症病人來說，輔助治療作用就更大，在動物實驗中看來，它還有某種抗癌作用。

山楂性味酸甘，它有多方面的保健功能。

它可以消食積。金元時代的一位名醫朱丹溪說，山楂可以消一切食積，特別是它可以消肉食。癌症病人在治療期和康復期，常有胃口不好，山楂可開胃。患有癌症，他們的家屬，常會給予較多的營養，引起消化不良，常吃山楂，可以幫助消化。

因為能幫助消化，所以認為它可以「健脾」，在治療癌症的處方中，也是常用的。

它對因消化不良，因「脾虛」引起的泄瀉等證候，可食用山楂來輔助治療。對於因飲食不潔而引起的炎症性腹瀉，也有一定的治療作用。民間也常用它來治療「痢疾」。

山楂可以消脹滿，可能和幫助消化的功效相關。

另一個重要作用，是「活血化瘀」。過去，婦女產後的所謂「惡露不盡」、腹痛等，常以山楂為主要藥物。近代名醫張錫純，在其所著的《醫學衷中參西錄》一書中，稱山楂「化瘀血而不傷新血，開鬱氣而不傷正氣，其性尤和平也」。簡單的說，就是祛瘀而不傷正，是十分有益的祛瘀藥，和其他祛瘀中藥不同。

癌症中常有「血瘀」的情況，而往往病人體質又較虛弱，不能耐受通常祛瘀藥的「峻攻」，這時，山楂最為合適，不僅處方中可用，而且作為食品也可自己食用。

由於它能消食、祛瘀，李時珍在《本草綱目》中，說它能治療「癥瘕」、「痰飲」、「痞滿」、「滯血」之類的類似癌症的病症或證候。的確，在治療這些病的中醫處方中，山楂是常用的。

山楂還能煎湯外洗。過去，常用以治療身上的「瘡癢」。不少癌症病人，身上常常瘙癢，或有皮疹，或者沒有皮疹，可以試試用

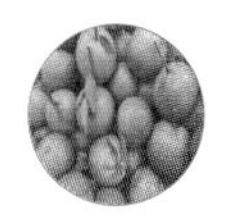
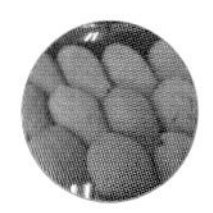
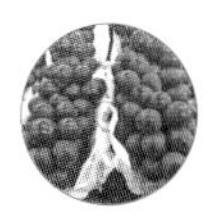
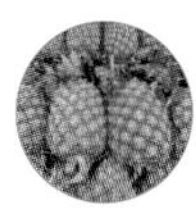
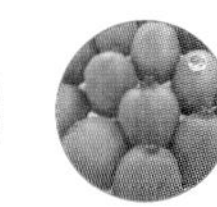
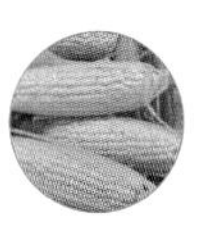

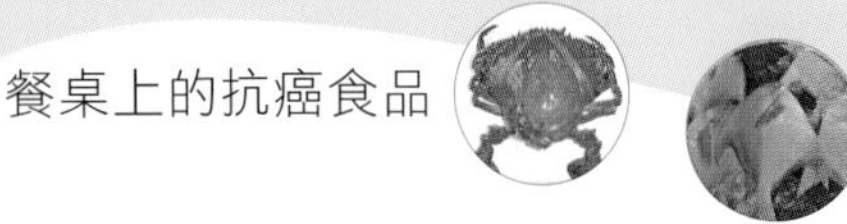
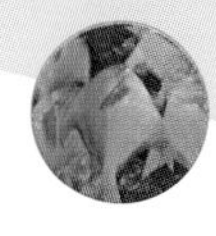
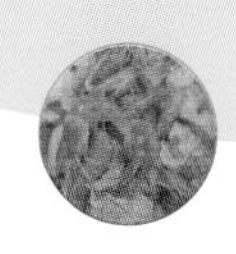
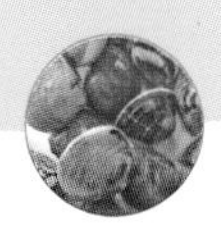
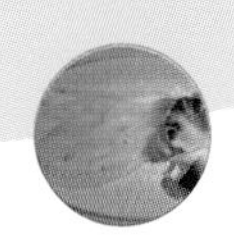
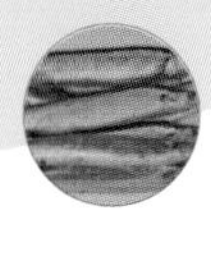

山楂水外洗。可以用生山楂50～100克，洗過後，煮水。取煎液，摻入洗澡水中沐浴。

食用山楂，一種是像煎中藥一樣，取生山楂50克，加水兩杯，煎至半杯左右，飲用。可在餐後飲，以幫助消化。對胃癌手術後時有反流者，有時能夠改善症狀。如嫌酸，可稍加一些糖，但不宜加得太多。

可自製山楂醬。在秋季，新鮮山楂上市時，可購得鮮山楂。將山楂洗淨，連皮連核一起放在鍋中，加水煮至爛。山楂核甚硬，而且多，去核不易。煮爛以後，去掉核就比較容易了。把核去掉後，另置鍋中，加水、加糖適量，再煮成醬即成。盛在碗中，冷卻後，可放冰箱中。每日取食一二匙。不但癌症病人可常吃，而且是養生的佳品，無病的人也可常吃。

山楂粥是在煮粥時，加一些去皮、去核的山楂肉，一起煮，即可。粥帶酸、帶香，頗可口。

在燒肉、燒雞時，加一些山楂，較易酥爛。但山楂不宜加得多，不然肉、雞呈酸味，就不好吃了。

自製山楂酒也可。取新鮮山楂洗淨，吹乾，放入大口瓶中，加適量糖，加上好米酒。浸放一個月後飲用。酒色呈鮮紅色，頗美觀。當然每次飲用少量為好。

有的人嫌山楂酸，不喜吃。其實山楂頗有益，嫌酸，可少吃一些，或適量加一些糖即可。

但有胃病而胃酸過多者，不宜食用。有萎縮性胃炎而缺乏胃酸者，則可食用。

市售的山楂製品甚多，不少甜味太過，如不自製，選擇不太甜的製品也可。

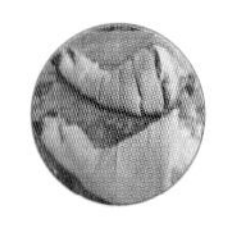
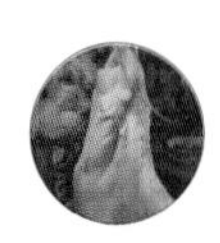
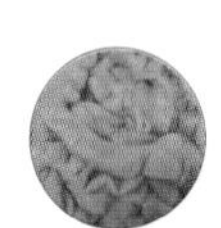
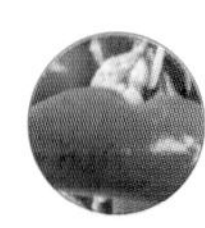
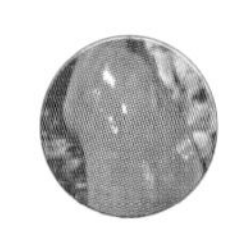
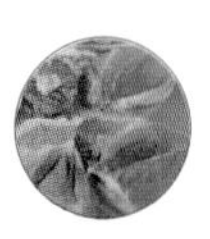

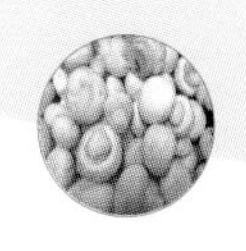
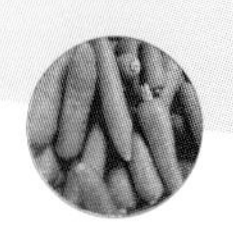
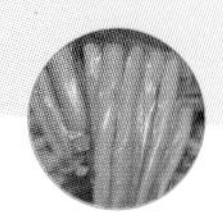
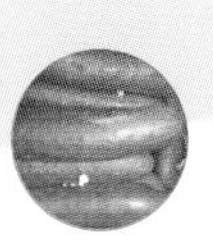
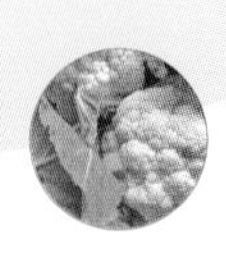
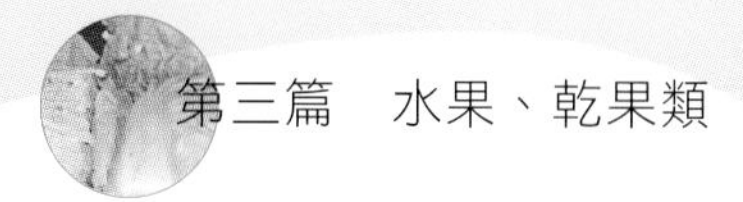

074 木瓜

木瓜，「食之益人」，有補益作用，可以「和胃」、「滋脾」、「益肺」。對脾胃不好、消化不良、肺臟虛弱者都有益，所以也是癌症康復期的食療佳品。

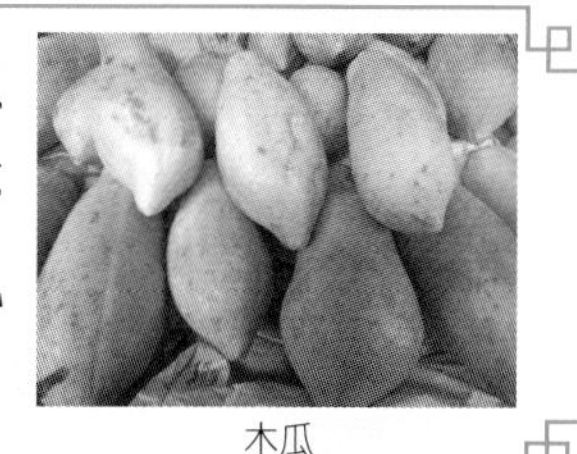
木瓜

木瓜在古代就有。在《詩經》中，有「木瓜」一篇「投我以木瓜，報之以瓊琚」，可見是很珍貴的東西。

【木瓜】：據認為，木瓜有兩種。一種是中藥中常用的，叫宣木瓜，是一種薔薇科的植物，以產在安徽宣城的最有名，所以叫宣木瓜。另外一種通常作為水果食用的，叫番木瓜，是番木瓜科的植物，和宣木瓜是兩種植物。

宣木瓜和番木瓜，雖是兩種植物，但其性味和功用有相似的地方。

兩者的性味都以甘酸為主。宣木瓜較芳香，可以做果脯；番木瓜則以鮮果食用為主，但也有做果脯者。下文以介紹番木瓜為主。

番木瓜，「食之益人」，有補益作用，可以「和胃」、「滋脾」、「益肺」。對脾胃不好、消化不良、肺臟虛弱者都有益，所以也是癌症康復期的食療佳品。

番木瓜中含有的一種成分叫「木瓜蛋白酶」，在醫學上有多種應用。近年還發現，它可能含有一些抗癌的成分，在動物實驗中，發現有一定的抗癌作用。

新鮮的番木瓜，作水果吃，鮮美可口。可自製蜜餞吃。新鮮木瓜肉，切成片，放在盛器中，用糖蜜了再吃。可放置稍久，有開胃的作用，也可當休閒食品吃。

木瓜也有現成的蜜餞，或者其他作法加工成的休閒食品。

也可作為菜餚。

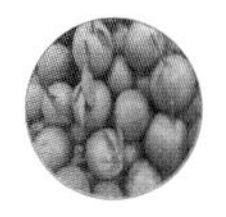
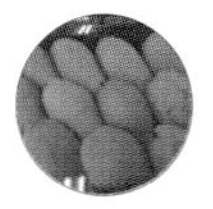
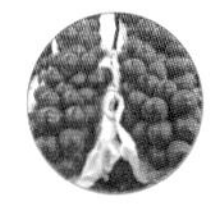
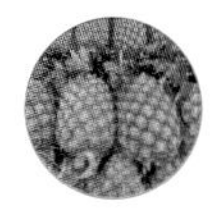
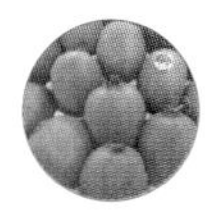
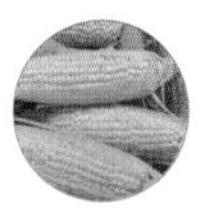

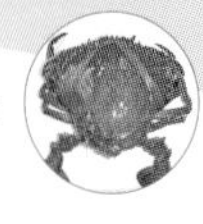
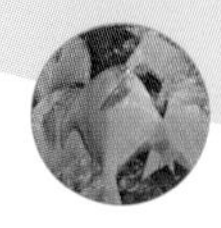
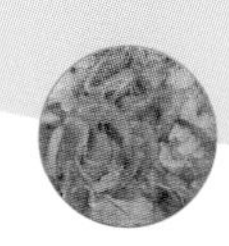
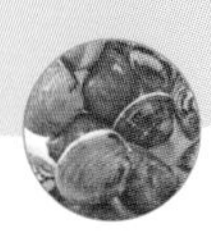
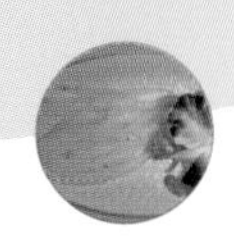
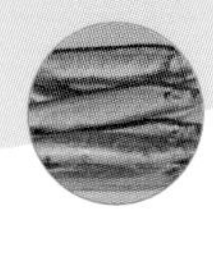

煮牛肉湯待牛肉已將酥時，可放入已切成塊的新鮮木瓜，共煮至牛肉酥爛可食，即成木瓜牛肉湯。

也可用木瓜燉豬肉，或豬腳。豬肉切片，加酒、鹽等，放在碗中，隔水燉，至肉將熟時，再放入切好的木瓜片，再燉至肉熟，即可。或者用豬腳，不用肉，同樣燉至酥爛即可。

木瓜牛肉、木瓜豬肉，可增加補脾的作用。而且放入木瓜後，亦有助於消化。

在煮薏仁粥時，放一些木瓜肉共煮，味道也好，而且對時常大便溏薄者更好。

也有木瓜魚湯的吃法。取新鮮海魚一段，和木瓜肉一起燉湯，味道也好，而且對肺虛者更有益。

宣木瓜脯，對下肢痠痛、脾虛腹瀉等也有食療作用。

075 梨

有癌性發熱、咽喉疼痛、口舌糜爛、自感煩熱時，都可吃些生梨。肺癌咳嗽，或者在手術、放療、化療中有咳嗽者，可以常吃。放療後的放射性肺炎，吃些生梨也有食療作用。

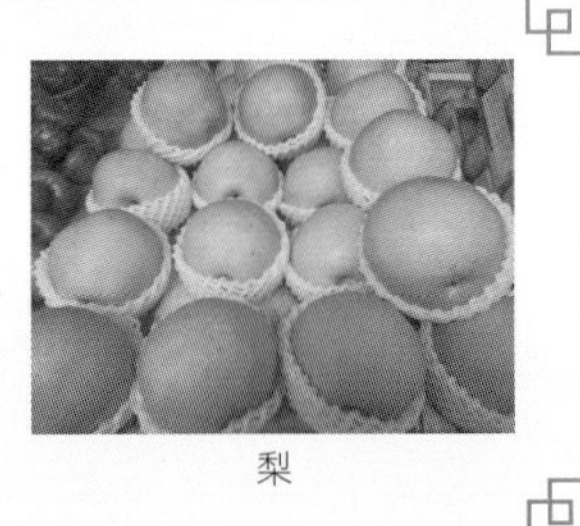
梨

【梨】：梨是一種的傳統食品，古代就有用它來治療疾病的記載，是有食療價值的水果。

梨的性味甘酸寒，它的主要作用是清熱、潤肺、通利大小便。

有清熱作用。凡是有癌性發熱、咽喉疼痛、口舌糜爛、自感煩熱時，都可吃些生梨。

能潤肺。因此肺癌咳嗽，或者在手術、放療、化療中有咳嗽

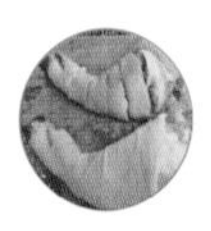
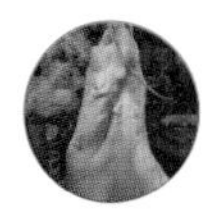
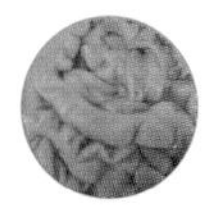
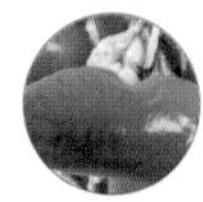
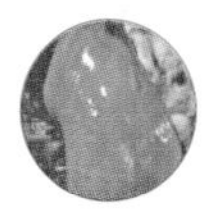
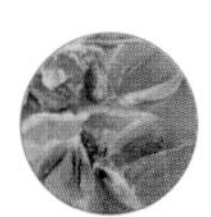

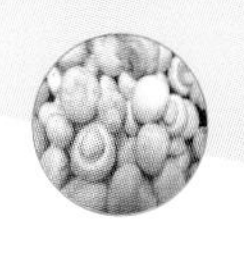
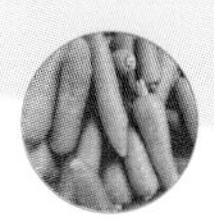
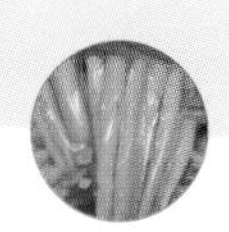
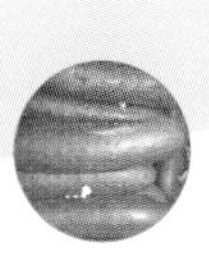
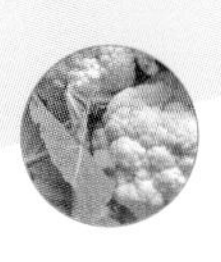
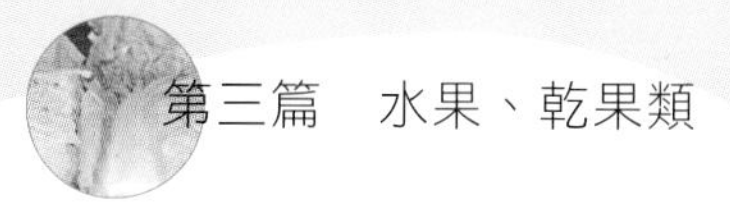

者，可以常吃。放療後的放射性肺炎，吃些生梨也有食療作用。

能通利大小便，大小便不暢時，也可食用。

但梨性寒，因此屬「寒」性的證候，不宜常吃。有腹瀉，或者大便溏薄，或者胃部不適時，吃了有時會加劇。

其中有一點要注意的是咳嗽。民間流傳，咳嗽可以用梨燉冰糖、川貝吃。這個方法，實際比較適用於「熱性」的咳嗽，主要是痰稠黏、不易咯出，痰黃或帶臭味，或者乾咳而舌質偏紅者。一般來講，癌症病人，像肺癌、或者放射性肺炎等，都以「熱性」咳嗽比較多見。但有時，也常有帶「寒性」的咳嗽。例如，受寒感冒後，咳嗽，痰很容易咯出，痰呈泡沫狀，痰白色，舌苔白膩，舌質不紅，這時，不宜吃梨，而以蘿蔔、筍之類為好。肺癌手術後，有時也會有這種帶「寒」，或者屬「氣虛」的咳嗽，也不宜吃梨。

燉梨的吃法是，取生梨一個，在梨柄處切去一小片，留作蓋用。從此處剜去梨心、梨核，放入川貝、冰糖，將蓋蓋上，竹簽插好，放碗中隔水燉至梨熟。吃梨和喝燉梨碗中的水。

一般認為，生梨清熱作用較好，燉熟後吃，兼有滋陰作用。因此，肺陰虛時，除了吃生梨外，也可時常吃些燉的梨。假如沒有咳嗽，不需放川貝。可以在碗中放一個梨，去皮，也可去心，同時加一些冰糖，隔水燉，即可食用。

梨通常的吃法，大家都知道，作為水果，以生吃為主。也可榨梨汁吃，對大便不暢者更好。

梨汁多一些，加糖，收膏，就成自製的「梨膏」。以滋陰為主，對肺陰虛特好。加一些藥物，可作為肺癌陰虛者的「藥膳」。藥物自然需由醫生決定。

自製梨酒也可。生梨去皮、去核，切片，放入大口瓶中，加糖，加入好的米酒，浸一個月左右，即可飲用，梨香撲鼻。

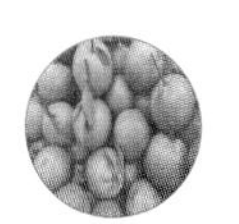
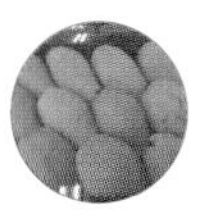
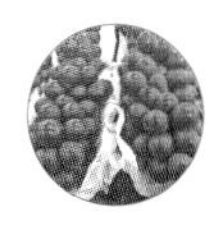
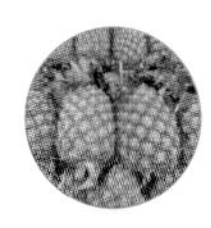
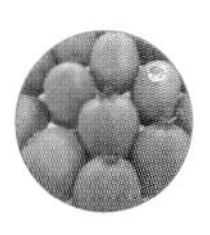
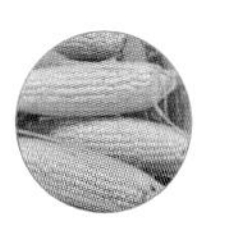

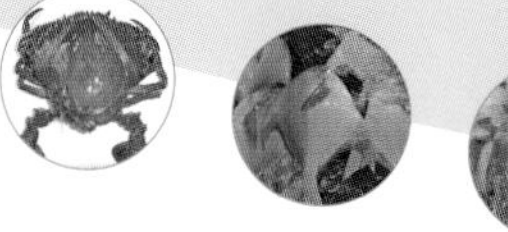
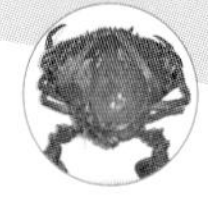
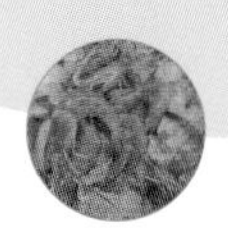
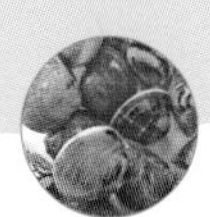
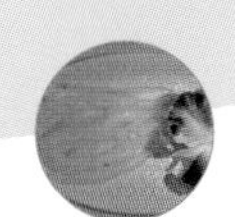
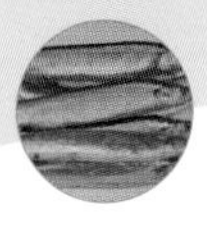

076 栗子

栗子為「腎之果」，有補腎作用。癌症康復期，氣虛、腎虛，需要滋補者，都可吃些栗子。

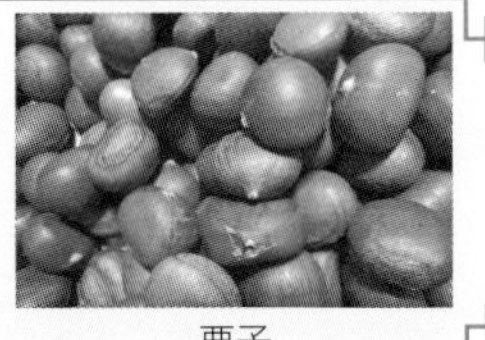
栗子

現在的街頭，糖炒栗子的香味，濃溢於市，芳甜宜人。

【栗子】：或稱大栗，是一種對康復有益的食品。

像紅棗被稱為脾之果一樣，古人稱栗子為「腎之果」，有補腎作用。

中醫所謂補腎，泛指對腰痠、下肢痠軟等有利，和西醫所謂腎病的症狀有所不同。

栗子性味甘溫，以補益為主，除補腎外，也可補肺、補氣。因此，虛性的咳嗽，食之也有輔助治療作用。身體虛弱，中醫稱之為「氣虛」者，食之也好。它的補氣作用，有的古人甚至認為「功同參耆」，和中藥的黨參、黃耆作用相同。因此，癌症康復期，氣虛、腎虛，需要滋補者，都可吃些栗子。

但是食用時要注意，補氣太過會「壅氣」，也就是氣脹。多吃了不易消化，腹部脹氣。所以補益也要注意適量，根據自己的消化能力而定。消化不好時，舌苔膩，或者時常會腹脹、泄瀉者，不宜食用，或不宜多吃。

有的人喜歡吃糖炒栗子，也有的人喜歡吃風乾栗子。風乾栗子可以自製。購得品質好的栗子，放在透氣的布袋中，或放在竹籃中，置於太陽曬不到的地方，讓它風乾即可。滋味也頗好。

民間驗方，用風乾栗子來治療頸淋巴結核，或者頸部腫塊。治療作用自然不肯定，但補益作用是肯定的。

也有人喜歡吃生的栗子。品質好的栗子，生吃也頗甜美，但易脹氣。

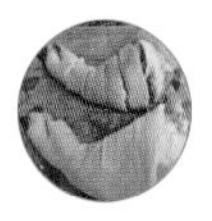
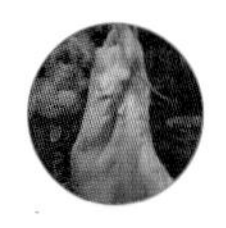
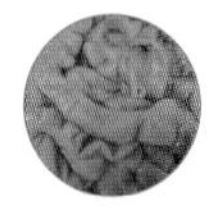
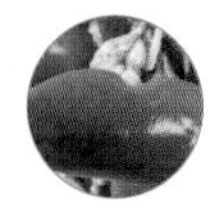
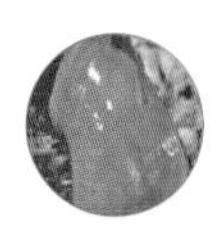
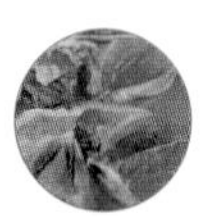

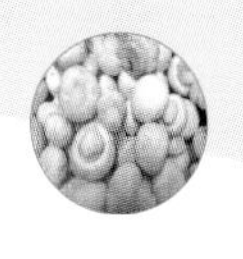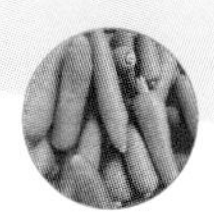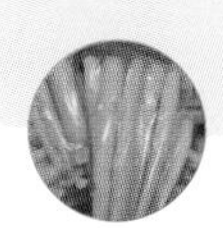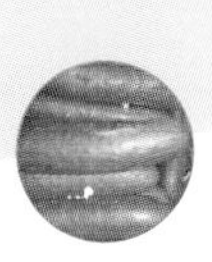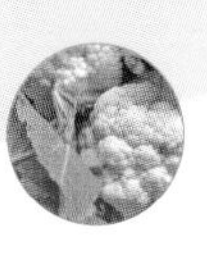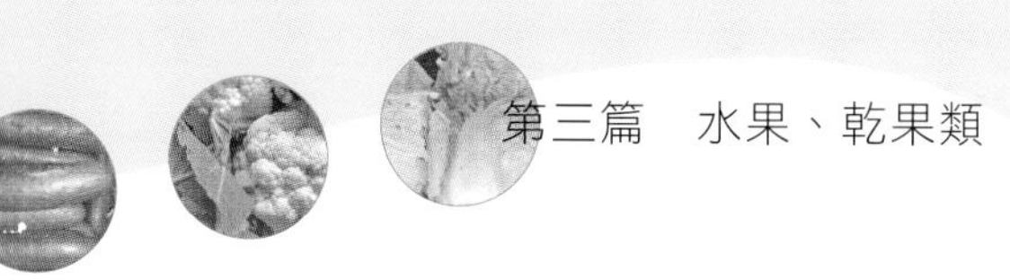

煮栗子甜羹，作為點心，也是一種吃法。好的栗子，頗易酥爛，而有的栗子，燒不酥，俗稱「僵性」，與品質有關。煮甜羹，以能酥者為好。栗子去殼去內皮，栗子肉放在鍋中，加水，煮至爛即成。加糖適量，也可加些桂花，則更香。在煮栗子時，也可放一些白果肉同煮。每次不宜多吃，以不超過10個栗子為宜。

栗子粥也頗好吃。煮粥時，放入栗子肉，與米共煮，至熟，栗子也已酥，即可食用。

栗子乾了以後磨粉，成栗子粉，可以加些水，煮成黏稠的糊，加一些糖，作點心吃，也頗可口，加些桂花，更好。

現在不少西式點心店，有栗子蛋糕出售，味頗佳，價稍貴，食之也有補益。

栗子作為菜餚，也有多種。

假如腎虛者，可以吃豬腎燉栗子。豬腎兩個，洗乾淨，去除筋膜以避免「臊氣」，切片，置碗中，加酒等調料，再放入栗子肉幾個，剖開，一起燉至熟。

肺虛者，可以用豬肺，也要洗得很乾淨，切塊，放入鍋中，加水、加酒煮。煮時再加些火腿片、栗子肉，一起煮至熟，成豬肺栗子湯。

這些都是根據中醫理論，「以臟補臟」的學說，都頗具食療價值。

最普遍的吃法，則是栗子燒肉。在做紅燒肉時，同時放入栗子，肉至熟時，栗子也已酥。

還有就是栗子雞。通常栗子雞，也是紅燒的。雞洗淨，切塊，加栗子肉，加酒、醬油等調料，煮至熟，或在油鍋中煸炒至熟即可。

另一種栗子燉雞，味也甚好。雞洗淨，切塊，加栗子，加酒、鹽、適量水等，在鍋中燉至熟。

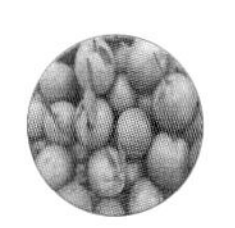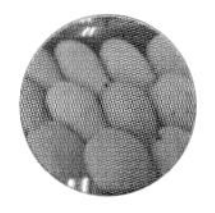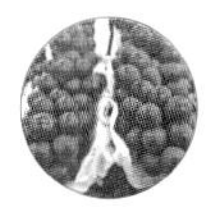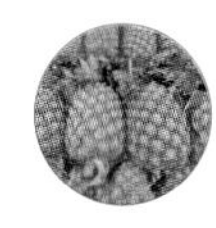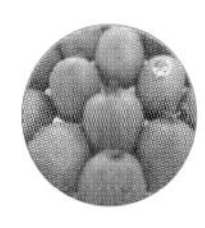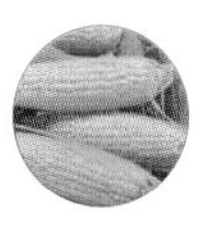

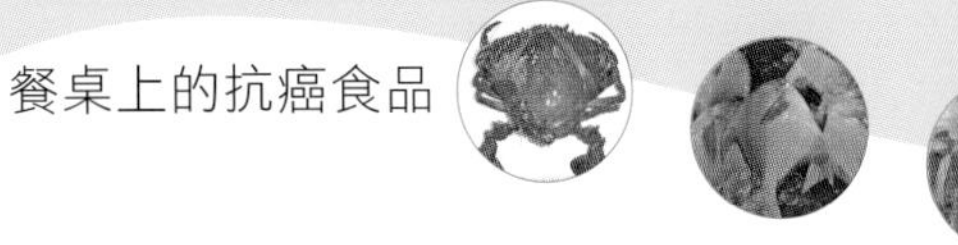
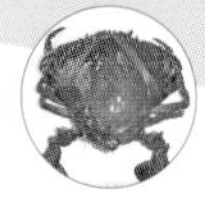
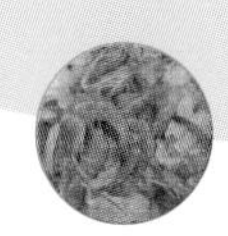
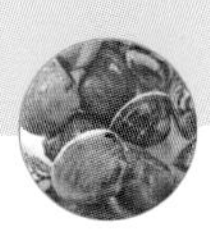
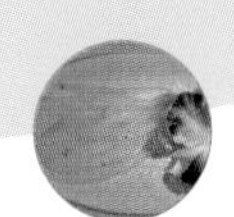
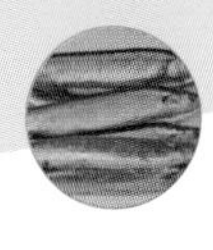

077 紅棗

腸癌、胃癌的病人，康復期可以吃些紅棗，補益脾胃。罹患肝癌時，常有肝功能改變，吃些紅棗也有益。肺癌而氣虛者，紅棗也可常吃。各種癌症康復期，氣血不足者，都可吃些紅棗。特別在白血球、紅血球、血小板偏低時，可作為輔助的食療品。

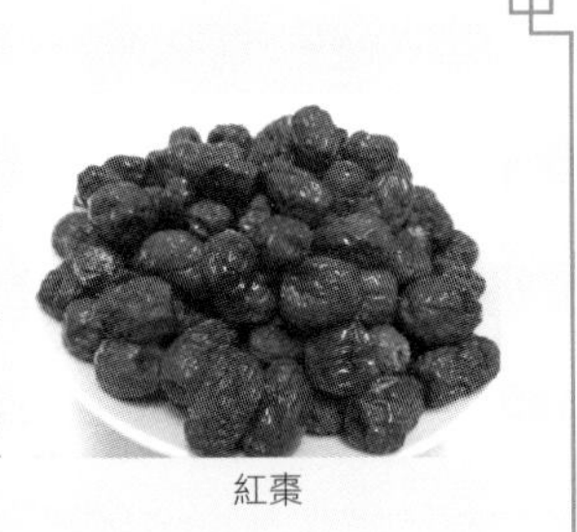
紅棗

紅棗大家都知道，是一種常見的食品。紅棗也有食療價值。

【紅棗】：中藥裡，紅棗是常用的。生的紅棗，性味是甘辛熱，性質偏熱，所以通常我們食用時，不吃生棗。在中藥裡用的紅棗，或者叫乾棗，是乾的紅棗，自然還是生的，但已不是生鮮的，它的性味已有一些改變，是甘平的了，溫熱性已減少。乾棗只在藥裡用，一般也不食用。我們食用的，是煮熟的紅棗，或者加工製成的蜜棗、棗脯之類。

近年發現，紅棗可以提高實驗動物的免疫功能，而且對改善肝功能，提高白蛋白也有幫助，因此在癌症病人的食療中，也有相當價值。

按照傳統中醫講法，紅棗的主要作用是補益和調和百藥。

補益主要是補五臟、補氣血，而重點是脾和肺。可以健脾養胃，補中益氣。所以古人也稱它為「脾之果」，意思是補脾的果品。

腸癌、胃癌的病人，康復期可以吃些紅棗，補益脾胃。

肝癌時，常有肝功能改變，吃些紅棗也有益。

肺癌而氣虛者，紅棗也可常吃。

各種癌症康復期，氣血不足者，都可吃些紅棗。特別在白血球、紅血球、血小板偏低時，可作為輔助的食療品。

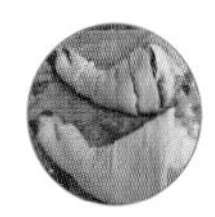
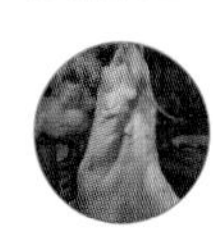
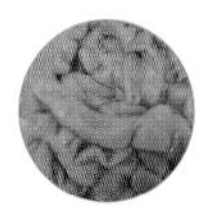
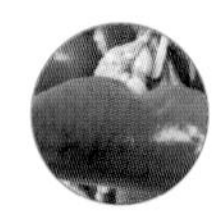
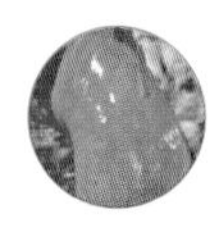
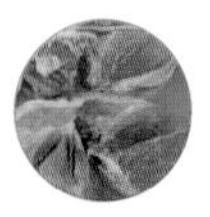

此外，紅棗還有一個作用，對某些精神症狀的改善有些幫助。過去，中醫用紅棗等藥治療一種叫「臟躁」的證候，病人常「悲泣不止」，主要是類似「歇斯底里」的精神症狀。有一些癌症病人，也會出現類似情況，也可吃些紅棗。有一些有名的成方，像「甘麥紅棗湯」，或「紅棗湯」。

另外一個作用，是調和百藥、調和營衛。大家假如有興趣看看中醫書，可以看到不少處方中都用到紅棗，這時的紅棗就是具有調和各種藥性的作用。不但能調和藥物，同樣也能調和五臟、調和榮衛，因此，過去認為紅棗有「輕身延年」的作用。其實身體各個臟器平衡了，自然能強身健體。

紅棗的補益、調和，主要在於棗肉。紅棗的皮，通常食用時都吐去，它的性味和棗肉稍有不同。不是補益，而是「辛散」的作用。看來，紅棗本身，它的皮和肉，一散一補，也是調和配合的。我們平時吃紅棗湯或者紅棗湯，都是連皮一起煮的，正好調和。假如只要補益，可單煮棗肉。

紅棗最容易的吃法，是揀好的紅棗，洗過，煮紅棗湯吃。每次可吃10個左右，多吃也會脹滿。

假如血小板偏低，可在煮紅棗湯時，加入連衣的生花生，共煮。

紅棗煮熟後，去皮、去核，拌和就成為棗泥。加一些糖，可放置在冰箱中，時時食用，作為小點心。

自製湯圓、米餅時，把棗泥作餡心，就成棗泥湯圓、棗泥餅，也可作為主食。

紅棗也可和米一起，煮成紅棗粥，或者紅棗飯，香美可口。白糖糯米蓮心紅棗粥，不僅味美，而且補益身體，可改善睡眠，滋陰斂汗。八寶飯中，也可加入棗泥，增加補益作用。

紅棗酒，也有補益作用。取好的紅棗，500克左右，放入大口瓶中，加入上好的高粱酒，再加入適量的白砂糖，或冰糖，儲存一

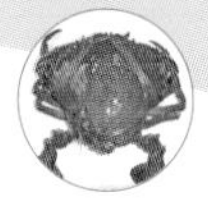
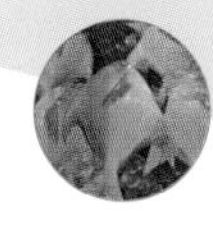
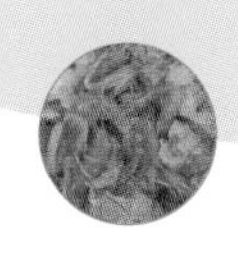
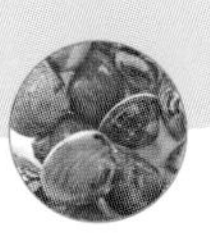
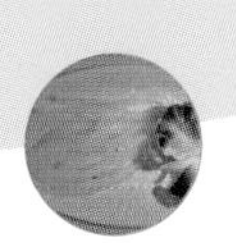
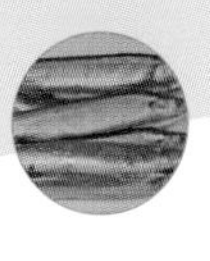

個月左右，即可飲用。本來能飲酒者，可每日飲用20CC左右，補益身體，適用於癌症已治癒而需補益氣血者。

至於棗脯之類，作為一種零嘴點心，也可零星食用，但需選購品質上等者。

紅棗除了上面的紅棗外，還有因不同炮製方式和方法而做成的黑棗。黑棗在南北貨店有售。

黑棗一般不作藥用，只作食品用。它的性質和紅棗有一些不同。紅棗以補氣血為主，而黑棗則以滋陰補血為主。如果癌症在康復期有陰虛的狀況，可以吃黑棗為主。

黑棗的吃法，和紅棗大致相似。

如煮黑棗湯吃，選購品質較好的黑棗，洗過，即可煮湯食用。

也可用黑棗煮黑棗粥吃。如以糯米煮粥，加以黑棗，即成黑棗粥。糯米也有滋陰養血作用，加了黑棗，滋陰效果更好。

肺癌治療後，常有肺陰虛的表現，可吃些黑棗。燕窩可養肺，在煮燕窩時，加黑棗、冰糖，養肺作用更好，但價格較貴。

黑棗酒，也有健身養生作用。紅棗浸酒，需用高粱酒，而黑棗浸酒，則可用黃酒。黃酒的酒精度較低，不善飲酒者，可浸黑棗酒吃。

取品質好的黑棗500克左右，放入大口瓶中，取上好黃酒1000CC左右浸入。稍加一些糖，一般浸二週到一個月，即可飲用，浸的時間越長，酒味愈少，滋味愈醇厚，每晚飲一小盅，十分宜人。

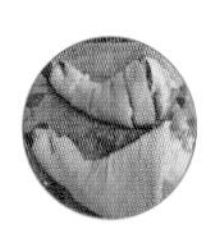
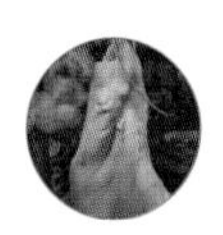
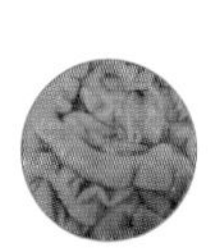
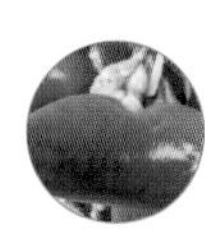
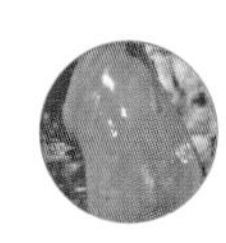
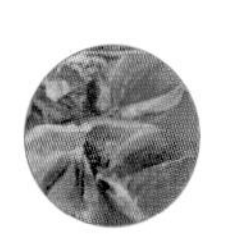

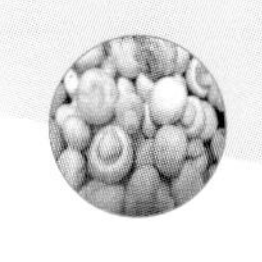
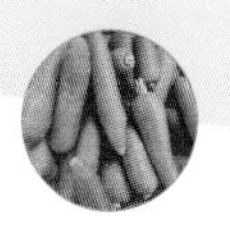
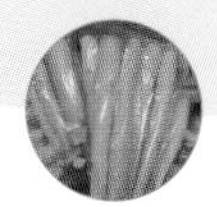
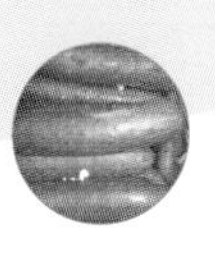
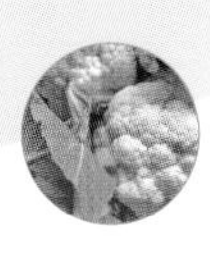
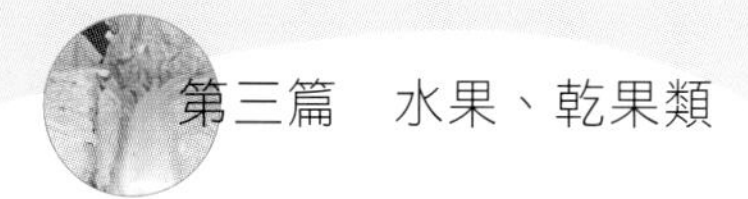

078 白果

癌症康復期，經過各種治療後，身體比較虛弱者；肺癌，屬於虛證，脈軟無力、苔薄，咳嗽、氣喘者；婦科癌症，有白帶之類，屬於虛證者，也較適合食用白果。

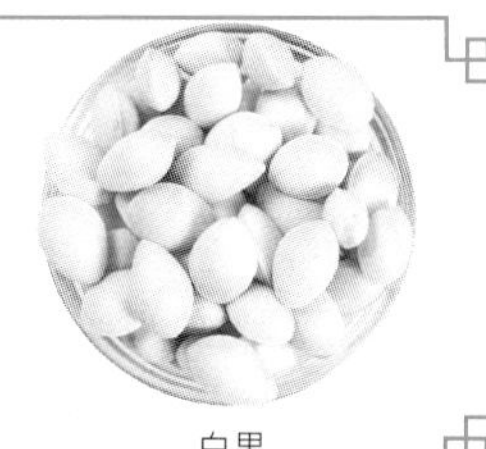
白果

白果在古代是比較名貴的食品，屬於貢品。有所謂「絳囊初入貢銀杏」的說法。

【白果】：白果就是銀杏，白果樹，也叫公孫樹，到現在，白果樹也是較名貴的樹種。

過去在江南地區，街頭上常有熱白果賣。「新炒熱白果，香又香來糯又糯。」一到冬季，常聽到這樣的叫賣聲，和烤魷魚、烘芋頭等，同為冬令一景。

白果是有益的食品，但有毒。不可生吃，不宜多吃，所以古人說：「以白果代飯皆死。」這是吃白果時必須注意的。

近年，白果樹的葉子，就是銀杏葉，引起了國內外的重視，因為裡面的一些成分，對心腦血管病有益。但是，它和白果一樣，也含有有毒的白果酸，作為藥用，必須把白果酸去淨。

白果的性味是甘苦澀平。在中醫作為藥用時，以補益肺氣、定喘，以及補益肝腎，「縮小便」，「止白濁」等為主。

過去，有不少以白果為主的成方，較有名的像「白果定喘湯」等。

白果以補益、固澀為主，因此適宜於虛證。對於癌症病人來說，以下這些情況，比較適用。

1.康復期，經過各種治療後，身體比較虛弱者。

2.肺癌，屬於虛證，脈軟無力、苔薄，咳嗽、氣喘者，可以適用。

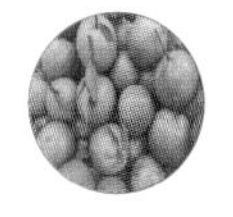
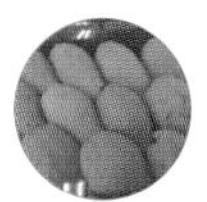
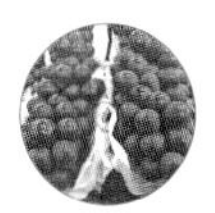
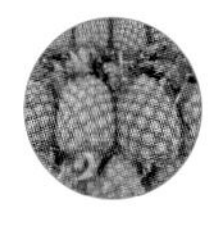
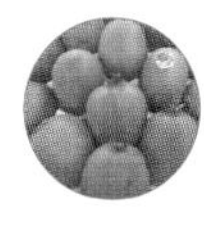
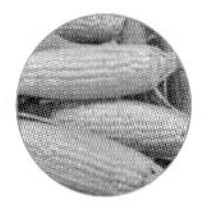

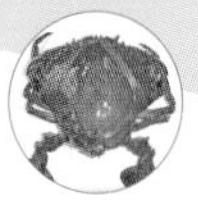 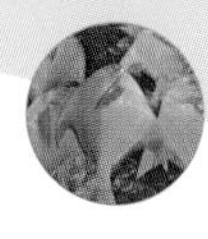 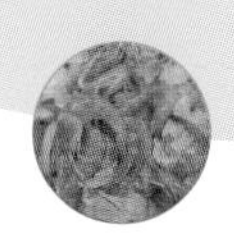 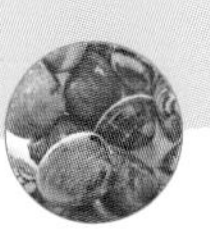 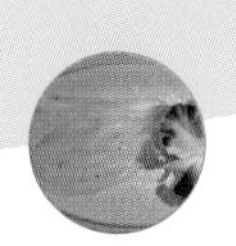 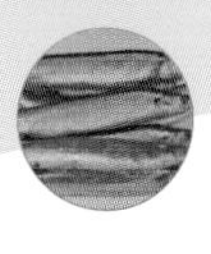

3.婦科癌症，有白帶之類，屬於虛證者，也較適合。

但中醫所謂實證，不適宜食用白果。

白果怎樣吃呢？

吃法也不少，但首先一定要吃熟的，古人說，熟的最能「益人」。生的有毒。

過去有一種吃法，將生白果去殼，其漿汁沖入熱的牛奶或豆漿中食用。這種吃法不好。因為白果沖入後並不會熟，易中毒。

其次，據報導，小孩食用白果者，中毒較多，因此小孩不宜吃白果。

成人食用熟的白果，每日量也不宜多。過去曾有報導，一次食用超過40粒者，中毒情況較多。通常食用，以不超過10粒為宜。

白果去殼比較麻煩。有幾種吃法，是製作時不去殼，吃時自己吐殼。

一種就是過去街頭常見的「炒白果」。是一種休閒食品，現已少見。家中自製不方便。

另一種，是醬炒白果。在餐館中有，家中自製比較方便。

將白果殼敲裂幾處，然後起油鍋，將白果投入，至白果肉熟透，然後放入甜麵醬，或豆瓣醬，或辣醬，共拌炒，至醬黏上，即可裝盤食用。

去殼的白果，也有不少食用法。

去殼不易，可以先將生白果的殼敲裂幾處，然後放入鍋中，加水，煮至白果熟。取出、冷卻，然後剝殼、去白果肉外的翳。這樣做比較容易，而且剝出來的肉已經是熟的，可以放在冰箱中，儲存待用。

當然，現在有一些食品店或者超市有已剝好的白果肉賣，就更方便了，但要注意，那大都是生的。取來後，最好先煮熟後，再備用。

白果肉可以做甜羹，也可做成菜餚。

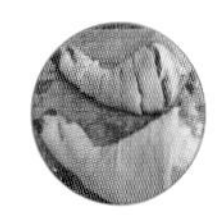 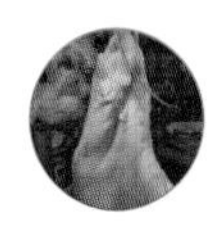 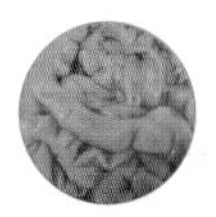 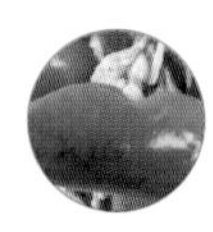 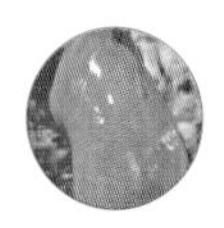 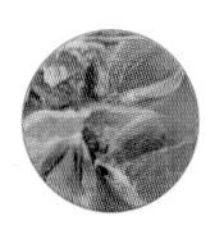

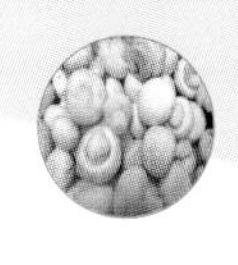
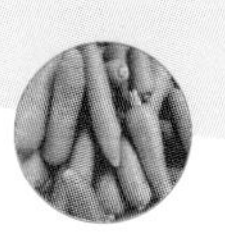
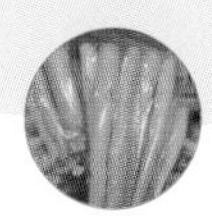
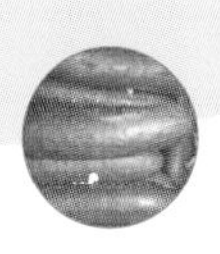
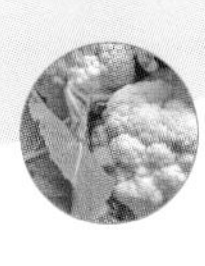
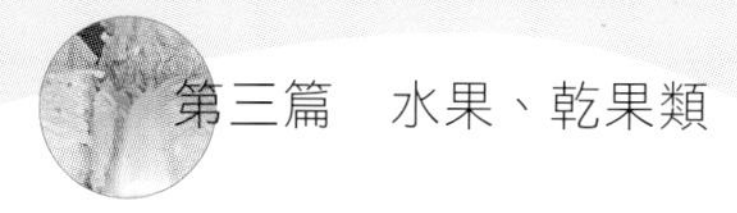

做甜羹時，將白果肉煮湯，也可再加些栗子，增加補益效果，至熟及栗子爛，加一些糖，食用。

白果也可煮粥，即白果粥。在煮粥時，放一些白果即可，天天食用，頗能補益。

白果作為菜餚，也有幾種燒法。

白果燒肉，也很美味。燒紅燒肉時，放一些已熟的白果，同燒。紅燒肉中的白果，特別好吃。

炒素什錦時，也可放一些白果。用豆腐皮、香菇、木耳、金針菇、豆腐乾等，再放一些白果，同炒。

白果做湯，也可。用香菇等煮成素湯，煮時放一些白果。味甚鮮，芳香開胃。

做葷湯時，也可放入白果。肺癌或肺病時，可用豬肺煮湯，加入白果，火腿片等。

或者，用肉排煮湯，加一些香菇、白果，湯也清淡可口。

白果吃了有時會腹脹，需注意。

079 西瓜

對於有癌性發熱者，即使沒有發熱，像鼻咽癌、喉癌、扁桃腺癌等，以及有咽喉疼痛者，西瓜也都適用。放射治療後的口乾、口腔裡的黏膜糜爛、潰破，以及化療後的口腔糜爛、潰瘍等，吃些西瓜也都有輔助治療作用。

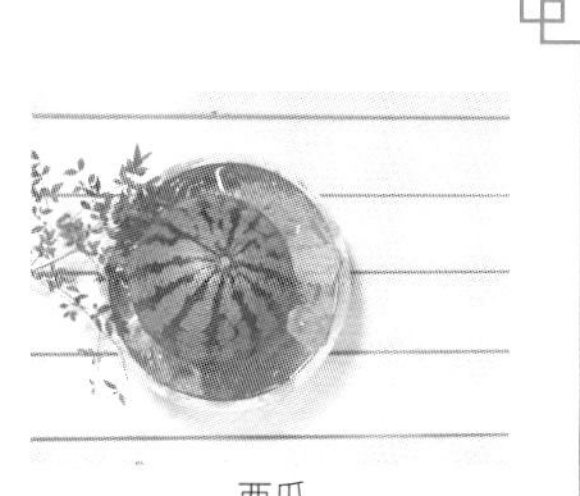
西瓜

西瓜是大家熟知的瓜果，既是有益的水果，又能作為菜餚，而且西瓜皮、西瓜子都可食用，是一種食療佳品。

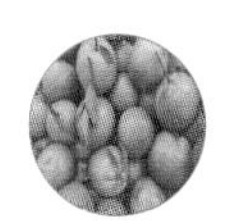
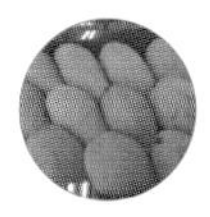
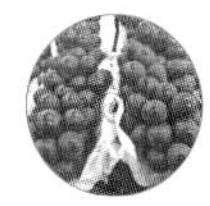
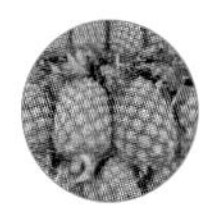
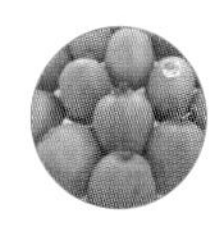
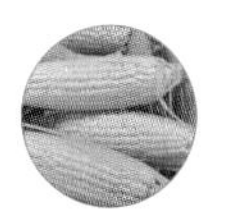

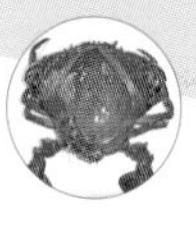
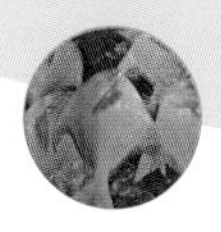
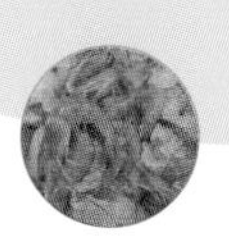
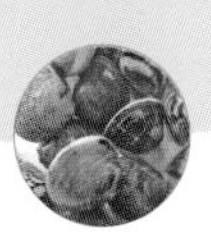
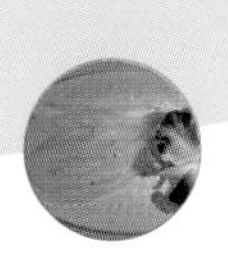
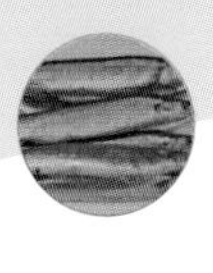

【西瓜】：西瓜性味甘寒，能清熱、解暑，又能生津、利尿、通利大便。

盛夏期間，吃一些西瓜，真是十分舒服，解暑氣，消煩渴。在民間，歷來都推崇盛夏吃西瓜的習俗。

西瓜能清熱，因此對癌症病人而有「熱」性證候者，十分適用。

癌性發熱，指因存在癌症而引起的發熱。可以是低熱也可是高熱，可以伴有怕冷甚至寒顫，也可以僅手足心或者身上覺得有些熱。可以有大量汗出，或者所謂盜汗，就是只在睡時才出汗，也可以沒有汗。發熱的形式多種多樣，都可以吃些西瓜，或者西瓜汁。

其中，發高熱，伴有大量汗出者，特別適宜吃西瓜。這類證候，屬於中醫所謂「陽明太熱」，治療的方子，叫作「白虎湯」。西瓜是這類證候的食療方法，所以西瓜又被稱為「天生白虎湯」。

不但對於有癌性發熱者，即使沒有發熱，像鼻咽癌、喉癌、扁桃腺癌等，以及有咽喉疼痛者，西瓜也都適用。

放射治療後的口乾、口腔裡的黏膜糜爛、潰破，以及化療後的口腔糜爛、潰瘍等，吃些西瓜也都有輔助治療作用。

西瓜有利尿作用，因此肝癌、消化道癌、婦科癌症而有腹水、水腫時，西瓜也是一種食療品。

不少病人常有大便不暢、大便乾結的情況，吃些西瓜常可以改善。但對於已經有腹瀉的病人，則不宜吃西瓜。吃了以後，可使腹瀉增劇，特別是由「脾虛」引起的泄瀉，更是如此。

當然，民間驗方中，也有用西瓜來治療夏季的腹瀉者。那種情況的腹瀉，屬於中醫講的「熱瀉」，還需與大蒜同用。與一般癌症病人的泄瀉不同。

西瓜的吃法也不少。

最常見的是吃西瓜瓤。冰鎮一下，盛夏吃之更美。

西瓜榨汁成西瓜汁，也可作為飲料。現在盛行榨鮮西瓜汁，一

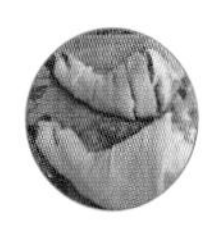
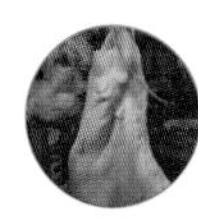
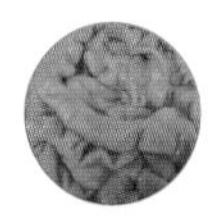
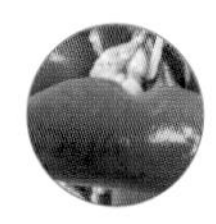
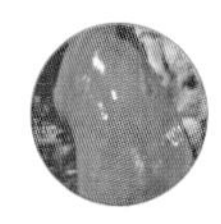
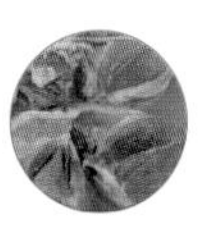

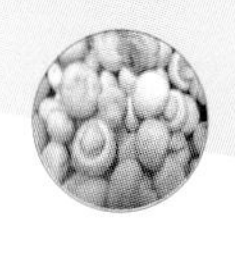 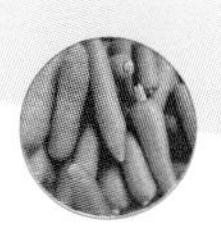 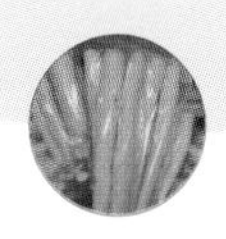 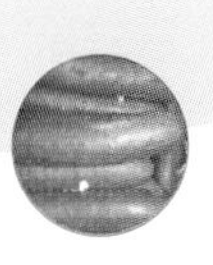 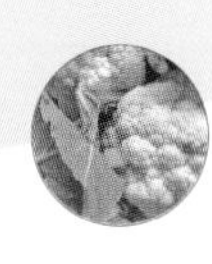 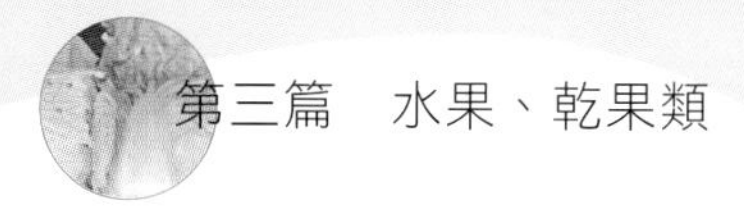

年四季都有。家中也可自製。飲鮮西瓜汁，吃火鍋，寒熱相配，倒也不錯。

夏令吃西瓜，常會吃得較多。較多時，有的人會胃裡不適，或者腹脹、腹瀉。如感到胃部不適、腹脹，可備一些蘿蔔乾，在吃西瓜後吃一些，可減少因吃西瓜引起的不適。自然，吃西瓜以適量為好。

西瓜也可以作為菜餚。

民間常吃的有西瓜盅，是夏季西瓜上市後的食療佳品。

製作西瓜盅，主要是取西瓜的清香味。西瓜購得後，切去一小塊，留作蓋用。把西瓜瓤挖去。在挖空的西瓜中，放入各種菜餚，蓋上已留好的蓋，用竹簽稍加牢固，隔水蒸，至西瓜內的菜餚熟，即可食用，香味撲鼻，美味可口。

納入的菜餚，視各人的喜愛，可以不同。

可放入切成小塊的肉排，或者肉丁。也可放入蝦仁。黃鱔切段也可納入，夏季黃鱔最美，所謂「六月裡黃鱔賽人參」。也可放入雞塊。加一些上好黃酒，加一些鹽等調味品即可。

也可以蔬菜為主，放入香菇、蘑菇、筍丁、豆腐乾小塊等。也可再加些火腿小片，以增加鮮味。

以上這些葷素菜餚，也可幾種一起放入。

西瓜盅是康復期癌症病人在夏令的絕佳食品。

西瓜皮也能食用，也是一味中藥，叫「西瓜翠衣」，也有清熱、利尿的作用。

西瓜皮也可做成不少菜餚。

西瓜皮洗淨，切成小塊，用醬醃一下，即可食用，十分爽口。

西瓜皮切成薄片，用醬油醃一下，淋上麻油，味道也很好。

癌症病人，在夏季胃口不好，不妨吃些醃西瓜皮，可以開胃。

用醬油浸過的西瓜皮，取出，在日光下曬乾，即成乾的醬油西瓜皮，也是佐餐的食品。

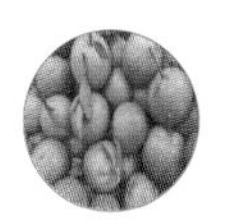 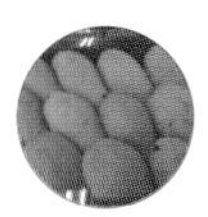 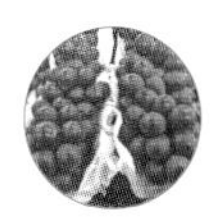 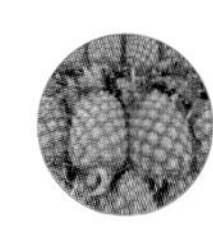 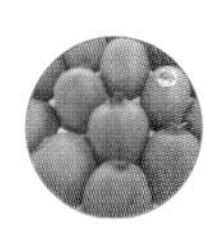 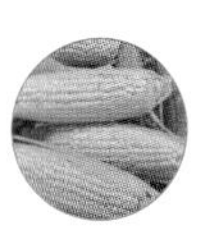

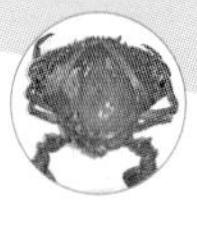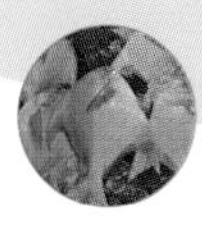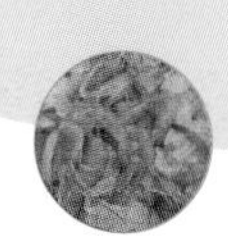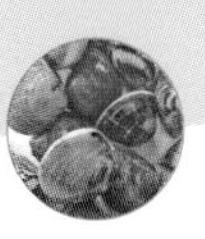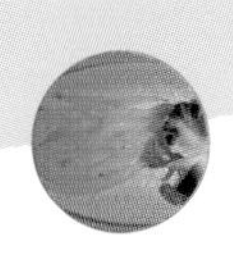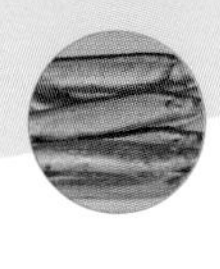

把西瓜皮的白色部分多切掉一些，切成細絲，和香菇、肉絲、雞絲、火腿絲，一起炒，也很可口。

西瓜子是休閒食品。

西瓜子也可藥用，能化痰、潤腸。中藥店裡是沒有西瓜子的，但驗方中，有用西瓜子煎湯，治療咳嗽、大便不暢的。

中藥裡還有用西瓜霜以治療咽喉痛、口瘡等。可以內服，可以噴灑。

西瓜霜的作法，和西瓜盅類似。去西瓜瓤，裡面放入皮硝，過一段時間，西瓜皮上有白霜生出，就是西瓜霜。過去中醫常自製，現在藥店有供應。

080 櫻桃　甘蔗

凡是癌症病人，而有「貧血」、「氣血虛弱」的證候者，食之有輔助治療作用。鼻咽癌、喉癌、扁桃腺癌，以及頭頸部癌症的放射治療時，可常飲用甘蔗汁。有癌性發熱時，在某些化療藥物應用時，口腔會有糜爛或潰瘍，飲甘蔗汁也有益。

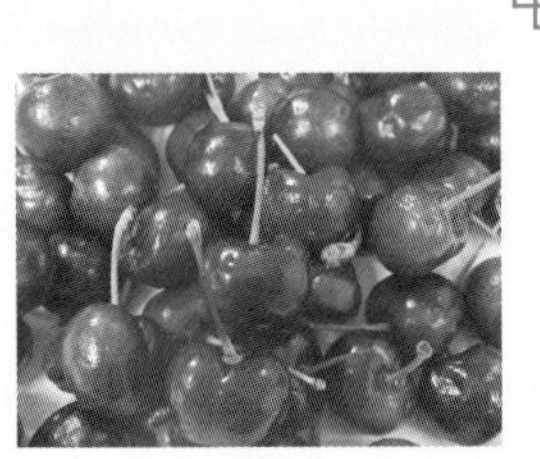
櫻桃

在古代，櫻桃還是比較名貴的食品。據記載，當春夏之交，櫻桃成熟，用它「先薦寢廟」，以後再分賜百官，所以唐詩中有不少歌詠「勅賜櫻桃」的作品。

櫻桃有不少食療價值。

【櫻桃】：它的性味甘溫，偏於熱性。它能「益氣」、「健脾」、「補血」，還可「祛風濕」。

櫻桃有補益作用，凡是癌症病人，而有「貧血」、「氣血虛

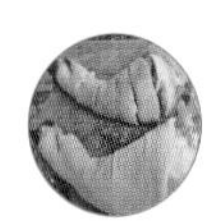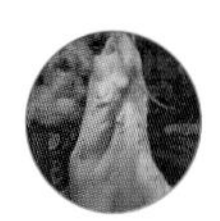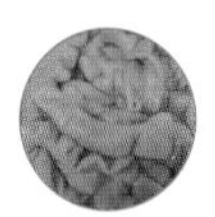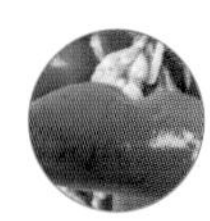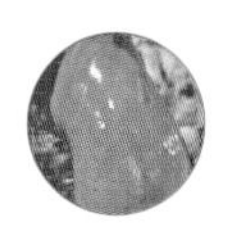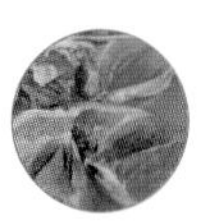

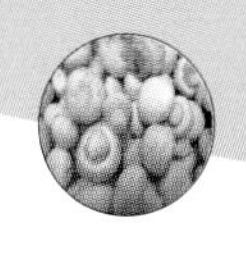
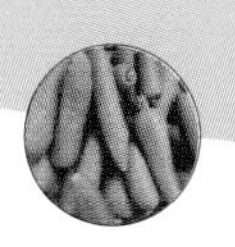
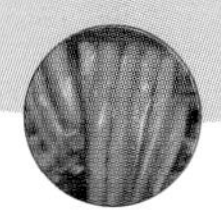
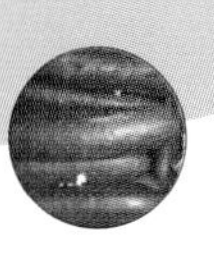
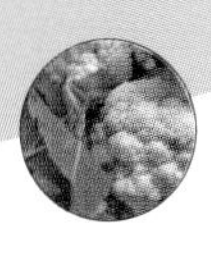
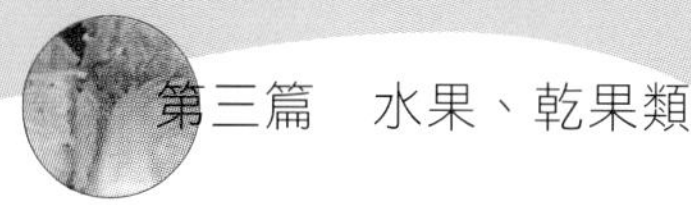

弱」的證候者，食之有輔助治療作用。還有不少地區，認為櫻桃能「大補元氣」，治「一切虛證」。

它還有「祛風濕」的作用，對關節疼痛、肌肉痠楚，有一定好處。

櫻桃還有一個作用，可以使人「美顏色」，有美容效果。所以唐代的崔興宗說：「聞道令人好顏色，神農本草自應知。」

櫻桃的吃法，一種是生吃。新鮮的果實買來，洗過後，剝了皮吃，味甜。

現在有現成的櫻桃罐頭買，買來即可食用。但不少都已失去原味。常只能放在蛋糕上，作點綴之用。

自製櫻桃醬：有兩種方法。一種是用生的做。新鮮櫻桃購來後，洗淨，去皮或不去皮，去核，把購得的櫻桃放在一起，攪拌一下，即成，可稍加一些糖。味甚鮮美，但不宜久放，以當日吃為好。可在餐前或餐後食用。

另一種，則將櫻桃去核，放在鍋中，稍加一些水，煮至沸，加一些糖，即可盛出，待冷食用。放置冰箱內，食用可稍久。

櫻桃汁，作為飲料，也很好。櫻桃汁可自製，榨取其汁即可。

櫻桃的核，是一味中藥，藥名就叫櫻桃核。這味藥過去主要用於透發麻疹。現在麻疹發病已經得到控制，櫻桃核已經很少應用了。

此外，在做沙拉時，可放一些櫻桃在上面，增加色彩的美觀。

櫻桃性較熱。體質偏熱的人不宜多吃。王維的詩中說：「飽食不須愁內熱，大官還有蔗漿寒。」意思是說，櫻桃性雖偏溫，但多吃也無妨，不需擔憂會有「內熱」發生，因為可以用甘蔗的寒性來解掉。但是作為康復期的病人，食用它自然還應適當控制。

【甘蔗】：甘蔗的性味是甘寒。與櫻桃的「溫」，正好相反。

甘蔗是有很好食療價值的食品。它能「清熱」、「生津」，又

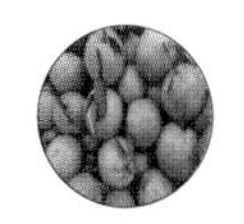
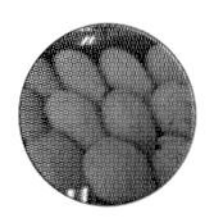
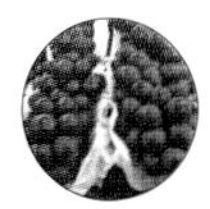
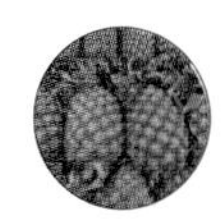
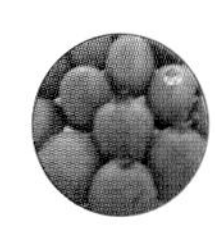
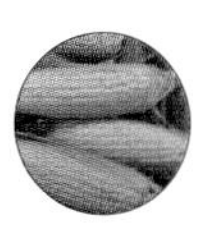

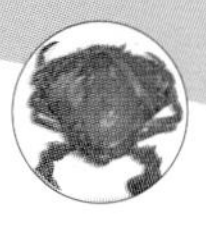
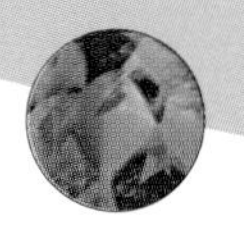
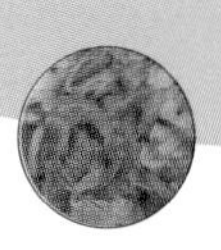
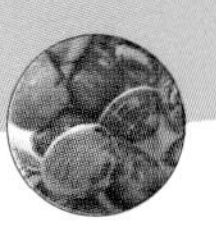
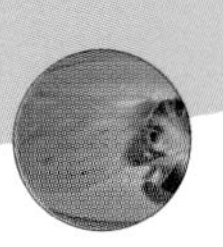
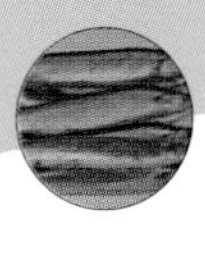

可「下氣和中」、「助脾利腸」，治療「反胃」、「嘔吐」，以及「肺燥咳嗽」。因此，在癌症的食療上，有多方面的價值。

由於清熱生津的作用，因此在鼻咽癌、喉癌、扁桃腺癌，以及頭頸部癌症的放射治療時，可常飲用甘蔗汁。在某些化療藥物應用時，口腔會有糜爛或潰瘍，飲甘蔗汁也有益。

由於「下氣和中」和「助脾利腸」的作用，在腹脹、大便不暢時，也可飲用。

「嘔吐」，常見於化療或者放射治療時，可飲用甘蔗汁。也可在甘蔗汁中，稍加幾滴生薑汁。

「反胃」，常見於食道癌、賁門癌時，以及這些癌症的治療期間。甘蔗汁有改善症狀作用。

肺癌常有咳嗽症狀，在屬於「肺陰虛」或者肺有實熱時，常吃甘蔗可輔助治療。

癌性發熱，甘蔗也可常吃。

甘蔗以榨汁吃為宜。甘蔗洗乾淨，去皮，切段，即可製作甘蔗汁了。以現榨現吃為好。吃前冰鎮一下更適於「熱」性病人。

甘蔗汁作為餐桌上的飲料也好。

但也有人認為，甘蔗嚼了吃，更為有味。「凡蔗榨汁飲固佳，又不若咀嚼之味雋永也。」但對於康復期癌症病人來說，還是以飲汁為好。

生的甘蔗，其性味屬甘寒，但甘蔗汁加溫熱飲，則可減去它的寒性，而以「益氣健脾」為主了。有了補益作用，可適用於「氣虛」的情況。

除了甘蔗汁加熱的飲用方法外，還可用甘蔗煮粥或煮飯，除了增加補益之外，還有生津潤燥等其他方面的功效。

在煮粥或飯時，用一半水、一半甘蔗汁，煮至熟即成，兼有甘蔗的香味。或者，將甘蔗切成小片，在煮飯將熟時，放在飯上，待飯可食時，取出甘蔗。

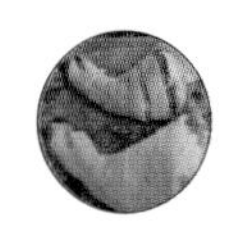
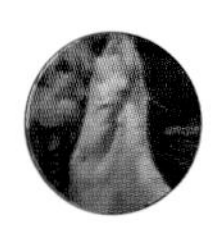
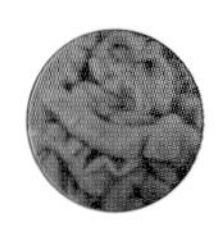
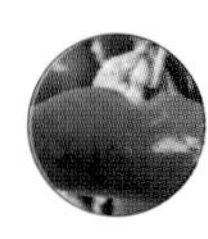
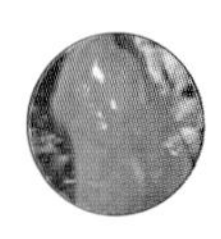
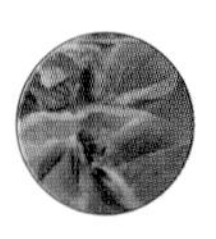

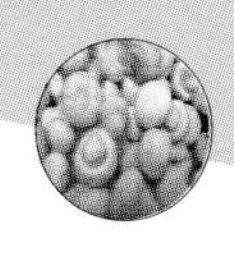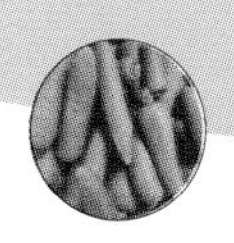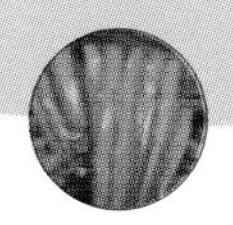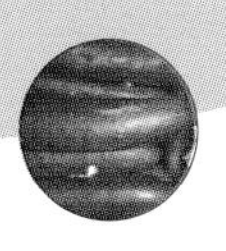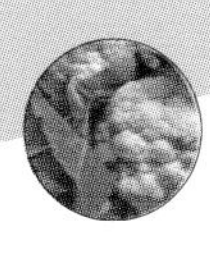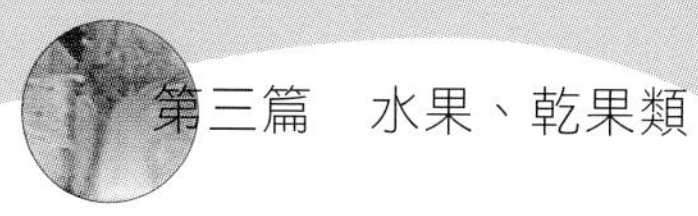

以甘蔗製成之白糖，性味成甘溫，已無甘蔗之寒性。
另外，黴爛的甘蔗有毒，不可食用。

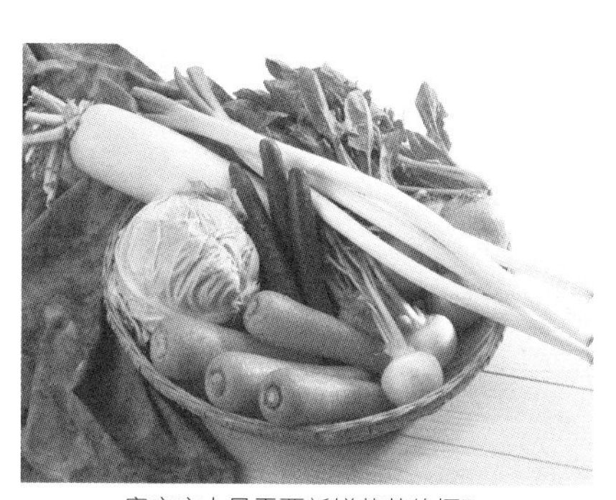

癌症病人最需要新鮮蔬菜的攝取

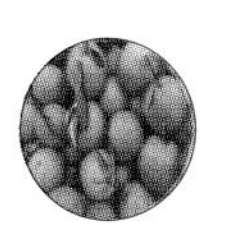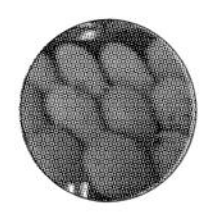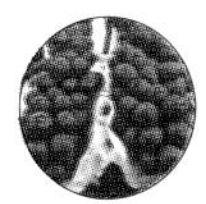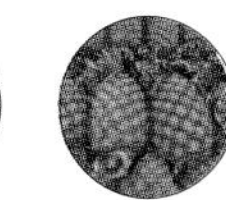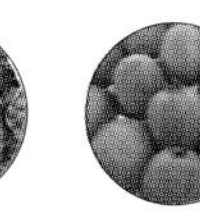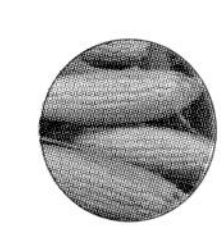

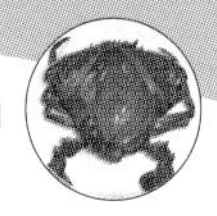
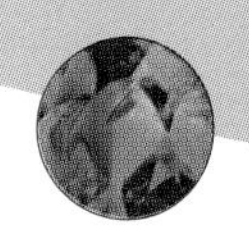
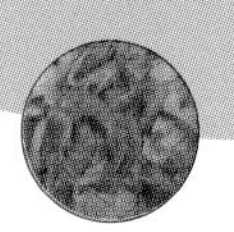
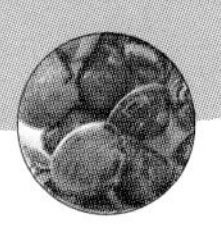
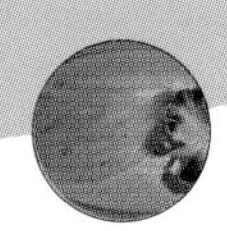
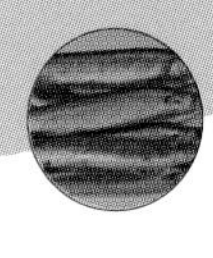

第四篇

穀物、飲料、調味品、補品類

081 綠豆

得癌症後忌食綠豆的說法，是沒有根據的，但也不能無限制食用。有癌性發熱，有「熱毒」的徵象，有水腫時，都可煮一些綠豆湯吃。

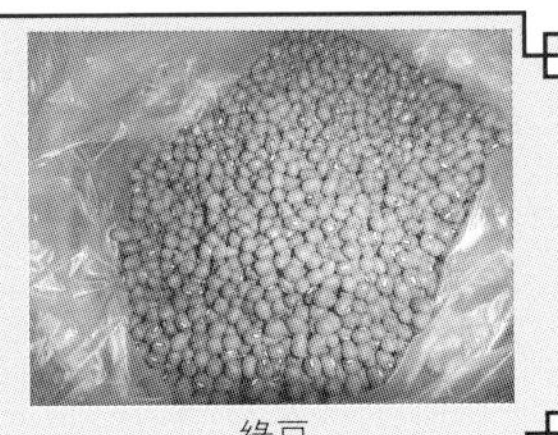
綠豆

綠豆是常吃的食品，又是一種中藥。有的人聽傳言講，吃中藥忌吃綠豆。這種講法是不正確的，不合中醫的理論，也不符合中醫的臨床。

【綠豆】：綠豆性味甘涼。也有人認為，綠豆肉性味甘平，而它的皮則為甘涼。在中藥中有時確有這種情況。例如生薑肉辛溫，而生薑皮辛涼。又如紅棗肉性質平和，而紅棗皮帶辛味。

綠豆有補益作用，能益氣。又能清熱解毒，是祛除熱毒的有益中藥和食療品。能「解暑」，因此人們常在夏季吃綠豆湯。能「利水」，對水腫、腹水等有治療作用。

綠豆和紅豆，是民間最常食用的。在《本草綱目》中，曾經比較過兩者的功效。「綠豆，消腫治痘之功，雖同紅豆，而壓熱解毒之力過之，且益氣、厚腸胃、通經脈，無久服枯人之忌。」

綠豆確實是食療佳品，古人曾稱它為「濟世之良穀」，而且「無久服枯人之忌」。可見，所謂癌症忌綠豆的說法，是沒有根據的。

當然，也還要根據中醫理論，綠豆性涼，因此，「脾胃虛寒滑

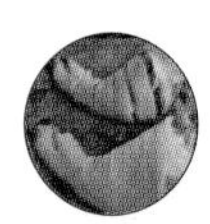
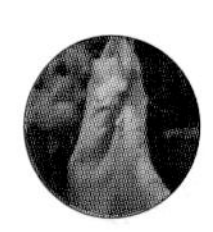
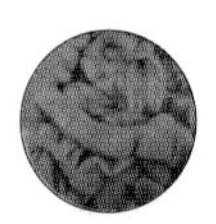
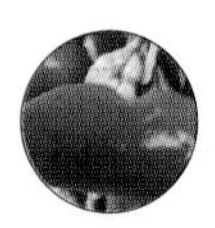
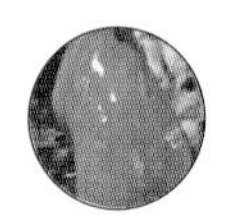
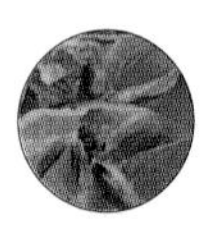

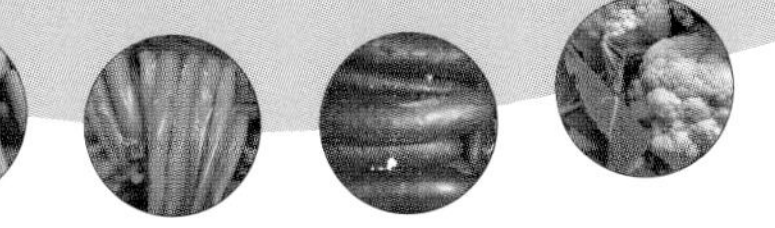
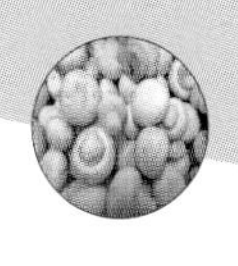
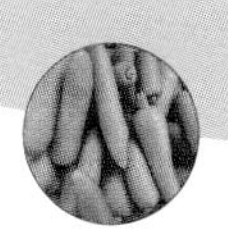
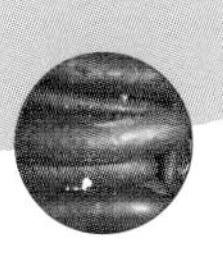
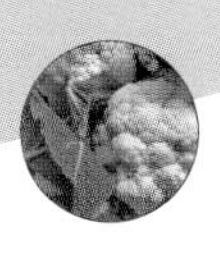
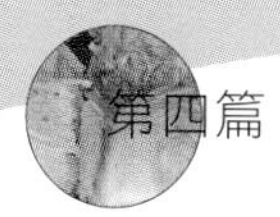

泄者忌。」

在夏季食用綠豆湯，還有祛暑的功能。有癌性發熱，有「熱毒」的徵象，有水腫時，都可以煮一些綠豆湯吃。

通常家庭吃綠豆湯，都把綠豆煮得很爛。如需作食療之用，不必煮得太爛，不使湯色混濁即可。

綠豆泥加些糖，也頗好吃。綠豆泥則以補益為主，清熱作用減弱。

綠豆衣是常用的一味中藥，就是綠豆的種皮。性甘寒，以清熱解毒為主。

常吃的綠豆芽，性味也是甘寒，也有清解熱毒的功效。

綠豆芽可以清炒，也可以加一些鹹菜一起炒。綠豆芽炒肉絲，或者炒雞絲，也極可口。

夏季吃冷麵，加一些綠豆芽，再加一些芝麻醬，或者花生醬，很是好吃。

過去，粉條、粉絲，常以綠豆製作。現在則除綠豆外，番薯之類，也常用來做粉條。綠豆做的粉條、粉絲，性質也是甘寒，也有一些解毒的功效。

粉條可製成涼菜。煮熟的粉條，和雞絲、黃瓜片（塊）等拌和在一起，加些鹽和花生醬，或者芝麻醬，是很好的涼拌菜。夏季吃時再冰鎮一下，更是美味。

鹹菜粉條，也很鮮美。

紅燒魚時，加一些粉條也好。

魚頭粉條湯，也是家庭易燒的。取大魚頭，洗淨後，煮至剛熟時，加入粉條、調料，再沸幾下，便可食用。還可加入鮮蘑菇等。冬天來一鍋魚頭粉條湯，又熱又有營養。

粉絲也是餐桌上的常見食品。油豆腐粉絲湯，是有名的一種小吃，家中自煮也很方便。

牛肉粉絲湯，魚頭粉絲湯，也都是美味。

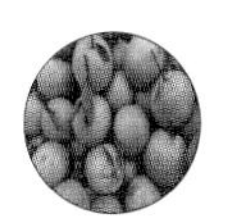
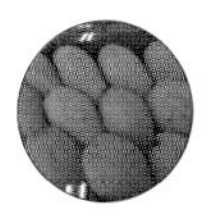
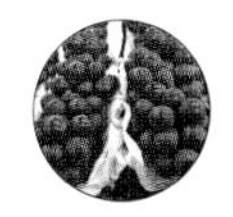
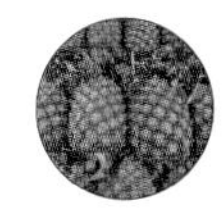
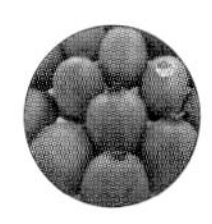
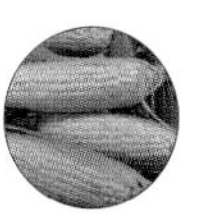

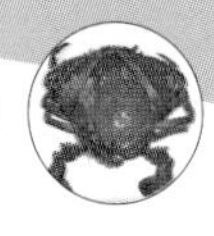
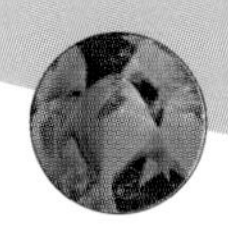
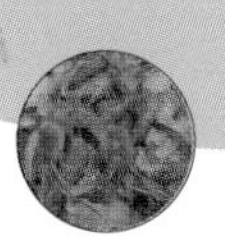
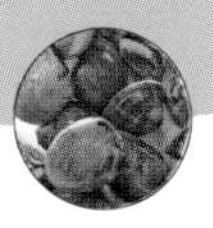
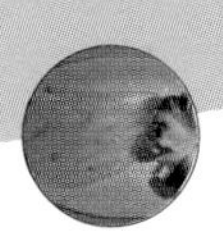
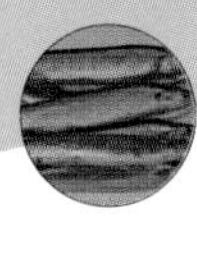

粉絲也可炒食。粉絲泡軟，和肉絲，或者雞絲之類同炒。肉末粉絲煲，較為可口。

粉絲在油鍋中炸至脆。另起一油鍋，將肉丁、胡蘿蔔丁、豌豆、蘑菇丁等同炒，熟後再加入番茄醬。將這些製成品再澆在炸好的粉絲上，又鬆脆，又美味。

082 薏仁　紅豆　芡實

薏仁，早在40多年前，醫學家們就已發現它含有某些抗癌成分。對於癌症病人來說，如果有腹水或者下肢水腫，可以吃紅豆。凡是癌症病人有腹瀉、赤白帶下、小便失禁、夜尿多等情況，常吃芡實有輔助治療作用。

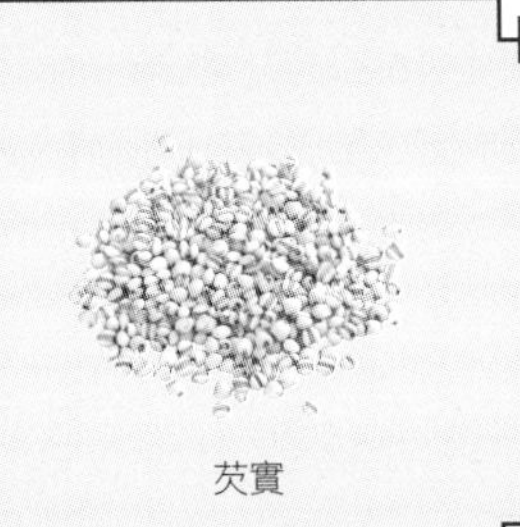

芡實

當盛暑降臨時，人們習慣用薏仁、紅豆、芡實之類煮湯、煮粥食用。這是一個很好的習俗，可以祛暑利濕，有益於健康，對癌症病人來說，更是如此。

【薏仁】：既是食品，也是常用的中藥。早在40多年前，醫學家們就已發現它含有某些抗癌成分。因此，在抗癌的中醫處方裡，能經常看到薏仁的「身影」。薏仁性味甘淡，有補益作用，能補益脾、肺、腎等。除了補益外，它還有清熱利濕的作用，難怪人們喜歡在天熱時煮湯吃，實際上一年四季皆可食用。

對於肺癌病人來說，薏仁能補肺抗癌，常吃有助於治療。可以用豬肺與薏仁同煮，當作菜餚吃。病人接受放療後，或者還沒有經過治療，但出現乾咳、舌質紅、低熱、盜汗時，可以用上好的糯米，加入薏仁，煮粥食用，每日臨睡前吃一小碗，大有裨益。

胃癌病人手術後，有時會出現腹瀉症狀，不妨吃點薏仁，既能

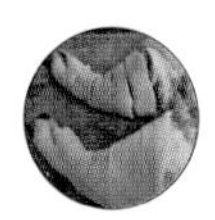
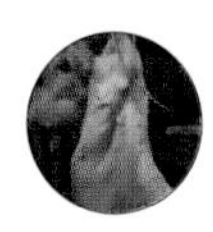
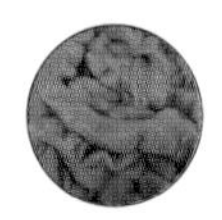
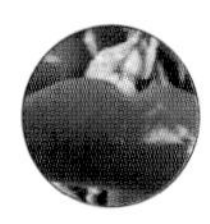
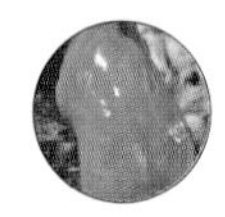
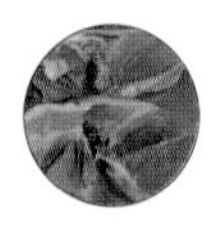

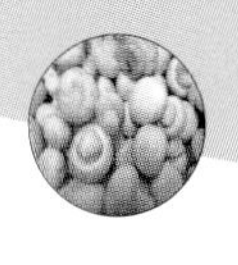
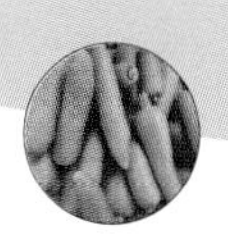
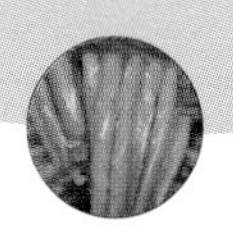
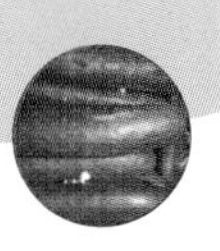
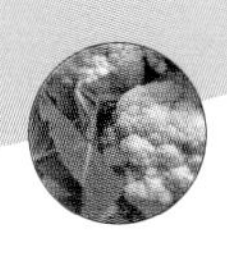
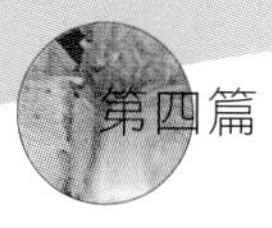

止瀉，又可補脾健胃。腸癌病人有時有大便膿血的情況，子宮癌病人常有赤白帶下、淋漓不盡，吃薏仁有輔助治療的作用。肝癌或其他癌症病人有浮腫、腹水等，吃薏仁也有輔助治療作用。

薏仁的吃法最簡單。可以與米或糯米放在一起，煮粥或煮飯均可。也有將薏仁、瓜仁、橘、棗等放在一起煮甜羹的。在做八寶飯時，加入薏仁，味道也相當不錯。用玉米、薏仁與肉湯或雞湯做成鹹的羹湯，吃來十分可口。

【紅豆】：紅豆是大家都不陌生的食品，也是一味中藥，只不過處方裡用的名字叫赤豆。其性味甘平，微帶酸。中醫認為它能利水排濕、消腫解毒，可用來治療癰腫、黃疸、水腫、便血等，應用範圍很廣。

對於癌症病人來說，如果有腹水或者下肢水腫，可以吃紅豆。有一個驗方，即取活鯉魚或鯽魚，去其內臟，將紅豆塞在魚肚（魚鰾）裡，然後一起煮湯，連魚帶湯和紅豆吃下去，有消除腹水、水腫之效。若在魚肚（魚鰾）裡再納入車前子，利尿作用會更好。

治療腹水、水腫等症，一定要加用健脾藥，而紅豆可以健脾。

在中醫書裡有一句話：「治水者唯知治水，而不知補胃。」就是說不能只治水，而不懂得補脾胃。現在西醫中的利尿藥很多，對退腹水、消水腫有很好的效果。假如能再結合中藥補脾胃，效果會更好，而且持久。經常吃紅豆，就是一個十分可行的方法。

肝癌或者肝炎病人出現黃疸，可用紅豆作為食療食品。因為，中醫認為這些黃疸是「濕熱」引起的，而紅豆正好能清熱、化濕。「濕熱」還與脾胃有關，紅豆正好能健脾益胃。腸癌病人出現腹瀉、便血症狀時，常吃紅豆很有幫助。

紅豆的吃法為大家所熟知。最簡單的是紅豆湯，人人都會煮。紅豆可以與米放在一起，做紅豆飯或粥，尤其在新米上市時，做成香噴噴的紅豆飯或粥，正是養生妙品。紅豆還可以做成豆沙，用來

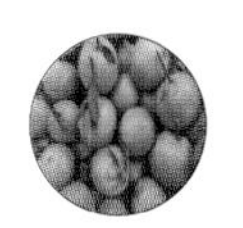
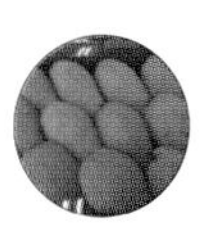
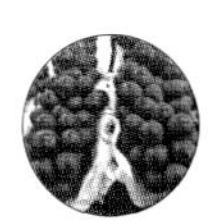
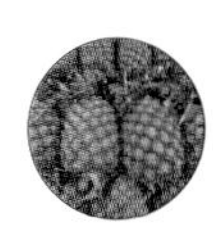
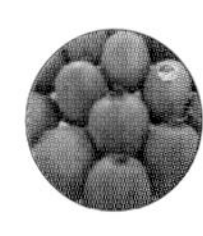
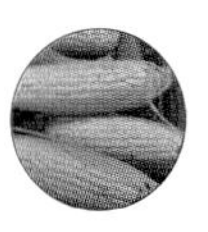

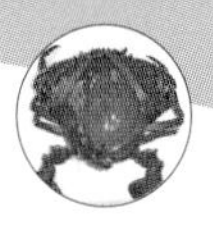
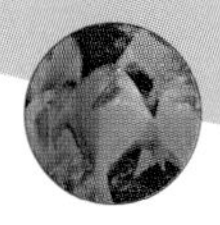
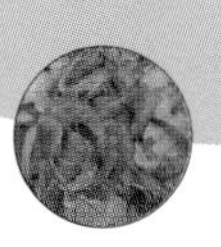
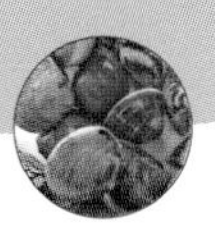
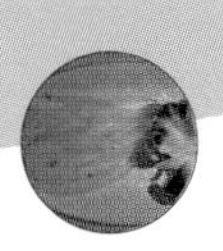
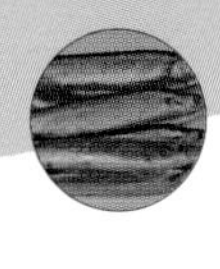

做八寶飯或春捲，別有一番風味。自製糕點時，放入紅豆、筍丁、火腿末、蝦仁、肉丁等，味美而富有營養。

【芡實】：又叫雞頭米，食用者不多。其實，它是一種很好的食品，當然也是一味中藥。其性甘平，能補心、肝、脾、腎，是癌症病人恢復期的食療佳品。

凡是癌症病人有腹瀉、赤白帶下、小便失禁、夜尿多等情況，常吃芡實有輔助治療作用。新鮮的芡實，芳香而帶甜味，可以食用，只是不易買到。乾的芡實，可以與米同煮成飯或粥。煮芡實粥時，最好先將芡實碾碎，再與米一起煮。燒芡實飯時，若同時放入山藥或蓮心，則更有補益作用。

當然，上面提到的薏仁、紅豆和芡實三者，也可以放在一起，燒飯、煮粥或做糕點，完全悉聽尊便。

083 番薯　馬鈴薯

據現代研究，番薯屬於「鹼性食品」，使體液傾向於鹼性，對癌症病人也有利。番薯可以消「癰腫」。此外，還能消「黃疸」，對肝硬化腹水者也有益。馬鈴薯性味甘平，能和胃調中、補腎、解毒、祛濕，它的營養較番薯為好。

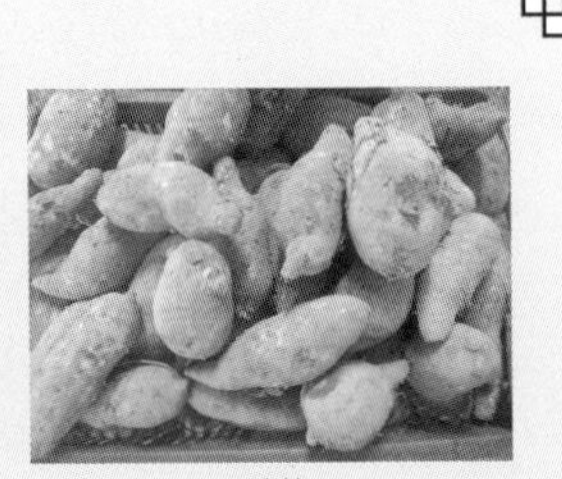
番薯

【番薯】：古時稱甘薯，又叫地瓜，是雜糧之一，又可作為菜餚和點心。

番薯性味甘平，能益氣和血，寬腸通便。按照現代醫學的說法，番薯中富含纖維素，因此能通便，也就是歷代中醫所講的寬腸

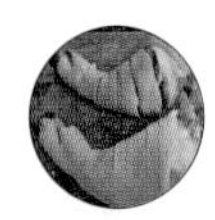
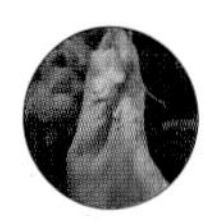
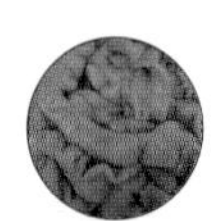
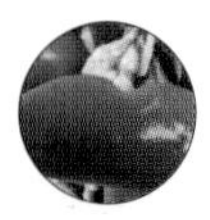
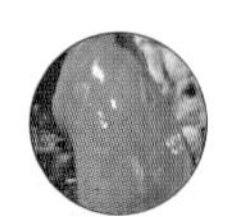
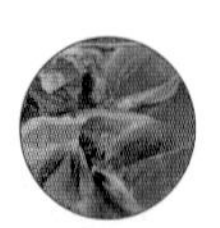

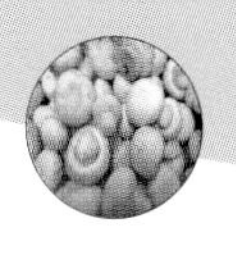
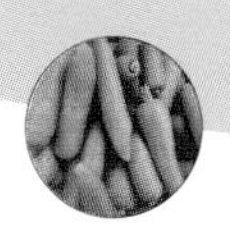
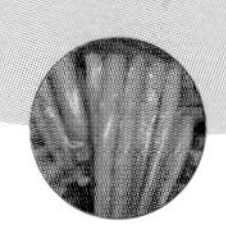
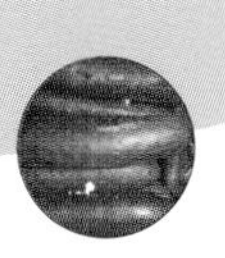
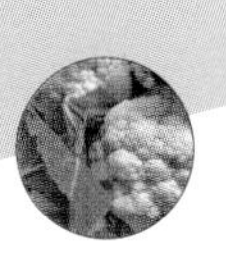
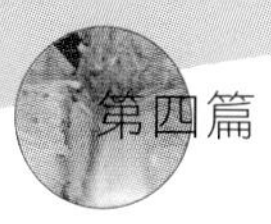

通便的意思。對於病人習慣性便祕者來說，是食療佳品。但是番薯吃了容易腹脹、腸鳴、多屁，故不宜多吃。

中醫認為，番薯可以消「癰腫」。此外，還能消「黃疸」，對肝硬化腹水者也有益。

帶狀皰疹，是不少癌症病人常有的併發症之一。曾有報導，吃些番薯對消除皰疹有益。

據現代研究，番薯屬於「鹼性食品」，使體液傾向於鹼性，對癌症病人也有利。

番薯最受普通家庭歡迎的吃法是烤番薯。一年四季，都有番薯上市，街頭常有烤番薯賣，老遠就能聞到特有的香味。以黃心番薯最好吃。

番薯也可以生吃，以白心番薯為好，嫩而多汁。可洗淨外皮，削去皮，切成薄片吃。當然也不宜多吃，多吃了更易腹脹。

番薯切塊，加入米中，煮番薯飯吃，是夾雜吃雜糧的一種方法。

番薯去皮切大塊，在水中煮熟，加糖，吃時再加一些桂花，甚香美，可以做成點心。胃口不好時，也可當作主食。

番薯煮熟後，做成泥，拌入糖和蜜，趁熱吃，也十分可口。再加些乳酪，是中西結合的吃法。

作為菜餚，番薯去皮切塊後，放入油鍋，加醬油、糖、鹽等，燜爛即成，可以下飯。

【馬鈴薯】：它和番薯是兩種植物。馬鈴薯屬茄科，而番薯屬旋花科。番薯常可作主糧，而馬鈴薯是很少作主糧用的。

馬鈴薯性味甘平，能和胃調中、補腎、解毒、祛濕。它的營養較番薯為好。

馬鈴薯的吃法很多。最容易做的是沙拉。沙拉雖傳自國外，但國外馬鈴薯做的沙拉少見，大都是蔬菜沙拉。馬鈴薯沙拉，可能有

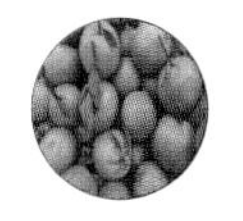
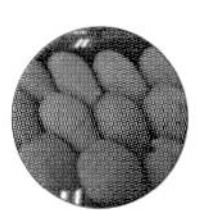
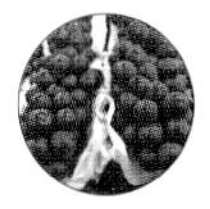
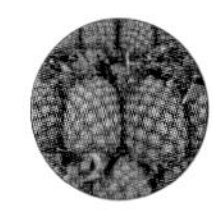
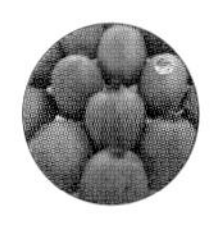
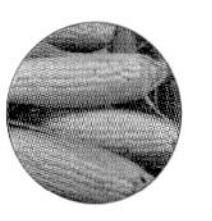

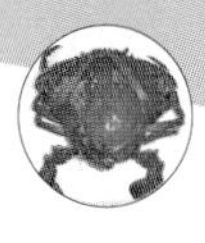
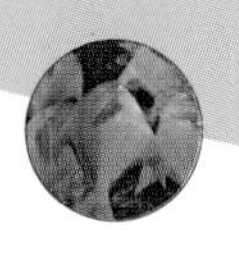
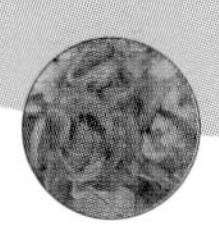
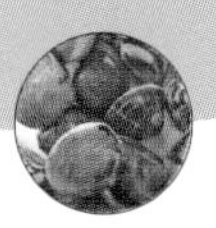
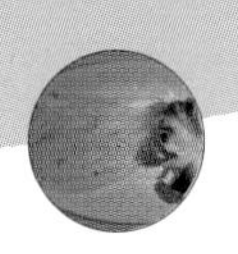
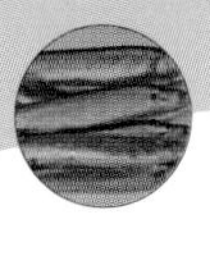

國人的創意成分在內。

馬鈴薯煮熟，待冷，切成小塊。用沙拉醬拌和即可，可加一些鹽，或其他調味品。一般都加一些火腿丁或香腸丁，或加上些豌豆，頗可口。過去很少有沙拉醬出售，需要自己用沙拉油和雞蛋調，很費勁，現在不必費這個工夫了。

紅燒馬鈴薯，或者咖喱馬鈴薯，也很可口。馬鈴薯切塊後，在油鍋中加醬油、鹽等，至熟即成紅燒馬鈴薯。更多人喜歡吃咖喱的，可在燒煮時加入咖喱醬。燒煮咖喱雞塊時，亦可加入馬鈴薯塊同炒。

炸馬鈴薯條，是小孩子喜歡的小吃，常有速食店現成的馬鈴薯條賣。另外又有超市賣的洋芋片。

馬鈴薯煮熟後，搗成泥，加入蔥花和鹽，做成小塊餅狀，在油鍋中炸至熟，香味十足，很是鮮美。其間，也可加一些火腿屑，更增美感和口味。也可將馬鈴薯切成薄片，直接在油中炸熟，蘸胡椒鹽吃。

馬鈴薯切成塊，放入高麗菜、胡蘿蔔塊，加一些洋蔥，可以做一碗素的仿羅宋湯。湯成後，加番茄醬。假如放入牛肉，就是羅宋湯了。

要注意的是，已經爛或已經出芽的馬鈴薯、番薯，都不可以吃，裡面有毒素。

084 小麥　大麥

小麥有通淋利尿的作用，泌尿系統的癌症，吃些小麥煮的湯有輔助治療作用。大麥炒黃煮粥或湯，有助於消食開胃，是消化不良時的食療品。

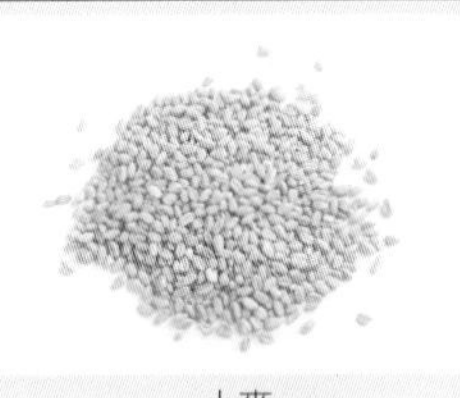
小麥

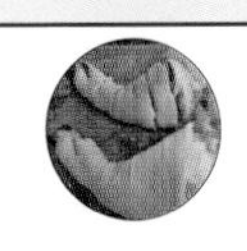
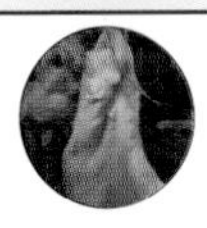
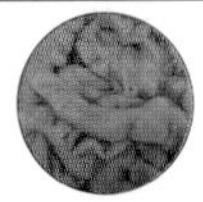
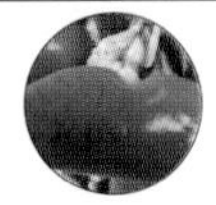
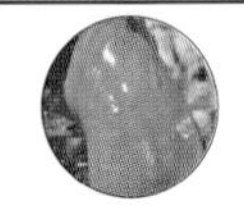
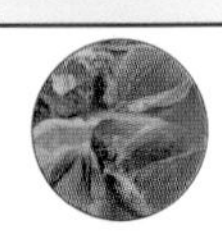

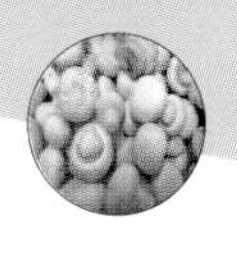
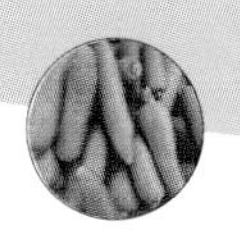
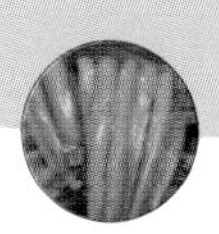
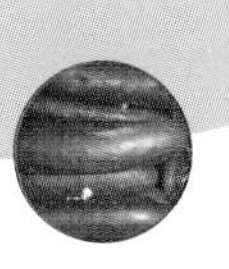
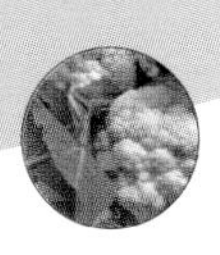
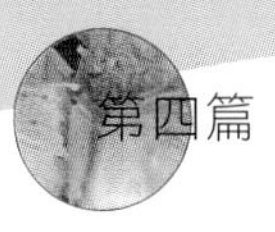

小麥、大麥都是糧食。其中，小麥常加工成饅頭、麵粉，國外則以麵包為主。小麥麩皮等，還可加工成麵筋等食用。大麥作為主食者較少。

【小麥】：性味甘涼，除補益身體外，還能養心斂汗，補益腎虧，清熱安神。

在古代的方劑中，很早就用到小麥。例如漢代張仲景的《金匱要略》一書中，有一張方子叫「甘麥紅棗湯」，就是用甘草、小麥、紅棗三味，治療情緒不穩的病症，有安神健脾的作用。

米和麥都有營養，都可以使人吃飽，提供熱量和一些營養物質，因此，米、麥、雜糧交替食用，更有益於身體和恢復健康。

小麥有通淋利尿的作用，泌尿系統的癌症，吃些小麥煮的湯有輔助治療作用。

小麥的麩皮，也很有營養價值，常製成麩皮麵包，亦可經常食用。

浮小麥，是一味中藥，可用於斂汗。

麵筋也很有食療價值。它的性味甘涼，能解毒去瘀。癌症病人在其發病過程中，熱毒、血瘀是常見的證型，可常吃麵筋。此外，麵筋也有一些開胃消食的作用，還適用於癌性發熱。

炒麵筋，是家常食品。麵筋購來後，先在熱水中浸軟。然後，濾去水分，在油鍋中炒食。也可加一些毛豆之類，清香可口。

香菇炒麵筋也是美味。

如果食欲較好，可以在麵筋中塞入肉末，或者紅燒，或者蒸熟。

【大麥】：大麥性味甘鹹涼，能和胃、利水。也可益氣補中。

在中醫歷代，也常用以入藥。上面提到過的《金匱要略》一書中，在治療黃疸時，有一張方子叫「硝石礬石散」，裡面就用到大麥粥汁，因為大麥可以利水消濕。

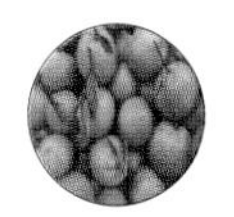
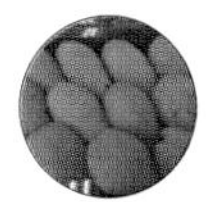
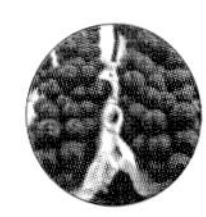
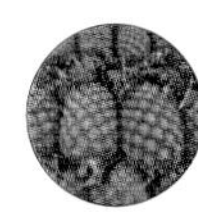
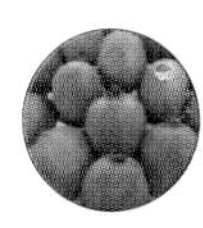
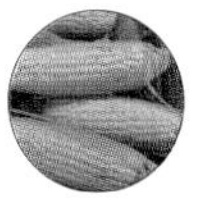

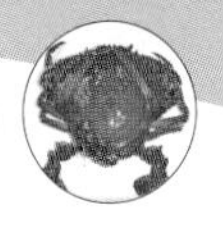
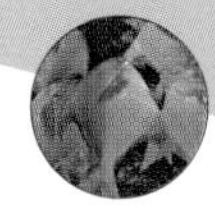
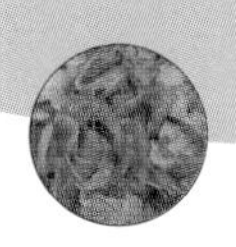
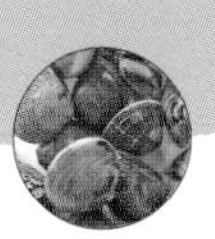
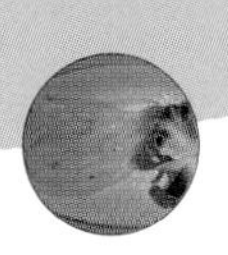
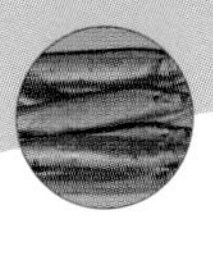

過去市場上有大麥粉供應。用炒過的大麥粉，加水拌成炒麥糊，加一些糖，芳香可口，是以往年代兒童的絕好點心。

大麥炒黃煮粥或湯，有助於消食開胃，是消化不良時的食療品。

大麥芽，可以消食，也可以回奶。食欲不好、消化不良時，大麥芽常用。

085 玉米　高粱

吃一些玉米，不僅增加營養，而且對預防腸癌等疾患大有益處。民間常取一些高粱，炒焦後，煮湯，飲用湯汁，來治療消化不良。

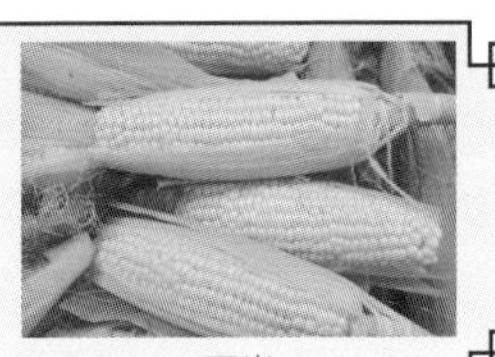
玉米

【玉米】：也叫珍珠米、玉蜀黍，和高粱一樣，過去都被叫作雜糧。現在認為，在吃米的同時，夾雜地吃一些雜糧，不僅增加營養，而且對預防腸癌等疾患大有益處。所以，可將玉米、高粱之類，和入米中，一起煮飯，味道也好。

玉米，性味甘平。能夠「調中開胃」、「益肺寧心」。對於癌症病人來說，間斷地吃一些玉米，也是有益的。它還可促進腸蠕動，對有便祕者更合適。

玉米的吃法很多。一種是和入米中，依自己喜愛的玉米和米的比例，一起煮成飯或粥。

通常當作零嘴的作法是將玉米在水中煮熟後，一粒粒剝著吃，頗可口。

玉米也可作為菜餚，或作羹湯吃。在炒肉丁時，加一些青的豌豆、黃的玉米粒，或者帶紅色的胡蘿蔔丁，增加菜的美感和口味。

自製的八寶飯，可在米中加醬油、鹽、少量糖、豬油，再加入

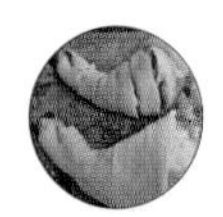
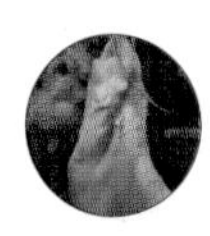
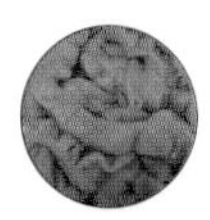
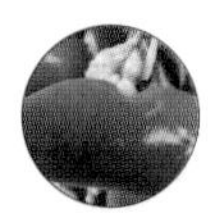
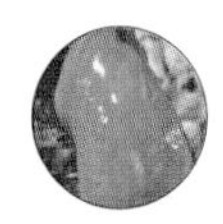
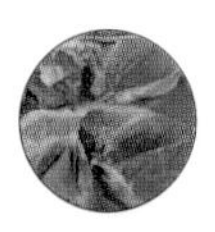

玉米粒、豌豆等，在鍋中蒸熟即成。

吃玉米時，不要丟棄玉米鬚，因為玉米鬚有很好的食療價值。

玉米鬚性味甘平，有一定的降血糖作用。此外可以利尿，因此在治療腹水、水腫時，中藥方中常有玉米鬚。還有利於利膽汁，從實驗中發現，它可以促使膽汁排出，降低膽汁的黏稠度。因此，在有黃疸的情況下，只要膽道沒有阻塞，不是所謂「阻塞性黃疸」，就可以應用玉米鬚。從實驗看，玉米鬚還有止血的作用。

玉米鬚可以煎湯飲用。

【高粱】：性味甘溫。也能「益中」，還可以「理氣」，對身體有益。

民間常取一些高粱，炒焦後，煮湯，飲用湯汁，來治療消化不良。這和焦米煮湯，炒穀芽、炒麥芽煮湯來治療消化不良，有同樣的意義。

高粱有黏的和不黏的兩種。黏的似較為好吃。

取一些高粱、米混在一起，煮飯或者煮粥。對於癌症病人來說，主糧換換口味，對開胃頗有好處。

黏的高粱，單獨煮飯或粥，也頗好吃。似以煮粥更為有味。

現在店中可以買到各種易於煮得酥爛的玉米和高粱的半製成品。在吃飯、米粥之間，加一頓玉米或高粱粥，對恢復身體更有幫助。

086　白米　糯米

這裡要講的是癌症病人在不同的情況下，怎樣選擇食用不同類型的飯或粥，來配合治療和減輕某些症狀。

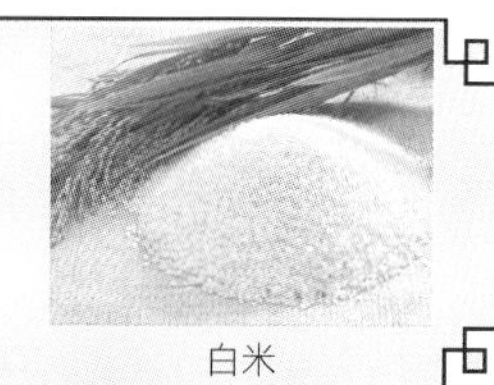
白米

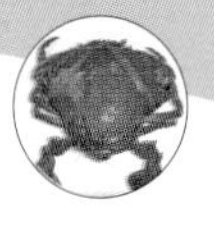
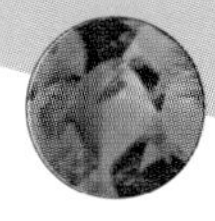
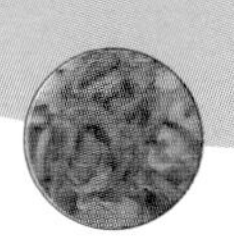
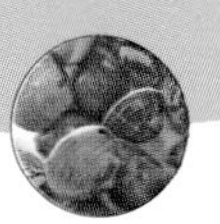
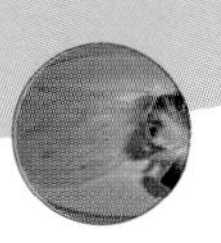
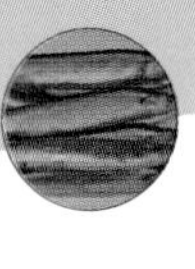

【白米】：南方人的主食，以各種米類製成的飯、粥為主。所以古人說：「白米即人所常食米，為五穀之長，人相賴以為命者也」。

白米性味甘平，能補中益氣，健脾和胃。這是大家都很容易理解的。

這裡要講的是癌症病人在不同的情況下，怎樣選擇食用不同類型的飯或粥，來配合治療和減輕某些症狀。

先看看古代的中醫是如何應用白米的。舉漢代名醫張仲景為例。在他的《傷寒論》一書中，不少方中都用到白米。

傳世的《傷寒論》中第一張方劑，叫作「桂枝湯」。在服了桂枝湯以後，需要喝一些熱的稀粥，以助藥力。在癌症病人服用某些中藥後，有時也需食用一些熱粥的。

再一個例子，《傷寒論》中有一張方子，叫「桃花湯」，裡面有三味藥，一味叫赤石脂，一味叫乾薑，還有一味就是白米。一起加水煮至米熟，飲藥汁。這是把白米作為藥的一部分了。這張方主要治療「下利便膿血」。在腸癌時，這張方有時也可以應用。

再舉一例，還有一張方叫「白虎湯」。裡面有四味藥，是知母、石膏、甘草和白米，也是將白米作為藥的一部分的。「白虎湯」常可用於某些癌性發熱。

到後世，用飯、粥來配合治療，例子就更多了。

首先是補益。吃得進粥飯，其實就是很大的補益。所以古人說：「粥飯為世間第一補人之物。」古時，貧窮的人患虛證，可由濃的粥湯代人參湯來治療。

脾虛時，煮飯時可加薏仁、芡實之類，成薏仁飯、芡實飯，來加強補脾。

血虛時，包括一些因治療而產生的貧血，在煮飯時，可在其中加入枸杞、紅棗之類，成紅棗飯、枸杞飯。

陰虛時，可煮牛奶飯。在米中放水和牛奶，然後煮成牛奶飯，

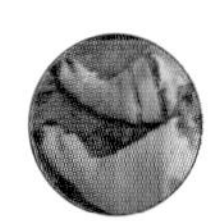
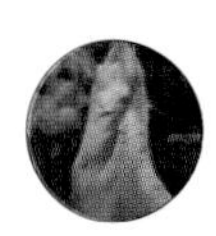
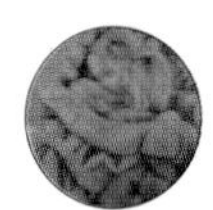
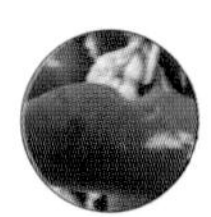
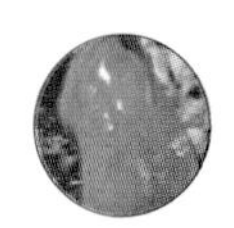
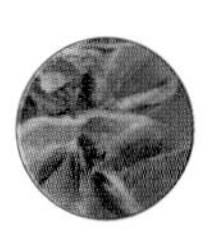

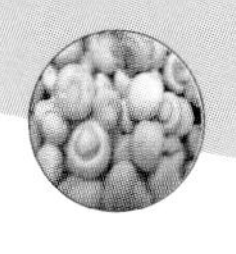
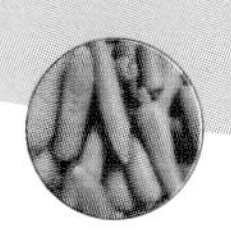
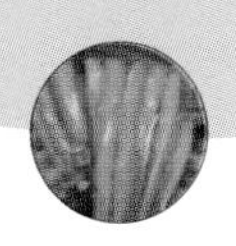
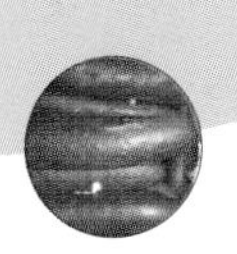
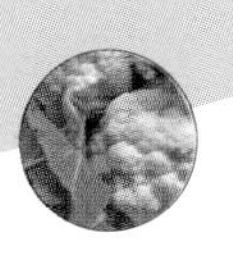
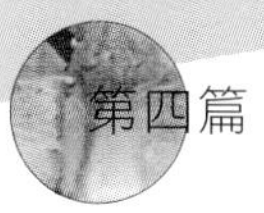

也頗可口。

粥的應用，較飯更多。

如可同樣煮成薏仁粥、枸杞粥、紅棗粥、牛奶粥。此外紅豆粥、綠豆粥也是民間常吃的粥品。紅豆粥有助於祛濕、健脾，綠豆粥兼可清熱解毒。

大鍋煮粥時，浮在上面的「粥油」，過去有人稱它為「米精」，認為最能補益身體。

粥湯還可用於灌腸。經過放療的腸癌，癌雖控制，但常有大便出血，腸內有放射性炎症或潰瘍，可用粥湯灌腸，粥湯中或再加入藥物，頗益於康復。

【糯米】：性味甘平。除同樣能益氣健脾外，還有滋陰、安神、斂汗的作用。

癌症病人，如夜夜出汗而無發熱時，常為陰虛盜汗，每晚吃一碗糯米粥，或加一些白糖，大大有助於減輕症狀。

如睡眠不好、心悸，也可吃糯米粥，或者再加一些蓮子之類成蓮子粥，有一定安神作用。

脾虛而腹瀉，吃糯米粥也常有輔助療效。

糯米煮粥是普通的吃法，而煮飯吃，則較少。如虛證較重時，亦可經常吃糯米飯。

除食用的米外，穀芽可以消食，也可以「回奶」。糯稻根鬚，常用於斂汗。這些都是中藥，也是民間的習慣用方。一般人都喜歡吃新米，較香，口味較好，但陳米另有其藥用價值。胃口不好時，吃陳飯，有助於恢復胃口，而飯焦煮成泡飯，更可開胃，有助消化。

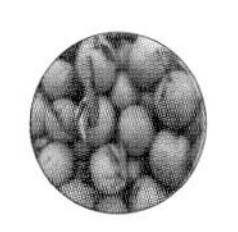
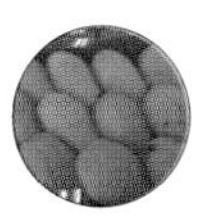
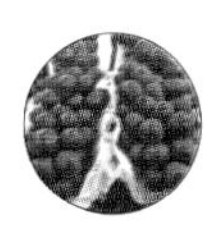
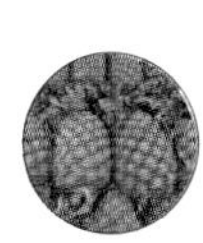
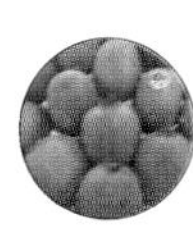
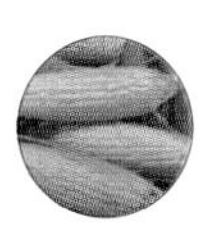

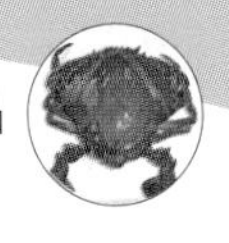
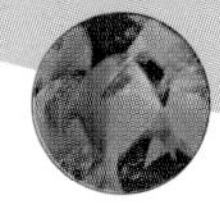
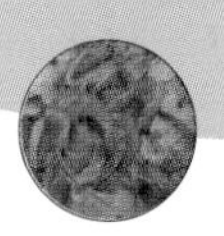
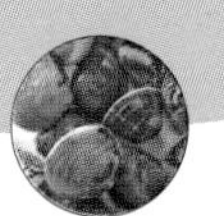
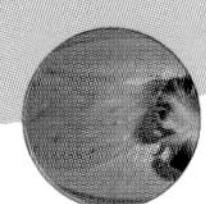
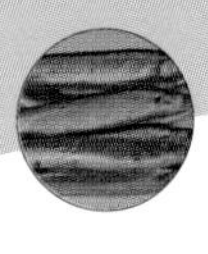

087 茶葉

茶不僅是常見的飲料，而且是預防某些癌症的食療佳品。有腹水、水腫時，或者有「熱毒」時，飲茶可輔助治療。肝膽有病，多飲茶也有輔助治療作用。

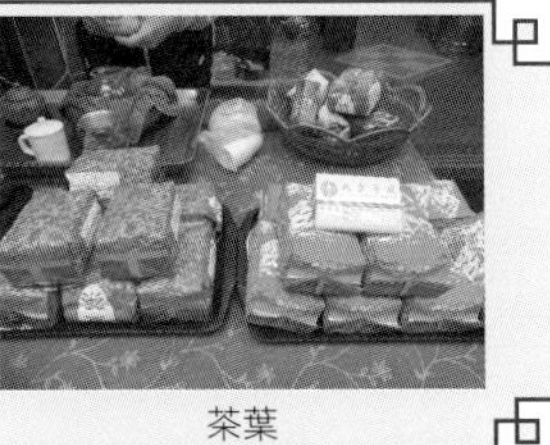
茶葉

茶葉是傳統飲料。在我國飲茶者大約遠較喝咖啡者為多。

【茶葉】：是有益的飲料。它的性味苦甘涼。傳統上認為，茶葉能消食，所謂「去煩除膩」。對消化不良、過食油膩者有益。

茶還能利尿、解毒。有腹水、水腫時，或者有「熱毒」時，飲茶可輔助治療。這時，最好選用陳年茶葉，不要喝新茶葉。所謂「三年陳者入藥」，如果沒有陳茶葉，新的也無妨。過去不用新茶葉，是因為新茶葉較「厲」，而陳茶葉已沒有「火氣」。

茶葉能清心涼肝膽。肝膽有病，多飲茶也有輔助治療作用。

近年還發現，茶葉中所含的某些成分，如茶多酚，在預防癌症上有作用。常飲茶，可預防不少癌症。所以，茶不僅是常見的飲料，而且是預防某些癌症的食療佳品。

台灣是茶葉的產地，種類都很多。在抗癌實驗中常用的是綠茶、烏龍茶等。

一般飲茶，都是將茶葉放置杯中，沖入開水而飲。而有一些茶葉、茶磚，需要煮了以後喝。中外飲茶的方法也不同。

不少國家以飲紅茶為主。近年又常飲用袋泡茶。飲紅茶時，還常加入牛奶、糖。

為適合不同需要，飲茶時，還可加入其他藥品或食品同飲。例如，感受了風寒，飲茶時，可加幾片生薑，與茶葉同用沸水沖泡，趁熱飲用。

茶葉中加一些茉莉花或玫瑰花同沖飲，可以開胃，幫助消化，

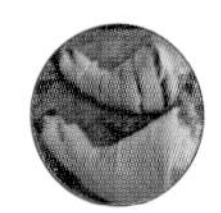
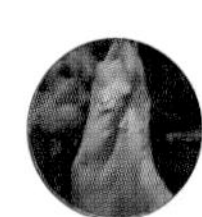
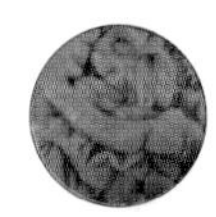
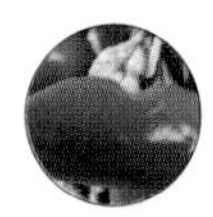
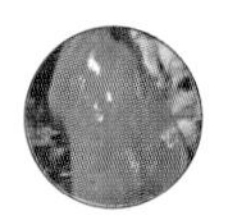
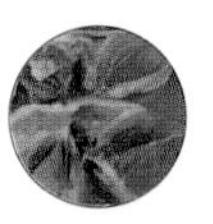

有所謂「解鬱」的作用。

沖茶時，加一些橄欖同泡。對咽喉疼痛、不適、聲音嘶啞等有益。秋冬季，氣候乾燥，飲橄欖茶，對潤喉、潤肺，都有好處。過去過年時敬客人以元寶茶，以示吉利。所謂元寶茶，就是加橄欖，最好是檀香橄欖。

茶葉中加一些芝麻和鹹的陳皮沖飲，頗有風味，也是某些地區的飲茶習慣。

以茶葉作為菜餚原料，當以龍井蝦仁最為有名。龍井蝦仁，當然以店中品嘗口味最佳，但家中亦可仿製。炒蝦仁至熟，起鍋前，加一些用上好龍井泡出的茶汁，然後裝盤。再撒上一些用龍井茶葉研成的茶葉末即成，家中自煮自吃，也頗有味。

088 醋　酒

醋和酒的確能抗癌。醋具有消腫、退黃和解毒功效，正好適合癌症病人。處於康復期的癌症病人，胃口不好，營養較差；或者體質不好，急需補充營養，而乾硬的食物難以嚥下時，則並不絕對禁忌飲酒。不過，以啤酒、黃酒為限，白酒是萬萬不可的。

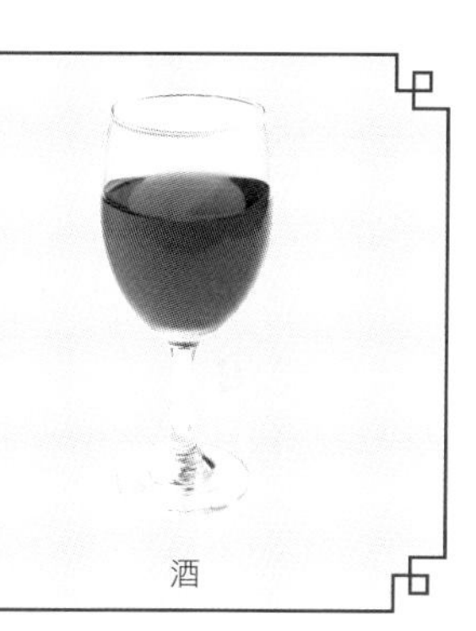
酒

人們可能會感到奇怪，醋和酒竟然能抗癌？情況確實如此，它們不僅僅是調味品，同時對防治癌症還具有較大的輔助作用。

【醋】：已有相當長的歷史，而作為藥用也由來已久。雖然目前市場上供應的醋種類繁多，但大致可分為兩大類，即米醋和白醋。米醋是用米釀製而成；白醋又稱為醋精，是合成的，有人叫它「化學醋」。

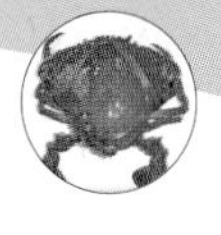
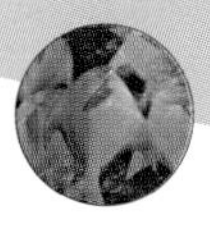
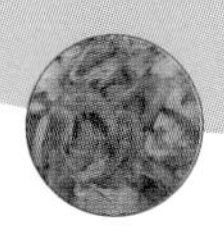
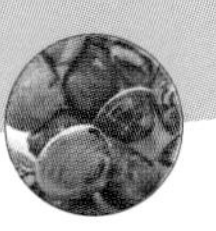
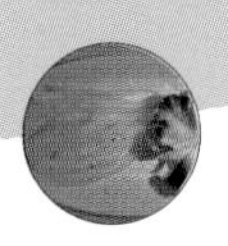
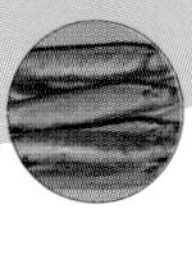

醋的藥用價值很大。中醫認為，醋可以「消癰腫」、「除堅積」、「破結氣」、「散瘀血」。這些都說明醋能夠防治癌症，並且有一定的療效。醋還可以「散水氣」、「除黃疸」、「殺邪氣」，換句通俗的話來說，就是具有消腫、退黃和解毒功效，正好適合癌症病人。

中醫經典著作《金匱要略》中，就有不少用到醋的方子。與腫瘤有關的，如「耆芍桂酒湯」，由黃耆、芍藥、桂枝和醋製作而成，對黃疸、水腫有治療作用。

那麼，在日常生活中，怎樣使用醋呢？

大家知道，慢性萎縮性胃炎伴有腸上皮化生，被認為是胃癌的癌前病變。這些病人大多有胃酸減少或缺乏的症狀，經常食用米醋，有一定的預防作用。食管上皮重度增生是食道癌的癌前病變，食用米醋同樣有輔助治療作用。胃癌、食道癌和賁門癌病人手術後，常會有食物反流或呃逆，這時食用米醋，對緩解症狀有一定效果。病人可以在飯前半小時左右，食用一匙米醋；或者用一匙米醋，加一匙溫開水，勻和後食用；也可以在每次進餐時，用菜餚蘸醋吃。舌癌、喉癌和鼻咽癌病人，在接受放射治療中或治療後，如果出現口腔反應，可以用冷開水稀釋醋，然後含漱，能夠減輕症狀。

用醋作為調料燒菜餚，實在太多了。肺癌病人常有咳嗽、痰多，可以用白蘿蔔或紅蘿蔔洗淨後，切成塊，稍用鹽醃一下，然後洗去鹽，浸在醋裡，適當加一點糖，一天左右即可食用。這便是糖醋蘿蔔。腸癌病人多有便血，可以把茄子煮一下，冷卻後取出浸在醋裡，加一些糖，放一天就可以吃了，有輔助治療作用。肝癌和胰腺癌病人出現黃疸時，經常吃些醋或醋製食品，十分有益。如糖醋黃瓜，將生黃瓜洗淨後切成小塊，用醋浸沒，加糖，醃製一天即可食用。做蔥烤鯽魚時，不妨多加一些蔥和醋。蔥和鯽魚對肝癌伴有腹水的病人有益，而醋同時還有開胃、消食的作用。把胡蘿蔔、高麗菜和番茄洗淨後，都切成小塊，再加一些蒜泥、鹽和醋，一起拌

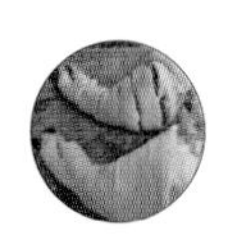
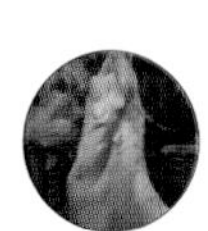
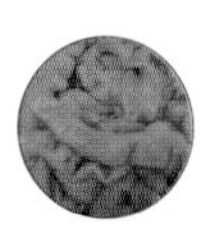
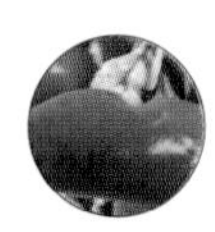
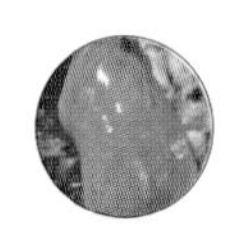
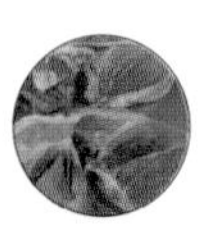

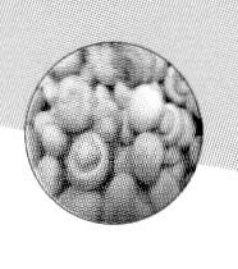
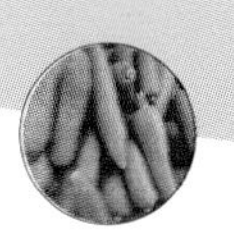
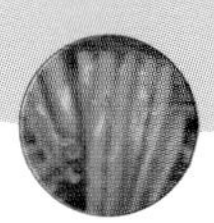
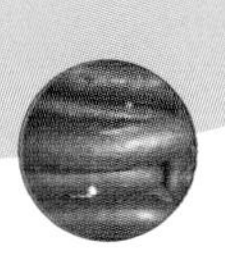
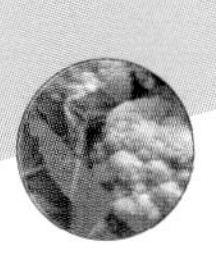
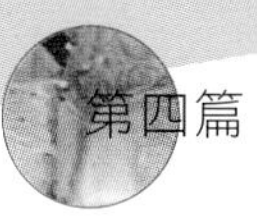

和後即可食用。如果有興趣，再加一些沙拉醬，便成了涼拌沙拉，它是胃癌等消化道癌症的上好食療方。

【酒】：一般認為生了癌症的人不能喝酒。這話有一定的道理，但也不盡然。有些淋巴瘤病人喝酒以後，有瘤的區域會出現疼痛，這在40年前還作為一項診斷依據呢。但有黃疸的癌症病人，確實不能喝酒。

處於康復期的癌症病人，胃口不好，營養較差；或者體質不好，急需補充營養，而乾硬的食物難以嚥下時，則並不絕對禁忌飲酒。不過，以啤酒、黃酒為限，白酒是不能動的。在燒菜時用一些酒作調料，那是沒有關係的。

不少抗癌的中藥，需要用酒來服。例如，有一種藥叫醒消丸，就是要用酒來吞服。它的原意是，酒後熟睡，醒來後腫塊已消，所以名曰「醒消」。雖然效果不會那麼神奇，但肯定是可以治療癌症的。

腸癌病人有腹瀉時，可以在黃酒中放入烏梅、乾薑和糖，燒熱後飲一小盅，療效不俗。民間常用的治癌方中，也常有用到酒的。如將蟹殼炙成灰後，用黃酒吞服，可以治療乳癌。

089 茴香　丁香　草果　桂皮

癌症病人由於癌症本身，或者由於對癌症採用的治療，往往沒有食欲，甚至出現噁心、嘔吐，如果不對菜餚調味，以增加胃納，自然對身體不利。這裡談淡幾種常用的調味料。

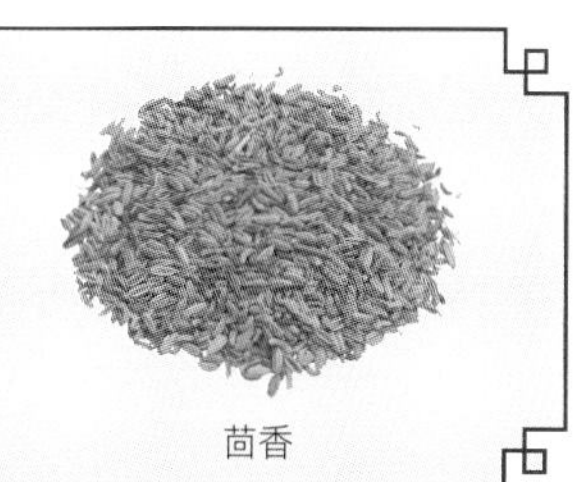
茴香

對於菜餚，大家都講究色、香、味。這個色、香、味，就牽涉

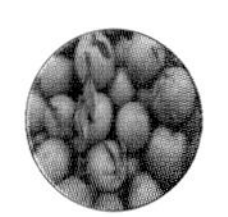
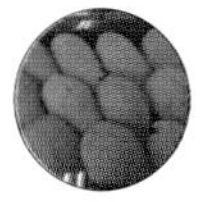
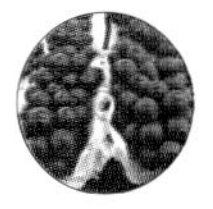
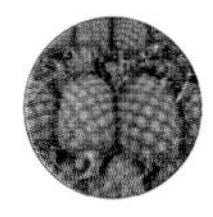
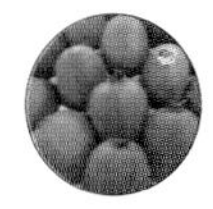
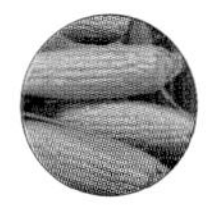

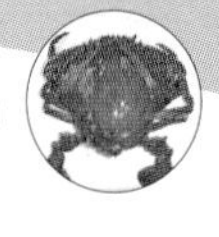
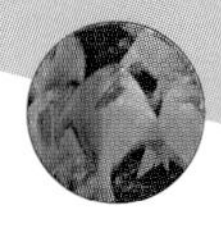
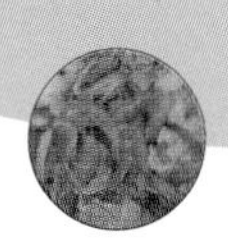
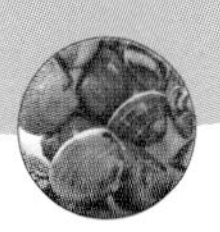
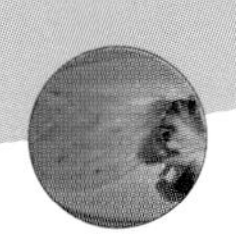
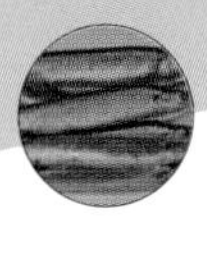

到菜餚本身的新鮮程度、種類的好壞、烹調技術，以及調味品的使用。同樣一碗菜，用不用調味品大不一樣。不用，可能絲毫沒有香味，不能刺激食欲；用了，則香噴噴的，烹調時就能嗅到，令人食欲大增。

癌症病人由於癌症本身，或者由於對癌症採用的治療，往往沒有食欲，甚至出現噁心、嘔吐，如果不對菜餚調味，以增加胃納，自然對身體不利。這裡談淡幾種常用的調味品，如茴香、丁香、草果和桂皮，它們不僅有調味作用，而且有相當有益的藥理作用。

【茴香】：有兩種，一種是眾所周知的大茴香或八角茴香，另一種是鮮為人知的小茴香。大茴香係木蘭科植物的果實，小茴香則是傘形科植物的果實，但它們的藥理作用大致相似。

大茴香性味甘溫，能止嘔逆，治腹痛和腰痛，並且能夠開胃。採用大茴香作調味品，不僅可用其芳香味來提高食欲，而且還能對癌症病人的腹痛、腰痛產生輔助治療作用。小茴香除了能開胃外，還能幫助恢復胃的正常蠕動，從而消除上腹部的脹滿：還能促進腸道的蠕動，有利於排氣，減輕臍部和下腹部的脹滿。因此，當癌症病人消化功能不正常時，用小茴香調味，有輔助治療作用。

【丁香】：有公丁香和母丁香之分，公丁香是花蕾，母丁香是果實。在調味品中，用的通常是公丁香。公丁香能健胃，可以用來治療呃逆、嘔吐、腹痛和腹脹。中藥書上說它可以「開九竅」、「舒鬱氣」，凡是癌症病人有胸悶不適、胃口不好、頭暈目脹時，用一點公丁香頗有好處。

公丁香對「朝食暮吐」也有一定的治療作用。所謂「朝食暮吐」，就是說白天吃進去的東西，到傍晚又都嘔吐出來，往往見於胃幽門區的癌症。可以用公丁香研末，伴入生薑汁和蜂蜜，做成丸，含噙。

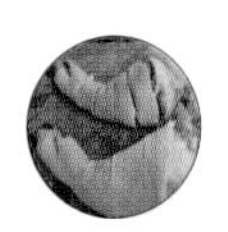
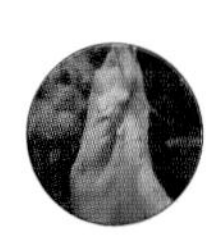
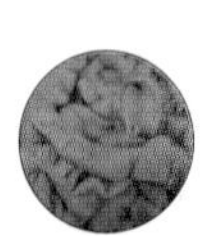
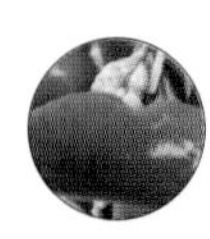
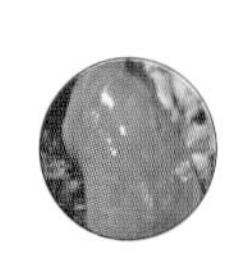
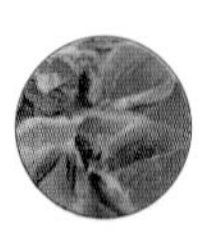

【草果】：知道的人不多，它是一味中藥，但也可以用作調味品。草果的作用較多，它能「燥濕」，就是對舌苔厚膩、腹部脹滿、消化不良有改善作用；它能「祛痰」，肺癌病人痰多苔膩時，草果有治療作用；它還能「截瘧」，這裡的「瘧」，並不都指現在講的瘧疾，凡是有寒熱的，都包括在內。癌症病人的癌性發熱，也可應用草果。

【桂皮】：是一種樟科植物的樹皮，因芳香而開胃。在以上各種調味品中，其性質最熱。它能消除胃腸脹氣，對於腹部手術或放療後引起的腹瀉、腹痛等，有減輕症狀的作用。

那麼，又怎樣使用這些調味品呢？

首先要做一個紗布袋，以便把這些調味品放進去。其後應該注意，這裡是在製作菜餚，而不是熬中藥，因此以上這些調味品的用量要少。少到什麼程度，要依製作的菜餚量的多少而定。但一般可以這樣講，大茴香、小茴香的量，一次不超過10個；公丁香的量可再少些，5～6個即可；草果以10個左右為宜；桂皮有時是很大一片，不妨弄碎成小片，放1～2片即可。將調味品放進布袋後，再加6～7片生甘草，把紗布袋紮緊，準備工作就算完成了。

比如做素雞，將素雞買來後洗過，切成稍厚的片。另做一碗調料，裡面是醬油、糖，以及上面提到的調味品，煮沸待冷備用。在鍋裡煎好素雞時，把煎過的素雞及時放入調料中。最後把浸過調料的素雞放入鍋中煮熟，並將調料全部倒入，再加點金針、木耳之類的菜，一碗鮮美的素雞便做成了。其芳香撲鼻，有益於癌症病人康復。注意，將調料倒入鍋中時，應將紗布袋取出。

烤麩的煮法與素雞大致相同。烤麩買回後，先在水中煮一下，取出洗淨，並瀝乾水分。然後浸入以上相同的調料中，讓其吸入調料。一個小時後，將浸好的烤麩取出，同時擠捏一下，然後放在油鍋中，加入金針、木耳、香菇及調料，燒成可口的烤麩。

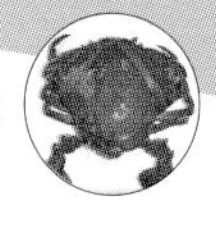
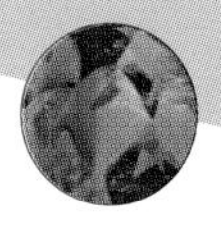
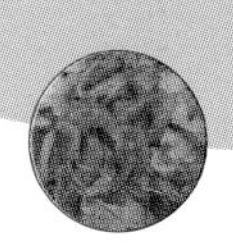
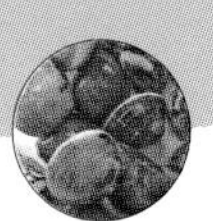
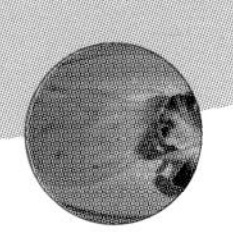
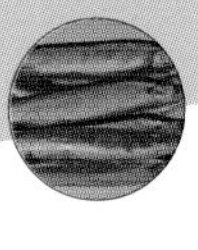

090 糖　鹽

在癌症情況下，如有血瘀、血虛，在中藥服後，吃些紅糖，有輔助治療作用。癌症病人，常有咽喉疼痛，常為「火」引起。鹽能瀉火，每日清晨，喝一杯淡淡的鹽湯，是有益的。

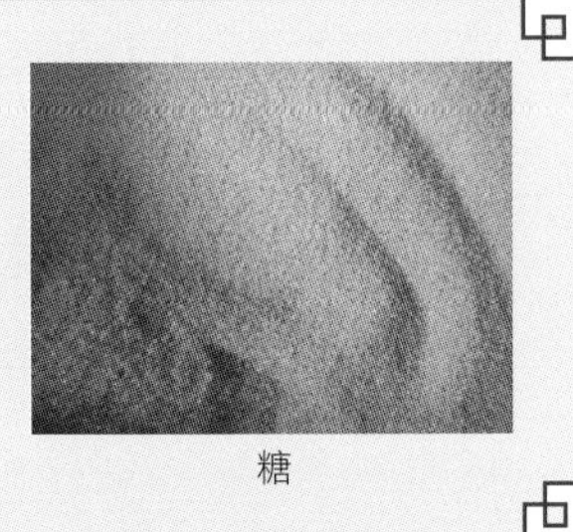
糖

糖和鹽都是調味品。有的地區，菜餚中喜歡多放一些糖，而有的地區，又比較喜歡鹹的食品。但在一般的家庭中，燒菜時糖和鹽都是適量的，不會太甜或者太鹹。只要不過量，糖和鹽都有食療價值。

【糖】：在歷史上，應用的年代已十分久遠。但是用甘蔗熬糖，據說是唐代的事。其前應用的糖，是麥芽糖，或稱飴糖。

糖的性味甘平。能補氣健脾潤肺。中醫歷代方劑中也常用到糖。民間也都知道，小孩吃中藥，或者服用較苦的中藥，食後吃一些糖，來消除苦味。雖然這種作法，並不十分合適。

糖的種類很多，有白砂糖、赤砂糖、冰糖、飴糖等。它們的食療功能略有不同。

白砂糖，整體功能就是補脾補肺。凡是脾虛、氣虛、肺虛，都可適量用一些糖。

赤砂糖的性味甘溫。和白砂糖相比，較為溫性。它能補脾補氣，但已偏於稍帶寒性的虛證。此外，它可以和血化瘀。因此，過去民間產婦產後常飲紅糖茶以補益氣血和化瘀。在癌症情況下，如有血瘀、血虛，在中藥服後，吃些紅糖，有輔助治療作用。

中秋前後，不少地區有吃芋頭的習慣。用赤砂糖做芋頭湯吃，不僅色澤美觀，而且可補益氣血，兼有活血、化瘀、軟堅的作用。

飴糖，或叫麥芽糖。性味也是甘溫，偏於溫性。據認為飴糖的

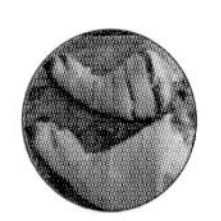
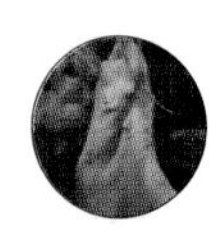
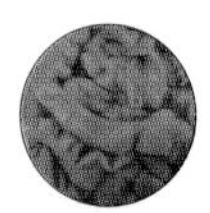
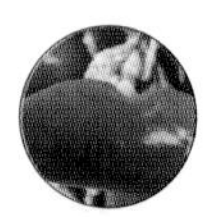
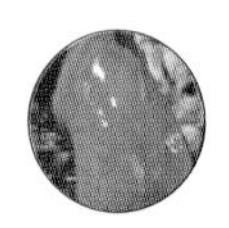
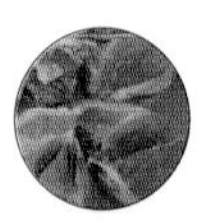

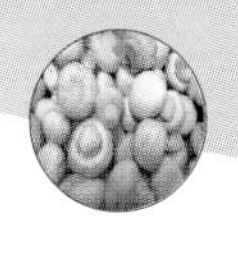
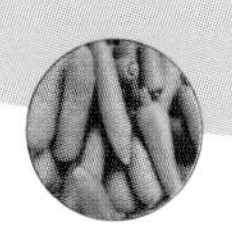
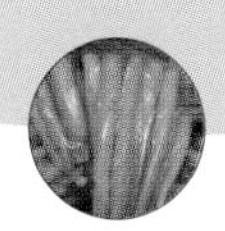
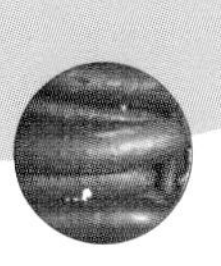
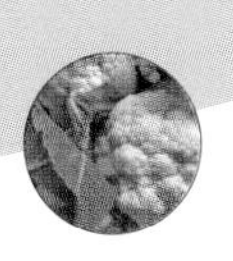
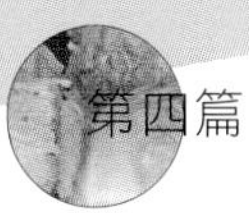

補中益氣作用，要強於白砂糖。

中醫方劑中也常用飴糖。例如在漢代《傷寒論》的方劑中，就有用飴糖的。「小建中湯」，就是在方劑中加入飴糖，以治療脾胃虛寒引起的腹痛等病症，近年也用於治療胃潰瘍等不少疾病。

冰糖，性味甘平，它的滋養作用較好。除了補中益氣外，還能潤肺止咳。膏滋藥，或者止咳藥，常用冰糖。民間常用含嚥冰糖來止咳。

咳嗽而痰較黃稠時，可用生梨去心，納入冰糖，或再加川貝，蒸後，飲湯，也可吃梨。

咳嗽而痰是白色，或泡沫狀時，可用蘿蔔，挖去心，納入冰糖，燉湯吃。

糖能提供能量，但人體能量的主要來源通常是由主糧提供。過多的攝食糖，中醫認為，可導致痰濕積滯和肥胖。

再說鹽。

【鹽】：的食療價值更廣。人們在通常的飲食條件下，可以不用糖，而鹽則不同，雖然也是調味品，但人體不可缺少鹽。

鹽的性味鹹寒。它能「瀉火涼血」、「解毒」、「軟堅」、「滋腎」、「通便」。

在防治癌症時，鹽有很多食療方面的價值。

癌症病人，常有咽喉疼痛，常為「火」引起。鹽能瀉火，每日清晨，喝一杯淡淡的鹽水，是有益的。

大便不暢，是使很多人痛苦的事。也可能是與「火」、「毒」等有關。每晚臨睡前喝一杯淡鹽水，也有利於次晨通便。

鹽能軟堅，《本草綱目》中說：「治積聚結核用之者，鹽能軟堅也。」積聚結核，就包括腫瘤這類疾病。因為鹽能軟堅，所以不少海產品也有軟堅作用，都是癌症病人的有益食品。所謂「忌海產」，是和傳統的中醫理論不相符合的。

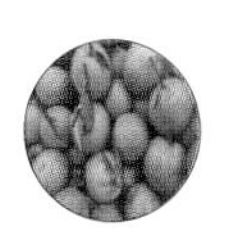
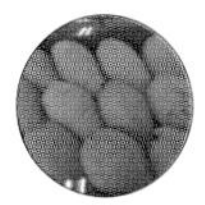
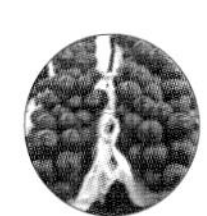
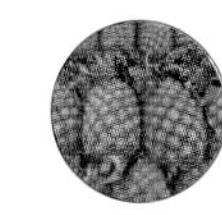
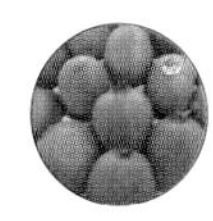
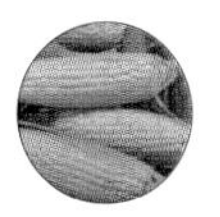

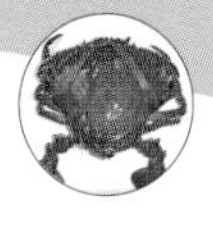
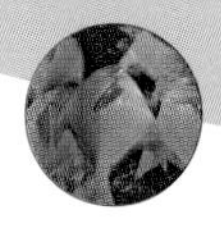
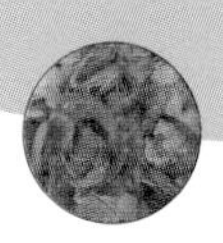
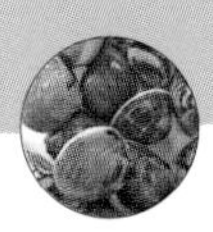
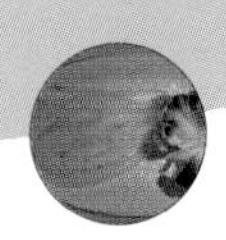
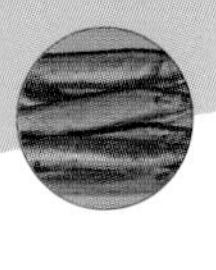

在應用補腎藥時，常用淡鹽水送服。李時珍說：「鹽為百病之主。百病無不用之。故服補腎藥服鹽湯者，鹹歸腎，引藥氣入本臟也。」吃「六味地黃丸」之類的補腎藥，就常用淡鹽水送下。

過去民間療病用鹽的情況十分普遍。結膜炎症、充血常用淡鹽水沖洗。並認為，無病時用鹽水洗目，可防止結膜炎症和「明目」。咽喉炎症，除飲用淡鹽水外，還常用鹽直接點入扁桃腺、懸雍垂（小舌頭）等處。皮膚癤腫、炎症，也常用鹽水外敷。如「流火」，用鹽水濕敷，也是治療一法。

鹽還可用於止痛。將鹽炒熱，放入紗布袋中，敷疼痛處，有一定的止痛作用。

鹽除了在做菜餚時適量加入外，還常用來醃製食品。如鹹肉，自己家製的鹹肉，較購來者更鮮美。鹹板鴨與鮮鴨相比，別有滋味。

鹽是有益的，不能缺少的。但攝入過多的鹽，又會對身體不利。一些調查表明，胃癌之類的發病，和過多的攝入鹽類有關。當然也和缺少新鮮水果、蔬菜，缺少蛋白質等相關。此外，在有水腫的場合，鹽需根據醫囑，適當限制。而鹽和高血壓等疾病的關係，則不是這裡討論的範圍。

091 油類

從中醫的角度看，各種油在性質上還略有不同。有的偏涼，有的偏溫，有的又是平性。假如能根據證候選擇，那就更為有益。

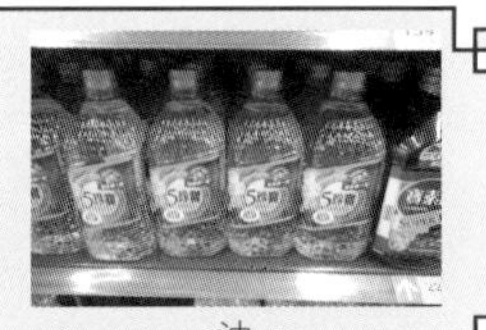

油

日常炒菜，是離不開油的。油的種類很多，有素油，有葷油。素油裡，又有麻油、生油、菜油、豆油，以及沙拉油等；葷油裡，

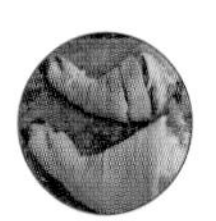
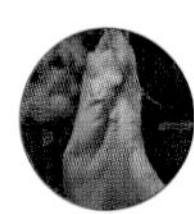
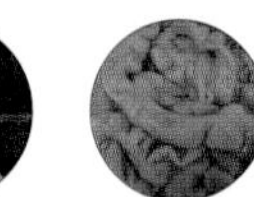
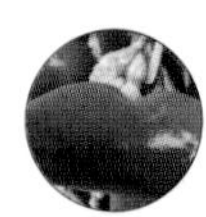
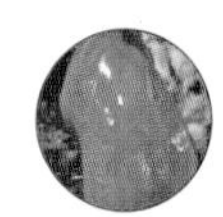
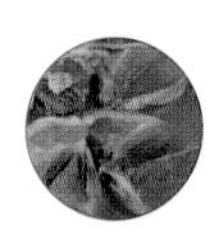

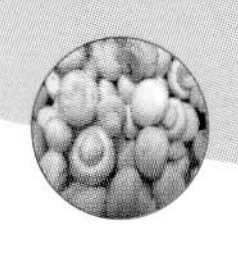
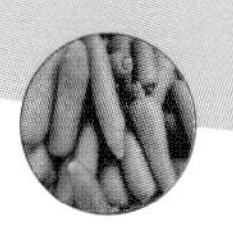
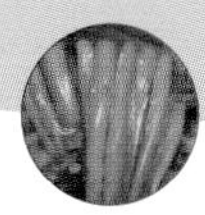
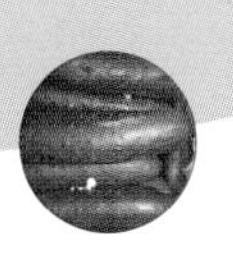
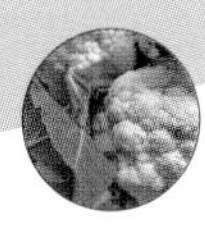
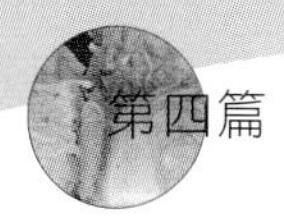

又有豬油、牛油的不同。

各種各樣的油類，應視需要的不同而分別選擇。從中醫的角度看，各種油在性質上還略有不同。有的偏涼，有的偏溫，有的又是平性。假如能根據證候選擇，那就更為有益。當然，也不必拘泥於這一點。因為日常用油畢竟很少，是無關康復大局的。

【麻油】：性味甘涼。它是從芝麻中製取的，和芝麻的食療功能相似。能養血，潤燥，補肝腎。因為偏於涼性，有一些清熱解毒的功效。

通常，麻油只是在菜餚燒煮好後，加一點，作為點綴之用，取其香味。很少有人用麻油炒菜。例如，在炒鱔絲後，臨上桌前，加一些大蒜泥，淋上一些麻油，更增美味。因此，人們常忽略它的食療價值。

自然，為了它的食療價值，直接飲用麻油，是不可能的，而且相當難於下嚥。過去在防治血吸蟲病時，曾有一種藥是溶在麻油中的，想想應該很香，便於服下，實際上嗅到這股味道，就嚥不下了。麻油只能作為點綴之用。要取得它的補肝腎作用，還是吃芝麻。

【花生油】：炒菜時常用，帶有花生的香味。它的性味甘平。能補益中氣，也有潤燥作用。現代研究認為，油中含亞油酸較多，對身體有益，防癌也有益。

應用花生油時要注意花生黴變以後會有毒素。像黃麴黴菌產生的毒素，可以引起肝癌等不少癌症。黴變的花生製成的油，也會含有這種毒素。因此購買時一定要選擇正規的廠家。

此外，中醫認為，舌苔厚膩、痰濁甚多時，花生油不宜用得太多。

【菜油】：是由油菜子中製取，有一股特有的菜籽味。它的性

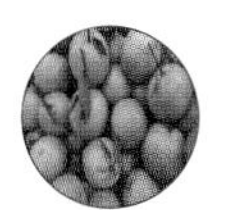
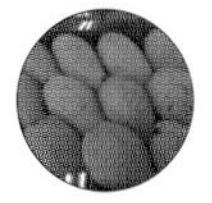
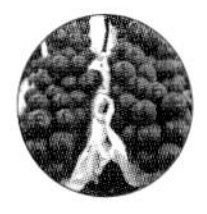
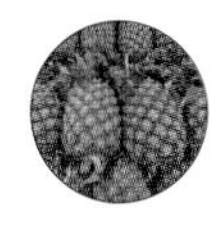
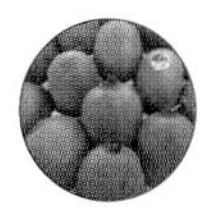
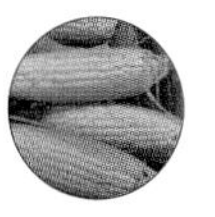

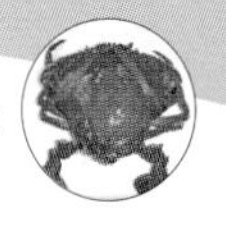
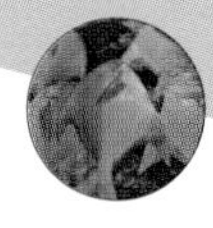
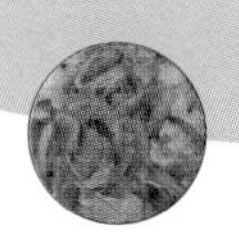
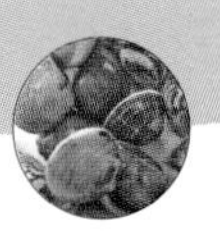
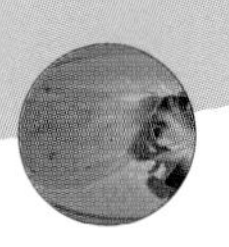
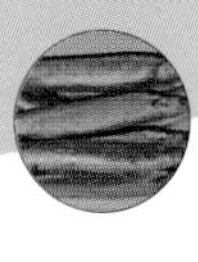

味辛溫。除了油的潤燥作用外，它的功能以「破血消腫」為主。和上面講過的油不太一樣。因此，在用活血化瘀藥物的時候，炒菜用一些菜油，是合適的。

【豆油】：即沙拉油，是用得比較多的一種。由大豆製取而得。它的性味甘溫，也有一些解毒作用。

以上都是所謂素油。這些油，一般都不能存放時間過長，長了會氧化變質，吃的時候對身體有害。此外，所有這些油，對於脾虛容易泄瀉的人來說，以少量為好。

葷油類國內常用的是豬油，而國外多用牛油。

【豬油】：性味甘涼，有補虛作用。

現在不少家庭，怕多吃豬油可能引起的弊害，都以吃素油為主。其實葷油、素油各有利弊，偏廢不得。對身體最有利的，還是葷素搭配。

下面簡單談一下，偏愛素油或葷油的弊害。

葷油、素油裡面，主要成分是脂肪。脂肪是人體必需的，和蛋白質、糖，被認為是三大營養要素。此外，營養物質還有維生素、礦物質、微量元素和纖維素。脂肪提供人體所必需的熱量。脂肪、膽固醇之類，又是組成細胞、人體器官的重要物質。

葷油所含有的脂肪酸，是以飽和脂肪酸為主。過多的進食這類脂肪酸，可以使血脂、膽固醇之類增高，並和不少心血管疾病的發病有關。

同時，又有一些維生素，像維生素A、D、E等，是脂溶性維生素，是藏在葷油中的，吃一些葷油，也就補充了這些維生素。而這些維生素，在預防癌症時，都有一定作用。還有像胡蘿蔔素，也可用於防癌，它也是脂溶性的。

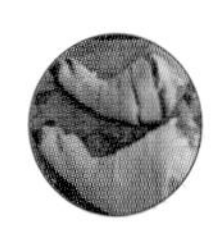
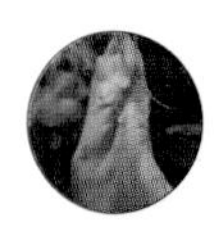
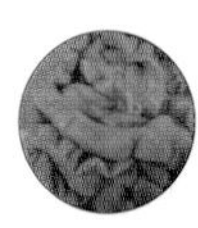
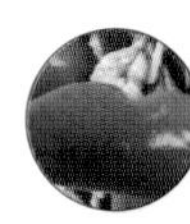
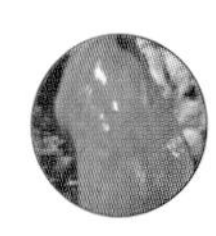
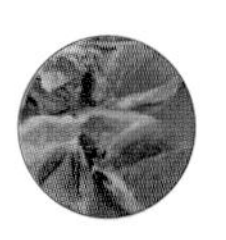

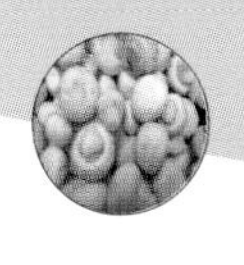
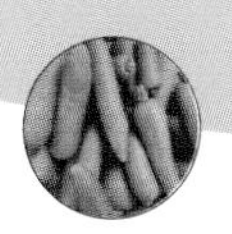
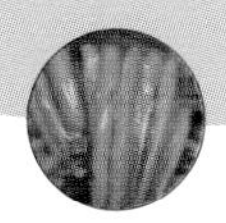
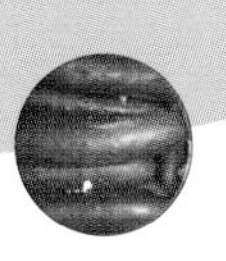
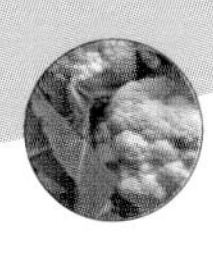
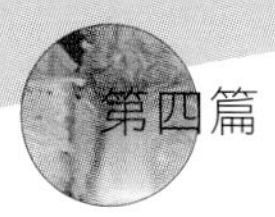

所以，不吃葷油也不行，吃過多又有弊。

素油所包含的脂肪酸，以不飽和脂肪酸為主。在預防心腦血管疾病上，有一定價值。但是，素油中少有脂溶性維生素，單純的素油會降低這些維生素的攝入。從癌症發病角度講，素油還有一個不利之處，就是不飽和脂肪酸在體內會氧化，成為所謂「過氧化物」，或者叫「氧自由基」。這些成分是有害的，和癌症發病有一定關係。

近年盛行的魚油，是一種葷油。這種油含有不飽和脂肪酸。有一些成分，像二十碳五烯酸（EPA）和二十二碳六烯酸（DHA）等，對降低血脂、降低血黏度有益。不但對預防心血管病有幫助，在預防癌症上，也大有好處。

在油的使用上，最好還是葷素搭配。葷素搭配的比例，則最好以1:2較為恰當，這樣可以各取其利而減少各自之弊。

092　咖啡　可可

癌症病人，在治療期間和康復期，可飲用一些咖啡，有助於恢復體力、恢復精神和食欲。對於癌症病人康復期來說，可可是一種恢復體力的飲料。

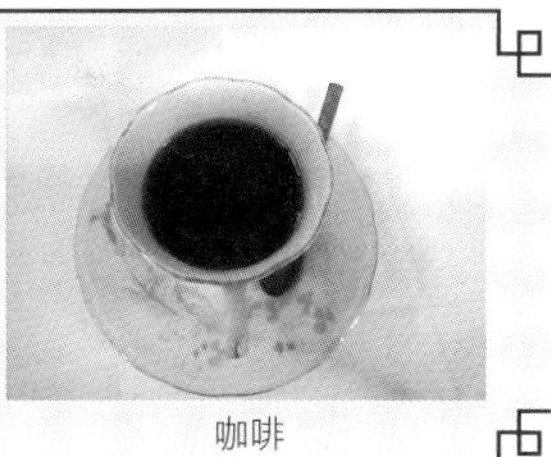

咖啡

咖啡和可可，已經十分普遍了，有一定的食療價值。

【咖啡】：是一種茜草科的植物。咖啡豆磨碎以後，可以作為飲料。

咖啡性味甘平，有利尿作用，並有興奮的功能。假如是原來習慣喝咖啡的癌症病人，在治療期間和康復期，不妨仍可飲用一些咖啡，有助於恢復體力。

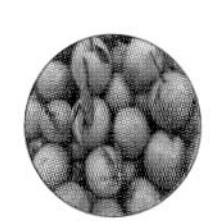
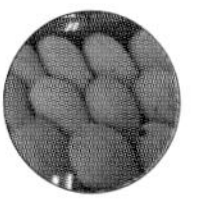
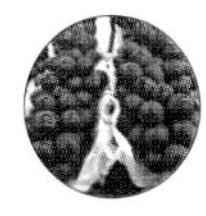
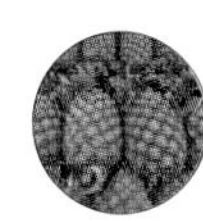
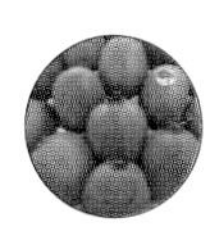
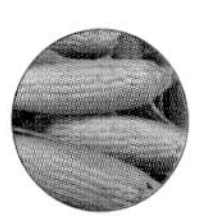

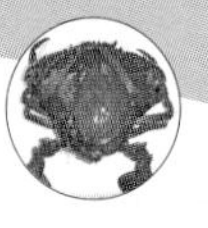
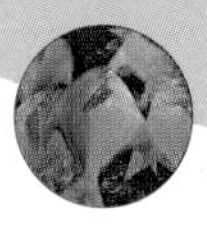
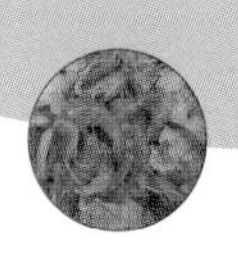
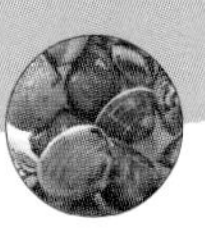
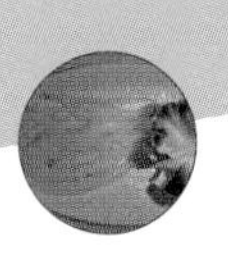
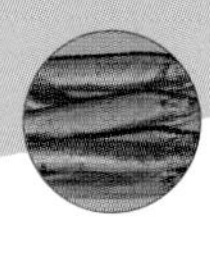

原本不喝咖啡的人，假如精神狀態有些萎靡不振，不妨喝一些咖啡，可能會有幫助。但宜於上午喝，不宜於晚間喝，以免影響睡眠。對於十分虛弱的康復期病人，飲用少量咖啡，有利於恢復精神和食欲。

有腹水或者水腫時，飲用一些咖啡，也頗有益。

飲用咖啡，可以用即溶咖啡，優點是較為方便，即沖即飲。但也有人喜歡煮咖啡。認為煮咖啡，有那麼一種情調，並且可以聞到濃郁的咖啡香味。

在盛夏飲一杯冰咖啡，除了祛暑，也可振奮精神。咖啡中，還可加一些冰塊，或者加一些牛奶、乳酪，更增加營養和美味。

在寒冬，飲一杯熱咖啡，寒意頓消。

咖啡中，稍加一些威士忌酒，更增香味。而且對恢復和安定精神，更為有效。

【可可】：是另一種梧桐科的植物。可可豆磨碎，就成可飲用的可可粉。

可可性味甘溫。它也有興奮、利尿的作用，並且能益氣，增加熱量。

對於癌症病人康復期來說，可可是一種恢復體力的飲料。假如病人身體衰弱，食欲不好，吃得很少，消瘦明顯，飲用一些可可，可以算作是一種食療佳品。

可可粉市場上有供應。取可可粉一匙，置杯中，沖入開水，調勻，加一些糖，便可飲用。可可粉溶解度並不太高，可一起飲入。在可可粉中加入牛奶，便成可可牛奶，味道更好，也增加營養。

可可製品頗多。巧克力就是以可可為主，加入牛奶、糖等製成，營養頗好。康復期的病人，不妨食用一些巧克力，對恢復體力、開胃、恢復精神狀態都很有利。

咖啡、可可都是國外傳入的，現在國內也有生產。食用時，以

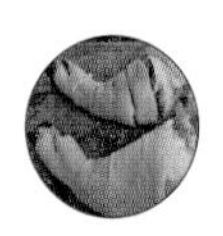
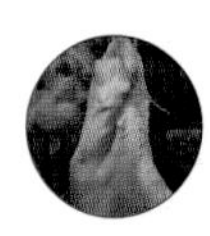
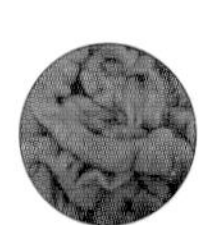
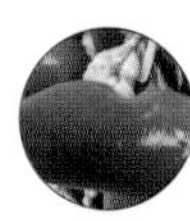
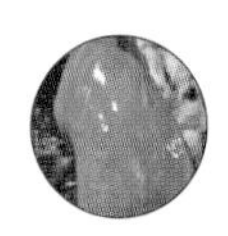
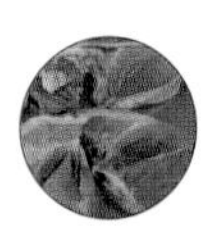

適量為好。

093 阿膠

阿膠性味甘平，稍偏溫性。它的主要功能，就是補益精血。
癌症病人吃膏滋藥，最好由醫生開處方，不要盲目服用。

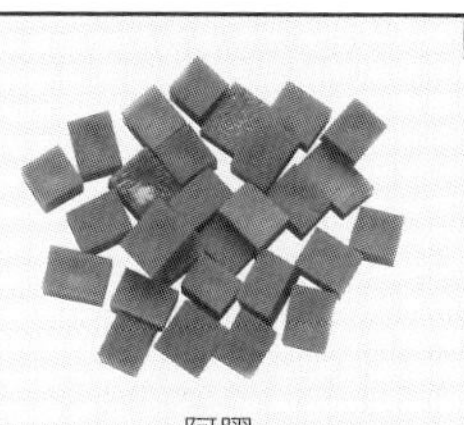
阿膠

【阿膠】：實際上不是食品，而是一種藥品。阿膠性味甘平，稍偏溫性。它的主要功能，就是補益精血。所以，醫書上說，其作用「只是補血與液」。為什麼能補益精血，這是一項中醫的理論，叫作「精不足者，補之以味」，即精血不足時，用「厚味」來補益的意思。婦女精血不足，就不能正常的孕育胎兒。因此，阿膠可以安胎。而在中醫臨床上用阿膠，主要是養血止血。凡是咯血、嘔血、便血、崩漏，都可以用到阿膠。

阿膠又名盆覆膠、驢皮膠，為驢皮熬成的膠塊。其製作方法是：先將驢皮切成小塊，加水煎熬3晝夜，待液汁濃稠，取出驢皮塊，再加水煎熬。如此反覆5～6次後，再將熬出的阿膠汁濾去雜質，用火濃縮至稠膏狀，冷凝，方成入藥的阿膠。

民間用阿膠，則主要為冬令進補，用阿膠收膏。可以用作收膏的，還有好幾種。例如鹿角膠，但過於偏溫性，不如阿膠的平和。又如龜版膠、鱉甲膠，又過於滋陰。所以通常都選擇阿膠。

習慣吃膏滋藥的人，在冬至前一段時間，就已經準備起來了。一般是用核桃仁、芝麻、桂圓、紅棗肉之類，都研碎備用。取阿膠，用上好黃酒浸，並燉至軟化。就可以將上面準備的物料放入，攪拌均勻。加入冰糖，或白砂糖。待冷，凝結成膠狀即成。或者，

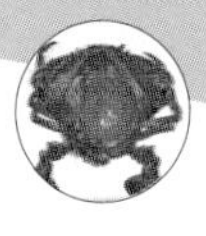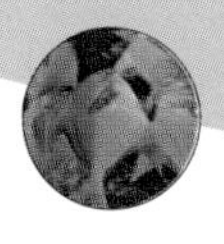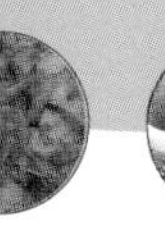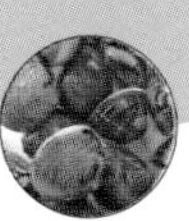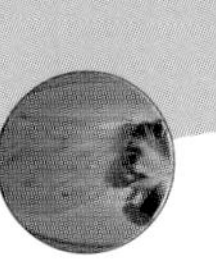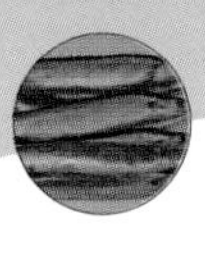

像吃「雲片糕」一樣，將阿膠切成片狀，每日吃一些。或者，任其為膠狀，吃時挖一匙。或者將一匙膠狀物，加一些水，在爐上溶化成糊狀，趁熱吃。

以上這些食品，大致屬於中醫所謂的「平補」，一般人吃都可以補益體質。但如特別有病，如患癌症，則需請醫生開處方。

膏滋藥也不是什麼人都可以吃的。一是中醫認為「邪盛」的時候不能吃，所謂「強閉其邪而生他證」。此外，消化不良、舌苔膩，最好也不要吃。感冒，感受風寒，有惡寒、發熱時，不能吃。在吃的過程中，遇到這種情況，最好也要暫停一下。陰虛嚴重時，除非由醫生開處方，否則也不能隨便吃。

癌症病人吃膏滋藥，最好由醫生開處方，不要盲目服用。一般到立春以後，膏滋藥會開始黴變。發黴了的不能吃。現在膏滋藥做好，一般都保存在冰箱中。保存時間可稍長。

094 哈士蟆（雪蛤）

和性激素有關的一些癌症，像乳癌、卵巢癌、子宮體癌、睾丸腫瘤等，似以不吃或少吃為好。哈士蟆油過去常用於肺病病人的陰虛咳嗽，及鼻咽癌放射治療後，口乾無津，咽喉充血不適者。

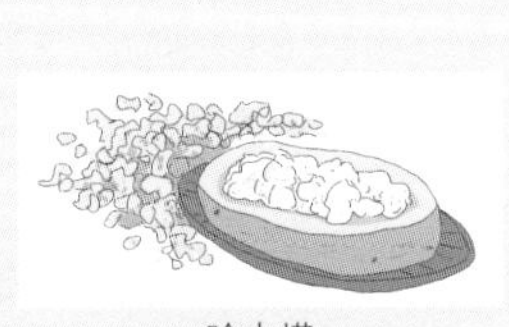
哈士蟆

哈士蟆又叫雪蛤，是蛙類動物中的一種。據報導產地頗多，但以黑龍江等地所產最為有名。

【哈士蟆】：本身也可做滋補品，但通常食用者是哈士蟆油。哈士蟆油是哈士蟆的輸卵管。市場上有乾的出售，也有做成各種製品者。

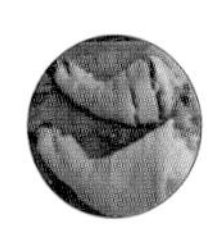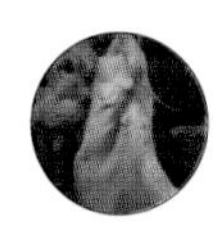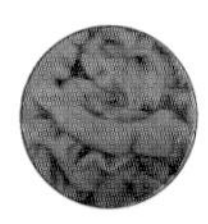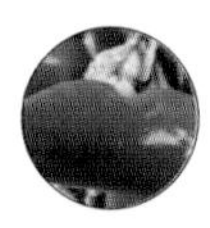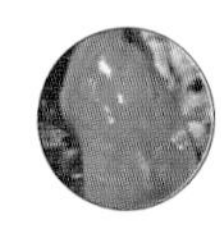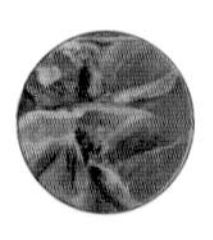

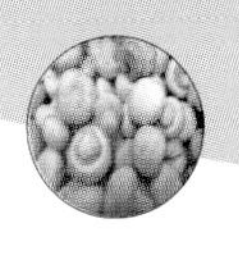
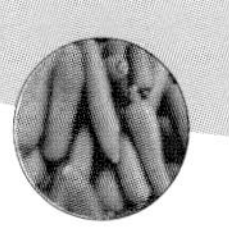
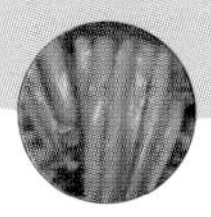
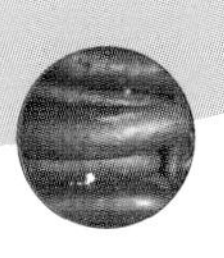
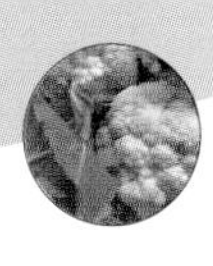
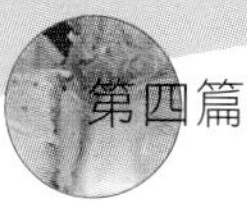

哈士蟆油性味甘鹹平，主要作用是滋陰、補腎、益精。民間常用作強壯藥，對身體虛衰、腎虧等，常食有益。

癌症病人能否食用哈士蟆油，說法不一。主要因為哈士蟆油中，含有多種激素。這些激素對癌症的作用未見報導。但按一般的推測，和性激素有關的一些癌症，像乳癌、卵巢癌、子宮體癌、睾丸腫瘤等，似以不吃或少吃為好。

哈士蟆油過去常用於肺病病人的陰虛咳嗽，食之有益，因能滋陰潤肺。康復期肺癌病人，有陰虛跡象者，可以食用。鼻咽癌放射治療後，口乾無津，咽喉充血不適，吃些哈士蟆油，可能有益。但哈士蟆頗貴，除非經濟條件許可，否則不必作為康復期的常規滋補品，吃時也頗麻煩。

購得哈士蟆乾品後，洗過，在水中浸泡，至脹發到很大，一般可發至原體積的10倍以上。

脹好後，取出一小部分，加一些水，隔水蒸，加冰糖，然後食用，有一點黏。

也可以像白木耳羹一樣，作為一種甜羹食用。但因現時白木耳價不高，哈士蟆油作甜羹，則價格太貴了。而且這種油有一股特殊的氣味，有的人並不喜這種味道，作為甜羹也有人不喜歡吃。哈士蟆油、白木耳也可一起燉服，以加強滋陰益肺的作用。

不是和性激素有關的癌症，假如在治療後康復期，陰虛、腎虧特別明顯者，可以食用。如再有氣虛等情況，還可以和人參一起燉服。

哈士蟆油也有真假之分。真品中還有品質好壞之分。一般的人很難加以區別。以在正規店中購買為妥。現在市場上，哈士蟆油的成品頗多。其中，哈士蟆油的含量到底有多少，也難了解。

哈士蟆本身，也就是已去了「油」和其他內臟的乾品，也有補益作用。可煮湯服用。也以滋陰潤肺為主，但補腎作用較差。

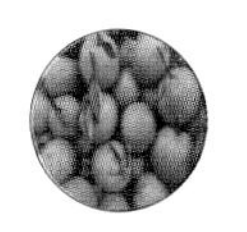
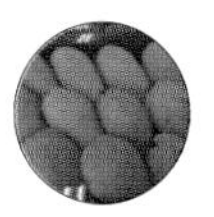
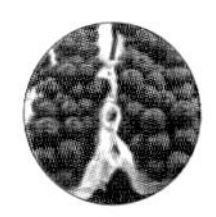
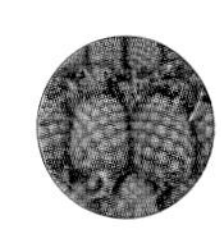
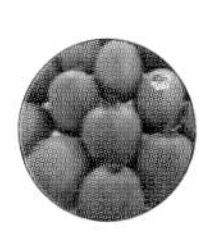
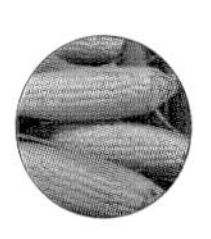

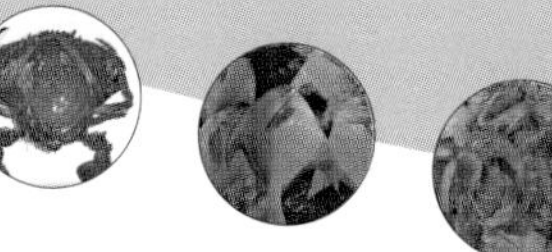
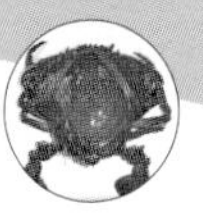
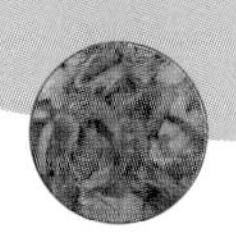
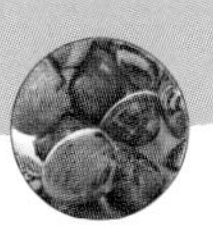
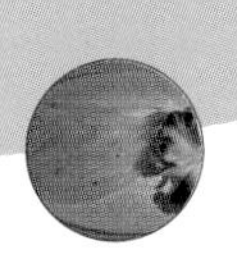
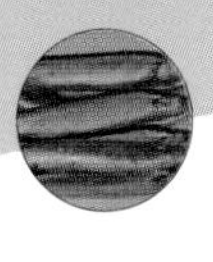

095 燕窩

對於肺癌病人，燕窩是康復期的一種食療佳品。此外，對食道癌、賁門癌也有益。書上說它可以治噎膈，對咳喘、咯血也有益。血燕，又對血痢，就是包括腸癌在內的一些疾病有好處。

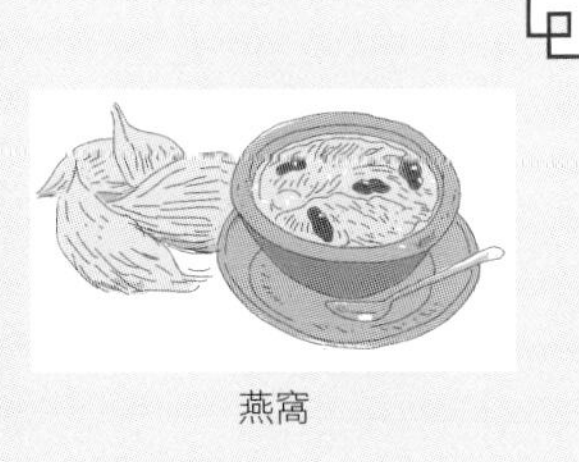
燕窩

【**燕窩**】：大約在明代末年以後，才在臨床上應用，並在藥物書上記載。在明以前的本草書上，未見有載。清代張璐所著的《本經逢原》上說：「惜乎本草不收，方書罕用」。

近年，燕窩作為一種滋補品，不少人樂於購食。但燕窩假者頗多，以其價格較貴，一般居民又很難識別其真假。

據報導，燕窩係金絲燕等燕類用唾液，或者唾液和絨羽等所建造的窩。金絲燕在產卵前要建築新窩。窩由唾液築成，色白潔淨，過去稱官燕或白燕。如由唾液和絨羽築成，稱毛燕。如窩中帶有血跡，稱血燕。燕窩常築於沿海的峭壁斷崖之上，採集頗為困難。

燕窩性味甘平。能滋陰益氣、潤肺、益腎，對虛勞甚好。

清代吳儀洛的《本草從新》上說燕窩能「大養肺陰，化痰止嗽，補而能清，為調理虛損勞瘵之聖藥，一切病之由於肺虛……用此皆可治之」。所以對於肺癌病人，燕窩是康復期的一種食療佳品。此外，對食道癌、賁門癌也有益。書上說它可以治噎膈，對咳喘、咯血也有益。血燕，又對血痢，就是包括腸癌在內的一些疾病有好處。

但是，燕窩畢竟價格較貴，不必濫用。它的主要作用還在滋陰，不是屬於陰傷津虧的，也不必去吃它。而且，作為食療品，它的作用是輕微的。多種本草書上說它：「不可恃此輕淡，以為扶衰救命之本。」就是說不能全部依靠它來做治療的。

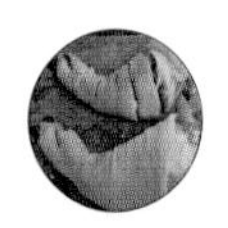
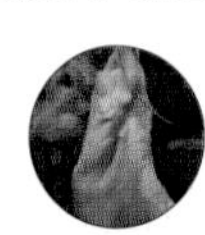
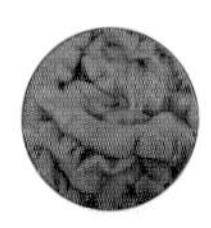
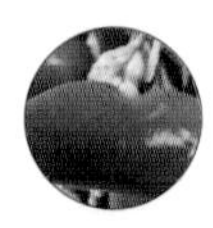
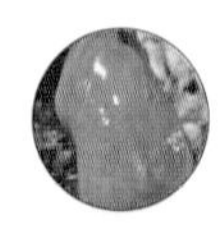
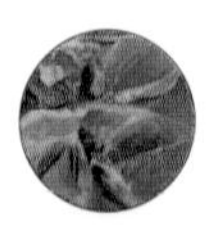

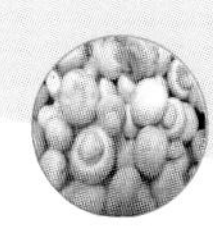
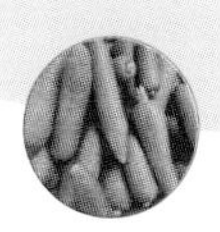
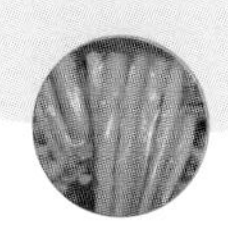
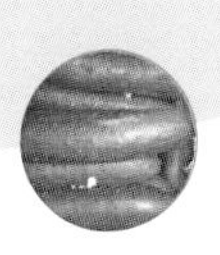
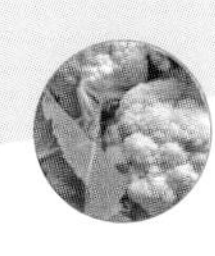
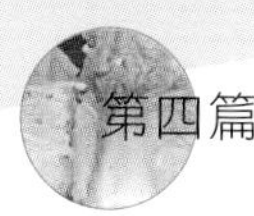

燕窩吃起來也頗麻煩。購來以後，先要洗淨。然後加水，燉至它脹發開來。然後去除雜質部分，再隔水蒸，至能食用時，加些冰糖或白糖食用。

對於陰虛又有氣虛的人，除了燕窩外，還可和人參一起燉食。

燕窩作為菜餚也可。通常和雞湯、火腿湯同煮，它本身無鮮味，靠雞湯或火腿的鮮味。餐廳中有時有售，但價甚貴，家中自製，較便宜。湯中也可再加入鮮蘑菇或香菇等。

燕窩也可和糯米粥同煮，成燕窩粥，對於陰虛而胃納不好者，效果甚好。

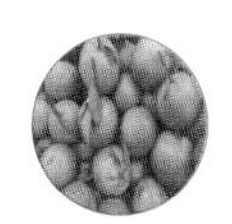
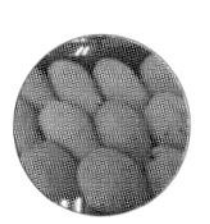
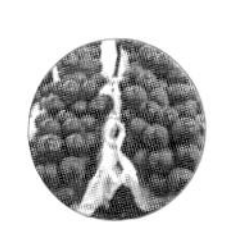
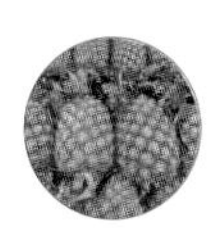
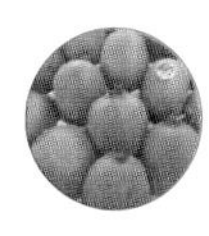
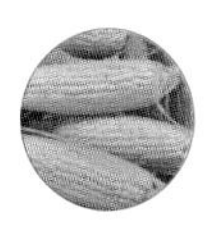

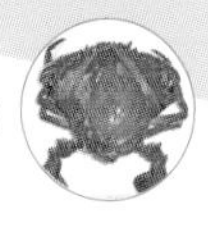
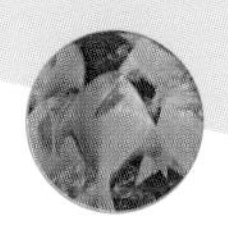
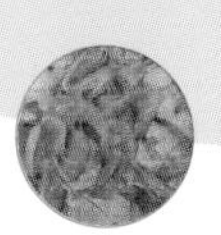
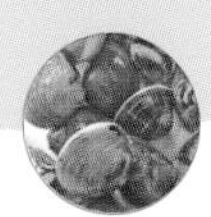
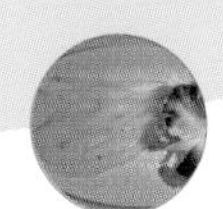
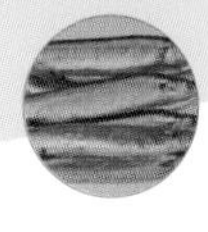

第五篇
經典食療方舉例

所謂經典食療方，是指歷代中醫文獻中，以食品為主要內容的一些方劑，具有一定的治療功能。

所謂「舉例」，只能選擇一小部分的食療方，作為例子，說明作為食品的臨床應用。而「舉例」的目的，是希望讀者根據前面所述各類食品的功效和大致作法，自己製作出適合自己口味、習慣的美味佳餚。書上講的，畢竟都是空談，只有自己操辦，才能真正顯示功效。

患了癌症以後，主要依靠醫生的治療，沒有人會設想不做治療，單靠食品就能治癒癌症。但在治療期間，或康復期間，食療也的確很重要。它能幫助維持體力，或者恢復體質；它能減輕或者消除某些症狀，如噁心、嘔吐、胃口不好等，有利於治療的進行，也能有利於治療後的康復。因此，食療雖然不能替代各種正規的治療，但也是不可或缺的。

096 對書中抗癌食品的三大歸類

為了便於大家選擇食品，以下將各類食品，再按照它們主要功效，大致分成三大類，這可能是病人和他們的家屬最為關心的。

這三大類是：軟堅類、補益類、對症類。

顯然這個分法是不全面的，也是很不精確的。但可能已可滿足一般癌症病人的需要。所以就暫且這樣分類。

特別要說明的是，食品畢竟是食品，不論是正常人、癌症病

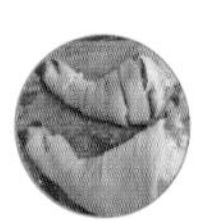
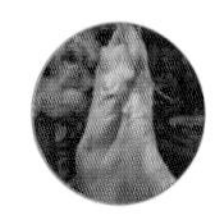
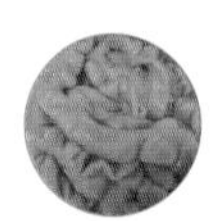
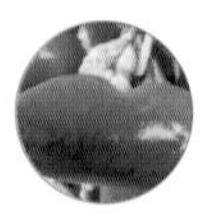
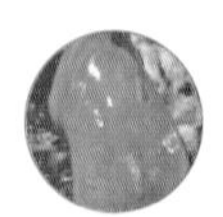
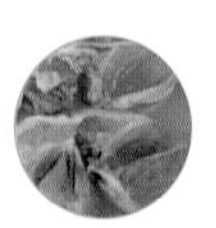

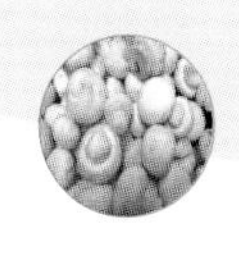
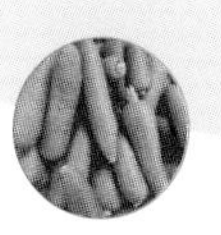
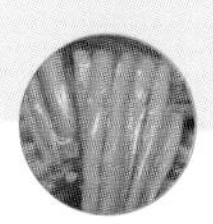
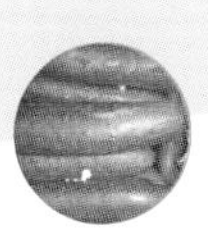
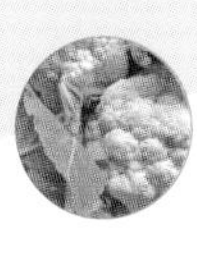
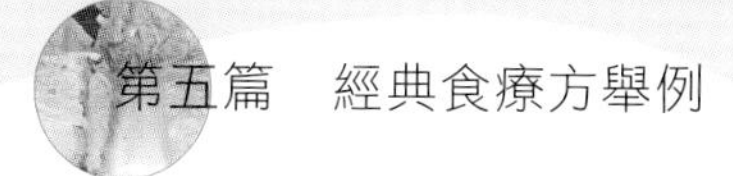

人、其他各類疾病病人，都是可以吃的。食品的功效是多方面的，軟堅的食品，也有補益作用，也有某種對症療效。同樣，補益食品，也有其他功效。有對症功效的食品，也能補益，也對抗癌有利。不要太過拘泥，理解這點，十分重要。

癌症病人，最關心的是復發、轉移問題，而中醫所謂軟堅，可以理解成有消散腫塊的作用，因此首先講軟堅。除了傳統的軟堅食品外，這裡還包括了一些可能含有某種抗癌成分的食品。

1.軟堅類食品

軟堅食品，在葷菜中有蹄筋、豬腳、烏龜、甲魚，以及一些海產或水鮮，如海參、淡菜、海蜇、烏賊、鮑魚、魚翅、魚肚（魚鰾）、蟹、蛤蜊、蠣黃、雞內金。在蔬菜中有蕈類、十字花科蔬菜、一些綠色蔬菜、番茄、黃瓜、大蒜、芋頭、蘆筍、荸薺，以及薏仁等。它們的其他功能可參閱前文各條。

2.補益類食品

補益類食品，例如豬肉、烏龜、甲魚、鰻魚、部分河魚、田螺、蚌，以及雞、鴨、牛、羊、蛋類、山藥、桂圓、核桃、荔枝、橘、柑、柚、木瓜、栗、紅棗、可可、奶類等。補益類，還包括以上不少軟堅類食品在內。本類各種食品的其他功效，也可參見前文各條。

3.對症類食品

對症類食品，例如：

噁心、嘔吐：可選用生薑、橘皮、有芳香味的果品，還可取有

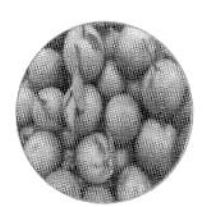
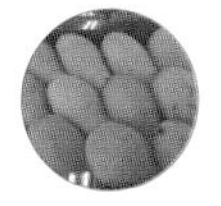
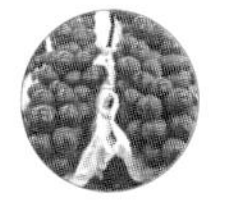
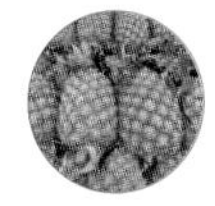
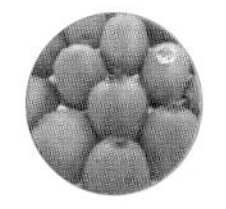
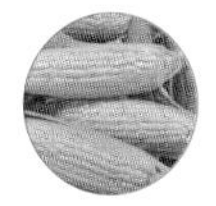

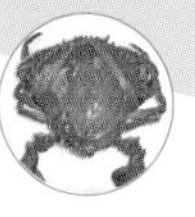
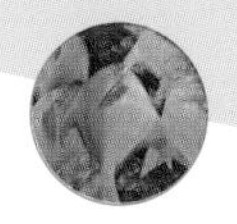
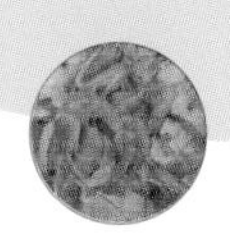
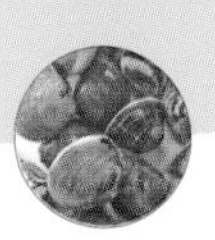
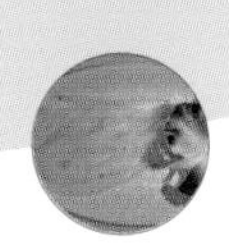
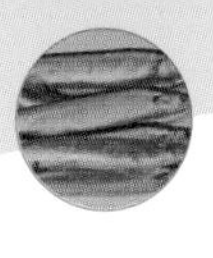

芳香味的花類泡茶飲用。

口渴：各類水果、茶、某些飲料。

安神：可選擇百合、蓮子、糯米等。

發熱：可選擇豆豉、生薑、蔥、香菜、綠豆、絲瓜、冬瓜、西瓜之類。

腹瀉：可選擇薏仁、糯米、山楂、優酪乳等。

腹水：可選擇西瓜、冬瓜、絲瓜、茶、田螺等。

黃疸：可選擇蘆筍、黃瓜、茭白筍、苦瓜、絲瓜等。

出血：如婦科出血、咯血、黑糞等，可選用烏賊、薺菜、蓮藕、淡菜等。但需要注意的是，如有出血不止，務必請醫生治療。

胃口不好：可選用蘿蔔、山楂、金橘、芳香類食品等。

097 軟堅類食療方

軟堅類食療方，經典者當推清代吳鞠通的「專翕大生膏」。當然，這張方劑本身不是食療方，但是我們可以作為食療時的參考。

【專翕大生膏】

看看這張方劑的組成：人參、烏骨雞、鱉甲、茯苓、龜版、牡蠣、鮑魚、海參、白芍、五味子、麥冬、羊腎（腰子）、豬脊髓、雞蛋黃、阿膠、蓮子、芡實、熟地、沙苑蒺莉、枸杞、白蜜，絕大部分是食品。

吳鞠通是清代的中醫，他有幾張有名的方劑，迄今還在腫瘤臨床上應用，他當時也是用在類似癌症的一類疾病上，這張「專翕大生膏」方也是其中之一。

古今不少醫生，認為腫瘤的形成與「燥」有關。或者說，

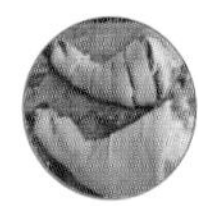
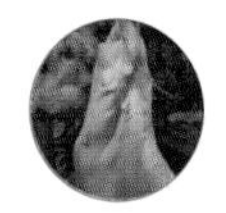
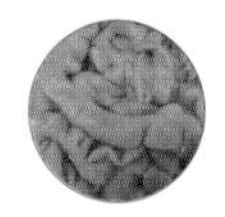
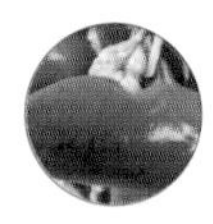
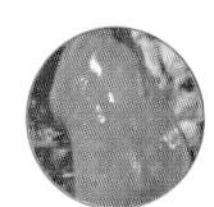
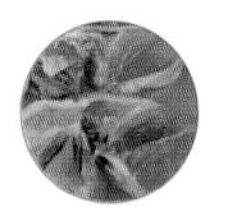

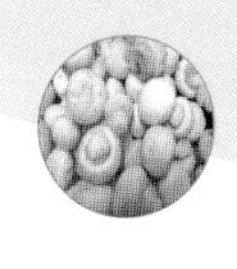
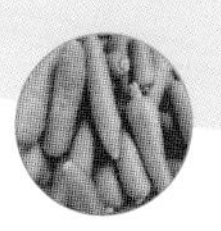
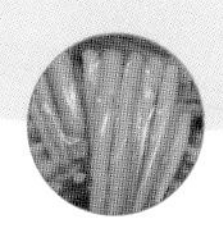
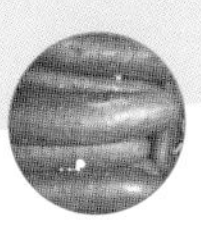
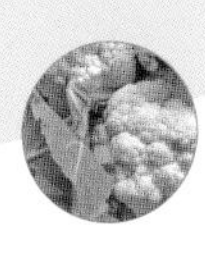
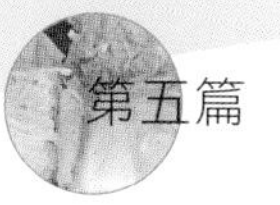

「燥」和癥瘕的形成有關。病勢淺，可由「急治」；病勢「深入」，則應緩治。「緩治」，則常「取乾坤之靜，多用血肉之品」。本方確實多用所謂「血肉有情之品」，如雞、鱉甲、龜版、牡蠣、海參、鮑魚等。本方原應製作成膏，也取其「緩治」之意。

從食療的角度看，方裡的不少成分，長期每日食用，也真有「緩治」，即緩慢配合治療的作用。

我們不妨設想一下，從癌症治療後飲食方面的輔助配合，編製一個月的食譜（可參閱本書第一篇）。每日食用任一種「軟堅」食品，任一種「扶正」食品，等等，交迭配合，當然選擇自己喜愛的，不是很有價值嗎？能做到至少天天菜餚不重複最好。

從這個方劑裡，我們可以看到可以選擇的食品範圍很廣。

甲魚：甲魚的殼是中醫抗癌方劑中常用的兩味「軟堅」藥。吃了甲魚，可以把殼收集下來，剔去殼上的殘渣，洗淨讓風吹乾，如有機會，可以放在中藥方中煎飲。當然要請示醫生，每次用量15～30克。

甲魚不要天天吃。假如胃口良好，可以設想每2週吃1隻甲魚。夏季就不要食用。每次吃時，也不要只由病人一個人全吃。病人最好吃些裙邊，有較好的「軟堅」作用，最多再加一隻腿，一餐由家人分光，最好不要隔餐。

甲魚肚（魚鰾）子裡的脂肪、「蛋」，不要去吃。

海產：方子裡有牡蠣、鮑魚、海參等海產。癌症病人和他們的家屬總是要問：「海產能不能吃？」實際上，從深海魚和海洋生物中尋找抗癌成分，正是一個研究項目。這是另外一個問題，這裡先不談。

牡蠣：牡蠣的肉，就是蠣黃，又稱之為「蠔」。中外都有人喜歡生吃，癌症病人不要生吃，蠣黃的殼就是中藥裡的牡蠣。牡蠣也是中醫抗癌方中常用的「軟堅」藥。牡蠣肉炒食，也十分鮮美，而且不滋膩，是食譜中可以選擇的一個。

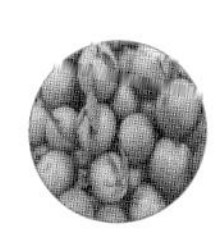
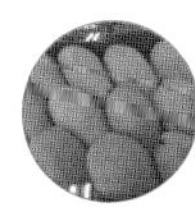
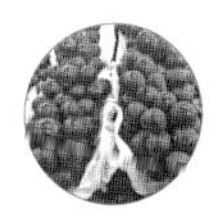
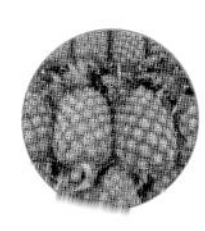
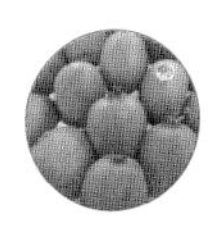
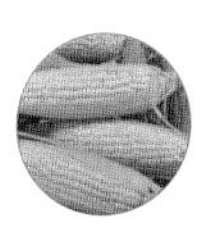

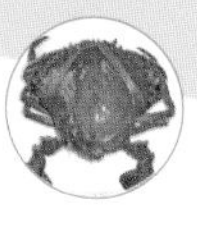
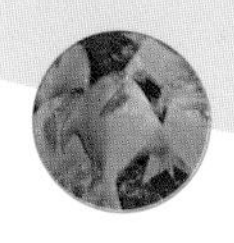
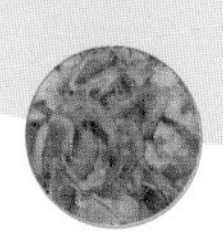
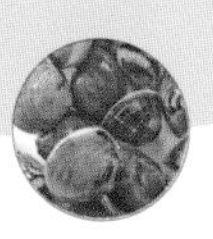
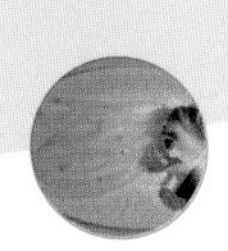
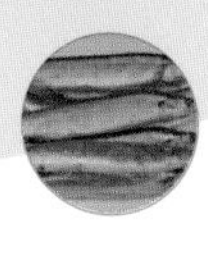

鮑魚：在最早的《黃帝內經》就已經提到了鮑魚，是治療癌症時常用的食品。鮑魚價格較貴，而且自己「發」它不太容易。如病人有嗜好，可偶一嘗之。當然如果是「有錢人」，那可以時常食用，但多食也可能生厭。

鮑魚的殼是中藥裡的石決明，也有軟堅作用。現在除用於「軟堅」外，更多的用於治療高血壓。

海參：價格比鮑魚要便宜多了。家庭自己「發」也比較方便，海參不但能「軟堅」，而且有滋陰補陽的作用，是有多種功能的食品。

鮑魚、海參的吃法，也可參考作者前面所談。

豬脊髓：豬脊髓有補益作用，白血球數值低下時可時常食用。豬一身都是寶，豬身上有「軟堅」作用的還有蹄筋和豬腳。

蹄筋是家常食品，無腥味，不滋膩，本身也無特殊鮮味，但能「軟堅」，可補益。可以選為常用食品。蝦子蹄筋、三鮮蹄筋，都十分美味。

豬腳：豬腳也有軟堅作用。還能「破瘀血」。豬腳皮中所含的膠原蛋白，還可能有美容作用。

這樣，這裡的幾個「軟堅」食品，再加上前篇中提到的有軟堅作用的食品，足可以作為幾週的食譜了。

再舉兩個例子：

牛奶飲：中醫歷代方書中，有不少稱之為牛奶飲的方劑，最簡單的就是直接飲用牛奶。有「軟堅」、「潤燥」作用。

芋頭丸：常用於抗癌。用芋頭製成。至今臨床上還在應用。

098 補益類食療方

用於補益的經典方不少，下文中舉了「春盤、蒸餅」、「豬肚

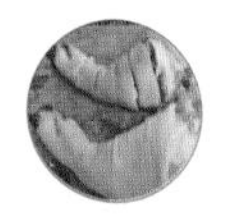
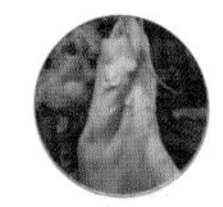
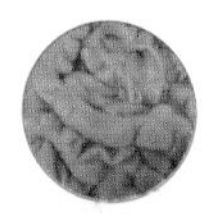
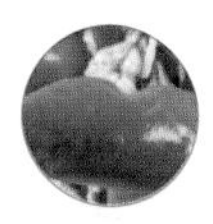
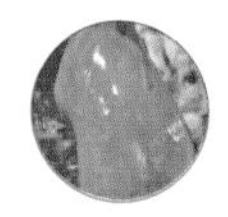
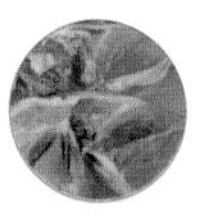

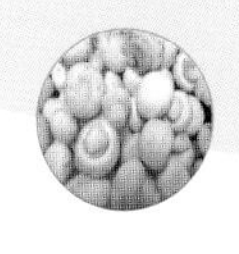
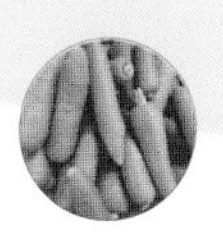
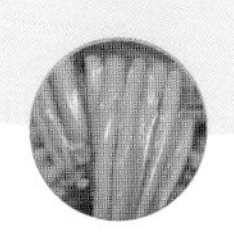
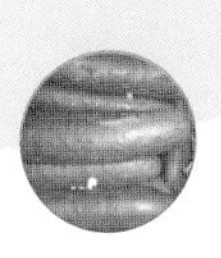
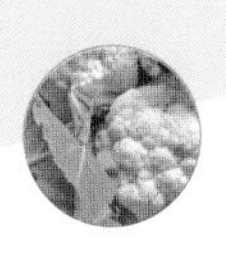
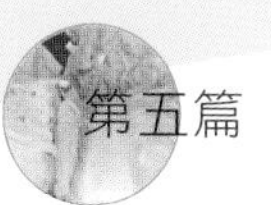

丸、豬膚湯」，「當歸生薑羊肉湯」，「白鳳膏、潤肺膏、補髓丹」以及「屠蘇酒」。

從這些經典食療方中，我們可以看到古人怎麼把食品靈活運用，又作為藥品治療某些症狀，又作為食品補益某些臟腑。我們也可以從中學習如何靈活運用食品，製作我們自己的家用食療品。

「春盤、蒸餅」是作為主食的例子。我們通常以米為主食。從食療角度看，米的應用有不同的食療價值。通常認為米的補性勝於秈米（又稱再來米），但秈米能耐饑。食欲良好時，可吃飯。而體虛胃口不好時，以粥為宜。中醫認為粥最為補益病後體虛之人。通常我們喜歡吃新米，但對有高熱的病人，最好不吃新米。胃口很不好時，可以吃陳米。

「豬肚丸、豬膚湯」，是舉豬的例子。豬肉是我們最常食用的食品，但癌症病人及其家屬，往往不把豬當成補益食品，往往只注意甲魚、河鮮以及其他補品。殊不知豬一身都是寶，最具補益價值。

每月的食譜中，可以選擇的豬肉食品頗多。胃口良好者，可以選擇豬排、蹄膀之類。胃口還可以，但不太好，可以選食小排、肉丁之類，而胃口不好，但尚能進食者，則可選擇肉絲。這些食品都有營養，都有補益作用。

豬的內臟，除了豬肚外，還可食用豬肺。肺的關鍵是要洗淨。豬肺本身沒有鮮味，但在煮豬肺湯時，加些火腿片，則鮮美可口。也有人喜歡吃豬心、豬腎（腰子），要購買新鮮的且洗淨。豬肝也可，但不宜多吃。豬腸則略顯肥膩，不宜常吃，也不宜多吃。

「當歸生薑羊肉湯」，則是以羊肉為主。羊肉性偏溫，癌症病人治療後，有惡熱、低熱、多汗、口渴等證候者，不宜食用。羊肉大補元氣，亦富營養價值。對一般居民來說，平時不習慣吃羊肉者，以病後偏陰虛者食用為好。

對羊肉性質評價，在冬季，屬溫補；而在夏季，羊肉則為涼

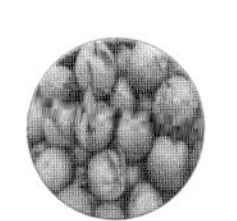
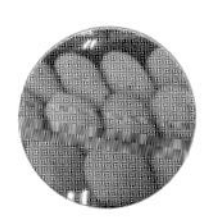
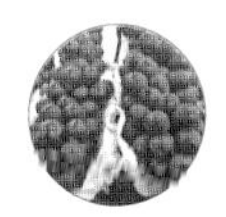
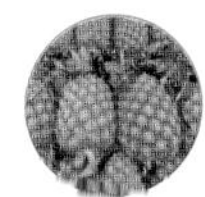
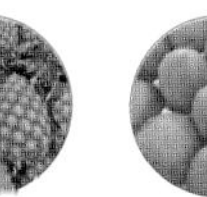
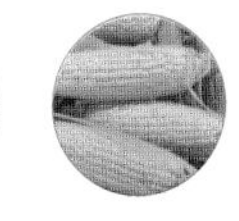

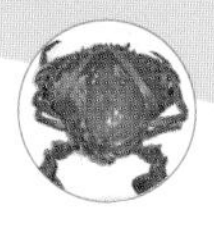
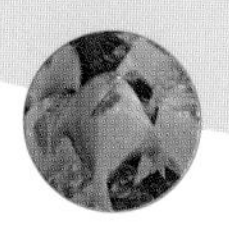
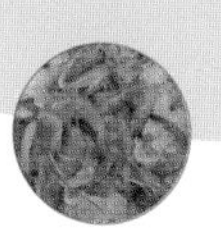
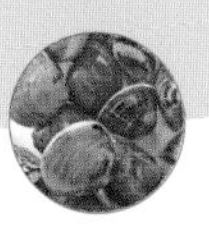
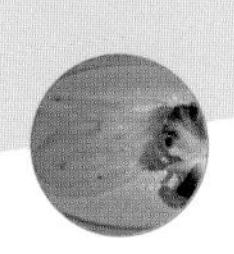
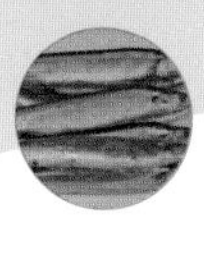

性，食之為涼補。此說待考。牛肉也大有補益。牛肉性質較羊肉平和。病後亦可選擇食用。

「白鳳膏、潤肺膏、補髓丹」裡，白鳳膏主要是用鴨。不少癌症病人中流傳著，不能吃雞，只能吃鴨。近年更流傳，鴨也不能吃。本書裡，筆者認為都可以吃的。但信者自信，不信者自不信。本書的觀點是，心裡懼怕，就不要吃。所謂「疑心生暗鬼」，吃了以後，疑神疑鬼，反而對身體不利。

雞和鴨，都極富營養。中醫認為，雞性稍偏溫，鴨性稍偏涼。病後體虛，沒有力氣、容易疲勞時，可以選擇雞；病後乏力，口乾、煩躁者，可以選擇鴨。兩者都是滋補食品，交迭食用也無妨。

煮鴨時，加些火腿片，增加鮮味和補的力道。

胃口不好時，可以取出一些鴨湯，去上面的油，加入蘿蔔同煮，成鴨湯蘿蔔，又有補性，又幫助消化。煮鴨時，另加入一些鴨肫同煮，鴨肫也有助消化作用。

不想吃飯，可以換換口味，吃鴨湯餛飩。自己家中製作，更增美味。

「屠蘇酒」裡，講的是酒，酒確有一定的保健作用。因此，作為一種補益的食療品，酒是有必要提一下的，但癌症病人康復時，能否飲酒，可參閱書中所談。

【春盤　蒸餅】

在過去，每屆春節，要吃春盤、吃蒸餅，是不少地區流行的風俗習慣。元代忽思慧的《飲膳正要》上，也記載有這方面的例子。

所謂春盤，也可以理解為現在的冷盤一類的食品。忽思慧提到的春盤麵，除了麵，食品有羊肉、羊肚、羊肺、雞肉、薑、韭黃、蘑菇。現在看來，春盤大概可認為是加在麵中，它的食療價值是「補中益氣」。

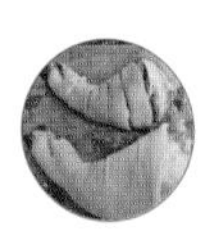
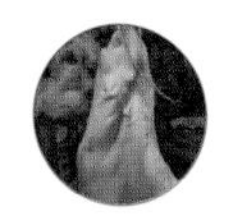
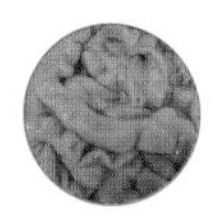
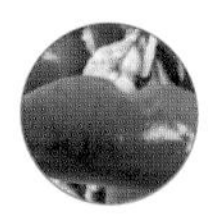
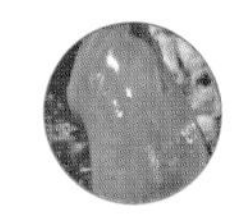
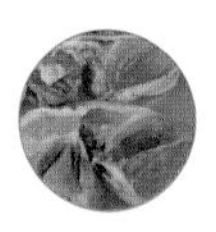

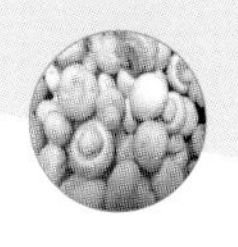
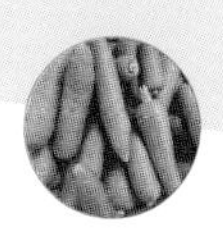
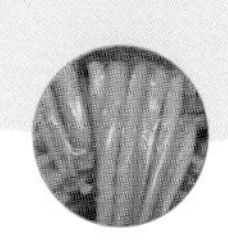
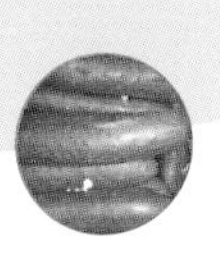
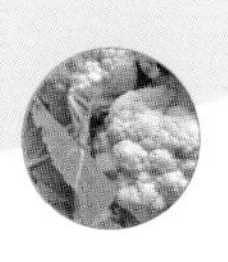
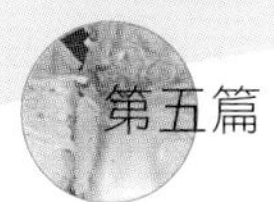

從食療角度來說，變化就可以很大了。不喜歡吃羊肉、羊雜的人，可以把羊一類的去掉。不願意吃雞的人，就可以把雞去掉。可加上一些自己喜歡吃的，這樣就成為自創的補中益氣的春盤。

不但食品葷素可以搭配成大冷盤，還可以自由發揮，用不同的水果搭配成春盤。也不一定都要在春節吃，平時每日都可以葷素互配，各色水果搭配。對康復期來說，這是恢復體質的很好辦法。

蒸餅，也就是春餅，或者叫春捲皮子。當然可以有厚薄的不同。但都是用麵粉做出來的，再蒸了吃。

蒸餅，性味甘平。古人說，它也有多種食療功能。可以消食、化滯，又可以益氣、養胃，還可以通利水道，對身體很有益。可以用春捲皮子，仿著做不少可口的食品。

做春捲大家都知道。春捲的餡心，種類很多。一般用韭黃肉絲、韭菜肉絲、白菜肉絲、豆乾等。也可以做甜的，裡面放入豆沙，或香蕉泥等。做好後，一般是起油鍋，炸了吃。其實也可以蒸了吃，還可以炸好後再蒸了吃，都很好吃，且更適合牙齒不好者。

用春捲皮子直接包著菜餚吃，不再油煎，也很好吃。不少地方，把這種吃法就叫作春餅，常在立春節氣吃。當然不在這一天也可以吃。

春捲皮蒸熱後，取一張，裡面放一些韭黃肉絲，或者白菜肉絲，也可放一些乾菜肉，包好後就吃，滋味很好，營養也好。

還有更簡單的吃法，春捲皮子蒸熱後，裡面放一些大蒜瓣，或者蒜泥，再加一些麻辣豆豉，包好後吃，也十分有味。東西雖然簡單，但十分有益，大蒜、豆豉都在防癌上有功。

【豬肚丸　豬膚湯】

豬肚丸的方子有好幾種，不管哪一種，都是用豬肚入藥。

豬肚丸的作法大抵是這樣的，用豬肚一個，洗淨後剖開，裡面

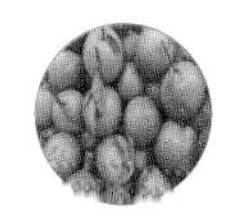
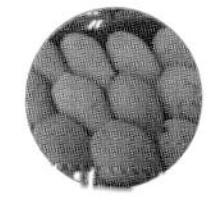
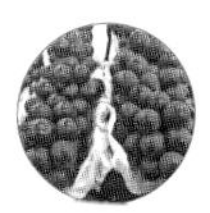
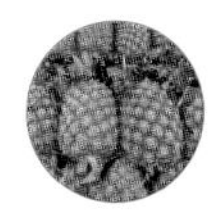
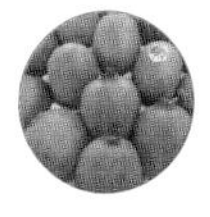
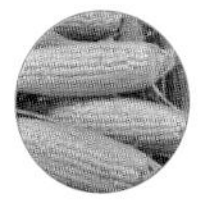

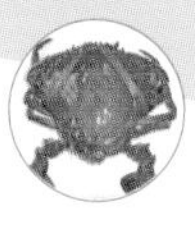
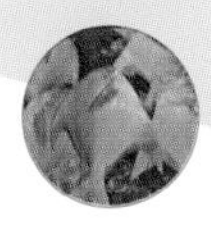
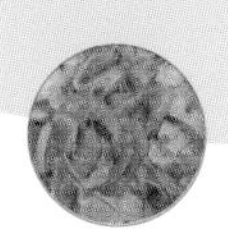
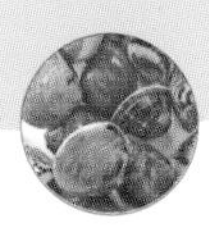
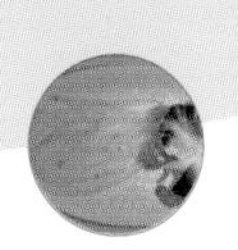
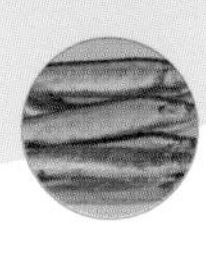

放入中藥。放入的中藥，視治療不同性質的病而不同。藥放入後，將豬肚縫好，以免中藥流出。然後放在鍋中蒸至極爛取出，或做丸，或焙乾研粉服用。

作為一種食療或藥膳，當然不必做成丸散，可以蒸爛後食用。

豬肚本身，有健脾和胃的作用。假如康復期，屬於疲乏無力、胃口不好等脾胃虛弱的表現時，可以在豬肚中放一些蓮子、糯米、薏仁。假如屬於口乾、舌質紅、自感較熱等陰虛火旺者，可在豬肚內放些石斛、竹葉、銀花等。假如有腰痠、頭暈之類的腎虛症狀，可以放些天麻、枸杞、杜仲之類。用這些藥物時，要先請教一下醫生。

《傷寒論》中還有一張很有名的方子，叫豬膚湯。所謂豬膚，就是我們現在講的豬皮。

從藥性上講，豬膚有養陰清熱的作用。豬膚湯就是用作養陰的，治療因陰虛而引起的咽痛。對於經過放療、化療的康復期癌症病人來說，假如有舌質紅、陰虛火旺的證候，症見面紅目赤、咽乾喉痛、五心煩熱等，吃些豬膚是有輔助治療作用的。

豬膚不必當作藥來吃，在家裡燒紅燒肉時，吃一些肉皮。或者做白煮肉時，取一些豬肉皮來吃，既是好味道的食品，又有養陰清熱的作用。

作為藥物，豬膚湯裡還有蜂蜜，蜂蜜也有很好的養陰作用。我們不必拿肉皮加蜂蜜吃，可以在早晨或傍晚吃一些蜜，而肉皮當菜餚吃。

【當歸生薑羊肉湯】

當歸生薑羊肉湯，這是一張很有名的方子。實際上，它也是一張食療方或藥膳方。

這張方子是漢代名醫張仲景在《金匱要略》中提到的。它主要

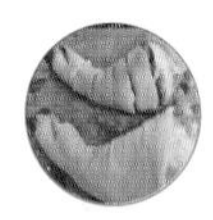
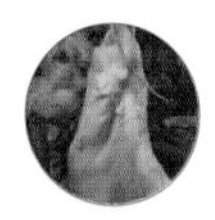
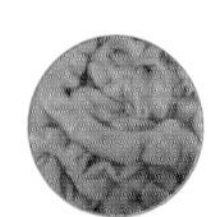
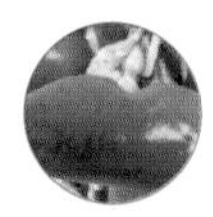
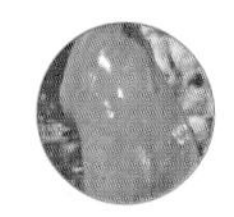
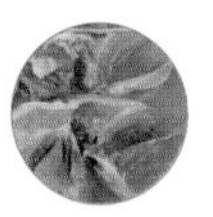

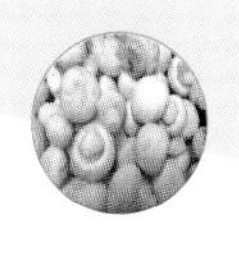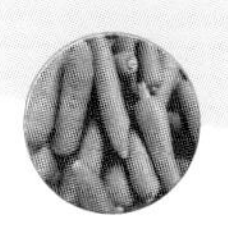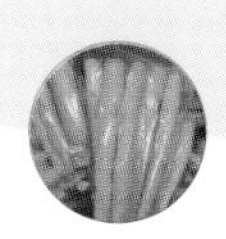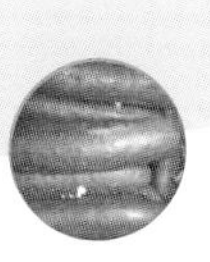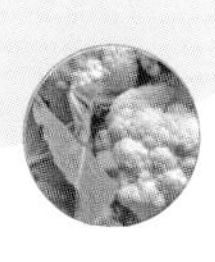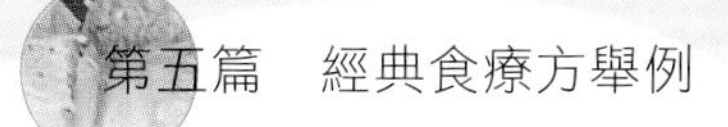

治療「寒疝腹中痛，及脇痛裡急者」。這句話不是學中醫的，恐怕不易理解。實際上，它是說因「寒」而引起的「腹痛」、「脇痛」。所以後世的醫生說「此治寒多而血虛者之法」，因為其中「當歸、生薑溫血散寒，羊肉補虛益血也」。

因此，凡是因寒而引起的腹痛等證候，或者怕冷、脈沉，陽虛（症見面色光白或黝黑、腰膝痠疼、精神不振、手足冰冷、畏寒怕風、腹瀉、身體浮腫等）但並沒有腹痛時，都可以食用。當然，癌症病人也包括在內。特別是在康復期，假如身體虛弱，元氣久久不恢復，怕冷，白血球偏低，或者貧血時，都比較適合。

當歸生薑羊肉湯的原方，就是當歸、生薑、羊肉三種。

我們作為食療，當然不一定局限於它的原方。可以用羊肉為主，或者清燉，或者紅燒，甚至涮火鍋。

清燉的話，可以將羊肉洗淨切塊，加水、加酒在爐上燒煮，至將酥爛時，加一些當歸，再加一些黃耆也可，當歸、黃耆的量不必太多，以沒有藥味為好。再加一些生薑，生薑的量以嘗不出較辣的感覺為好。

紅燒時，可將羊肉切塊後，加適量的當歸或者黃耆，加水、加酒煮至羊肉即將酥爛時，取出羊肉。再起油鍋，將羊肉紅燒至酥爛。食羊肉，飲煮羊肉的湯汁。

涮羊肉時，在火鍋內先放一定量的當歸、黃耆，然後在這火鍋內涮羊肉。

假如在治療期或者康復期，有陰虛火旺之熱證時，不能食用。

在這張食療方的基礎上，我們自己都可以用羊肉，加減變化成一系列的方子。整體食療價值，都以「補益、溫中、順氣」為主，這都和羊肉本身的食療價值有關。

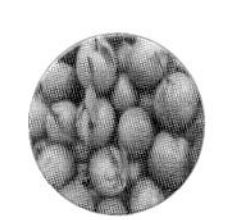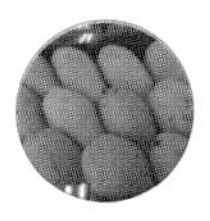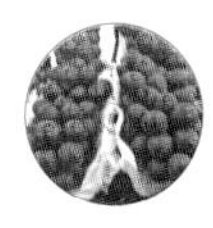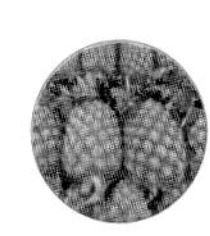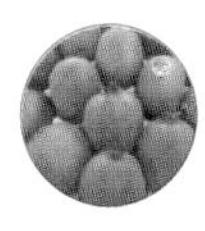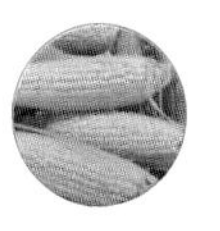

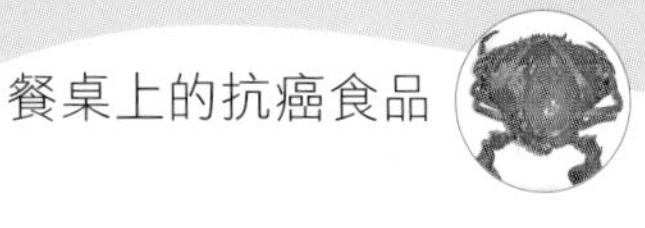
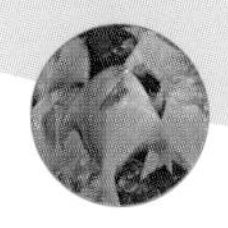
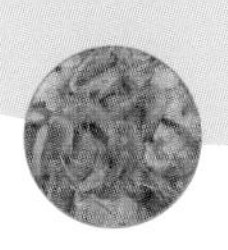
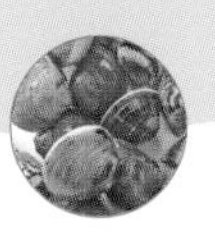
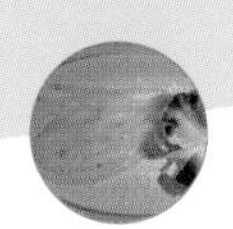
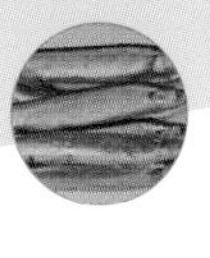

【白鳳膏　潤肺膏　補髓丹】

元代葛可久的《十藥神書》裡面列舉了10張方劑，不少與食療有關。這本書，當時主要是治療「癆症」的。古代的「癆症」，包括現在所講的肺結核、肺癌、肺轉移癌等一系列病症，症狀有「嘔血吐痰、骨蒸煩熱、腎虛、精竭形羸、頰紅面白、口乾咽燥、小便白濁、遺精盜汗、飲食難進，氣力全無」等，和現在說的不少癌症的症狀相符。裡面一些方子，癌症病人確也常用。

這裡舉三張方子為例。一張是白鳳膏，原書10個方子用甲乙丙丁來排列，白鳳膏在書上叫壬字白鳳膏。

1.用白鴨一隻，宰殺去毛洗淨，挖去內臟，將紅棗去核放入。原方還要加中藥成藥「參苓平胃散」，我們作為食療可以不用。體虛者，可以加一些黨參。然後加入鍋內，放入水和一點米酒，煮至酥爛，即可食用。

這個食療方很平和，鴨滋陰潤肺，紅棗健脾和胃，如加生曬參，更增益補氣之功。各類癌症病人康復期，只要胃口尚好，都可食用。

2.還有一個潤肺膏，原書叫辛字潤肺膏，主要用羊肺。

元代北方地區，大約都喜歡食用羊肺。我們現在如不喜吃羊肺，可改用豬肺。

豬肺徹底洗淨後，可灌入蜂蜜、糯米粉、柿霜、酥油等攪拌而成的黏糊，紮緊，在鍋中煮熟食用。對肺癌病人康復期而仍有氣陰不足者適宜。

3.還有一張叫癸字補髓丹。治療「髓乾精竭、血枯氣少」者。對康復期身體虛弱，白血球或者紅血球減少，乏力脫髮者，可以食用。方中用豬脊髓、羊脊髓、甲魚、烏雞四樣，再加山藥、蓮肉、紅棗、柿霜等物，都是食品。原來要做成藥丸，當藥服用。用作食療，就不必如此。

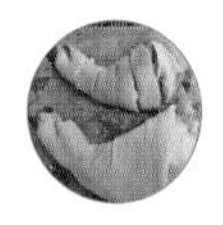
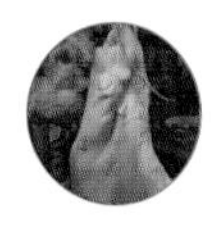
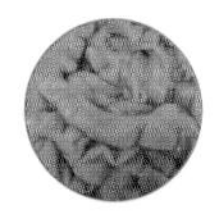
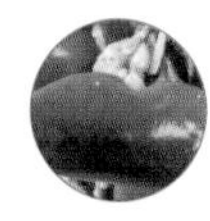
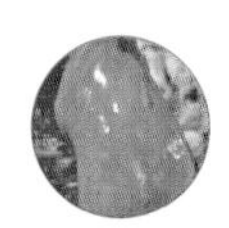
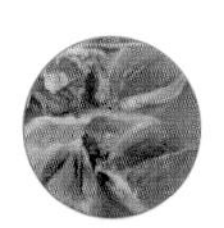

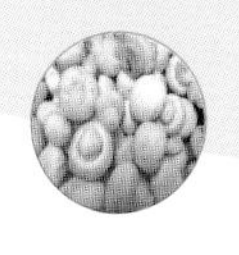
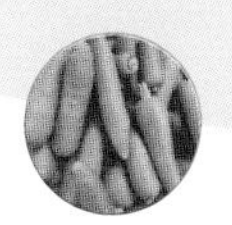
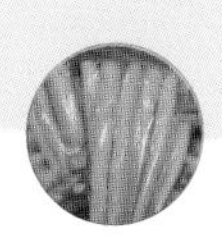
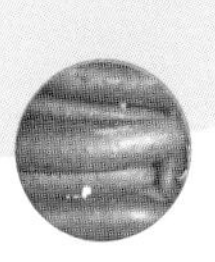
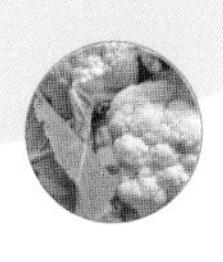
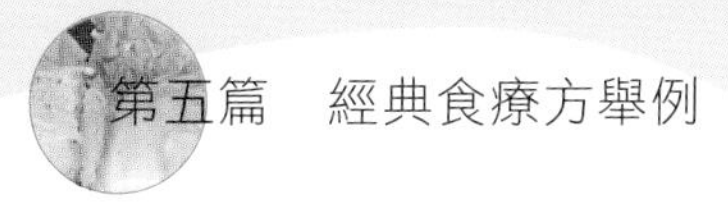

其中，羊脊髓不易購得，或可代之以牛脊髓，或者都不用，單用豬脊髓。如無豬脊髓，蹄筋也可。用蹄筋、甲魚和烏骨雞一起，煮至極酥爛。食用湯汁和內容物，也不一定再加山藥之類了。

如胃口尚未大開，可先只飲湯汁。如胃口已好，消化也甚佳，可以吃甲魚、雞之類。但這樣煮製，一次數量甚大，難於當天吃完。具體製作時，可將每味數量減少，或者將三者分開，每日食用一味，輪流食用。

【屠蘇酒】

在春節飲屠蘇酒，是一個相當古老的習慣。「爆竹聲中一歲除，春風送暖入屠蘇。」據說，在春節這一天飲屠蘇酒，可以「辟疫癘一切不正之氣」，也就是有預防疾病和保健的作用。

屠蘇酒裡面放的是什麼中藥，有不同的說法，現在我們已經用不著管它。從癌症病人康復期的情況來看，可以根據各人的不同情況，自己配製一些藥酒。

這裡就有一個問題，癌症病人可不可以飲酒？確實，也經常有一些善飲者來詢問，可不可以飲一些呢？

好像還沒有看到癌症病人忌酒的報導。

當然，這裡應該有不少前提。首先，從沒有人提倡癌症病人要飲一些酒。因此，過去從不飲酒，或者不喜歡飲酒者，不必勉強自己去飲酒，沒有必要。其次，有一些部位的癌症，像肝癌，或者有肝功能損害，或者對酒有過敏，或者醫生認為不能飲酒者，那當然都不可以飲用。再次，即使可以飲用，只宜少量。在治療期間，當然也不可。

對於一些嗜飲，或者善飲的人來說，生了病而不能飲酒，是很難受的事，對於他們來說，在康復期，自己可配製一些藥酒，少量

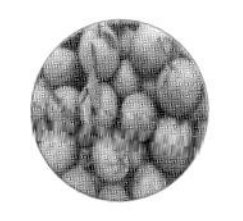
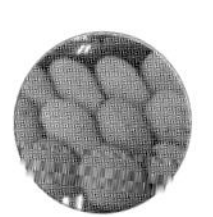
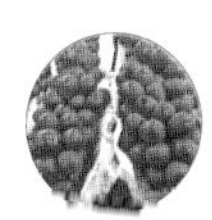
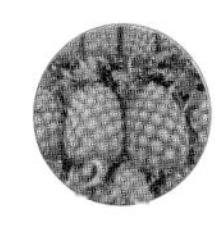
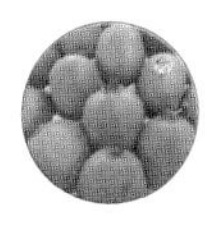
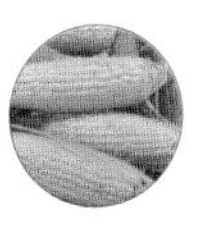

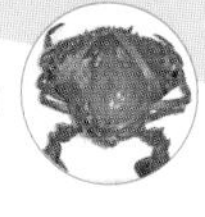
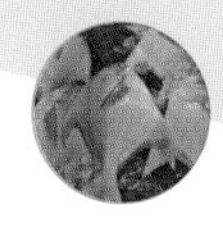
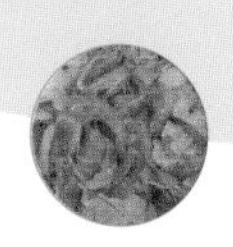
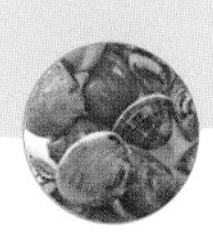
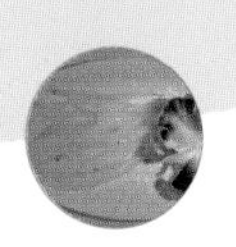
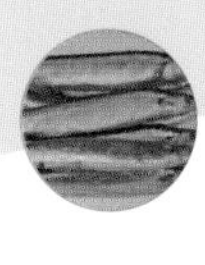

飲用。既可保健，又能振奮精神，是應該允許的。

自己配製藥酒，以針對身體的虛證為好。在有發熱、感冒、舌苔膩、脈數時，即使自己感覺尚好，也不宜飲用。下邊少舉幾例藥酒，可參考酌用。

1. 人參酒：適宜於有「氣虛」的情況，症見乏力、沒有精神，大便溏薄，舌質較正常人為淡，脈軟等。最好用生曬參，浸入上好的高粱酒，加一些冰糖，放1個月開始飲用，每日1次，只宜1小盅。（從地裡挖出洗淨曬乾，叫「生曬參」）

2. 枸杞酒：適宜於有「血虛」的情況，症見面色較蒼白，中醫有時稱之為晄白，翻看眼皮，也較通常為淡，可以有貧血，舌質也較淡等。用品質好的枸杞，浸入米酒中，加一些冰糖，1個月以後飲用。

3. 生地石斛酒：適宜於有一些「陰虛」的情況，症見舌質紅、絳，或者舌苔剝、花剝、舌面光紅無苔，也常自感內熱、口乾、手足心熱等。選生地、石斛，浸入米酒中，1個月以後飲用。同樣都只宜少量。

4. 黑棗酒：適於有氣虛、腎虧、血虛的情況。購品質較好的黑棗，浸入上好的黃酒中。多數藥酒，大都是用米酒。配製黑棗酒，這裡推薦用黃酒，加一些冰糖，大約也是1個月後可以飲用。酒味十分醇和，棗香濃郁。

再補充說一句，能不能飲用這些藥酒，關鍵是要聽醫生的建議。

099 對症類食療方

癌症病人治療期間，以及康復後，往往有不少症狀存在。有時一些食療方法，也有對症治療的價值，可以作為輔助治療的一部

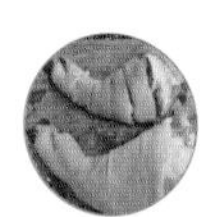
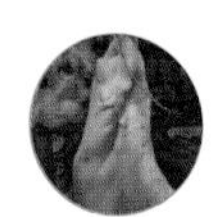
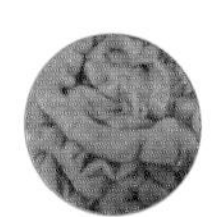
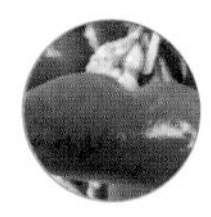
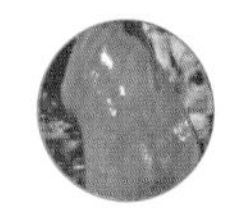
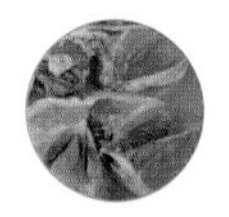

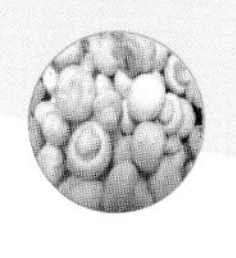
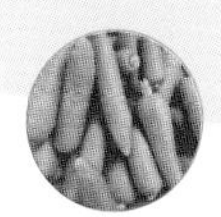
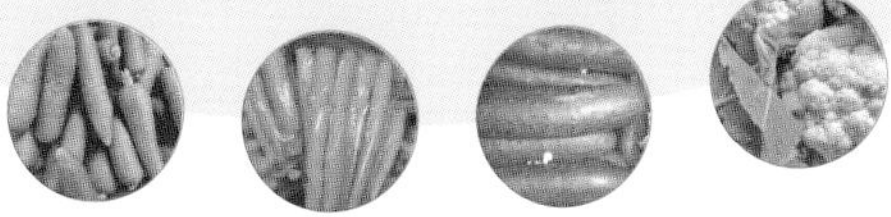
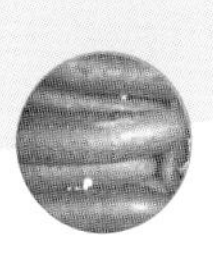
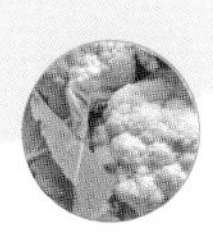
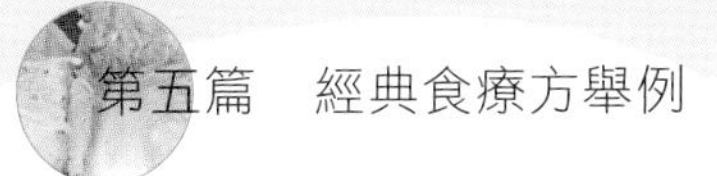

分。

「橘皮湯」裡的橘皮、生薑，都有防止噁心、嘔吐的作用。對防止噁心的效果好一些，但嘔吐時，特別在進行化療時，那還是不要吃，採用注射止吐針劑為好。

「蔥豉湯」，也有防止噁心的作用，胃口不好時也有用。合併感冒，或者有低熱時，也可食用。

「五汁飲」，可以用於口渴。其實，這張方子無非是作一個提示，實際上很多水果、果汁都可以應用，不少蔬菜汁也好。

「清絡飲」，對口渴也有作用，而且有一定的「清熱」作用。適於中醫講的「餘邪未清」情況。夏季，或者剛結束放療，常頗合用。

「百合地黃湯」，對康復期，有時有些煩躁，或者睡不安穩時，頗為合用。除了百合以外，糯米粥、蓮心肉、蓮子芯也都可用，金針菜也頗好。

以上這些方子適用的症狀，往往不是太嚴重。以下的一些方劑，常可用於比較嚴重的證候。

有黃疸時，「鯉魚湯」適用，也可用鯽魚。黃疸而胃口不好時，不喜魚腥，可用芹菜也有益。茭白筍也有保肝退黃作用。此外，蘆筍、荸薺也都有一定作用。

「五皮散」適用於腹水。此外，西瓜、西瓜皮、冬瓜、冬瓜皮、茶、咖啡、薏仁等，也有益。

比較嚴重的證候還有各種出血的情況。咯血、嘔血、便血、婦科出血等，情況各各不同，都要請醫生診治。可以飲食時，以下方劑可作參考。

咯血時，可參考「阿膠散」，蓮藕也好。此外，有止血作用的食品頗多，如淡菜等，參考前面食品篇。

便血時，可參用「桃花湯」、「紅豆當歸散」。

婦科出血，可參考「四烏賊骨－藘茹丸」。

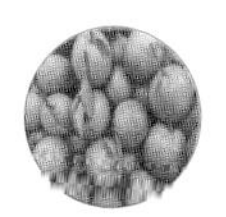
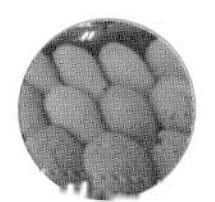
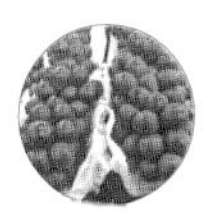
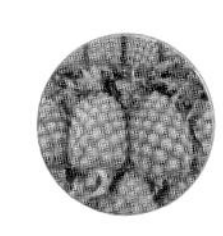
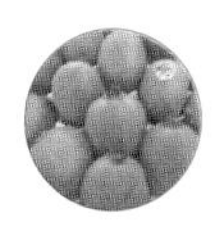
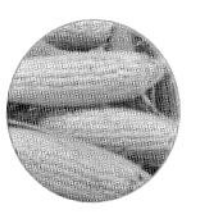

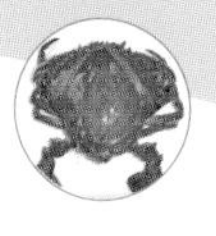
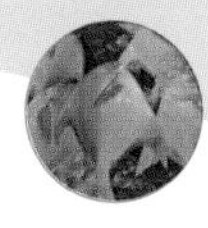
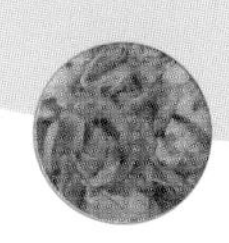
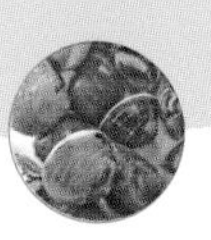
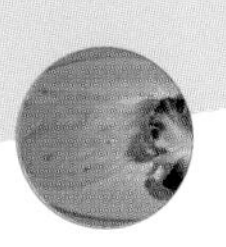
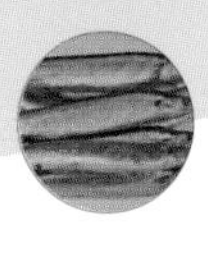

經典食療方，就舉這些例子。例子很多，不可能舉全。證候也很多，有的可食療，有的無需食療。有時，還需禁食。希望能根據食品的性質，自己創造一些適於自身的食療佳品。

【橘皮湯　蔥豉湯】

癌症病人，不論是在治療期間，還是在康復期，都常常會有噁心，甚至嘔吐，胃口不好，惡寒怕熱等，用古方「橘皮湯」、「蔥豉湯」，來作為食療方，有很好的輔助治療價值。

1.橘皮湯裡面，有兩味藥，一個是橘皮，一個是生薑，都可作為食療品。

將新鮮橘皮洗淨，不要去掉裡層的橘絡，一起切成小塊，再將生薑切兩片，和橘皮放在一起，用沸水沖進，慢慢當茶飲用，芳香開胃，化痰止嘔。

也可將橘皮洗淨後，先用鹽醃一下，再像上面講的那樣，泡茶，略帶鹹味。生薑也可先用鹽醃一下，再切兩片沖飲。

有新鮮橄欖上市時，可再加兩粒橄欖一起沖飲也好。過去冬令沖飲橄欖，稱為元寶茶，在有咽喉痛時飲用，更為適合。

其實，不用橘皮，用白柚皮，或文旦皮也好。白柚皮也頗芳香。文旦皮較厚，可切去一層裡面厚的白皮，保留最外面的一層皮，切成小塊沖飲。

2.蔥豉湯也是一張古老的方劑。裡面也是兩味藥，一味是蔥白，還有一味是豆豉。同時也是兩樣食品，因此也是食療方。

這張食療方，也可用於噁心、胃口不好。但主要可用於惡寒發熱而不出汗，胸口煩悶。或者罹患癌症以後，伴有感冒。

可以有幾種吃法：

一種是當茶飲用。將蔥白洗淨，和一些豆豉，煮過以後，當茶飲用。

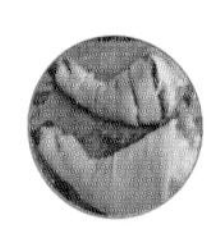
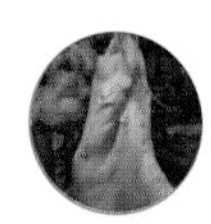
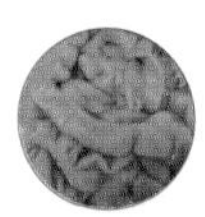
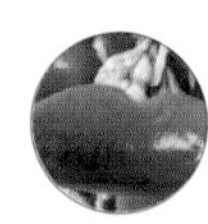
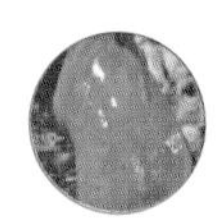
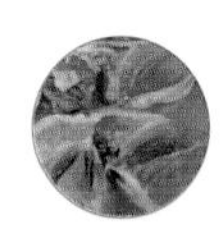

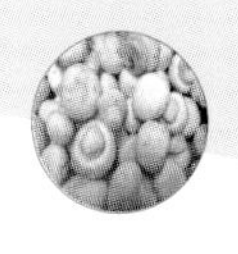
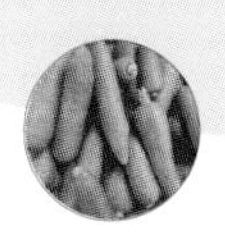
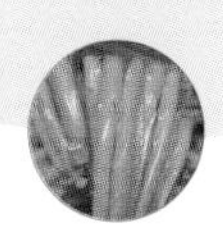
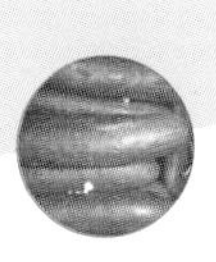
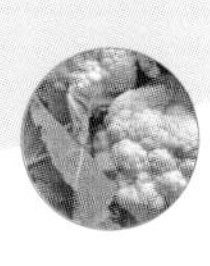
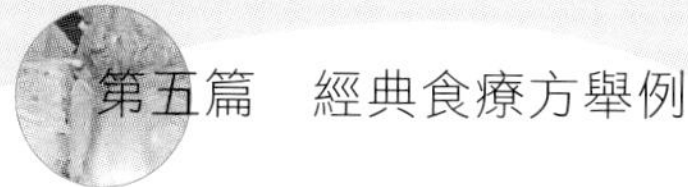

也可以當菜餚吃。豆豉可以選購麻辣豆豉，或者不辣的豆豉，另外將蔥白切成細末，拌和豆豉食用，頗鮮美。

或者將豆豉、蔥末拌和，再加一些醬油，白切肉蘸著吃，也是美味。這裡，蔥和豉，當作調料了。

也可將豆豉、蔥末拌和，或再加一些大蒜泥、醬油，沖入開水，當一碗菜湯吃。

這樣看來，我們日常吃的食品、調料，都可以作為食療品。自古以來，不論中醫，還是民間的流傳方，都有不少這種例子。我們可以根據食品的性味功效，依據中醫理論，自己來製作一些食療方。

【五汁飲】

五汁飲，顧名思義，就是五種汁液，用五種汁液來處方。這是一張有名的方劑，是清代吳鞠通《溫病條辨》上的一張方子。

五汁，是梨汁、荸薺汁、鮮蘆葦根汁、麥冬汁和蓮藕汁。裡面梨、荸薺、蓮藕是食品。新鮮的蘆葦根，在菜市場上有時也買得到，只有麥冬是藥品，是典型的食療方。它本來治療的是中醫講的「溫病」。主要症狀是「口渴甚」，「吐白沫黏滯不快」和「但熱不寒，或微汗多熱，舌乾口渴」等。

這張處方可以用於不少癌症的治療期、康復期，或者晚期，來減輕某些症狀。

鼻咽癌在放療期間，常會口乾、唾液少；肺癌、肝癌在治療過程中，常會有陰虛、內熱的情況；又如不少癌症發病後會有發熱，所謂癌性發熱等等，都可適用這張五汁飲方。

食道癌在發病後，或者在放射治療以後，常會吞咽困難，有時只能飲流汁。這時，五汁飲不但可以減輕一些症狀，而且還有補充營養、補充水分的作用。

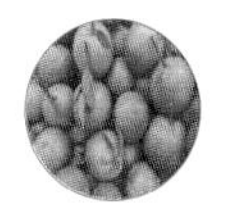
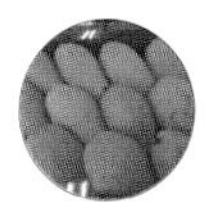
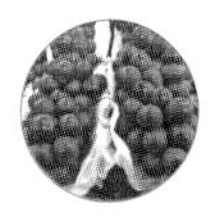
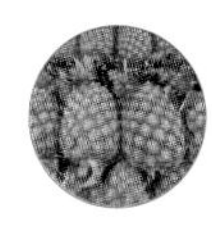
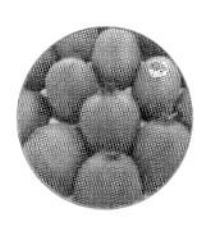
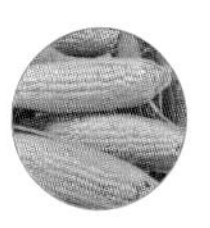

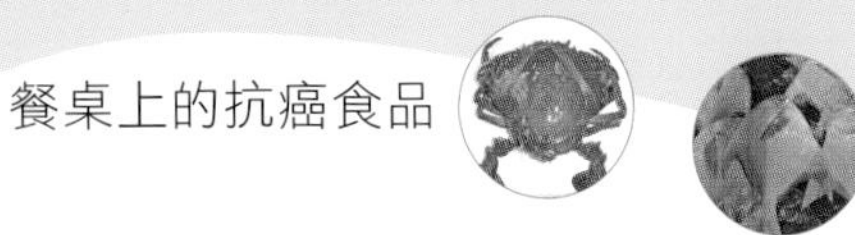
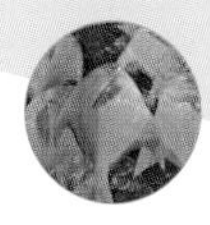
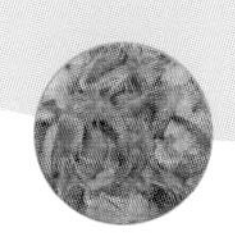
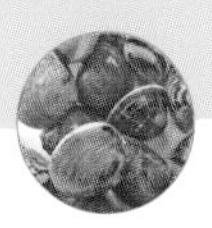
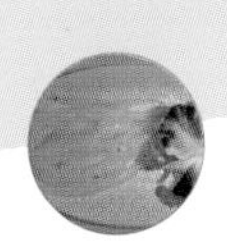
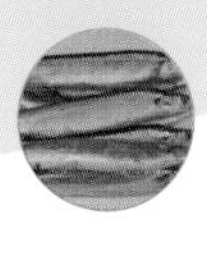

五汁中，麥冬汁現在較難得到，蘆葦根有季節性的限制。作為食療，我們可以不用。可以用甘蔗汁、牛奶、豆漿、胡蘿蔔汁、蜂蜜等代之。也不一定限於五汁，六汁、七汁也可。甚至，不用水果汁，用豬肉湯、牛肉湯、雞湯，或者蘿蔔汁等替代。水果汁、蔬菜汁、雞鴨魚肉湯等，都各有其優點和食療價值。對不能正常飲食的康復期癌症病人，很是適用。

它的服用方法，照原書的說法是：「臨時斟酌多少，和匀涼服。」就是不一定一次要喝多少，慢慢喝就是，只要每次適度。此外，不甚喜涼者還可以重湯燉溫服。

我們仿這張食療方，可選用的食品範圍十分廣泛。現在有「榨汁機」，做起來更較古人方便。

不要說癌症病人，就是一般的人，在盛夏口渴多汗，或者患有消化不良時，做一些水果汁、蔬菜汁喝，也十分愜意。

【清絡飲】

清絡飲，也是清代吳鞠通所著《溫病條辨》上的一張方子，也可以作為食療方。

它裡面是鮮荷葉邊、鮮銀花、西瓜翠衣、鮮扁豆花、絲瓜皮、鮮竹葉心，共6味。原來是治療「暑溫」出汗以後，但「頭微脹」，「餘邪不解者」。這些我們可以不去管它。作為癌症治療期或康復期的食療方，它的適用情況可以是這樣的。

在治療期間，特別像鼻咽癌放射治療，或者其他頭頸部癌症放療時，有口乾、咽喉疼痛時可以適用。或者，有癌性發熱，伴有出汗，頭脹痛，也可食用。當然，在治療時，或者康復期有感冒時，也可當茶飲用。其他在康復期間的口乾、唾液減少、頭脹時，也常可取飲。

在飲用時，可以將以上幾味稍作加減變動，取其方意即可。

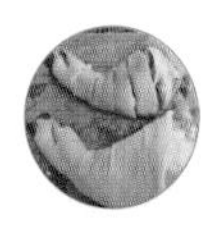
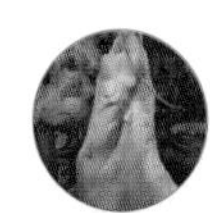
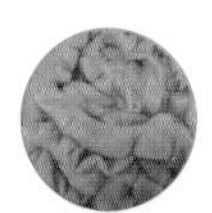
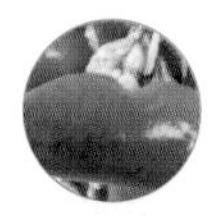
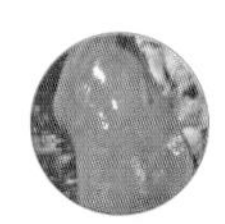
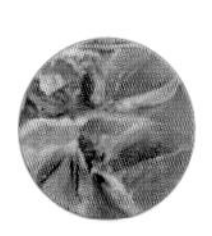

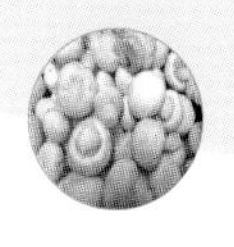
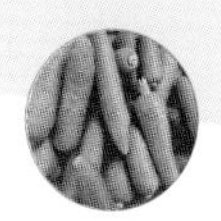
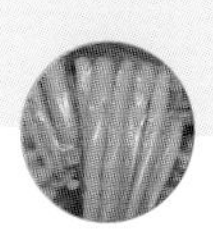
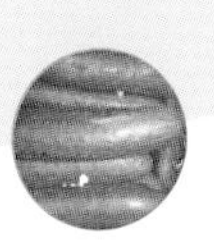
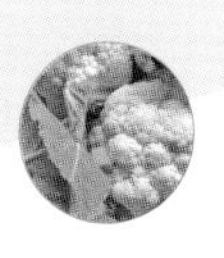
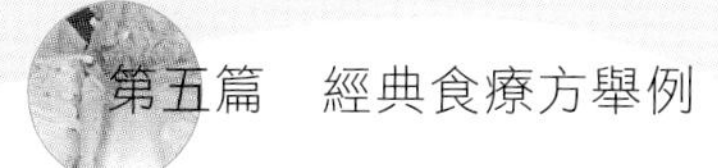

處方的本意是用輕的芳香藥物，來清理「餘邪」。一是要芳香，二是要清熱作用。在以上6味藥中，鮮荷葉，有時可以買到，但只有在夏季時有。不在這個季節，可以去掉，或改用乾荷葉，或者用新鮮的或者乾的藿香，或者佩蘭取代。也可以用藿香梗，或者佩蘭梗。

新鮮的銀花，不一定買得到，可以改用乾的銀花，也就是中藥店中買得到的銀花。

西瓜翠衣就是西瓜外皮翠綠色的一層。夏季吃西瓜時，可以把那一層切下來，有清熱、利水的作用。可以去中藥店買西瓜翠衣。

鮮扁豆花現在很難買到了，中藥店也沒有，那就不要放了。

絲瓜皮是有的。吃絲瓜時，切下皮來就是，中藥店裡也是沒有的。

鮮竹葉心，中藥店現在大都不供應，但竹葉是到處有的。

這樣，我們可以用藿香，或者佩蘭、銀花、西瓜翠衣、絲瓜皮、竹葉等，煮過後，當茶飲用。

可以仿照這個方意，當作菜餚食用。用西瓜皮、絲瓜炒食，當然也可以用絲瓜汁、西瓜汁飲用，在前面西瓜、絲瓜的段落中都已經提到。

此外，也可以用荷葉、銀花煎湯，用這個湯汁來煮扁豆，成扁豆粥，稍加些糖食用，除了清熱外，更有補益脾胃的作用。也可用藿香、佩蘭與銀花等一起煎湯，更增芳香。

【百合地黃湯】

這是漢代張仲景《金匱要略》中的一張方子，是治療所謂「百合病」的。

什麼叫「百合病」？這個名字，大概不學中醫的人都不太會知道。現代醫學也沒有這個名字。看看書上描述這個病的症狀，它是

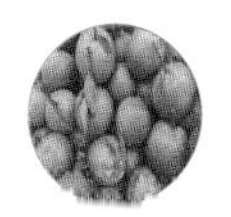
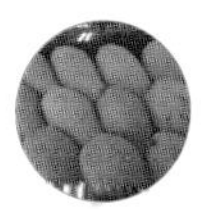
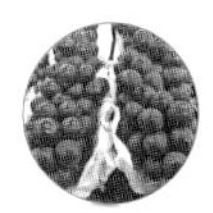
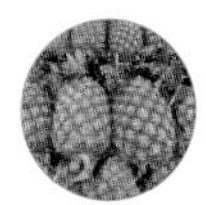
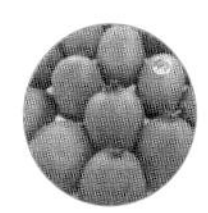
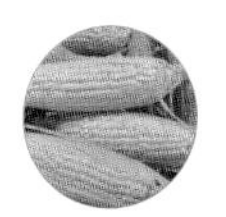

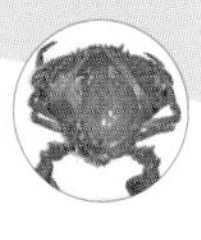
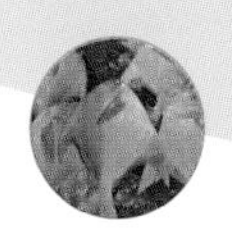
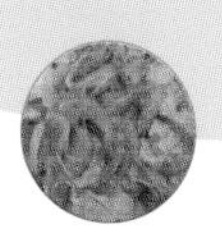
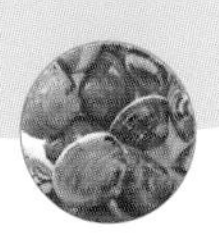
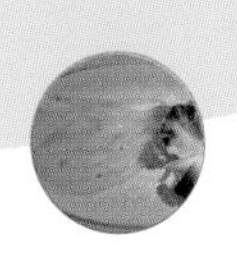
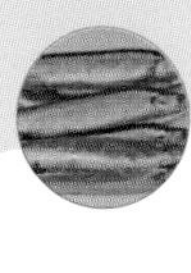

這樣說的：「意欲食，複不能食。常默然，欲臥不能臥，欲行不能行。飲食或有美時，或有不欲聞食臭時。如寒無寒，如熱無熱。」看這些症狀，可以知道，所謂「百合病」，在癌症病人的康復期，也是可以遇見的。

治療常以百合為主藥，有不少方劑，像百合地黃湯、百合知母湯、百合雞子湯等，都稱得上是食療方。

百合地黃湯是用百合和地黃兩味藥。百合的煮法，按原書的要求，先將百合用水洗過，然後浸一個晚上，浸後有白沫出來，倒去這浸過夜的水。另用水加入煎煮後，取汁去渣待用。現在當然不必這樣做。百合水煮好去渣後，加入生地的汁，再煎一下即可飲用。

在癌症康復期，假如病人情緒不太好，有些憂鬱，坐臥不安，肚子餓又不想吃，就可以用百合作為食療方。百合是傳統食品，健脾、潤肺、安神。假如伴有口渴、舌質較紅，可加入生地。生地汁現在很難買到，可用生地煮汁，加入百合湯中食用。百合的吃法，可按通常的食用法，或加糖，或熬百合粥等。

假如有些低熱，有些出汗，可以用另一張百合方，叫百合知母湯。

百合知母湯也用百合為主，再加上中藥知母組成。煎百合，像上面已講的一樣。另以知母，加水煮得藥液，和百合湯合在一起，再濃煎便成。

康復期病人，有些坐臥不安，有些低熱、出汗，有些口渴、心煩，便可用這個方子食療，或作為藥膳方。假如不用知母，可用百合與品質較好的糯米，煮成糯米粥，稠稠的，加一些冰糖，趁熱吃。

身體虛弱者，而同時又有「百合病」的表現，可以吃百合雞蛋湯。先煎好百合湯，然後倒入雞蛋黃攪勻，再煮沸一下，趁熱食下，既能安神，又用雞蛋黃來「安五臟」，是康復期體虛的良好食療方。

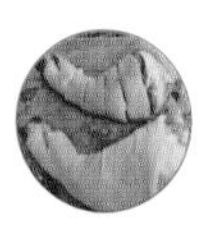
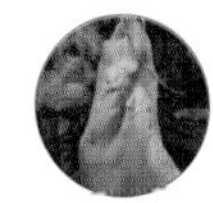
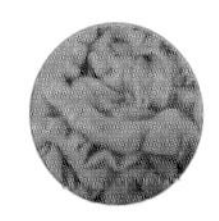
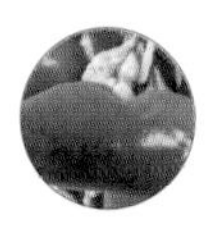
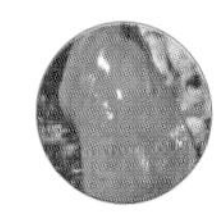
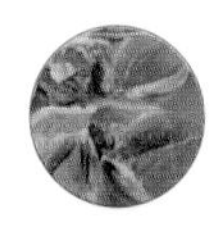

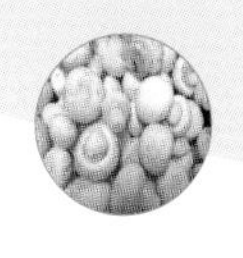
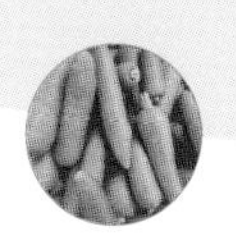
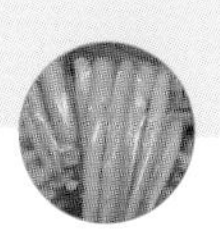
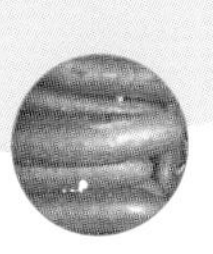
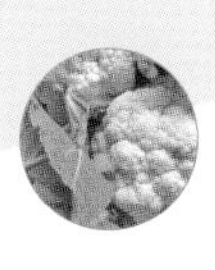
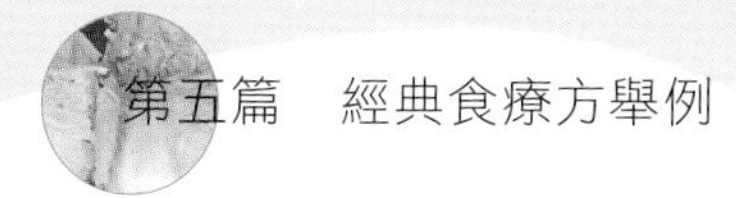

胃、肺、腸等部位的癌症，在康復期，或者在治療期，都可以食用百合。

【鯉魚湯】

元代有一位忽思慧，著有一本《飲膳正要》的書，裡面有不少食療方和藥膳方，特別多的是以羊肉為主的方子，前面已經提過。這裡介紹此書裡的另一張方子。

這張處方叫「鯉魚湯」，以鯉魚為主。用以治療黃疸，並可以止渴、安胎。

鯉魚湯裡面，主要為鯉魚，還有蔥、薑、胡椒、芫荽和中藥蓽茇等。

鯉魚能退黃、利水，是主要的。蔥也有利水的作用。生薑皮的利水功能前面也已提到。蔥、薑不僅可以減少鯉魚的腥味，而且配合它利水、退黃。蔥主要用蔥白，薑可以連皮切片。胡椒，可以配合減少魚的腥味。不吃辣的人，可以不用或者少用。

芫荽，不少地方叫它為香菜，芳香發散，減少腥味。芫荽是很有益的食品。據現代檢測，生的芫荽可能帶有寄生蟲，所以不宜生吃。可在鯉魚湯即將起鍋時放入，煮沸後再食用。

蓽茇是中藥，芳香，可作為調味品。一般的食療時，可以不用。

在肝癌，或者其他癌症有肝轉移時，有可能出現黃疸腹水。在化療，或者做大面積放療時，有時也會有肝功能損害，或者黃疸出現。在這些情況下，可以食用鯉魚湯。但假如是所謂「阻塞性黃疸」，那麼吃了不會有什麼效果。

在食用鯉魚湯時，除了蔥、薑、芫荽外，還可以根據病情，做一些變化。

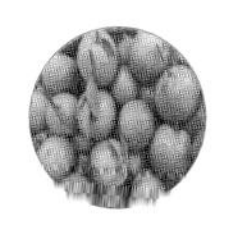
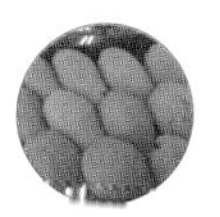
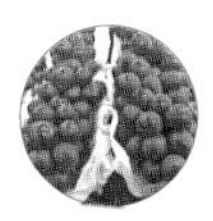
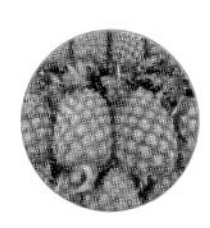
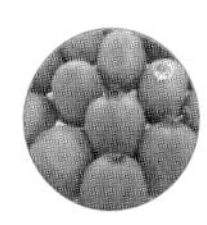
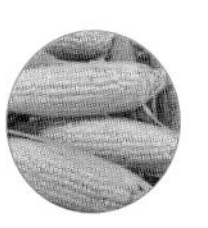

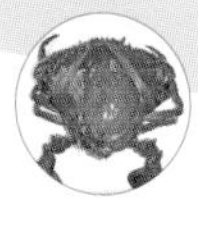 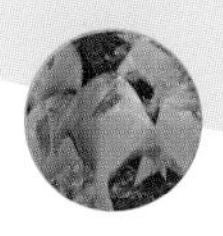 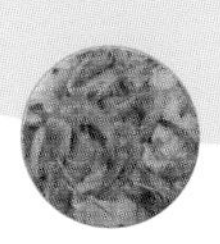 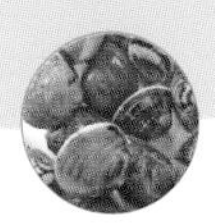 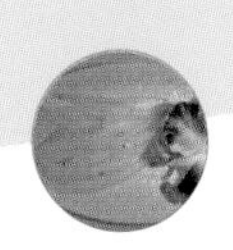 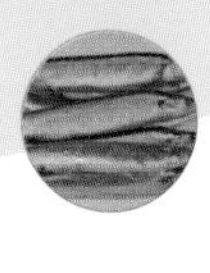

例如，黃疸若較明顯，或者還有其他肝功能損害，可以在燒鯉魚湯時，在鯉魚腹內放一些中藥茵陳。在煮好後，吃湯和魚肉，去掉茵陳。

假如還有腹水，可以在魚腹內放一些紅豆、車前子（紗布包），煮好魚湯後，去掉中藥包。

同時有消化不良時，可以在魚腹內放橘皮、豆豉、生山楂等，開胃、增進食欲。

假如不用鯉魚，那麼可以用鯽魚。在鯽魚肚（魚鰾）子裡，放入茵陳（紗布包），煮好後，食用湯汁，去中藥。魚肉也可以吃。

總之，可以根據不同病情，加以變化。自然，假如要加中藥，總是要根據醫囑。

【五皮散　五皮飲】

五皮散和五皮飲，是中醫傳統的方劑，但歷代各家所應用的，常有同名而藥味有所不同的。作為一種可用於食療的方劑，我們可以不必去研究它們的組成到底怎麼樣。只要知道它的組成原理和治療目的，我們就可以自由組合成食療方了。

這張方子的組成，主要是用「皮」，例如有用以下這些「皮」任選5種的。有：五加皮、地骨皮、生薑皮、大腹皮、茯苓皮、陳皮、桑白皮等。這裡面，地骨皮、大腹皮、茯苓皮、桑白皮是中藥，我們用作食療時，可以不用。五加皮也是中藥，一般不用。但大家都知道有一種五加皮酒，是不少人習慣飲用的，所以五加皮也可算是屬於飲用範圍，但食療中一般不用。其他幾樣，都屬於食品範圍。如生薑皮、陳皮。

雖然我們食療時，不必湊滿5種，但只有上面講的生薑皮、陳皮是不夠的。為什麼說不夠？這就要看組方的機制和目的。一個重要的目的，就是利水、治療水腫和腹水。按照中醫理論，「皮」的

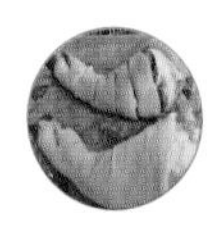 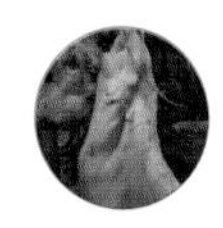 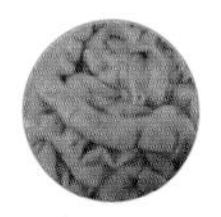 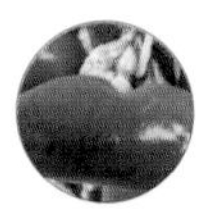 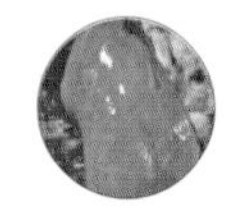 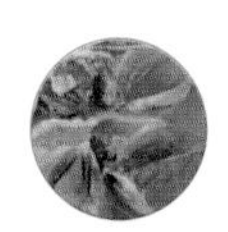

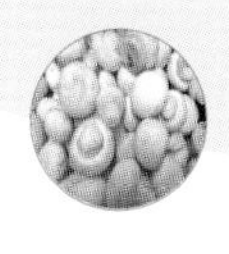
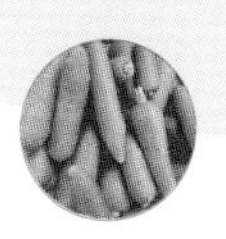
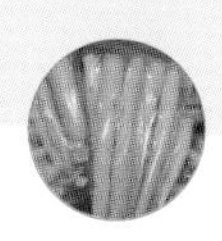
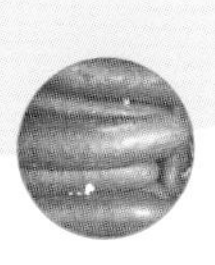
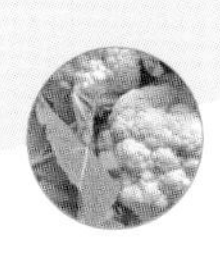
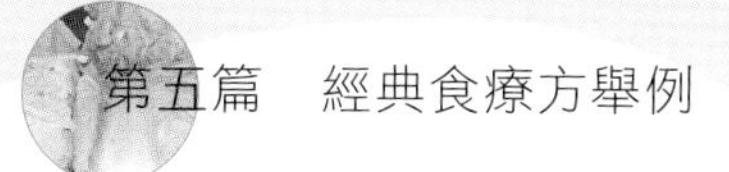

作用機制，就是通利水道、利水。因此，我們在用食療配合藥物治療水腫和腹水時，可以根據這個理論，選用其他的「皮」。

一個就是西瓜皮。西瓜皮本身就可以食用，可以用西瓜皮作菜餚，也可和其他皮一起煮湯喝。

還有可用冬瓜皮。冬瓜皮通常不能食用，但是它有利水的作用。可以和西瓜皮一起煮水飲用。還可用到冬瓜子，冬瓜子可以化痰。中醫認為，「肺」的功能也可通調水道，因此冬瓜皮和子可以一起用。

生薑皮也有利水作用。生薑可以食用，通常在食用生薑時，常削去生薑皮。而實際上，生薑皮也有食療價值。生薑皮也有辛辣味，但性質偏涼，與生薑肉不同。生薑肉沒有利水作用，而生薑皮有。

陳皮就是陳的橘皮。新鮮的橘皮也可用，可以化痰、開胃、利水。

這樣，可以用西瓜皮、冬瓜皮、橘皮、生薑皮放在一起，煎湯代茶，時時飲用，有利於退水腫和腹水。這個飲料還是不錯的，有些香，有些甜，帶一些辣味，能開胃、止嘔、化痰。

假如再放一些紅棗皮，或者黑棗皮，也算自創的食療五皮飲方。

【阿膠散】

有一張古方，叫作「阿膠散」，也可作為藥膳之用。

阿膠散中，和其他一些前面講過的方子不太一樣的地方，是裡面藥味較多。阿膠散的成分有：阿膠、牛蒡子、甘草、馬兜鈴、杏仁和糯米。

這裡面，糯米是糧食，是食療的常用食品。阿膠，是藥物，但民間常用它來做冬令補品，也可算作一種食品。杏仁也是藥品，但

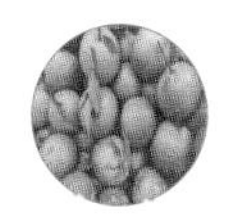
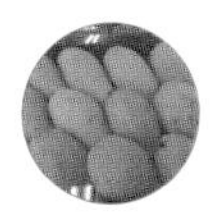
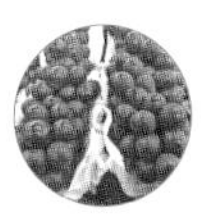
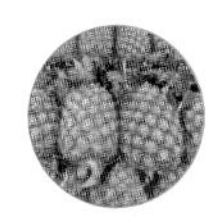
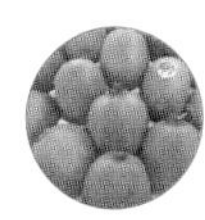
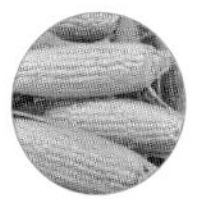

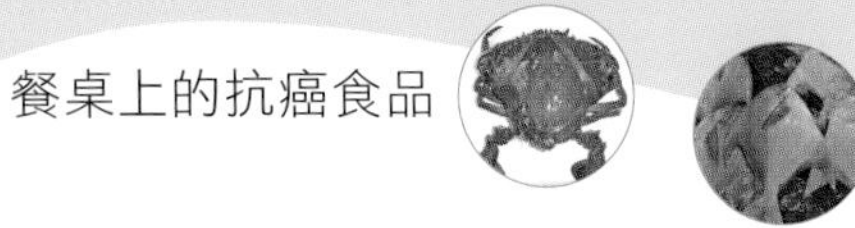
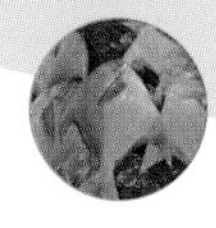
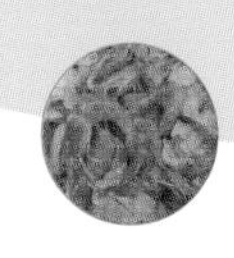
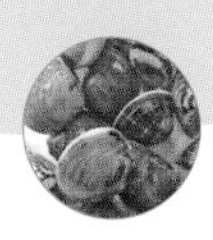
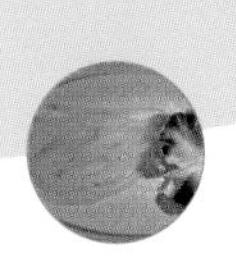
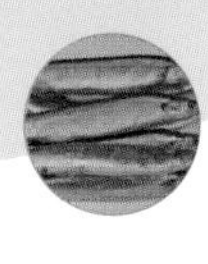

也可食用，近年比較流行的休閒食品中就有杏仁。甘草，也是藥食兩用的。藥裡用甘草，這是大家知道的，在調味品裡，也常用到甘草。牛蒡子和馬兜鈴則都是藥品，不可作為食品。用作食療時，可以去掉藥品，或者用其他食品代替。

這張方子有什麼作用呢？從以上講的組成成分來看，可以知道，主要是養陰補肺，治療咳嗽和痰血。這裡面糯米是很好的養陰食品，而阿膠可以補益和止血。因此，肺癌的食療，也可以從這一方劑的組成，來加減變化。

肺癌，不論在治療期，或者康復期，假如陰虛跡象較為明顯，如有口乾、舌質紅、乾咳等，可以糯米為主煮粥，加入生梨汁，或再加冰糖或蜂蜜，增強養陰作用。

假如咳嗽較劇，可以先用杏仁煎水，用杏仁水煮糯米粥，再加梨汁之類。

有痰血時，則可用阿膠。

阿膠食用時，先要烊化。一般用上好的黃酒浸阿膠，待其軟化，再隔水燉軟。軟化的阿膠，可沖入糯米粥湯中，再加一些已融化的冰糖，趁溫時食用。阿膠用量，需由醫生決定。

如身體虛弱，偶有痰血，也可吃阿膠製成的膏滋藥。阿膠燉軟後，加入用黑棗、薏仁、柿餅煮成的濃汁，和糯米煮成的粥湯拌和，使之成膏，每日食用一二匙。

在說到阿膠時，順便還要說到其他一些膠。最常用的是一種鹿角膠和龜版膠。阿膠是由驢皮製成，以補血、止血為主。鹿角膠係以鹿角製成，以溫補腎陽、補骨髓為主。龜版膠，則以龜版製成，以補益腎陰為主。三者視不同情況分別應用，都可做成膏滋藥。

肺癌或其他癌症有出血，而可以正常飲食時，都以阿膠為主。

而腎虧、身體虛衰，治療後白血球降低，則可用鹿角膠和龜版膠，陰陽雙補。作為食療，不用膠類，可以吃些鹿肉和鱉肉。

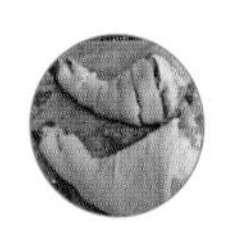
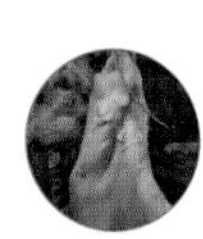
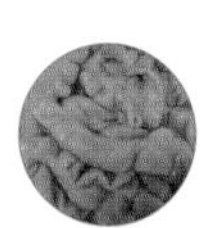
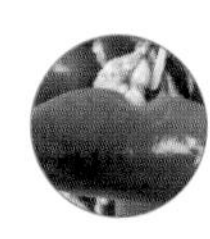
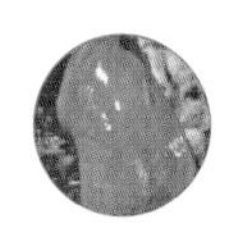
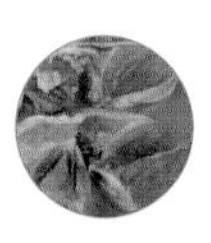

【桃花湯　紅豆當歸散】

桃花湯，這個名字很好聽，但是不要誤解，這裡面沒有桃花，可能是因為色澤像桃花而取名。

這張方子也是《傷寒論》上的方子，現在看來，也可以算一張藥膳方。裡面是白米、乾薑再加一味中藥，叫赤石脂。用這三樣，放在一起，加水，煮米至熟。簡單地說，就是燒成有藥的飯。原方在煮成飯後，再用赤石脂研成粉，拌入飯食用。

它是治療什麼病症呢？治療「下利便膿血」。

從腫瘤治療的方面看，這個方子也適用於腸癌和腹部或者婦科癌症放療後的腸道反應。在治療這些情況的中藥處方中，赤石脂這味中藥也是常用的。但是要用赤石脂，總是要經過醫生診視。我們可以從食療方面著手，不用中藥。

那麼，怎樣去做呢？舉例來說，腸癌便血，一般總是在手術前的情況，開刀以後，就不會有了。開刀前改善症狀，可以不用白米，用糯米，因為糯米有一些收斂作用，對改善腹瀉、便血較白米好。用糯米煮粥，較飯易消化，對腸癌較好。粥將成時，可以加一些柿餅一起煮，止血效果更好。

也可以加一些紅豆，製成紅豆糯米粥，紅豆有理濕、補血和止便血的功能，對腸癌也好。說到這裡，再順便介紹另一張方子，也可作為食療方，這張方子叫紅豆當歸散。

紅豆當歸散，裡面也是兩味藥，一是紅豆，一是當歸。按照原方，那麼紅豆要「浸令芽出」，再「曝乾」。也就是說，要用紅豆芽。再和當歸一起研成細末吞服，作為食療，那麼就可以仿它的意思，加以變化。它本來是治療「濕熱」、「大便下血」的「腸癰」疾病。從現在看，也適用於腸癌。

因此，在上面介紹了糯米和紅豆製成糯米粥的食療方，是取這兩張方子的方意。

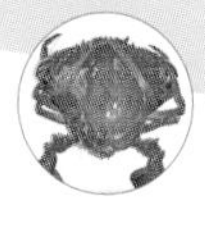
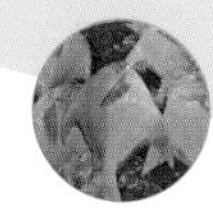
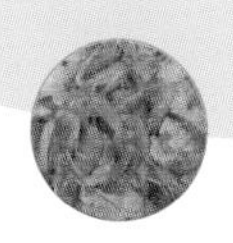
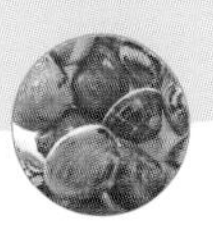
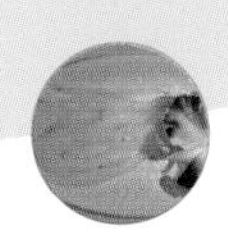
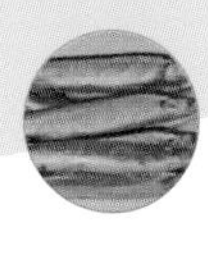

除了紅豆糯米粥之外，單獨的用紅豆煮湯也可。紅豆湯裡可以加一些薏仁，薏仁可以增加去濕、健脾的作用。薏仁裡還含有抗癌的成分。也可以再加上芡實，芡實也有健脾的作用，還有一些收斂的作用。

假如是骨盆腔腫瘤放射後的腸道反應，同樣也可吃這些糯米粥、紅豆湯之類。糯米粥湯還可用以灌腸。

【四烏賊骨一藘茹丸】

這個名字，初看上去很怪，怎麼也不會想到和食療有什麼關係。這張方子是在《黃帝內經》中，有一篇「腹中論」，就記載有這張方子。原方是這樣的，用烏賊骨和「藘茹」，現在不用這個名稱，而叫作「茜草」。用這兩味藥，做成粉末，加上麻雀卵，做成丸，用鮑魚汁送服。它是藥，所以裡面有烏賊骨和茜草，作為食療方，我們可以用食品取代；作為藥膳方，那麼，仍可以用這些藥物。

怎麼來加減變化呢？

先要看看這張方子本來是治療什麼病證的。「腹中論」中說，是治療一種叫作「血枯」的證候的。它的表現，可以有「胸脇脹滿」、「不思飲食」；可以有「吐血」，或者大便、小便有血；可以有閉經。現在，在腫瘤範圍內，常用以治療婦科腫瘤，以及曾有便血、尿血、咯血的情況。

因此，在有這些情況時，我們可以用它來作為食療方或藥膳方。

作為食療方，不必用烏賊骨和茜草，可以改用烏賊和鮑魚為主。

婦科腫瘤而有出血，或者經閉時，都可以經常食用烏賊，或者鮑魚。烏賊對婦科出血有益，鮑魚價貴，但補益甚好。麻雀也有補

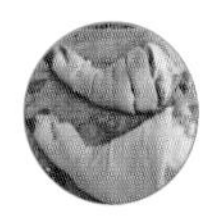
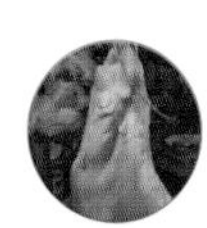
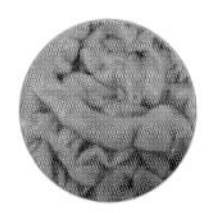
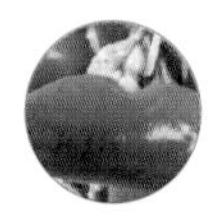
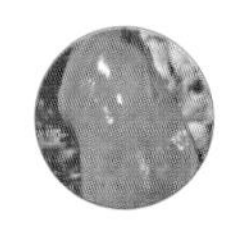
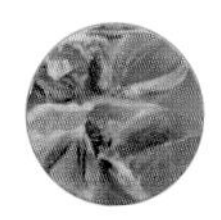

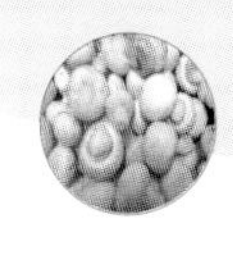
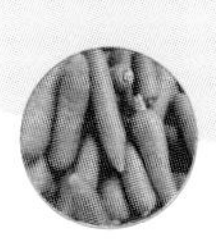
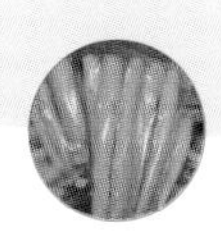
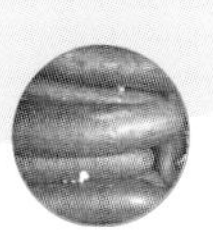
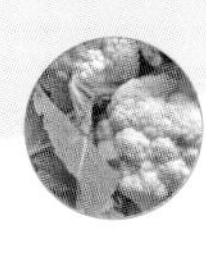
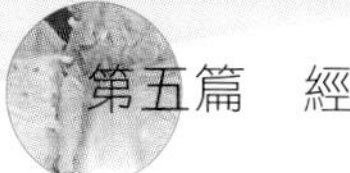

腎作用。

作為藥膳，可以有幾種做法。

一種是以烏賊為主。烏賊價格較便宜，且容易購得。通常我們食用時，常先把烏賊骨去掉。作為藥膳，可以將烏賊骨取出，但和烏賊肉同煮。煮至烏賊肉酥爛，去骨取肉，切成片後，蘸麻油吃，對婦科出血者有益。胃癌曾有出血者，目前已血止多日，已能進食者，也可食用。

也可用茜草、烏賊骨先煎水，用此水煮烏賊肉至酥爛，食烏賊肉，飲用此水。婦科出血較多時，可選用此藥膳方，當然仍要堅持正規治療。

鮑魚價較貴。但患婦科腫瘤，或腎腫瘤而有「瘀血」時，可選食鮑魚。鮑魚兼有祛瘀、止血的作用。也可用茜草、烏賊先煎水，再用此水煮鮑魚至酥爛，可常食用。

在康復期，凡曾有過出血，或者有腎虛者，也都可以烏賊、鮑魚為食療品。

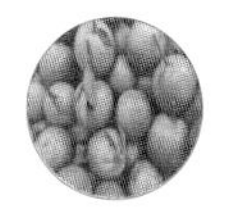
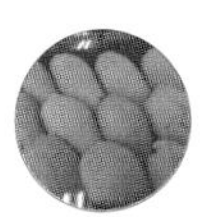
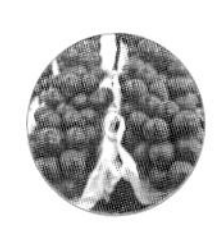
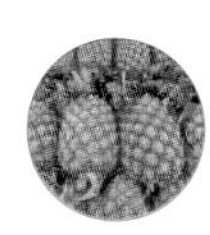
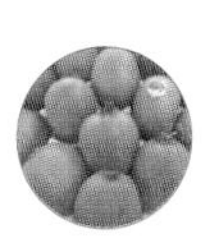
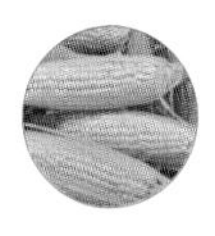

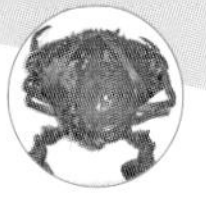
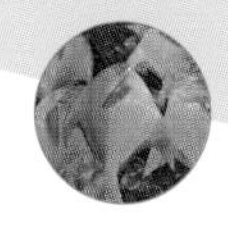
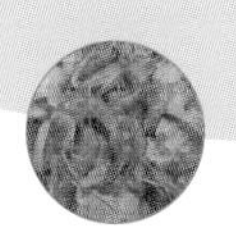
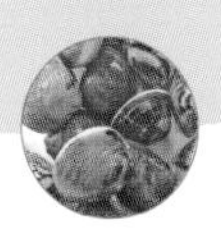
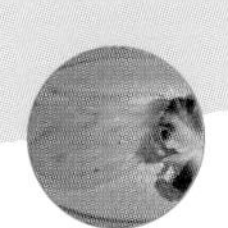
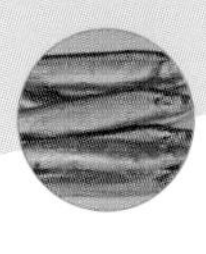

第六篇 癌症病人食品舉例

100 鼻咽癌

鼻咽癌的發病，一般認為和飲食關係不大。但食療仍有重要的輔助治療價值。

鼻咽癌的治療，以放療為主。在放療過程中及以後，常會有口乾、咽喉疼痛等症狀。因此，應以涼潤的食品為主，而不宜多吃熱性、香燥的食品。放療以後，味覺、嗅覺常有改變，食品應以芳香、鮮美、清淡而又富於營養為好。

食療舉例如下。

飲茶：以綠茶為好，除緩解口渴外，還有一些清熱、解毒作用。也可用其他中藥泡茶飲用。如藿香、佩蘭、石斛，有生津養陰作用。此外，如金銀花、淡竹葉、蘆根等，都可泡飲。

粥：粥能補益身體虛弱。上好糯米煮的粥，有滋陰補益作用。煮時可加入一些中藥。如口渴厲害，可用石斛50～100克，先煮水，再用此水煮粥，能增強養陰生津作用。如有咽喉疼痛，可用金銀花30克、竹葉10克先煮水，再用此水燒粥。如口渴、咽喉痛並有低熱，可用寒水石30克、金銀花15克、石斛15克煎湯，以此水煮粥。

綠豆湯：可作為點心常吃，清熱解毒。

絲瓜：清熱解毒。清炒絲瓜或與豆腐皮共炒，豆腐皮也有清熱作用，還能補益。

香菜：芳香開胃，香菜炒牛肉絲，也很好吃。

螃蟹：清熱、破瘀，也可食用。鮮美開胃，又富營養。傳說癌

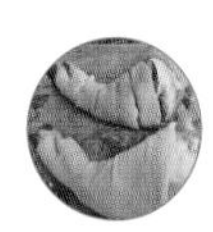
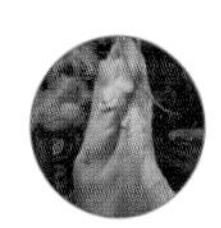
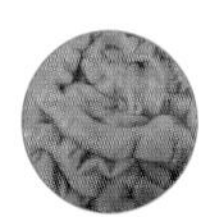
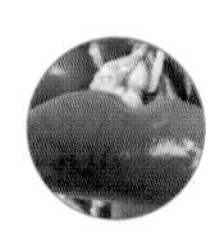
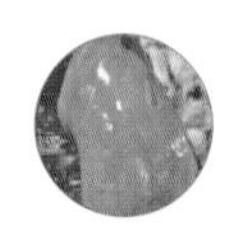
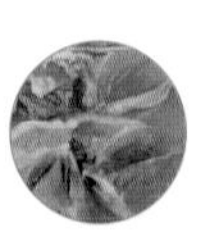

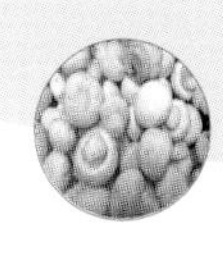
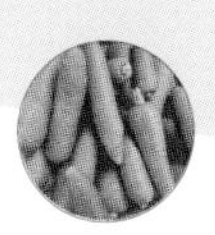
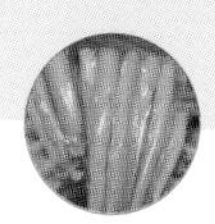
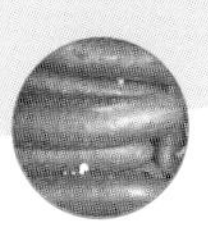
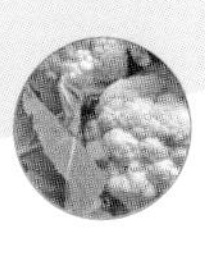
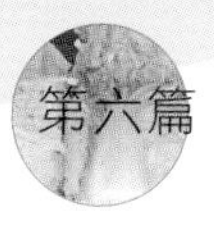

症忌蟹，似無中醫的理論依據。民間流傳，蟹殼可治癌。可在醫生指導下，取蟹殼焙乾，研極細粉，吞服。

水果沙拉：可用西瓜、番茄、香蕉、胡蘿蔔等切成丁拌和，加一些鹽和沙拉醬拌和，即可食用，生津健身。

101　甲狀腺癌

甲狀腺癌的發病率，近年似有上升的趨勢。

它的發病原因，雖未確切知道，但和碘的關係密切。在某些地區，有所謂「地方性甲狀腺腫」的流行，以後發生甲狀腺癌的機率增加。往往被認為與缺碘有關。但攝碘過量，也被認為和甲狀腺癌發病有關。

甲狀腺癌的治療，常以手術治療為主。

由於其發病和碘有一定關係，在手術後，在「忌口」方面，要注意避免「海產」類食品。「海產」中，常富含碘。此外，某些十字花科蔬菜，如大白菜等，其中某些成分，對甲狀腺功能有所影響，少食為宜。

通常食療方面，可選擇薏仁。薏仁含有某些抗癌成分，中醫認為，它性味甘淡，有補益作用，且能清熱利濕。薏仁，可單獨煮食，也可和米一起，煮飯煮粥食用。也可以單用薏仁煮水，代茶飲用。

橘核、橘絡也可常用。吃橘子時，通常將橘絡剝去，橘核除掉。其實，這兩樣在橘中屬「寶物」。橘核可以消散腫塊，是中醫抗癌中常用的藥材。橘絡可以通絡脈，也是中藥抗癌中常用的。

在吃橘子時，把附在橘瓤表面的橘絡一起吃進去，同時嚼下幾粒橘核，對身體有益。橘核味稍苦，和橘肉的甜、酸味合在一起，滋味十分美妙。

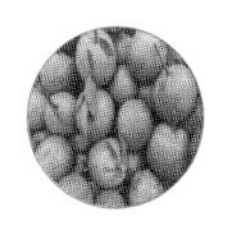
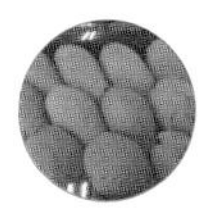
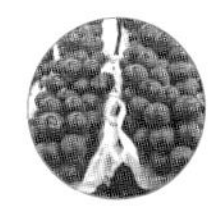
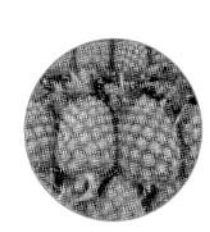
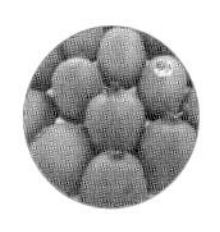
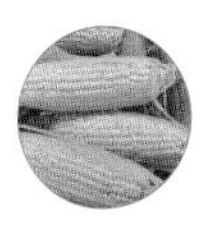

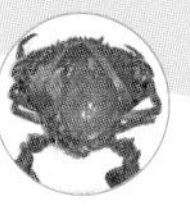
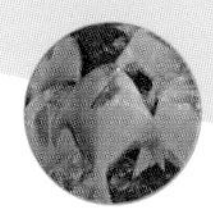
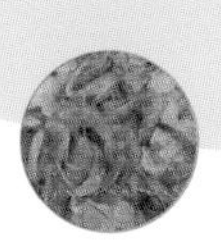
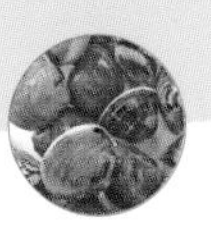
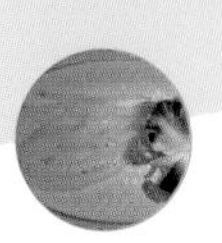
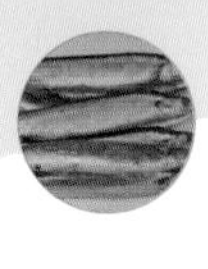

假如不願與橘肉同吃，可在煮薏仁時，加入橘核、橘絡，同煮。

蘆筍也很好，西式菜中的奶油蘆筍湯，過去頗富盛名，味甚佳。

蘆筍炒肉絲，十分可口。

蘆筍煮熟，蘸食乳酪或沙拉醬，美味又富有營養。

新鮮蘆筍榨汁，飲用，也好。

蘆根是蘆葦的根莖，蘆根榨汁飲用，也頗有益。

有的人，喜歡食用鴨脖子。作為零嘴點心，頗受人們欣賞。但甲狀腺癌病人不宜。鴨頸正是甲狀腺和大串淋巴結所在部位，雖然煮食時，可能已經去掉，但可能仍有所殘留，對病者不宜。

102 乳癌

乳癌是常見腫瘤之一，發病以女性為主，男性發病很少。

與乳癌發病有關的因素不少，其中和飲食有關的，主要是過高的脂肪飲食。此外，和雌激素關係密切。因此，乳癌病人，宜減少脂肪類的進食，避免進食與動物類雌激素相關的食品或保健品。

乳癌以手術治療為主，其他尚有化療、內分泌治療、放射治療、標靶治療等。

乳癌病人治療後，可以常食用軟堅類的食品，如芋頭。芋頭是中醫傳統的軟堅食品，甚至以此作為藥物。有一個有名的方子，叫作「芋頭丸」，就是以芋頭製成。每年中秋前後，民間有吃芋頭的習慣。但一年四季，芋頭也都可購得。

芋頭可以吃甜的，但乳癌病人不宜過胖，所以少吃甜品為好。可以吃鹹的，或者當主食吃，吃淡的。多吃芋頭，也容易腹脹，以少一些而常吃為好。

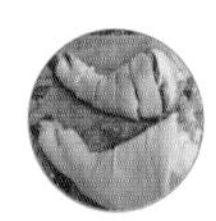
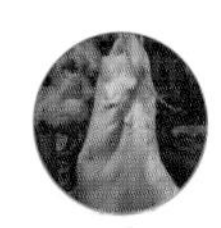
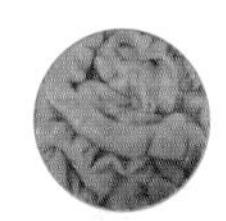
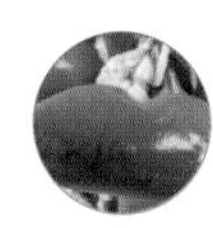
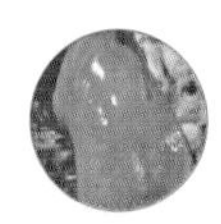
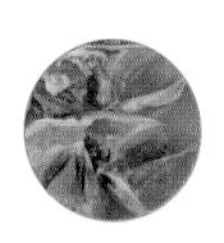

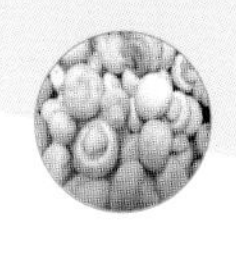
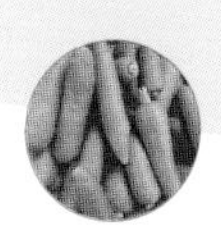
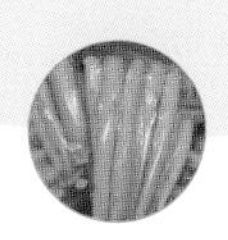
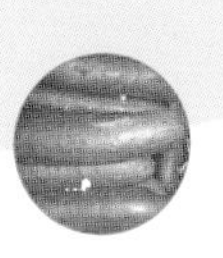
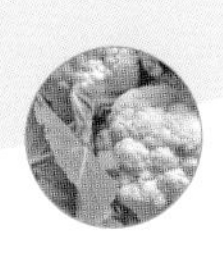
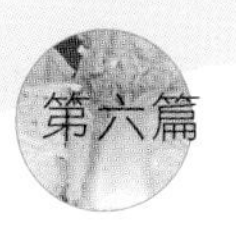

菱角也是好食品。菱肉性味平和。新鮮的嫩菱可以當水果吃，老菱肉也可當糧食，嫩菱切片，炒豆腐皮，是一味佳餚，清淡而不滯胃，對身體有益。老菱殼，民間有用以治療癌症。

荸薺也是，前面已多次提到過。

葷菜中的軟堅食品，如海蜇、海帶、紫菜、生蠔之類，都可食用。

此外，各種蕈類，像蘑菇、香菇、猴頭菇等，也都是好的食品。

乳癌手術後，常會出現類似更年期的症狀，在應用某些內分泌藥物時，也會出現。可用一些有清熱、滋陰作用的食品，作為一種輔助治療。除上面提到的海鮮外，可常吃莧菜，以及番茄、黃瓜、茭白筍等。

莧菜有紅、綠兩種，功效大致相似，但在用於清熱時，以食用綠色者較好。番茄營養價值甚高，而且含有某些抗癌成分，滋陰清熱，十分有益。黃瓜也富含營養，也有一些抗癌成分，清熱生津。番茄和黃瓜，不僅可作為菜餚，也可當作水果。

茭白筍有清熱解毒作用，有營養且不滋膩，也可常作菜餚食用。

103　食道癌

食道癌的各種發病因素中，飲食被認為是一個重要環節。首先是長期缺少蛋白質和維生素類，如維生素A、維生素B、維生素C、維生素E等；其次，食品不新鮮，被某些真菌毒素污染；還有就是長期大量飲用烈性酒，等等。因此，雖然食道癌的主要治療方式是手術、放療等，但食療作為一種輔助治療，也很有價值。

舉一些食療的例子，以供參考。病人和家屬，可以根據這些原

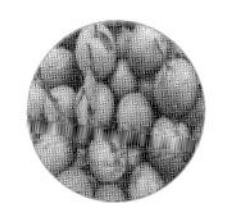
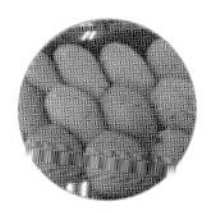
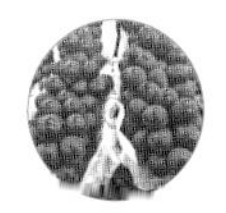
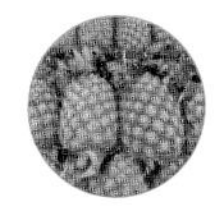
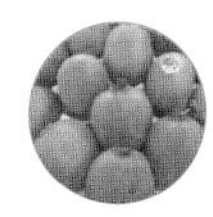
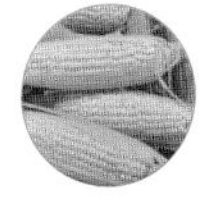

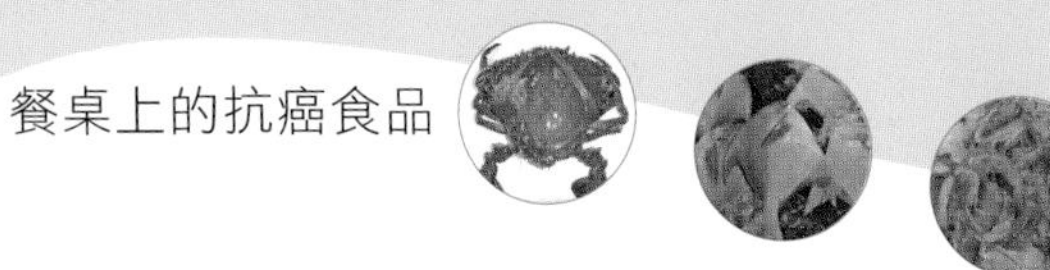
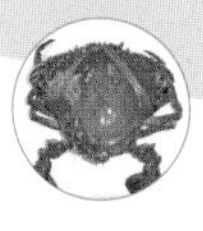
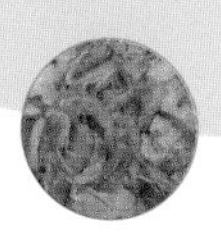
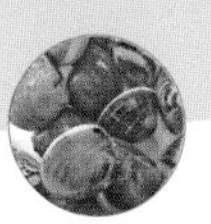
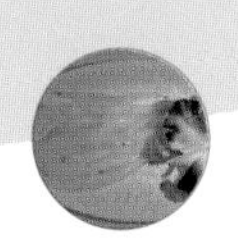
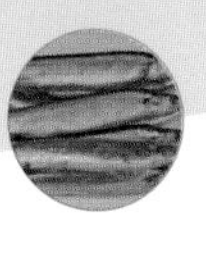

理，自行發揮和創造。

古代有兩個治療「噎膈」（相當於食管和賁門部的癌症）的處方，可以試做。

一叫韭汁牛奶飲。這實際上是一個食療方。牛奶營養很好，羊奶也可以。在牛奶煮好後，再加入韭菜的汁。韭菜250克左右，洗淨榨汁，加入牛奶中。韭汁有改善吞嚥不暢的作用。

還有一個叫五汁飲。可以取多種新鮮的水果，榨汁後，時時飲用，富含營養和維生素類。可供選用的水果，可視季節的不同，分別選用西瓜、甘蔗、梨、橘、橙等。

除此之外，還可用黑芝麻、核桃仁，共研細末，稍加一些白糖拌和，貯罐中，可時時食用，補益身體，又有營養。

治療後的康復階段，可食用：

山藥：取生山藥50克，煮水飲用，每日分2～3次飲。益氣滋陰，對恢復體力有益。

魚片粥或雞片粥：取新鮮魚或新鮮嫩雞，切成極薄片數片，待煮粥已熟放入，至魚片或雞片熟，即可食用。可大補元氣。

粥內還可視不同病情，加入不同食品或中藥食用。例如，如有口渴、舌質較紅、大便乾結者，可在粥熟後，加入甘蔗汁食用，或在食粥時，加適量蜂蜜。

如有元氣不足、氣虛的情況，也可用黃耆50～100克，先煮成水，再用黃耆水煮粥，待熟後食用。

如有痰涎多的情況，可在煮粥熟後，加入生白蘿蔔片50克左右，略煮後食用。也可在食粥時，粥內加入生蘿蔔汁少許。

有胸背疼痛時，可用空心菜100克左右，切成碎片，加入粥內，熟後食用。

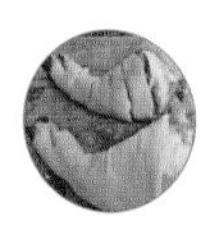
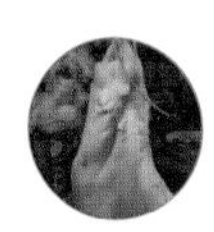
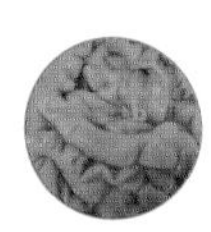
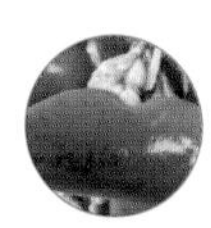
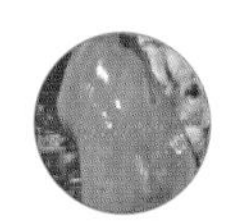
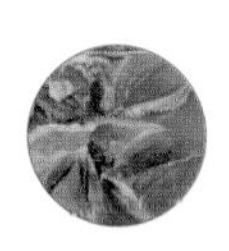

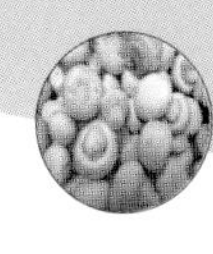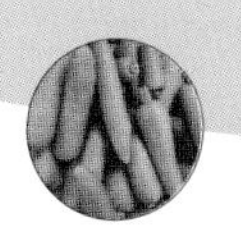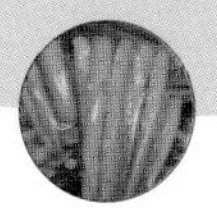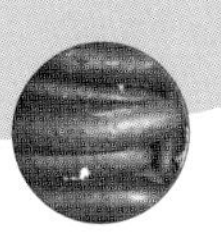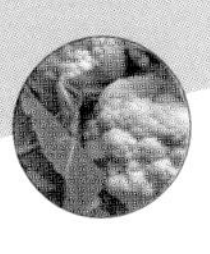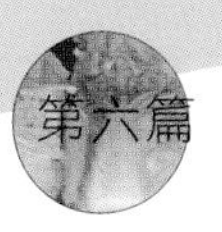

104 肺癌

肺癌，過去中醫把它歸在「咳嗽」、「咯血」、「肺痿」、「肺癰」、「虛勞」等證候中，和感受外邪、肺虛腎虧等有關。現代醫學則認為和吸菸有密切關係。此外，空氣污染如小環境內的油煙氣味和室內裝飾的污染和大氣污染等也有關。肺癌治療也有手術切除、化療、放療等方式。食療也有其輔助價值，舉一些食品為例，供參考。

肺癌病人常有咳嗽、多痰的症狀。可以吃一些蘿蔔、雪裡蕻、筍、鯽魚、梨、枇杷等。常有人說，吃中藥忌蘿蔔，這不正確。蘿蔔是中藥中的一種。蘿蔔子，中藥店裡也稱萊菔子，是化痰消食的一味中藥。蘿蔔的地下部分，叫地枯蘿，也是常用中藥，有消脹通氣等作用。假如痰多而且呈白色，或者泡沫狀，可以蘿蔔、筍等常吃。痰是黃稠的，可吃梨。

有時，是乾咳無痰，則可吃些潤肺的食品，像梨、蜂蜜、白木耳等。

咯血也是常見的症狀，可以吃鮮蓮藕或蓮藕汁。常吃的食品像「焐熟蓮藕」，用糯米塞在蓮藕孔中，「燜熟」後，蘸糖吃，對痰血也有益。柿子也可吃。淡菜也對治療咯血有輔助作用。蠶豆開花的時候，採集一些蠶豆花泡茶飲用也好，且芳香開胃。薺菜常吃，也有助於止血。

肺癌病人，經治療後身體虛弱者，可常吃一些豬肺、百合、白果。

假如舌質偏紅、乾咳、低熱、口乾，常常是肺腎陰虛的表現，可以吃黑木耳、白木耳、鰻魚、鴨、淡菜、冰糖、糯米等。

近年流行的「老鴨湯」，用肥鴨、火腿、筍等煮熬而成，對肺癌病人有食療價值。鴨養陰，對陰虛者更好。火腿對恢復身體有幫助。筍具有化痰作用，且滋味鮮美，家中也可自行製備，但不要太

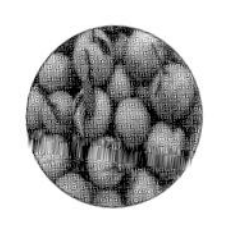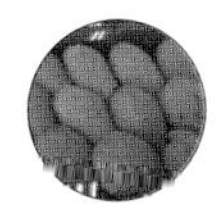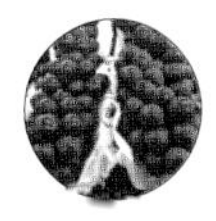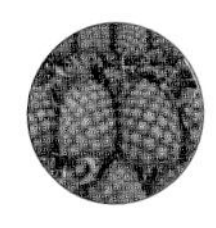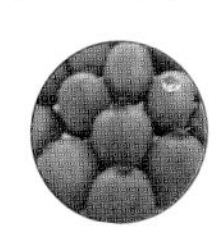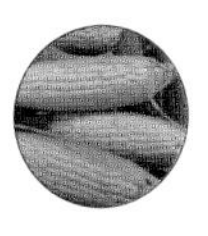

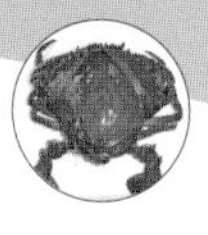
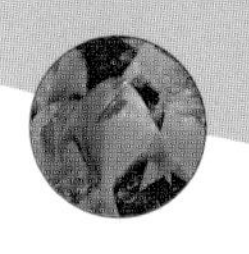
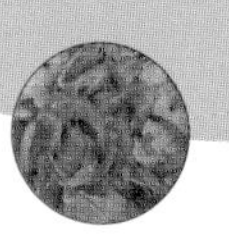
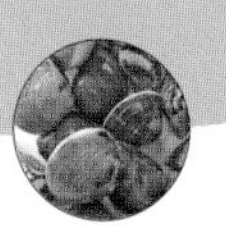
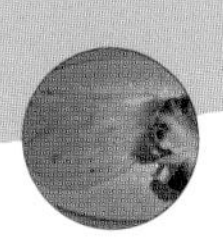
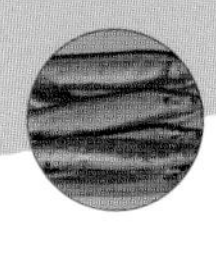

過油膩，容易影響消化。但是，舌苔膩、胃口不好時不宜。

民間流傳的冬蟲夏草煮鴨也好。冬蟲夏草益氣滋陰，補益肺、肝、腎。但冬蟲夏草時有假貨，要選擇真品。此外，鴨湯內多放冬蟲夏草後，常帶藥味，有的人不喜吃，影響食欲。

肺癌病人也應常吃新鮮的蔬菜、水果。據觀察，不少肺癌病人體內維生素A、胡蘿蔔素、維生素C等常減少，可透過膳食加以補充。當然，戒菸是最應予以重視的。

105 胃癌

胃癌的發病，被認為和飲食不當有密切的關係。

通常認為，真菌毒素污染的食品、高鹽食品如醃製的肉魚等，與發病相關。少吃蛋白質、新鮮蔬菜、水果也與之有關。此外，饑飽無常，三餐不定時，也是一個因素。

因此，改變不良飲食習慣，對預防胃癌有益。

胃癌的治療以手術為主。術後視不同情況，通常需應用化療，或用中醫中藥治療。而食療則有預防和輔助治療價值。

大蒜是食療佳品，對預防胃癌有益。它能開胃健脾，辟惡去濕，消腫破堅，對身體大有好處。有的人嫌其味臭而不吃，實在可惜。大蒜吃法很多，如糖醋蒜。生大蒜頭煮熟，成煮大蒜，每日吃2～3瓣，味香而糯。吃白切肉、炒鱔糊，加一些蒜泥，更加可口。黃瓜上市後，將新鮮黃瓜洗淨，切成小塊，加生大蒜泥少許，拌和，稍加鹽，鮮美而有營養。大蒜葉也可食用。

番茄也有多種吃法。番茄炒蛋，是通常都會燒的菜餚。番茄生吃，對胃癌病人也好。洗淨生吃，可當水果。番茄切片，稍灑上一些鹽，作為菜餚佐餐吃，也別有風味。番茄益胃，助消化，富含維生素。近年認為，番茄中所含的某些成分，如茄紅素，對防治癌症

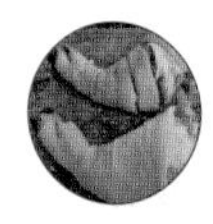
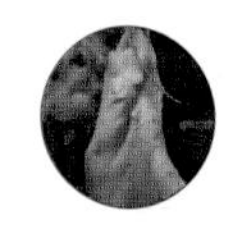
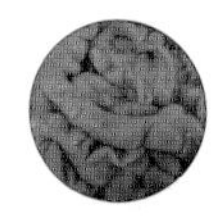
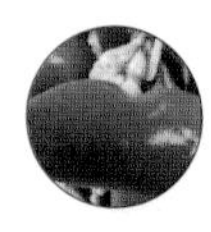
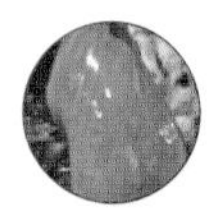
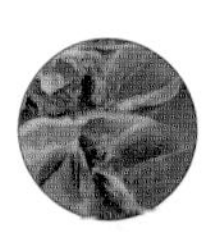

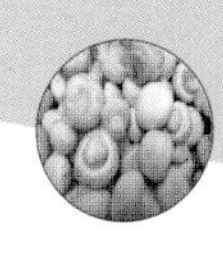
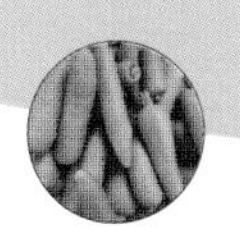
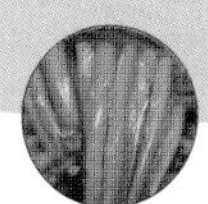
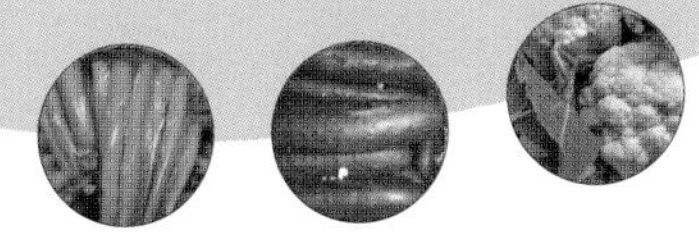
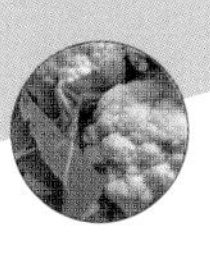
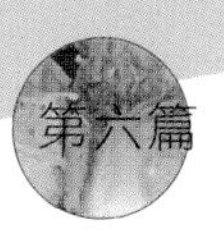

有一定的作用。

胃癌手術後康復期，如有舌質紅、口乾、怕熱者，可用石斛50～100克，煮藥取汁，用石斛水再煮米成粥食用。如有多汗、低熱者，可用糯米煮粥，或可加入蓮子等，食時稍加冰糖。對大便溏薄者也有益。如有怕冷、大便次數增多、舌質淡者，可用乾薑5克，切成薄片，在煮粥時放入共煮，食粥。

以下這些食品，胃癌病人也可常食。

皮蛋：可作為菜餚。也可在煮粥已熟後，將皮蛋切片後放入，略沸即可食用。以1個月為宜。

薏仁：取50～100克，淘洗淨後與米共煮，成粥或飯食用。

菱角：老菱角連殼放10個，先煮水，用此水煮粥或飯食用。

高麗菜：高麗菜洗淨，冷開水沖淋後，瀝乾水榨汁，每日飲用2次，每次20CC左右。對胃癌患者或有胃痛者亦有益。

胡蘿蔔洗淨，切成小丁。高麗菜洗淨，切成小塊。大蒜5瓣，切成小丁，共拌和，加一些鹽和味精，用番茄醬拌和，作為菜餚食用。或者，可用馬鈴薯煮熟後待冷，去皮，切成小塊，共拌和，可作為點心，或代替粥飯食用，亦佳。

106 肝癌

肝癌，在過去的中醫書籍中，常把它包括在「癥瘕積聚」、「臌脹」、「黃疸」等病症中。它的發病被認為和身體虛弱、飲食不節等有關。現代醫學也認為和飲食方面的食品被真菌毒素污染、飲水污染等有密切關係，並和B型、C型肝炎等相關。

肝癌治療，可視不同情況，採用手術切除、放射治療，肝癌病灶局部採用酒精注射、加溫、冰凍等方法。食療有輔助價值，以下列舉一些可選用的食品。

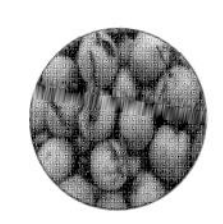
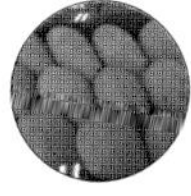
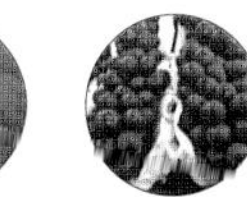
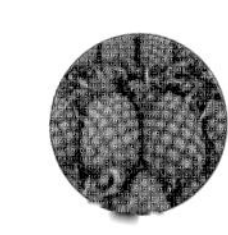
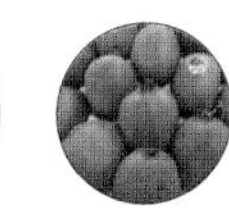
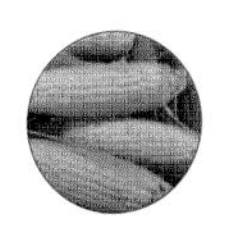

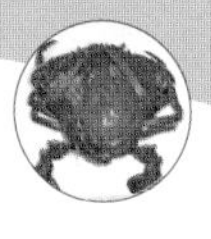
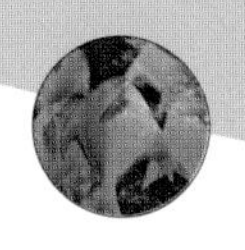
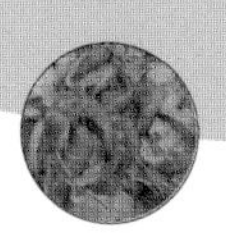
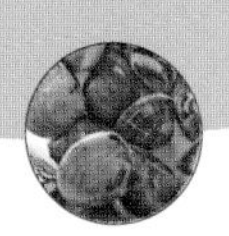
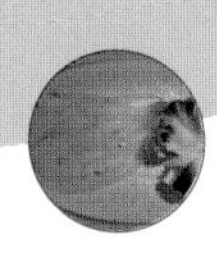
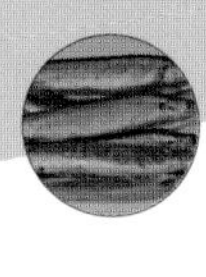

肝癌病人，常會感到胃口不好、上腹飽脹等。這時，可以吃一些容易消化、芳香通氣的食品。例如，豆腐、雞肫、鴨肫等。

此外，山楂、陳皮，作為休閒食品，有利消化、通氣。蜜餞中的金橘、佛手等，也可食用。

有的病人，感到身體疲倦、乏力，大便有時偏於溏薄，肝區也不痛，也並不飽脹，舌苔不膩，中醫稱之為脾虛，可以吃一些有健脾作用的食品，像薏仁、紅豆、芋頭等。薏仁含有抗癌成分。紅豆對有腹水者，更有利濕作用。芋頭還可軟堅。

發熱是肝癌的一個常見症狀。西瓜是清熱的佳品，西瓜皮還可利尿。絲瓜能涼血解毒。絲瓜清炒、絲瓜炒豆腐，味道都不錯。豆豉特別適用於發熱而又有一些怕冷者。

肝區疼痛時，吃些山楂有益。山楂除消食外，可化瘀血，對止痛有效用。螃蟹破瘀散結，是癌症病人的良好食品，滋味鮮美，對肝區痛時有益。但胃口消化都很差時，不宜吃蟹黃。

常飲用茶葉有好處。有些人認為，服用中藥忌茶，這是不正確的。茶葉本身就是一味中藥。茶能消食、除煩懣、解油膩，還能利尿。現代研究認為，茶葉中的多種成分，如茶多酚等，對防治癌症有益。肝癌有腹水時，常飲茶有利於排尿。有黃疸時，小便通暢也有利於退黃疸。消化不好時，飲些茶也有好處。但中醫認為，茶能「助濕」，舌苔厚膩時，少飲為好。

此外，蘑菇、香蕈、木耳、蓴菜等，也可常吃。

整體來說，營養要好一些，但不要太油膩，要清淡一些，味道要鮮美。多吃新鮮蔬菜，以及瓜果之類。此外，避免吃太粗硬的食品，以免損傷食管靜脈。

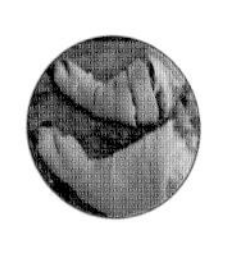
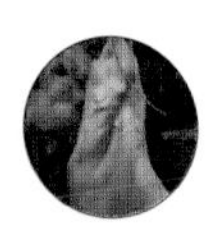
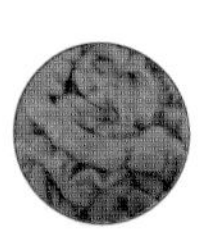
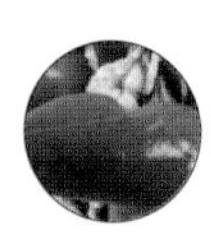
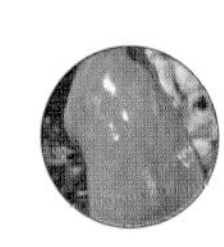
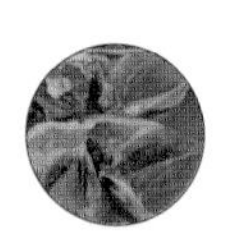

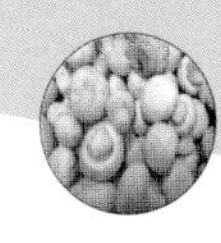
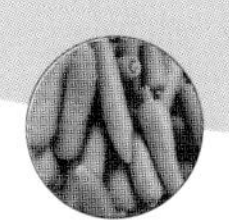
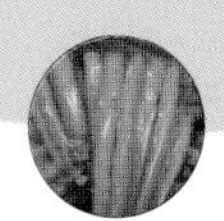
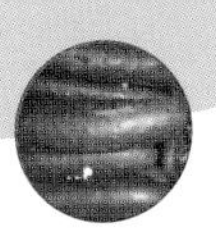
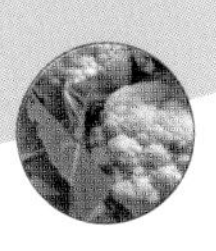
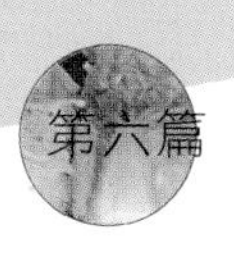

107 膽囊癌

膽囊炎、膽結石是人們常知的疾病，膽囊癌則知曉的程度不高。膽囊癌也是一種常見的膽道疾病。

膽囊癌和膽結石、膽囊息肉的關係密切。膽囊癌、膽結石，又都和常吃脂肪類食品有關。

因此，膽囊癌病人，要忌「油膩」，以清淡食品為宜。

膽囊癌病人，可以多飲茶。已有膽囊炎、膽石症的病人，除定期檢查外，也以飲茶稍多為好。或者有人會問，癌症病人可以喝茶嗎？回答是，當然可以。茶是有益的飲料。茶可以「去煩除膩」，對過食油膩者有益。茶也具有防癌的作用。

中外飲茶的習慣不同。國外有人喜歡在飲紅茶時，加糖飲用。對於膽囊癌或膽囊炎、膽囊結石的病人來說，最好不要加糖，以傳統的飲茶方式為好。

食用蘿蔔，也有益。蘿蔔可以「消除油膩」，幫助消化。

蘿蔔葉，也可炒食。蘿蔔子，可以收集下來，是中藥材，或稱萊菔子，也能助益消化、化痰、下氣。「下氣」，就是增加腸蠕動，通利腸道。

某些病人不敢吃蘿蔔，因為要吃參，或者要吃補藥。但是實際上，在中醫治療的臨床中，吃參和吃補藥期間，也並不忌蘿蔔的。有興趣的病人，可以翻翻中國歷代的醫案。不少處方，都是同時用參、補益藥和蘿蔔的。身體虛弱，就可以用補益藥，但補了又不消化，或者所謂「虛不受補」，就可同用助消化藥，如蘿蔔。補是補元氣，蘿蔔是幫助運化。

這裡，順便提一句，目前人參類補品有濫用的傾向。不少癌症病人，實際上是不適宜用人參的，可查找有關的專門書籍。

大蒜對膽囊癌也頗有益。大蒜能抑制多種細菌生長，膽囊癌的形成，也有人認為與某些厭氧菌有關。一般人不喜歡吃大蒜，因其

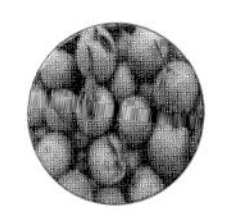
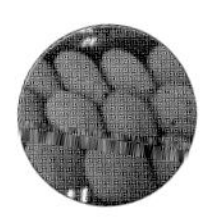
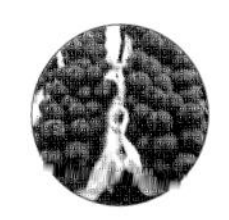
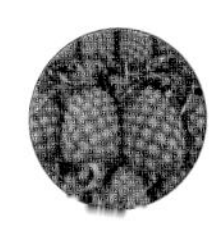
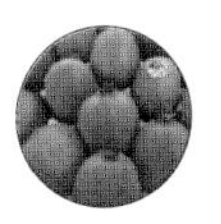
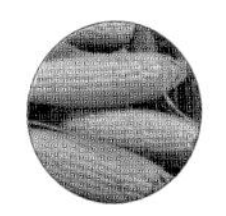

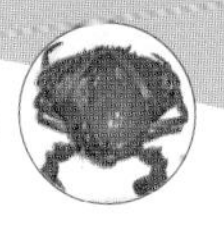
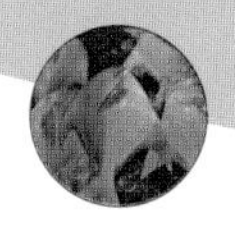
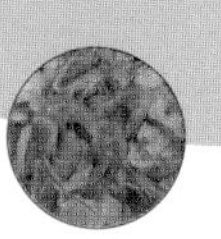
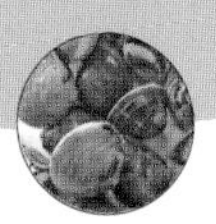
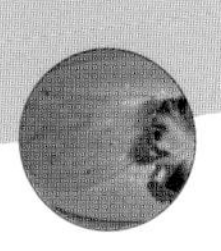
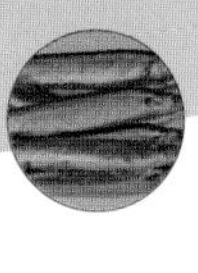

具特殊的「臭味」。大蒜十分有益，希望能消除某些人對大蒜的偏見。

其他像苦瓜、黃瓜、番茄等食品，對膽囊癌病人，也都有益。

膽囊癌肝功能不好時，還可吃些絲瓜、薺菜。有發熱症狀時，吃些苦瓜，也有輔助作用。

108 胰腺癌

胰腺癌的發病率呈上升趨勢。在癌症發病率的排列中，胰腺癌已列於高發的前十位中。

胰腺癌的發病，可能和過多的進食高脂肪類食品有關。在糖尿病人中，胰腺癌的發病率亦高。此外，和胰腺炎、膽石症也可能有一定關係。胰腺癌病人，因此宜「限糖」，特別在已有血糖升高時，也宜「限油」。

胰腺癌治療，也以手術切除為主，化療、放療、中醫中藥治療，適於不能切除的病人。

胰腺癌可常食用具有「軟堅」功能的食品。例如荸薺。亦稱之為「馬蹄」。

荸薺能「軟堅消積」，且性味甘寒，有益。特別適用於胰腺癌伴有黃疸時。當然，它對阻塞性黃疸治療無效，但作為輔助的食療品，也有一定價值。

荸薺和海蜇皮放在一起，慢火燉汁飲用，胰腺癌病人術後適宜食用。

海蜇、海帶之類，都有軟堅的作用，且不油膩，易消化，可以常吃，海蜇除上述與荸薺同燉外，吃法頗多。海蜇涼拌，十分可口。

過去有一菜餚，叫「海底花」，用海蜇頭、火腿、香菇之類煮

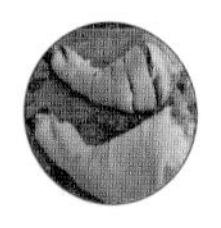
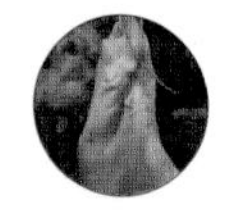
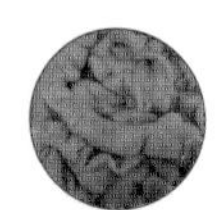
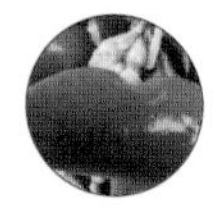
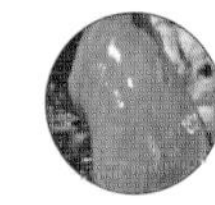
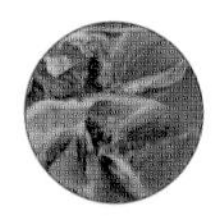

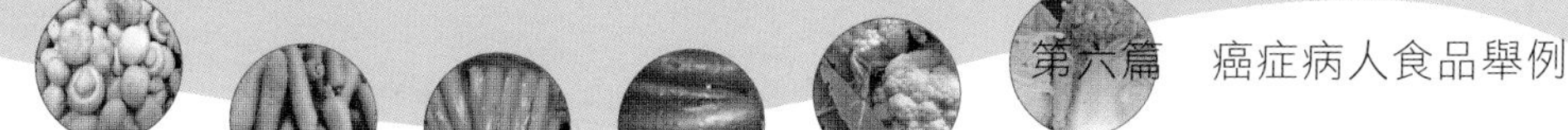

成，是美味，葷素結合，不滋膩，營養也好。

蕈類也可常吃，像香菇、蘑菇等。大都有提高免疫力和含有抗癌的成分。取多種菇類，煮成一鍋菌菇湯，香味濃郁，鮮美可口。

胰腺癌伴有腹水時，可取食冬瓜。吃冬瓜時，切下的冬瓜皮，有利尿作用，保存下來，煮湯喝，有輔助作用。

曬乾的橘子皮，泡茶飲用，有開胃，消食作用，對利水，也有一定價值。

胰腺癌病人，常多腹脹、消化不良的情況，除以上所述的橘子皮外，還可吃些蘿蔔。蘿蔔可以消脹，有助於消化。還可自己製備一些大麥茶，代茶飲用，可幫助消化。

109 腎癌

腎癌在男性泌尿生殖系統腫瘤中，發病率較高。它的發病原因不太明確。但大都認為和吸菸、接觸某些致癌物質可能有關。

戒菸是重要的一個環節。少吃黴變的食品，少吃含有某些致癌化合物的食品，可能是預防的一個途徑。已經患有腎癌，以上幾點也是需要注意的。

腎癌的主要治療是手術。近年來，還有一些標靶治療的藥物。

腎癌治療以後，適當飲水，以增加有害物的排出。

可以選擇上好的綠茶，每日泡茶飲用。茶有一些解毒作用，去除「熱毒」。茶葉中所含的茶多酚等成分，有抗癌作用。

除了飲用茶葉之外，甘蔗也有益。甘蔗不但有補益作用，所謂「助脾」，而且可「清熱、生津」。將甘蔗榨汁，飲用甘蔗汁，味美、爽口。但要注意，甘蔗常易黴爛。黴爛者不可吃。

西瓜自然也好。

木瓜也可食用。木瓜含有一種成分，叫作木瓜蛋白酶，具有一

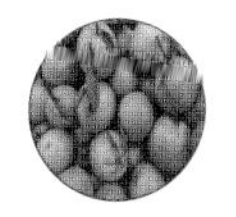
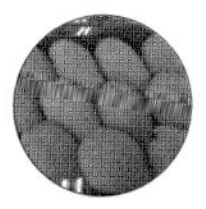
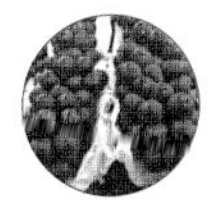
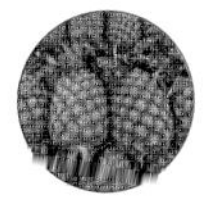
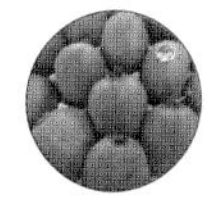
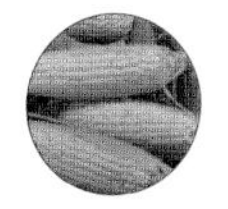

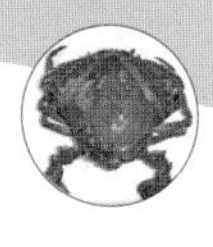
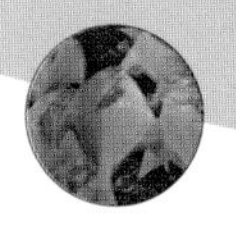
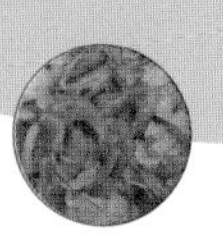
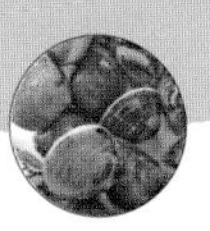
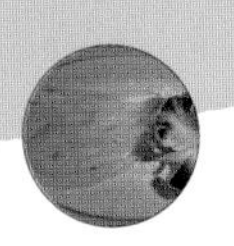
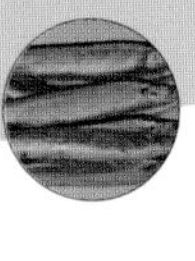

定抗癌作用。木瓜既可作為一種水果，也可作為菜餚。

腎癌應用標靶藥物，有時會出現手足皮膚潰爛、裂開等，有時口腔也會有潰瘍，吃些茶葉、甘蔗、木瓜都會減輕些症狀。

腎癌常會有血尿，或者小便中找到紅血球，可以選擇一些菜餚，作為食療方法。如番茄、黃瓜，夏季能生食時更好，也可飲用番茄汁、黃瓜汁。

絲瓜、蓮藕也都對止血有一些幫助。

此外，薺菜，有一定的止血作用。芹菜也好，無論水芹、旱芹，都有作用。

在蠶豆開花的時節，採集蠶豆花，泡茶飲用，也很有益。蠶豆花芳香開胃，又能止血，對藥物引起的口腔潰瘍也有助益。

腎癌治療後，各類軟堅食品，也都可食用。如海參、海帶、淡菜、生蠔等。

110 前列腺癌

前列腺癌的發病率，近年也稍有上升。它的發病，被認為和男性激素有一定關係。因此，性生活活躍的人，發病率較高。此外，飲酒，多進高脂肪的食品等，也可能有一定關係。

因此，前列腺癌病人宜少飲酒，減少脂肪攝入。男性性生活活躍，中醫認為與「腎火」有關。前列腺癌病人，避免食用「溫熱」類食品，如羊肉之類，以及少吃帶刺激性的調料、飲料和食品。

前列腺癌的治療，包括手術治療、放射治療，以及抗雄激素類藥物治療。

前列腺癌治療後，也常可食用「軟堅散結」類食品。像海蜇、海帶、紫菜、淡菜之類。這類食品，不但是中醫傳統的抗癌藥品或食品，而且性質偏涼或平和，不會「滋長邪火」，有助於消除「邪

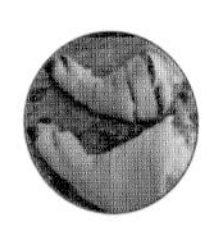
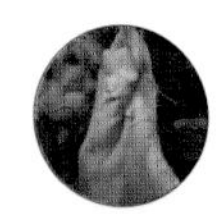
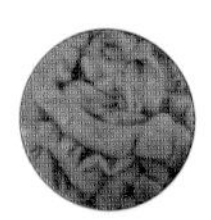
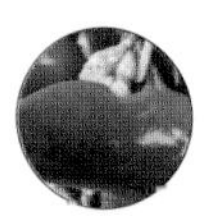
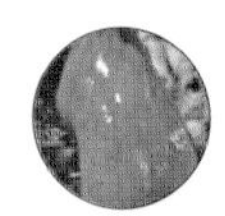
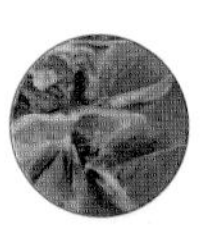

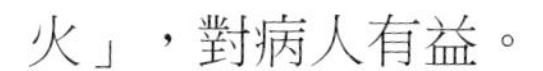

火」，對病人有益。

紫菜營養頗好。吃法也多。通常吃紫菜湯，作法頗為簡單。紫菜去除雜質，洗淨，撕碎，放入鍋中，加水，煮開即可。再適當加入鹽等調料，即成鮮美的紫菜湯。過去一些麵店裡，或攤上，在煮餛飩時，常在湯料中加一些紫菜屑、菜屑，味道更加可口。

紫菜還有一些「通淋」的作用。所謂「通淋」，也就是有改善小便困難的作用。前列腺癌，或不是癌症，但也常見的前列腺增生，常有小便不暢的感覺，紫菜有一些輔助治療的作用。

此外，小便不暢通，或者放射治療後引起小便不暢或者尿血，可以吃些西瓜、冬瓜。用它們的皮煮水代茶飲用也可以。

此外，田螺也有一些「通淋」的作用。可以吃些田螺，有輔助價值。鯽魚、鯉魚，對小便不通暢，也有幫助。

111 大腸癌

大腸癌，過去中醫稱之為「腸風」、「臟毒」，認為其發病和飲食不節，恣食肥膩醇酒等有關。現代醫學認為，大腸癌和長期攝食高脂肪、高蛋白、低纖維素食品有關。

大腸癌以手術治療為主。也常結合化療、放療、中醫中藥等。

食療也有輔助治療價值。舉例如下：

大腸癌術後身體虛弱者，可常吃薏仁和白扁豆。取薏仁和扁豆各50克左右，煮熟，當點心吃，或稍加糖。也可用薏仁和扁豆摻入米中，煮粥或飯吃。

荸薺，可時常食用。

荸薺洗淨，削去皮，煮湯，食用湯及荸薺。也可用荸薺切片，與海蜇頭共蒸、食用。荸薺和海蜇，都有「軟堅」作用，癌症病人均可食用。

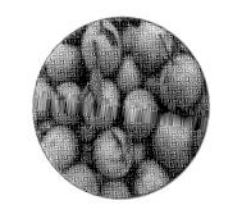
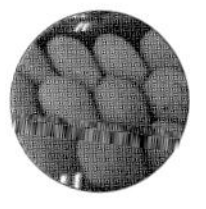
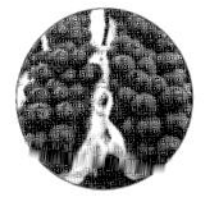
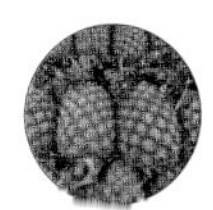
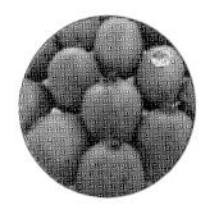
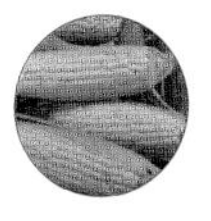

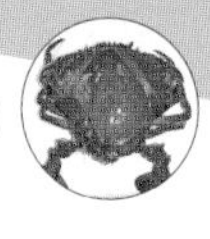 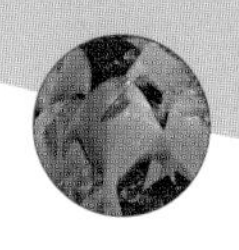 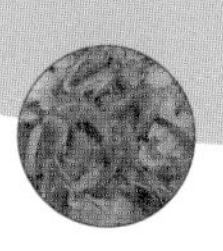 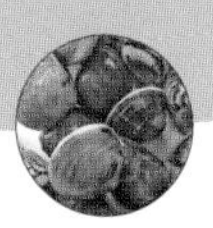 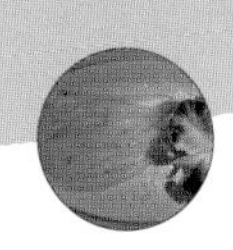 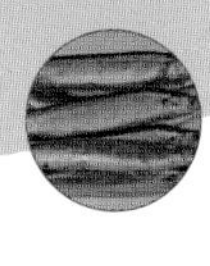

大腸癌常有大便次數增多、腹痛、便血等症狀，以下食品可改善症狀。

酸梅湯：可自製。取烏梅50克，煮湯，食用時可加一些糖。在煮烏梅湯時，也可加幾片乾薑。

紅茶：每次5克左右，加幾片乾薑，加一些紅糖，煎湯飲用。

柿餅：柿餅數個，切成小塊，在糯米粥已熟時，放入粥中，略沸幾下，即可食用。

茄子：茄子有益。中醫認為，茄子可治「腸風」。吃法有多種。除通常紅燒茄子外，可將茄子蒸熟，劃成長的細條，大蒜磨成泥，加一些醬油，用茄子蘸食。或茄子蒸熟後，放入醬中，置1週左右，即成醬茄，作菜餚食用。

楊梅：楊梅能「滌腸胃」，「和五臟」，對腹痛、腹瀉都有益。市售的「楊梅」蜜餞可食。也可自製楊梅酒，用楊梅500克左右，放大口瓶中，加入上好高粱酒1000CC左右，加冰糖或白糖適量，浸泡約3個月，即可飲用。每日可飲5～10CC。新鮮楊梅，稍用鹽醃，可止嘔。

木瓜：有新鮮木瓜時，可切成小塊，用糖浸漬，一週後食用，可常吃。

薺菜：中醫認為薺菜對大便出血或其他出血有益。吃法也多。如將薺菜剁成泥，在煮粥將熟時，放入薺菜泥50～100克，再煮至熟，食用。

黃耆：身體虛弱，肛門有下墜感，也可用黃耆50～100克煮水，以黃耆水煮粥或飯食用。

112 膀胱癌

膀胱癌的發病因素尚未完全明確。不少學者認為，可能和一些

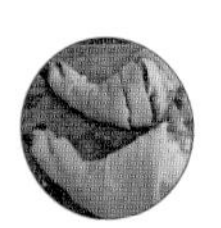 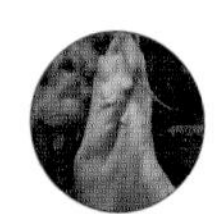 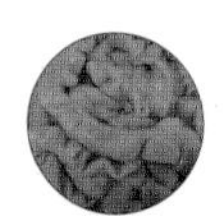 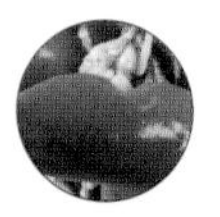 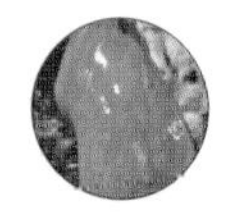 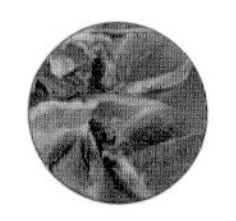

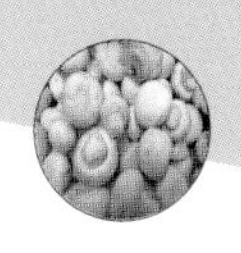 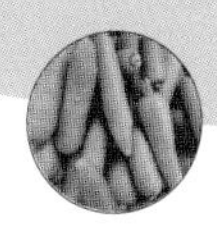 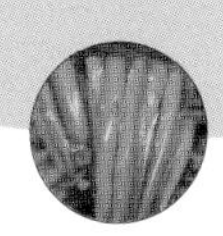 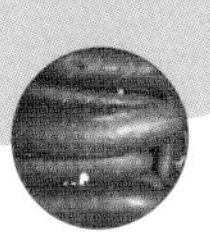 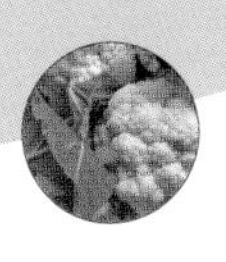 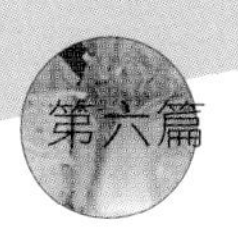

化學致癌物、吸菸、病毒等有關。也有認為和體內的色氨酸代謝異常有關。

膀胱癌的治療，視不同情況，可以採用手術、電灼、藥物灌洗等不同方法。

食療方面，可按中醫不同的辨證考慮，以下可供參考。

多飲茶：可取上好綠茶，時時飲用。茶葉內具有多種成分，對防癌、抗癌有利，且可清利尿道。

除綠茶外，還可採用不少中藥泡茶或煎湯代茶，時時飲用。舉例如下：

取淡竹葉5克，佛手3克，泡茶或煎湯代茶飲用。亦可用於有尿血時。

土茯苓15克，藿香3克，煎湯代茶飲用。適用於手術後，或未手術而有尿頻、尿痛者。

綠豆：有清熱解毒作用。對治療膀胱癌有輔助作用。可煮綠豆粥，或綠豆飯，時常食用。即在煮粥或飯時，加入綠豆，同煮而成。亦可吃綠豆湯，作點心食用。食時稍加一些薄荷水，或薄荷油，滋味更佳。

茭白筍：有清熱、利水、止尿血的功效，可作菜餚食用。茭白筍食法甚多。茭白筍煮熟後，待冷，涼拌，加入少許糖、鹽、醬油、味精等。亦可雜以其他肉類炒或作湯。有尿痛、尿血時，也可用茭白筍30克，煎湯，飲用茭白筍湯。

豆腐：吃法也多。夏日可吃涼拌豆腐，稍加蔥花。豆腐也有清熱解毒作用，蔥有利水功能。冬季則可吃炒或煮豆腐。

百葉也有一些解毒作用，也可常吃。通常吃的百葉結，也可用百葉煮熟，待冷，切成絲，用乳腐汁拌和，食用，味亦甚好。

蔬菜沙拉：用胡蘿蔔、高麗菜、大陸妹，切成小丁，用沙拉醬拌和，成蔬菜沙拉，可常食用。

空心菜：空心菜也可常吃，也有「通淋」的作用。

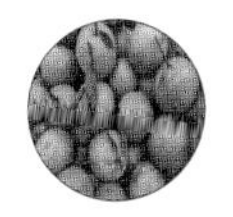 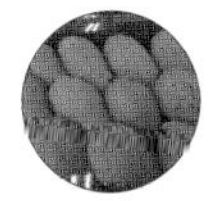 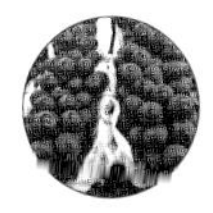 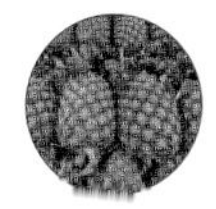 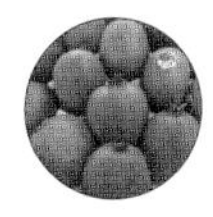 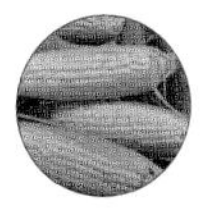

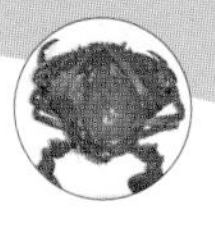
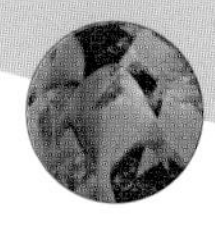
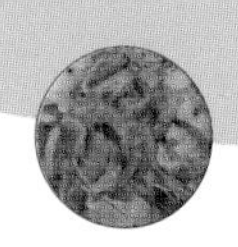
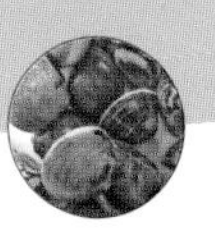
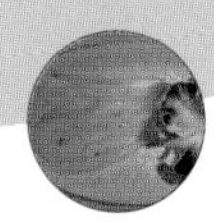
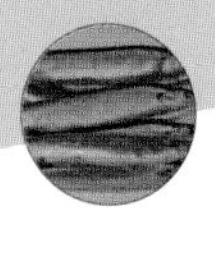

海帶：海帶有軟堅作用，可食用。也可吃涼拌海帶。休閒食品中，也有海帶製品，亦可食用。

此外，可常吃各類新鮮水果。

中藥石燕：對膀胱癌治療有一定作用，能軟堅利水。可用石燕50克，先煎水，用該水再煮飯或粥，可常吃，也可代茶飲用。

膀胱癌病人，當忌菸、酒。

113 子宮頸癌

子宮頸癌的發病和飲食關係不大。但一般認為，長期營養不良，缺乏維生素C等，也是一種因素。因此，增強營養，也是一個防範措施。

子宮頸癌的治療，以手術、放療等為主，食療也有輔助價值。

食療舉例如下。

烏骨雞燉服：中醫認為，烏骨雞適用於婦科各類疾病，既能補益，又對陰道流血等症狀有益。著名的傳統方劑烏雞白鳳丸，治療不少婦科疾患，就有烏骨雞在內。當然，其他雞也有補益作用。

烏賊：有各種燒法，可常吃。烏賊骨有軟堅作用，可放入中藥中煎服。烏賊本身，對陰道出血有改善作用，對子宮頸癌有益。

鮑魚：也有軟堅作用，對子宮頸癌和婦科腫瘤有輔助治療作用，也有改善陰道出血等症狀的作用。

羊肉：對患子宮頸癌伴有貧血、惡寒、舌質淡的病人較為適宜，可食用。在做紅燒羊肉時，可加入當歸30～50克，生薑3克左右共煮。羊肉性質偏溫，可大補元氣。白切羊肉等，也可吃。但在有發熱，或者舌質紅時，不宜。

此外，治療後身體虛弱，可購黃耆50克、枸杞15克，先煮，再用此水煮粥或飯食用。可大補氣血。

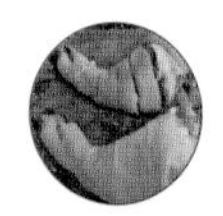
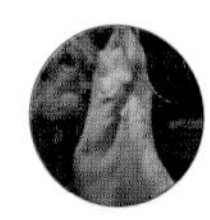
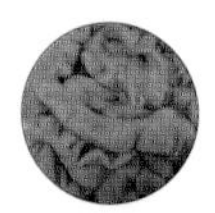
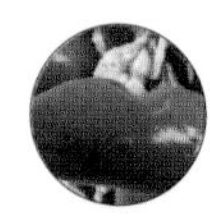
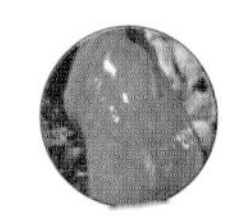
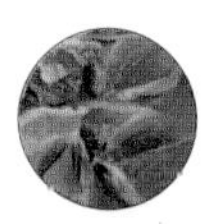

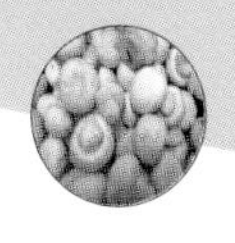
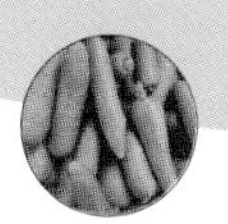
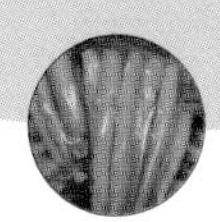
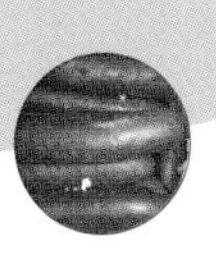
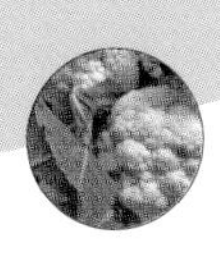
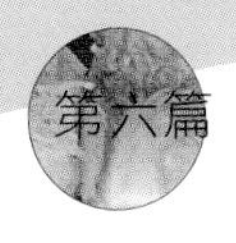

有貧血時，還可吃桃膠。桃膠放15克左右，燉服。如無桃膠，也可吃一些阿膠。

此外，水芹菜對有陰道流血，或赤白帶下時，可常吃。

黃瓜切成小塊，香菜切碎，大蒜幾瓣，共拌和，或再用沙拉醬拌和，時時食用。

對有下腹痛者，可用米醋一匙，加入紅糖或白糖少許，再加薑汁2滴食用，有改善症狀的作用。

對常有腹痛、腹瀉者，可自製酸梅湯常吃。

放射治療後，有時會有放射性結腸炎、大便出血，或有腹瀉，可常吃糯米粥。因糯米能滋陰斂腸。也可在糯米煮粥後，取上層粥湯，待溫後，作保留灌腸。

放射治療後，有時也會有膀胱出血，也可吃糯米粥。或先用竹葉、生甘草、生地、仙鶴草等煎汁，用此汁煮粥。

114 子宮體癌

通常人們講的子宮癌，實際包括兩種癌症，即子宮頸癌和子宮體癌。子宮體癌，目前臨床上大都稱之為子宮內膜癌。

子宮體癌的病因與子宮頸癌有不同的地方。子宮內膜癌與飲食可能的聯繫，包括肥胖、雌激素、糖尿病等。

因此，子宮內膜癌的病人，要控制體重、減糖、減少脂肪類的攝入，以及不要食用雌激素含量高的食品。

子宮內膜癌的治療，也包括手術、放射治療和某些內分泌治療和化療。

子宮內膜癌治療後，食品選擇亦以清淡、少油膩為好。

可以選用以上提到過的有軟堅作用的食品。這裡說說鮑魚。鮑魚價貴，而且乾的鮑魚家中自己「發」不太容易，往往都購食鮑魚

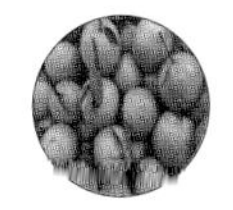
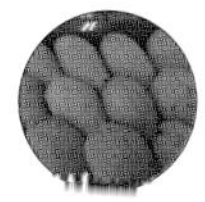
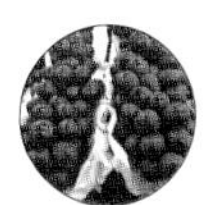
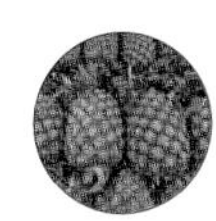
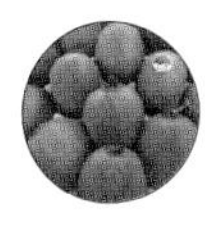
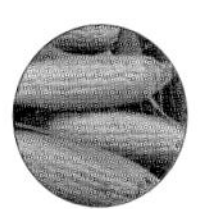

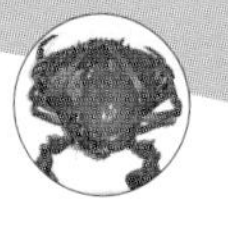
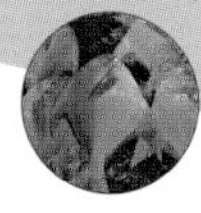
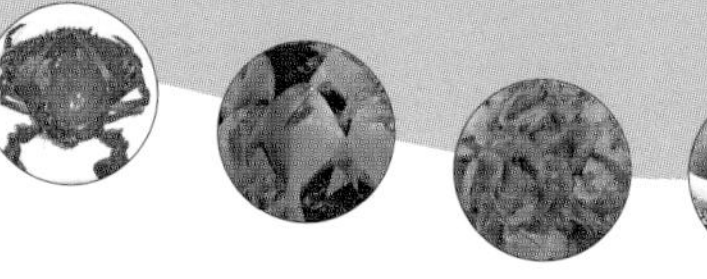
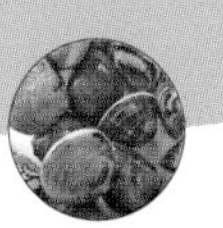
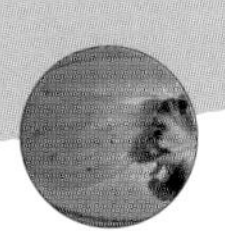
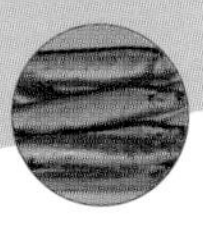

罐頭。

鮑魚有「軟堅」作用，而且能滋陰清熱，對婦科腫瘤更好。《黃帝內經》裡提到有限的幾個方劑，有一個方子中就用了鮑魚。

這是一張治療「婦科病」為主的方子，用到烏賊骨、茜草，以及鮑魚汁。子宮內膜癌病人，食用鮑魚，頗為有益。

嫌鮑魚貴，可退而食用烏賊，也有類似「軟堅」和補益作用。

魚肚（魚鰾）也好，作用也類似。鮑魚、烏賊、魚肚（魚鰾）三者，對婦科癌症，出血，也有輔助的治療作用。

子宮內膜癌治療後，身體虛弱，低熱、盜汗，可以用糯米煮粥，時時食用。可滋陰、斂汗、清虛熱，且有助於睡眠。中醫歷來認為，病後體虛，粥最具滋補價值。

海帶、海蜇也可食用。中醫處方中，則常用昆布、海帶之類。此外，有一類似海帶的食品，稱之為「裙帶菜」，亦稱海帶芽，也有軟堅作用，古書上還說它可治療婦人的「赤白帶下」。近年菜市場亦有出售。

不少婦女常喜食用「蛤士蟆」，據云能「滋陰」、「美容顏」。「蛤士蟆」確實大有補性，但它是雪蛙的輸卵管等製成，雌激素含量很高。子宮內膜癌病人，以不去食用為好。

子宮內膜癌病人治療後，有食欲不好、腹脹等情況時，可按前面所述食品中，可減輕類似症狀者，適當選用，這裡不贅述。

115 卵巢癌

卵巢癌是婦科的常見腫瘤。它的發病，在不同地區，有明顯的不同，確切原因尚不明確。卵巢癌有家族史。也有認為，過多的脂肪類食品攝入，可能與它的發病有關。

卵巢癌的治療，包括手術、放射、化學藥物治療等。

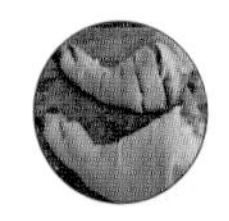
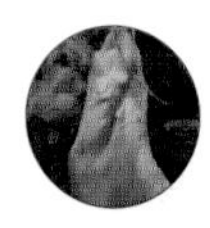
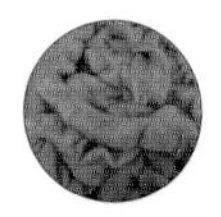
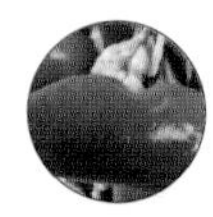
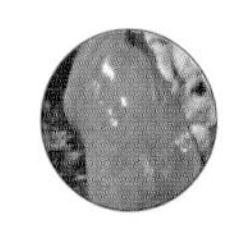
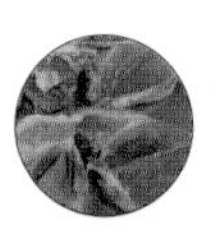

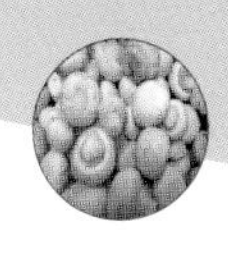
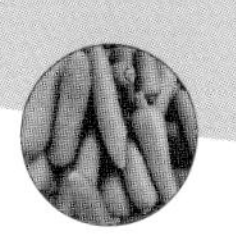
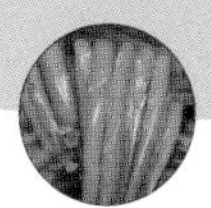
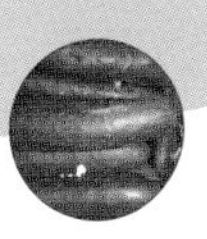
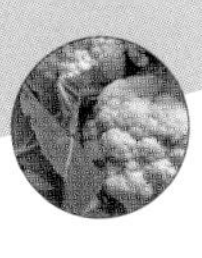
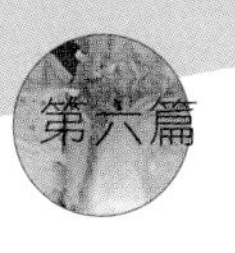

在忌口方面，患有卵巢癌以後，脂肪含量較高的食品宜減少。含雌激素較高的保健品或食品，如「蛤士蟆」（雪蛤）等不宜食用。

卵巢癌病人，經過治療以後，如體質虛弱，可食用帶有補益性質的「軟堅」食品。如烏賊，或叫目魚。在最早的醫學文獻《黃帝內經》中，已經有應用烏賊的記載。

烏賊可以補虛，也可以軟堅。烏賊蛋也好，除補益外，也有軟堅的作用。婦科癌症、腹部腫塊都可食用。

烏賊骨是一味中藥，是軟堅類的常用藥，婦科腫瘤或其他腫瘤的中藥方中，常會用到。也可用於「胃癌」、「胃潰瘍」的治療。

魚肚（魚鰾）也很好。魚肚（魚鰾）是黃魚或其他一些魚類的魚鰾。具有補虛作用，對病後體虛者適用。它還能「祛瘀」、「消腫」。有「陰道出血」時，它也有一些止血的輔助作用。

魚鰾頗可口。但乾的魚鰾要先「發」，發開後，再製作菜餚。家中自製，也頗麻煩。

此外，不少「海產」也可食用。如「蠔」，有人稱之為「蠣黃」。

西式菜中的「蠔」是名貴食品，生吃，佐以芥末、醋等調料。常有生吃蠣黃的習慣，但極易污染，導致疾病，以熟吃為宜。

蠣黃，中醫認為可「滋陰」，西俗稱之能「壯陽」，反正都屬於補益的食品。也有「軟堅」的作用。

蠣黃的外殼，就是中藥中常用的「牡蠣」。是「軟堅」的藥品。

卵巢癌病人有時會有腹脹、消化不好。可以食用蘿蔔來消脹，幫助消化。蘿蔔子也有消脹作用。適當食用一些生薑，也有止嘔、改善食欲的作用。

卵巢癌有腹水時，也可常吃些冬瓜，冬瓜皮煮水飲用，也有益。盛夏有西瓜時，吃些西瓜也可利水。西瓜皮煮水飲用，也有

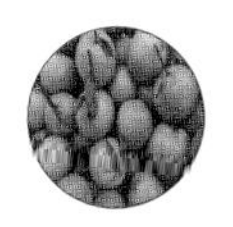
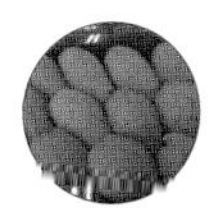
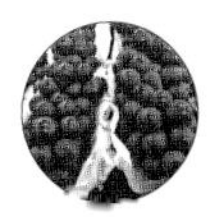
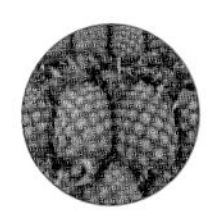
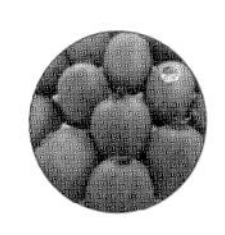
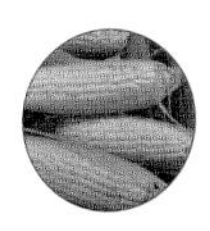

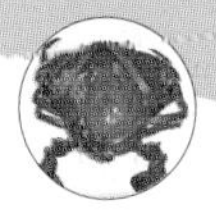
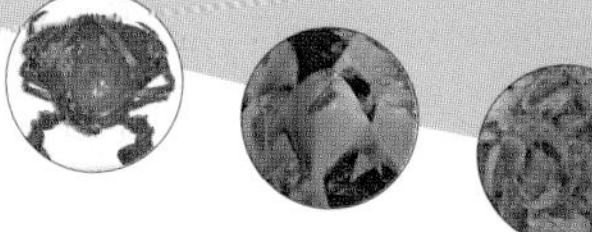
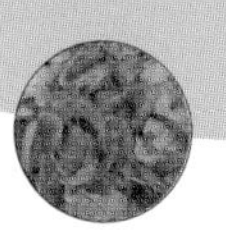
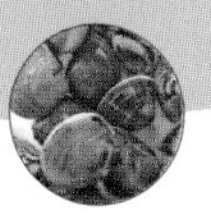
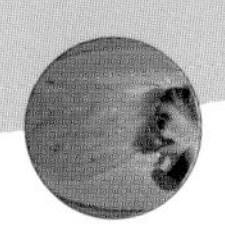
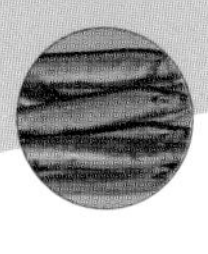

益。

116 白血病（血癌）

白血病的病因尚未確切明瞭。治療以藥物為主。如化療藥物，以及近年應用的誘導分化劑等。

中醫認為，白血病屬「虛勞」、「溫病」、「血證」等範圍。

食療對提高體質，改善症狀，有一定作用，舉例如下。

雞鴨血湯：雞血或鴨血，都有補血和清熱解毒作用。可以佐餐，但應適量食用。食用時，加一些蔥花末，或大蒜葉，更為有益。

豬血湯：豬血也與雞血、鴨血相似有補養和清熱解毒作用。可以與豆腐同煮，豆腐也有清熱解毒作用。豬血和豆腐同炒，加以大蒜葉，味亦甚好。但宜適量。

豆腐：可常吃，夏季可做涼拌豆腐，如有惡寒發熱，可用麻辣豆豉拌豆腐。冬季則可吃麻婆豆腐。

粉條、粉絲：也可常吃，都有清解熱毒的作用。涼拌粉條，加一些芝麻醬，味亦佳。魚頭粉條或粉絲，增加營養。粉條、粉絲吃法甚多。

紫角葉與豆豉共炒，味美，對有發熱者，也適用。

香菜：香菜放30克，煮湯，加一些米醋、胡椒、麻油，也可加一些豆豉，味美，有益。煮香菜時，病人時時吸入香菜味，也好。香菜也可炒食，如香菜炒肉絲。

魚肚（魚鰾）：既有補益作用，又對出血情況有一定的改善作用。傳統驗方中有用魚鰾焙乾，研粉吞服，治療腫瘤類疾病的案例。

沙丁魚：也很有營養價值，近年有研究沙丁魚抗癌者，可常

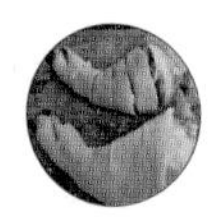
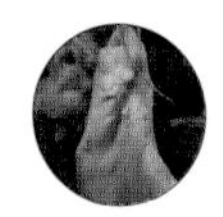
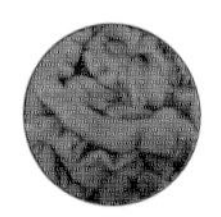
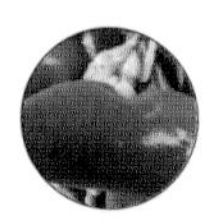
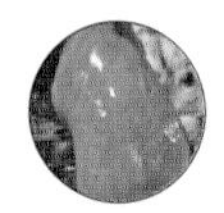
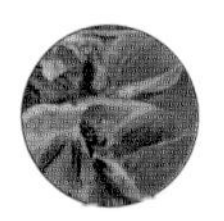

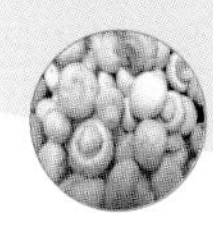
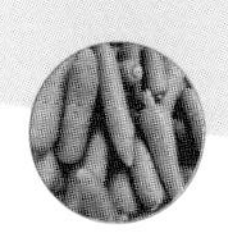
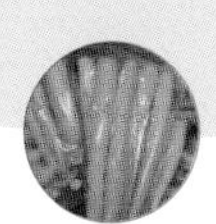
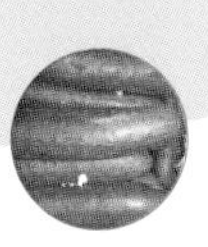
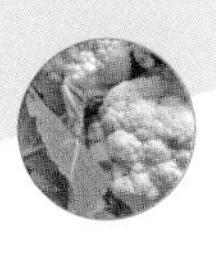
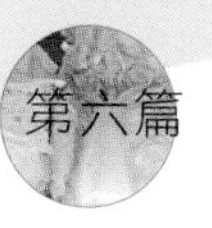

吃。

螃蟹：清解熱毒，兼能化瘀活血，營養、滋味都好，可以常吃。但蟹黃較滋膩，消化不好時，宜少吃或不吃。吃蟹後，可用紫蘇葉30克左右，煮湯，加一些紅糖或白糖，趁熱服用，可解蟹的寒氣和腥味，且對有怕冷、發熱者有一定的食療價值。

花生：連衣花生煮食，對有出血傾向者有一定的食療價值。可自製鹽水花生佐餐，連衣食用。也可用連衣花生先煮水，再用此水煮粥或飯食用。花生仍可吃。

此外，點心可用紅棗、黑棗、黑白木耳同煮，加少許糖食用。也可用核桃仁、黑芝麻，共研細末，加一些糖，食用。對氣血虛衰者有輔助治療作用。

117　惡性淋巴瘤

惡性淋巴瘤是一個廣泛的名稱，裡面包括不少的種類。它的發病率，近年也有所上升。

惡性淋巴瘤的發病，和自身免疫系統及某些病毒感染有關。

惡性淋巴瘤的治療，一般以化學藥物治療為主。有時，也可應用放射治療。

患有淋巴瘤以後，以及經過化學治療，病人除了體質虛弱以外，還可有各種症狀和反應的出現。在食療方面，除補益、增強體質以外，還可採用各種具有減輕症狀的食品，作為輔助。

有的病人，會出現發熱、多汗。可以用糯米煮粥食用，有斂汗作用，且能滋陰。加入百合、蓮子肉、蓮子芯同煮、可以安神、健脾、清熱。發熱多汗時，可用豆豉加入糯米中煮粥，或再加幾片生薑、幾根蔥結。

噁心嘔吐，可以用生薑泡茶飲用，或用醬生薑嚼食。用橘皮、

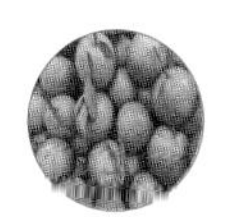
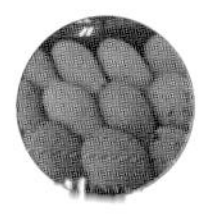
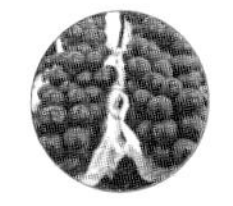
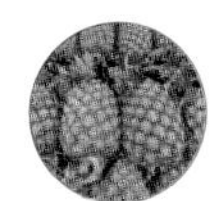
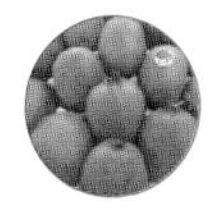
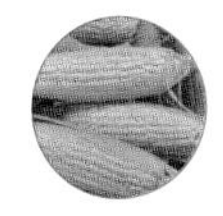

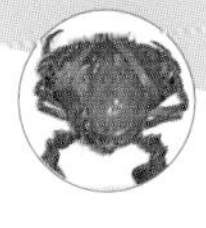
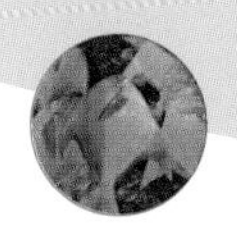
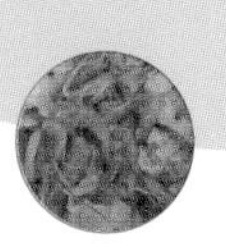
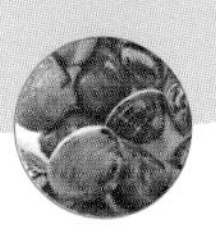
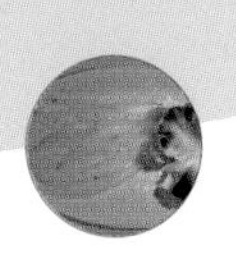
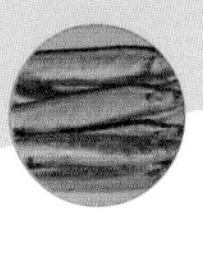

柚子皮等泡茶也可。玫瑰花、佛手等泡茶也常有用。

胃口不好。可用焦大麥泡茶飲用。也可吃些雞肫肝，或者有芳香味的果品。

淋巴瘤病人，薏仁可常吃。

各類水果，像香蕉、蘋果、草莓、奇異果、葡萄、椰子、金橘、橘、柑、柚等都可食用，滋養身體，減輕各類反應。當然，以各人喜歡吃者為好。

其他各種葷素菜餚，視各人胃口，都可交替選擇食用。食之有益。都有提高免疫力的能力。

白血球低下，靠通常食品很難提升，但總以補益為要。過去流傳提倡吃牛骨髓，味不佳，效果可疑。近年，又有提倡吃黃鱔骨。但此物腥味甚重，常難以下嚥，效果也未經證實。

紅血球低下，也以補充營養為主。

血小板低下，除營養外，還可加食一些具有止血功能的食品，如淡菜、薺菜等。

所幸，白血球、紅血球、血小板低下，現在也都有藥物可以治療。

淋巴瘤治療後，也仍可經常食用前面提到過的各類軟堅食品。

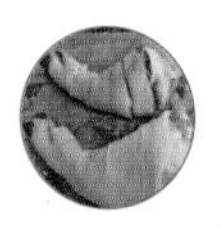
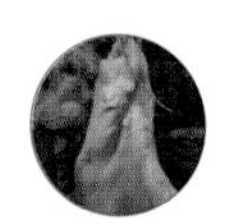
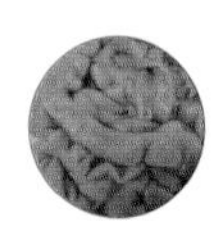
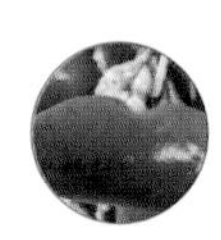
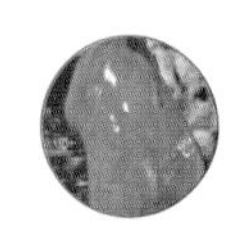
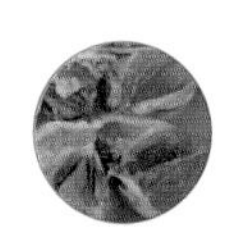

第七篇
癌症忌口問題

118 飲食和癌症的發病

前面的一大部分，都是講癌症發病後或者在康復期的食療。也就是透過飲食的途徑，來配合治療，幫助康復。在這裡要談談忌口問題，這是病人及其家屬親友都十分關心的問題。

說到忌口時，就先要看看飲食的另一方面。飲食不僅對輔助治療，恢復健康是必要的一環；同時，不恰當的飲食，又是一個重要的致癌因素。所以，忌口首先就是忌這些不恰當的飲食，包括不良的飲食習慣。不僅癌症病人是這樣，實際上，對健康人也是這樣。

那麼，以下就說一下和癌症發病有關的不恰當飲食。

大家知道，癌症的發病率有增高的趨勢。據估計，在癌症發病中，有1/3～1/2的發病與不恰當的飲食有關。

噎膈：和現在的食道癌、賁門癌相似。它的病因是「憂鬱失志」、過飲「醇酒」等所致。現代醫學也認為和過量飲用劣酒等有關。

腸風：類似於現在的結腸癌、直腸癌一類，它的病機也和「生冷」、「酒面」所引起的「積熱」有關。

臌脹：和現在講的腹水相似，也被認為和「飲食不節」有關。

假如說，古代中醫還只能大體上認為腫瘤和飲食有一定關係的話，現代醫學已經研究得更為深入。

例如上面提到的酒。什麼叫過量的飲用？一般有一個規定，用酒中的酒精含量作標準。每日飲用酒精量超過或等於40克的，稱之為多，或過量。而低於這個數字，則未「過飲」。過量飲酒，確實

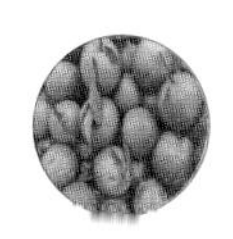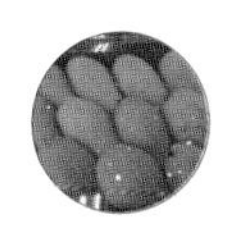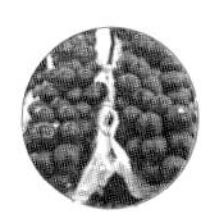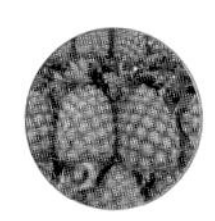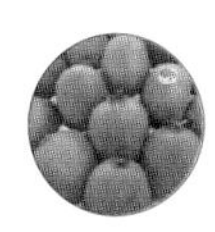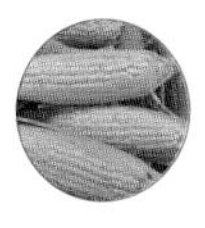

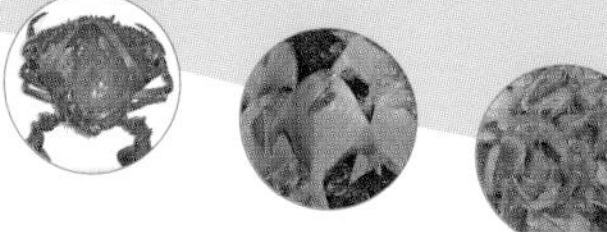
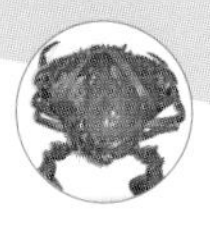
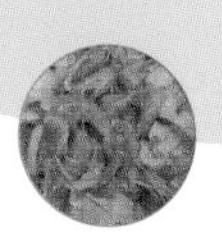
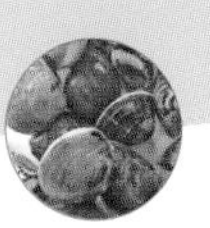
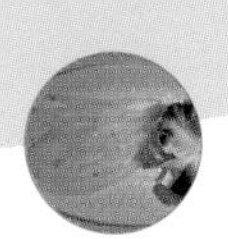
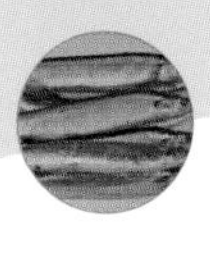

有害。

國外曾經有一個報導，假如把飲用40克以下的酒和少量吸菸而發生食道癌的相對危險性視為1，那麼每日飲酒120克、不吸菸者，它的發病相對危險性為49.6。假如每日又飲酒120克，又大量抽菸者，那麼食道癌發病的相對危險性可高達155.6。可見過量飲酒的危害。

肝癌也一樣。假如曾經罹患B型肝炎，又曾吃過被黃麴毒素汙染過的食品，再加上飲酒，那麼，肝癌發病的可能性就大大地增加了。

實際上，據研究，酒精，也就是乙醇，本身沒有直接致癌作用，但是經過體內代謝後，產生乙醛，而乙醛有一定的誘癌作用。釀酒過程中，帶有殘留的農藥、某些重金屬，以及雜有真菌毒素、亞硝胺類化合物，都會有致癌作用，這些應視為醫學意義上的劣質酒。

除了酒之外，還有不少其他問題。

真菌毒素是一個重要的因素。一些食品被真菌毒素污染，就和癌的發病有關。例如黃麴毒素和肝癌以及其他一些癌有關。雜色曲黴菌的毒素、島青黴菌的黃米毒素、柄曲黴菌的毒素等也和肝癌有關。赭麴黴菌可能和腎臟腫瘤有關，玉米赤黴烯酮可能和子宮頸癌有關，食道癌則可能和串珠鐮刀黴菌、白地黴菌等有關。所以，不能吃有真菌毒素污染的食品。

《論語》裡說：「魚餒而肉敗不食」，確實，品質不好的魚、肉，除了其他有害成分外，還有較多含量的亞硝胺類化合物。而這種化合物，在動物實驗中，有致癌作用。因此，不宜吃不新鮮的、品質不好的魚、肉以及其他一些食品。

烤製的食品，像烤雞、烤鴨、烤肉；煙燻的食品，像煙燻鯧魚、鮭魚等，都是美味，而且燻烤時，香飄四方。但是，由於「美味傷人不自知」，燻烤以後，會產生不少化合物。有一組化合物，

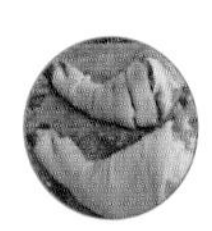
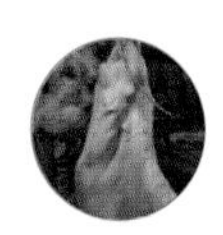
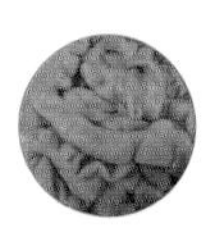
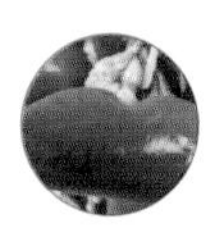
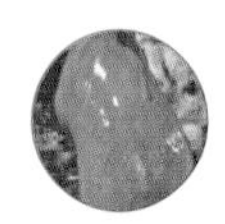
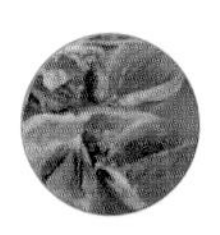

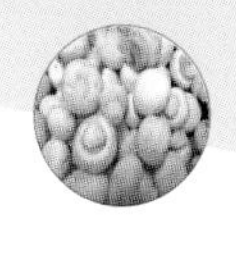
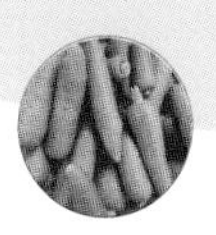
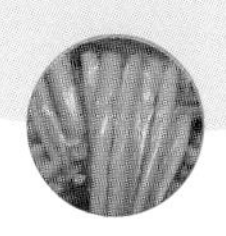
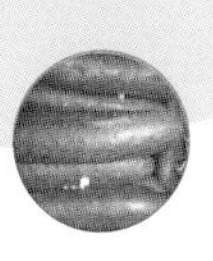
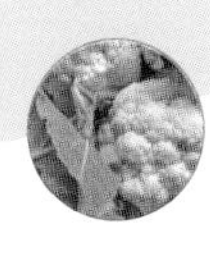
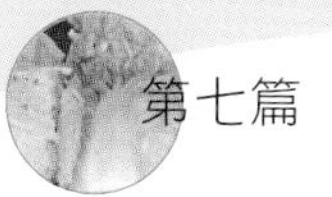

總稱叫「氨基咪唑並氮雜芳烴」，在動物實驗中，是一組致癌物。因此要注意，儘管是好味道，但不要多吃。

癌症的發病因素，還和飲食中的營養要素不平衡有關。例如：

蛋白質類吃得太少，和食道癌、胃癌之類發病有關。

脂肪、糖類吃得太多，又和乳癌、結腸癌的發病相關。

維生素A、胡蘿蔔素、維生素E等攝食不足，與肺癌和不少其他癌症有關。

此外，微量元素、重金屬之類的攝取過多、過少，也和癌症有關。不恰當的飲食還包括不恰當的飲食習慣。孔子說：「不時不食」，三餐不定時也是癌症發病的誘因之一。

119　常見癌症的發病和飲食

從前面一篇中，我們已經知道了不恰當的飲食和癌症發病率有關，忌口，就要改變不恰當的飲食。不吃被致癌物質污染的食品；注意食品中蛋白質、脂肪、糖、纖維素、維生素等的均衡搭配；改變不良的飲食習慣，不抽菸，不酗酒，三餐定時，避免過饑過飽，避免吃得過燙、過快、過鹹、過甜等。

這裡再介紹一下，最近幾十年，對一些常見癌症的發病率和飲食關係方面的研究。

常見癌症，可以分成兩方面：

一是消化系統的癌症，大家可以想像的到，飲食總是首先和消化系統癌症的發病有關。

二是非消化系統的癌症。像乳癌、肺癌等，也會和飲食有關。

先說消化道的癌症。常見癌症有食道癌、胃癌、肝癌、結腸癌等。其發病，飲食都是一個重要因素。當然，除了飲食之外，還有不少其他因素，不是本書討論的範圍，這裡就不提及。

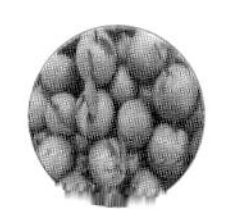
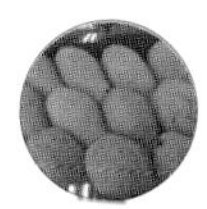
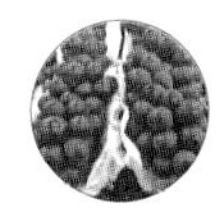
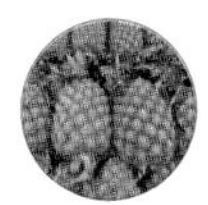
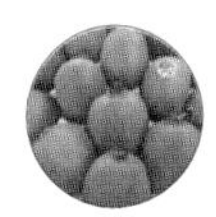
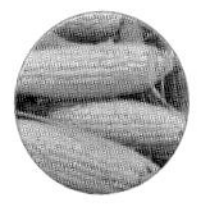

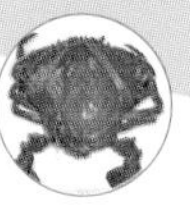
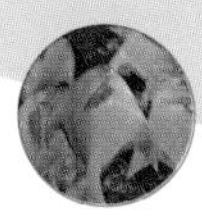
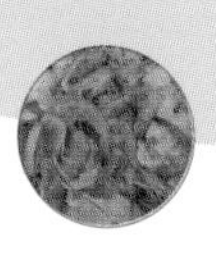
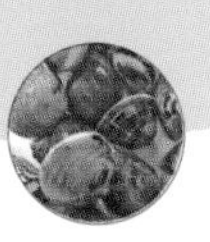
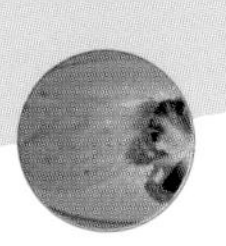
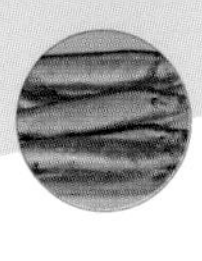

食道癌：和它發病相關的飲食因素有：蛋白質、脂肪類、維生素C、維生素B_2、新鮮蔬菜等的攝食明顯不足；食品中有真菌毒素污染；多量飲酒、吸菸；飲食過燙、過快等。

胃癌：是最常見的癌症。透過調查研究，胃癌病人的飲食特點是：多吃醃製食品，攝入的鹽量較高；常吃不新鮮的食品，新鮮的蔬菜、水果吃得很少；營養較差，蛋白質、脂肪進食很少；食品較粗糙；飲食習慣不好，三餐不定時，吃得過快等。

大腸癌：其發病率，近年上升很快。什麼原因呢？據調查，還是和「吃」有關。在不少地區，隨著經濟的改善，吃也改善了。但是，吃的改善，是一種不恰當的改善。主要是，多吃高脂肪、高糖食品，多吃精細的主糧，而少吃粗的含多量纖維素的食品。這樣一種不恰當的改善，就使大腸癌發生的機會增加了。有的學者曾認為，每日脂肪的進食量超過120克，生癌的機會就會增加。

肝癌：也是消化系統的癌症。幾十年來它的發病率一直居於前面。它的發病因素，吃也是一個重要環節。主要是吃被真菌毒素污染的食品。還有就是飲用受致癌、致細胞畸變物質污染的水。這些因素，和B型肝炎、C型肝炎之類，相互影響。

再談一些非消化系統的常見癌症。

乳癌：是女性的常見癌症。。在20世紀50年代，女性癌症最常見的是子宮頸癌，而近年，乳癌在不少地區，已居第一位。

乳癌的發病，一般認為和內分泌關係密切，怎麼會和飲食有關？據研究指出，乳癌發病率的上升，恰恰就和吃，即不恰當的飲食有關。從吃，影響到內分泌，再影響到乳癌的發生。

這就和從幼年開始進食高脂肪食品有關。高脂肪食品確實好吃，吸引了不少小孩。高脂肪飲食使兒童的生長發育提前，月經初潮提前。動物實驗證實，用高脂肪食物餵食小鼠，可使小鼠的乳癌發病率增加。再用其他致癌化合物，則乳癌誘發率更高。對人體，高脂肪飲食對內分泌有多方面的影響。高脂肪、高糖飲食，可以使

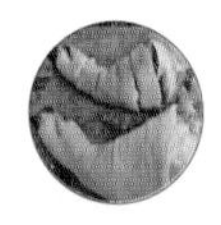
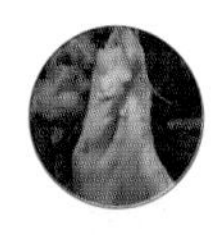
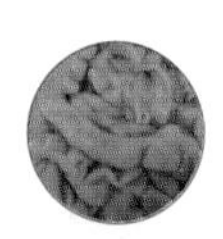
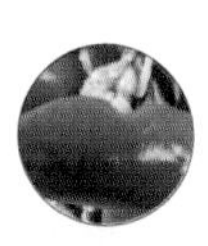
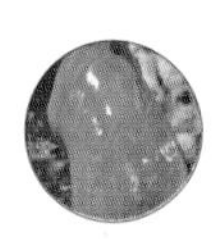
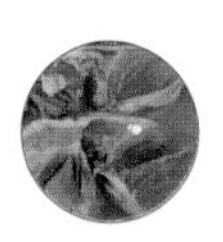

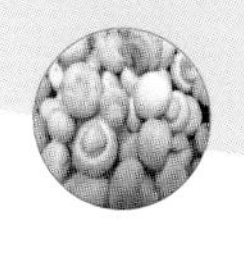
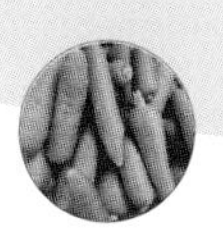
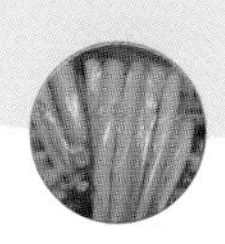
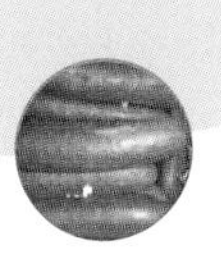
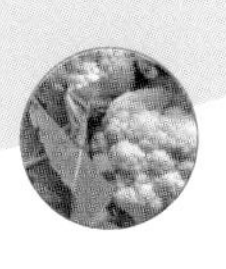
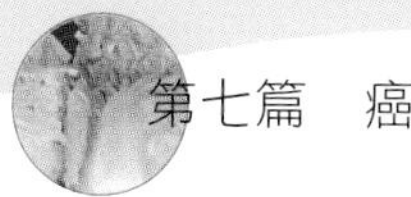

人超重。超重也可能增加乳癌的發病率。

肺癌：這是一個呼吸系統的癌症。肺癌的發病和吸菸關係密切，和飲食也有關。從研究中發現，肺癌病人體內的維生素A、胡蘿蔔素的含量明顯降低。抽菸還會更多地消耗維生素C。而這些營養素，都對支氣管黏膜有一定的保護，有一定的防癌作用。

腎癌：被認為和真菌毒素也有一定關係。

膀胱癌：被認為和菸、酒嗜好相關。多吃新鮮蔬菜、水果，有利於預防。

婦科的癌症：子宮體癌被認為和超重有關，而超重常和飲食不當有關。卵巢癌可能和脂肪攝食過多、月經初潮提前等有關。絨毛膜癌，常和營養水準低下、蛋白質攝食過少有關。

鼻咽癌：和某種病毒感染有關，但在飲食中，長期吃不新鮮的醃製食品，也被認為是一種誘發因素。在動物實驗中，某些亞硝胺化合物，可誘發動物的鼻咽癌。

口腔部的癌症：和菸、酒嗜好都有關。和蛋白質攝食減少、維生素A缺乏、含鐵食品進食少等也有關。

120　罹癌以後的忌口問題

前面講了不恰當的飲食和癌症發病的關係，既然這樣，從健康人開始，從預防癌症方面看，就要注意忌口，例如不吃受真菌毒素污染的食品等。

這是對忌口的廣義的理解。但是，通常人們講的忌口，是一種狹義的忌口，就是指患了癌症以後，是否會因為吃了某些食品，導致癌症復發，因而需要忌口，忌食某些食品。這種忌口的概念，大約是起源頗為古老。從醫書上看，可以上溯到《黃帝內經》的年代，大約在秦漢以前。《黃帝內經》上說：「熱退，不可即食，食

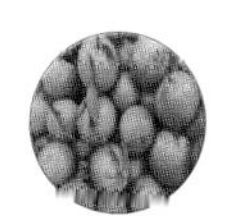
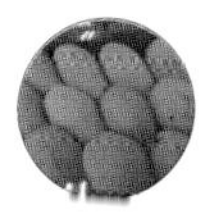
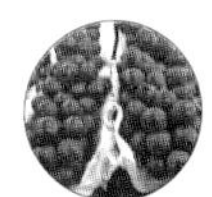
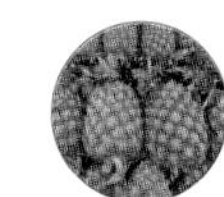
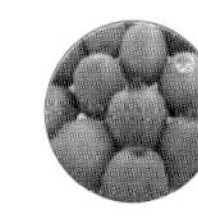
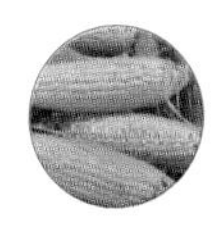

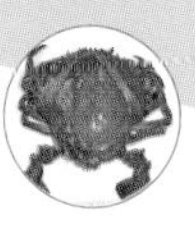
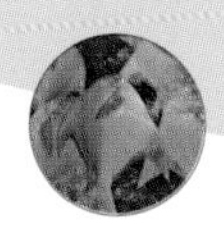
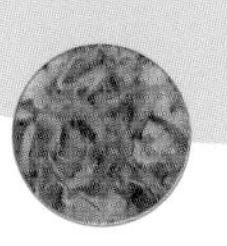
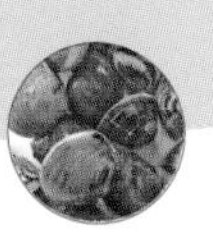
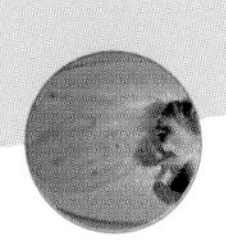
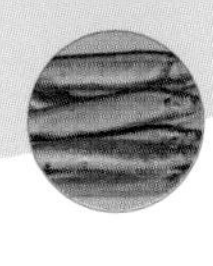

者必復。」「勿令飽，飽則必復，復必重也。」「病熱少癒，食肉則復，少食則遺，此其禁也。」「諸遺者，熱甚而強食之，故有所遺也。」這就是食復，因食而致疾病復發，也因此而要忌口。

可以看到，最初的忌口，僅針對「熱病」，就是有發熱的疾病。

到了漢末，張仲景在其《金匱要略》書的「禽獸魚蟲禁忌並治第二十四」中提出「凡飲食滋味，以養於生。食之有妨，反能為害」，以及「所食之味，有與病相宜，有與身為害」。飲食，可以「養於生」，可以「與病相宜」，這就是後世食療的開端。飲食，可以「反能為害」、「與身為害」，那麼，這些就是後世忌口的根據。演變到後世，不但一些有發熱的疾病，就是不少沒有發熱的疾病，也有各式各樣的忌口方案。

從歷史經驗看，忌口有這麼一些特點。一是提出需要忌口的疾病範圍，各代都不完全相同。最早忌口的重點，是有發熱的疾病，包括現在所謂急性傳染病和一些炎症性疾病。直到20世紀40年代，患了傷寒（不是傳統中醫講的傷寒），中外醫生都認為是要忌口的。其後，隨著某些疾病有了特效或有效的治法，忌口已不被重視。而其他一些尚無有效治法或預後較差的疾病，又進入了忌口疾病的範圍。二是忌口食物的種類，各代、各家都有所不同。三是癌症這一類疾病，逐漸被認為是忌口的重點。例如現在的乳癌，由於在體表容易被發現，在古代的中醫文獻上常有論述。在清代以前，各家的文獻中，強調的重點是「怡情適志，寄懷瀟灑」，也就是情緒的樂觀開朗，而並不太在乎忌口。

上世紀初的諸大醫家，也提到胃癌、肝癌，論述的重點也常是治療效果差，而並不太多提到忌口問題。筆者本人在20世紀50年代開始診治腫瘤時，無論醫生、病人、家屬，也都很少問及是否要忌口的問題。腫瘤忌口問題的被廣泛提到，是從20世紀60年代中期開始的。如忌雞、忌海產、忌螃蟹等。筆者曾看到一張癌症病人的禁

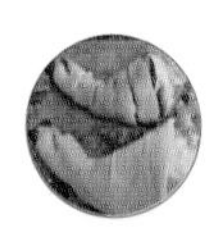
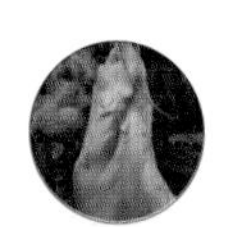
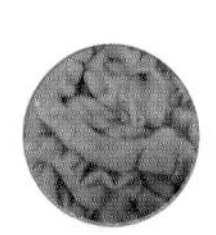
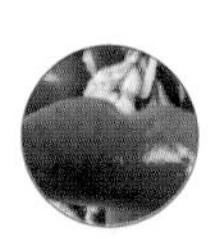
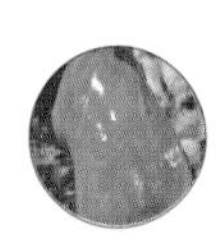
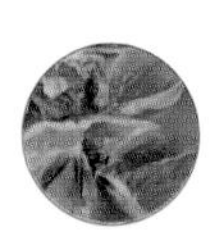

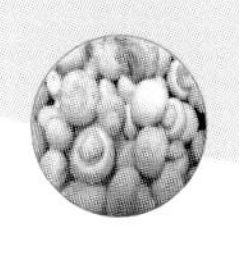
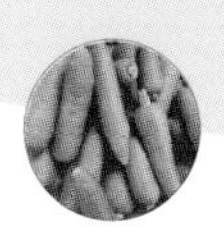
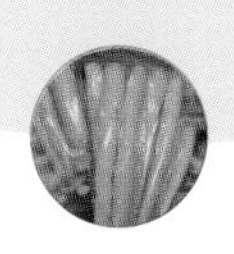
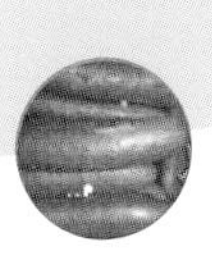
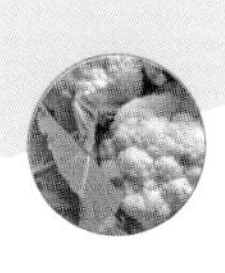
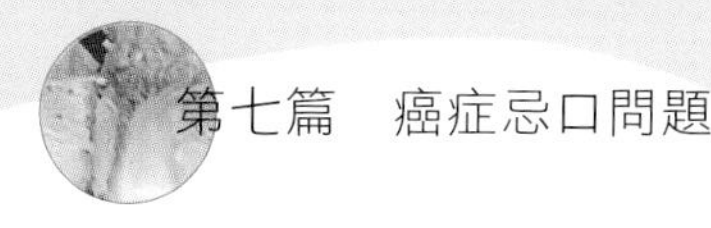

忌食品單，竟達100餘種，仔細看下來，好像只有飯、青菜之類，是癌症病人還可以吃的。

從以上忌口的演變情況來看，最關鍵的一點，恐怕就是凡某一疾病缺少有效的治療方法，或者治療效果較差，這一疾病就常常被認為需要忌口。因此，中醫一些傳統需要忌口的疾病，例如「發熱」、「出血」的證候、「外證」等，逐漸淡出忌口的範圍，而癌症則逐漸被列為重點。這種演變，是完全可以理解的。

現在已經知道了忌口的歷史過程，接著要具體談談癌症的忌口問題了。廣義的忌口，上面已經談到。這裡重點談談到底有沒有哪一種食品吃了就會引起癌症復發的。有沒有呢？沒有。癌症的復發是經常遇到的，而癌症的復發是因為吃了某一食品所導致的，誰也沒有證據。筆者沒有見到過，並請教過一些當代富有盛名的研究腫瘤防治的中醫專家，他們也說沒有證據。

例如雞。中醫歷來認為雞是大補元氣的食品。在民間流傳的抗癌「驗方」中，不少用雞和雞蛋。可能很多人還記得，蘑菇燉雞曾流傳為治肝癌的「祕方」，斑蝥雞蛋也被視為抗癌「驗方」。所以，流傳中的吃了雞會「發」是沒有理論根據，也沒有臨床證據的。

又如海產，中醫歷來認為是「軟堅」食品，並能補益。治療癌症的常用藥，如海帶、昆布、海馬、海浮石、牡蠣、烏賊骨等等，都是海產。

再如螃蟹，中醫也歷來認為螃蟹有祛瘀活血的作用，是治療癌症的重要藥物。民間也流傳有用螃蟹治癌的「祕方」，如用螃蟹爪、殼治療乳癌。

因此，什麼忌雞、忌海產之類的說法，說穿了，都沒有什麼根據。

那麼，是不是都不要忌口了？

不。按照中醫的看法，任何病，包括癌症在內，都會表現出不

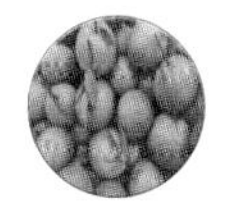
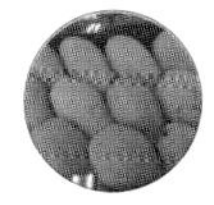
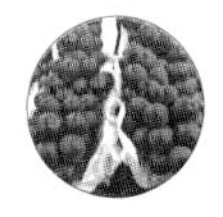
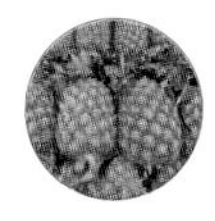
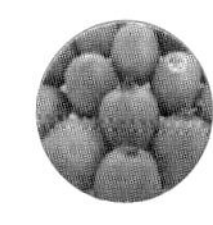
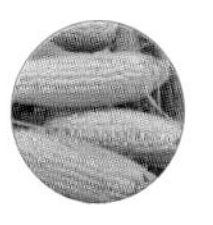

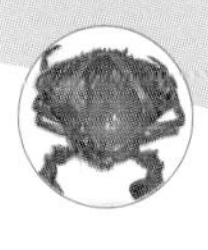
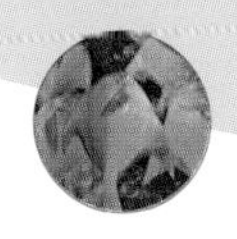
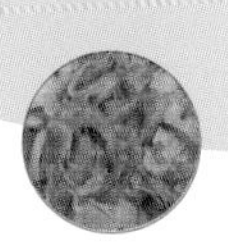
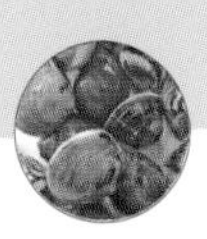
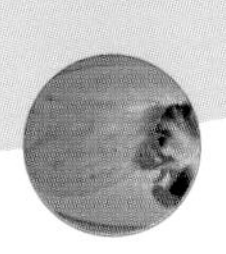
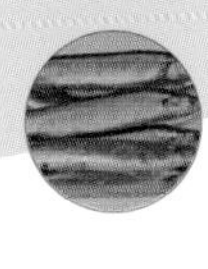

同的證型。而各種不同的證型，都有一些特定的相宜或不相宜的食品。這些不相宜的食品，就要忌一忌，但不存在所有癌症病人都需要忌食的食品。

121 癌症病人如何忌口

癌症病人如何忌口呢？

根據中醫理論，各個癌症病人大都可分成不同的辨證類型。這些辨證類型，是根據各人不同的癌症，不同的症狀、體質和脈象、舌象等歸納而得的。不同的辨證類型，忌口的範圍有所不同。

按照多數癌症表現出的情況，大致有以下這些辨證類型。就是所謂「氣滯」、「血瘀」、「濕滯」、「濕熱」、「熱盛」，這些統稱為「實證」。還有所謂「虛證」，例如有「氣虛」、「血虛」、「陰虛」、「陽虛」等。這些實證、虛證，可以夾雜的表現出來，例如氣滯而兼有血瘀，或者虛證而雜有實證。

這些實證和虛證，各有不同的適宜食品，也各有其不適宜的食品。不適宜的食品，就需要適當的禁忌，也就是忌口。因此，從這個意義上講，忌口是相當個體化的。

舉一個例子來簡單的說明這個問題。例如，有一位癌症病人，是肺癌，有咳嗽，咳出黃痰，口乾，發熱，舌質較一般人紅，脈滑數。他的辨證類型，就屬於熱，主要是肺熱。這時，適宜的食品就是屬於涼性的食品，例如西瓜、綠豆、生梨之類；而忌口的食品，就是熱性的食品，像羊肉之類。有不少人認為，癌症病人吃補藥總是好的。但是，從中醫角度看，實證就不能補。像這位病人，屬於熱證，也就是一種實證，不能補。補藥中的紅參、高麗參、野山參，都偏熱，這時也不能應用，也應當忌口。

說了這個例子以後，以下就可以簡單地講一講不同辨證類型的

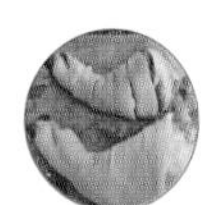
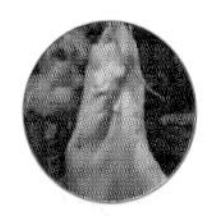
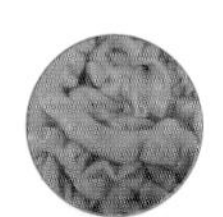
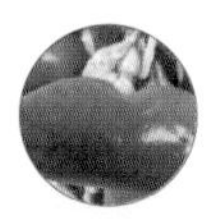
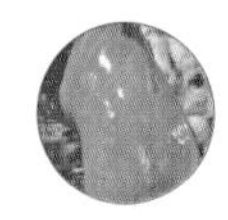
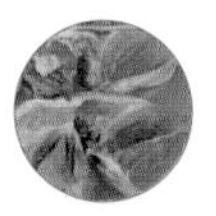

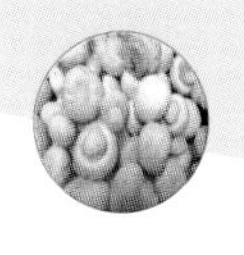
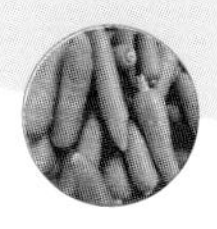
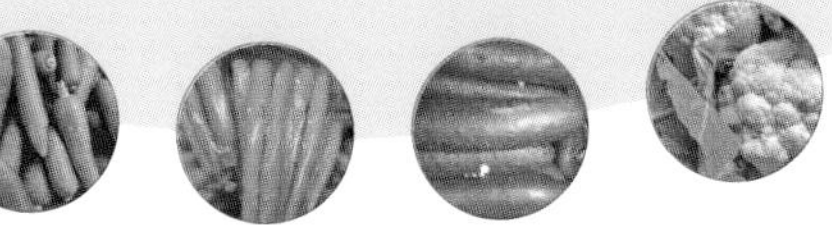
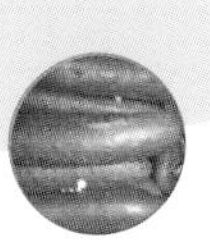
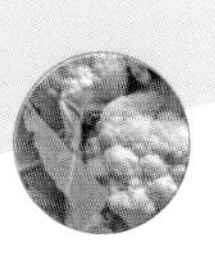
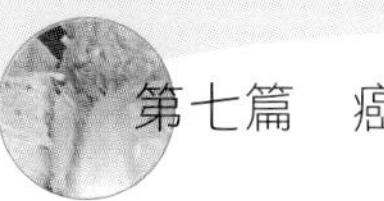

忌口情況。

1. 氣滯：這是癌症中常見的一個辨證類型。主要的表現是腹部脹滿。有時也可以是腹痛。這種腹痛的特點是疼痛的部位不固定，有時是竄來竄去的「竄痛」，沒有明顯的壓痛。有時表現為胸脇部脹滿不適，或者胸悶。氣滯的忌口範圍，包括各種不容易消化的食品、能誘發氣脹的食品、油膩或者油炸的食品等。病人應該吃清淡、易於消化的食品。飲食習慣也可以調整為少吃多餐。

2. 血瘀：這一類型的表現也有腹痛。但是它的腹痛和上面講的氣滯不一樣，不是竄來竄去的痛，而是固定在某一部位或某一區域的痛。痛的程度也常不一樣。血瘀的痛常較劇烈，而氣滯常為隱痛。血瘀的疼痛一般都有明顯的壓痛，常拒絕別人去觸摸。也可有胸痛，或其他部位的疼痛，痛的性質都是這樣。同時，常可見到舌質黯，舌上有瘀斑。此類病人忌口的範圍，包括各類油膩食品、油炸食品等，大致和氣滯時相同。而應該吃些帶有活血作用的食品，例如螃蟹，以及山楂之類。

3. 濕滯：表現為胃口不好，消化也差，有時上腹飽脹，或者胸悶。主要表現在舌苔上，舌苔白膩，舌質不紅。這時的忌口範圍，是甜的、油的食品。過於甜和油膩的食品，常被中醫稱為「助濕」的食品，意思是說，吃了這些食品，濕滯常會更厲害，幫助濕滯，稱之為「助濕」。此外，酒也助濕，不能飲用。茶也有助濕作用，不宜多飲。涼性的食品，像西瓜、綠豆，也不宜食用。

4. 濕熱：特點是又有「濕」，又有「熱」。既有濕滯的特點，還有「熱」的徵象。舌苔表現為黃而膩，舌質較紅。脈象滑而快，叫做「滑數」。症狀可以有多方面。在肺部，會有咳嗽、痰黃而稠。或者有黃疸。或者小便短而黃赤，或者大便腥穢，或帶膿血。可以有帶下多，色黃而腥，或者陰道出血等。這時忌口的範圍，除了上面濕滯中提到的外，還應包括熱性的和香燥的食品。例如雞、羊肉、狗肉、胡椒、辣椒之類。

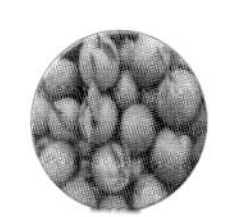
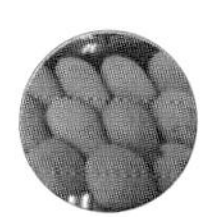
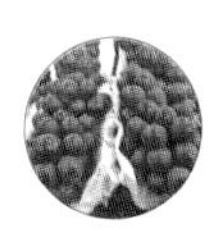
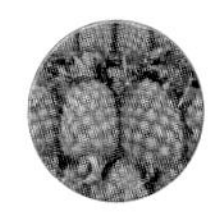
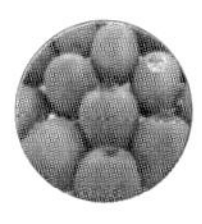
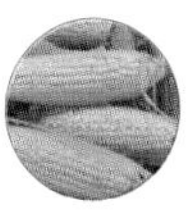

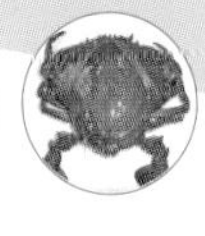
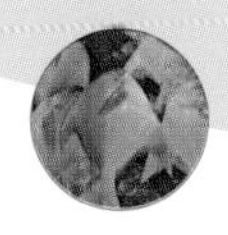
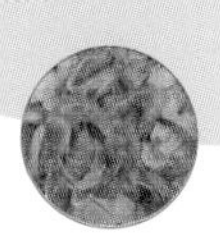
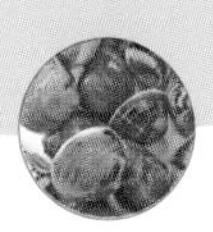
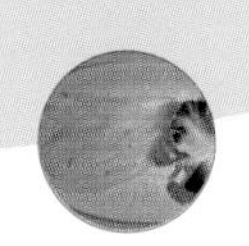
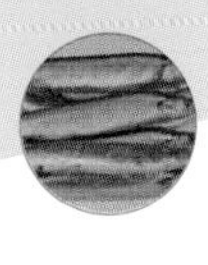

5. 熱盛：主要的症狀是以發熱為主。包括通常講的癌性發熱在內。病人怕熱、多汗，有時也可以有些怕風、怕冷的情況。脈數而有力。這時，熱性的食品，都不相宜。而應食用偏涼性的食品為好。

這些都是常見的實證。一般來講，實證忌補，以上各個辨證類型，不太適宜進補品。

再看虛證。

1. 氣虛：常表現為乏力、沒有精神，大便或者溏薄，舌質較正常人為淡，脈軟。應以補氣的食品為主，而忌吃涼性的食品。

2. 血虛：面色較蒼白，中醫有時稱之為㿠白。翻看眼皮，也較通常為淡。可以有貧血。舌質也較淡。也應以補氣補血的食品為主。忌吃涼性的食品。

3. 陰虛：常表現為舌質紅、絳，或者舌苔剝、花剝、舌面光紅無苔。也常自感內熱、口乾、手足心熱等。忌口的食品，包括熱性、香燥的食品。應以滋陰的食品為主。

4. 陽虛：在癌症病人中，這類虛證較為少見。如確係陽虛，忌食涼性的、滋陰的食品，而應以溫陽的食品為主。

幾種虛證、實證夾雜時，忌口的範圍可以參照以上所說，加以調整。

但食品畢竟是食品，不是藥品。少量吃一些忌口範圍內的食品，一般也不會有大的變化。

122 忌口又不是絕對的

按照傳統中醫的看法，忌口是需要的，但又不是絕對的。只要病人想吃，可以有變通的情況。就是說，假如某些食品，屬於當時辨證類型所應忌的範圍，但病人又很想吃它，那麼，吃一些也是可

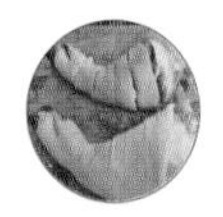
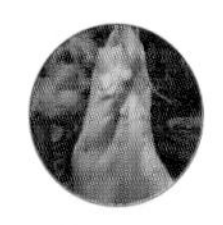
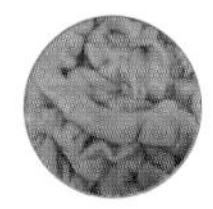
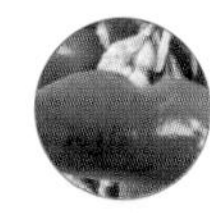
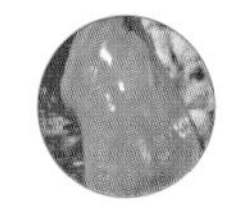
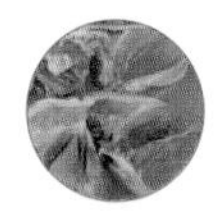

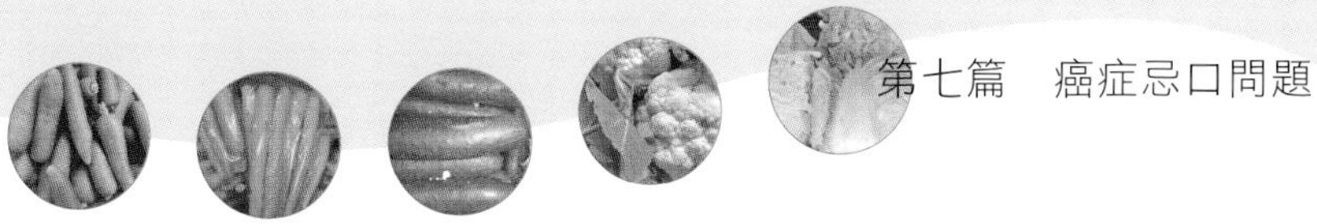
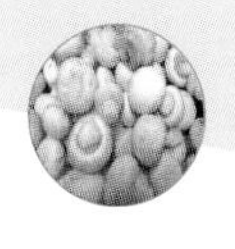
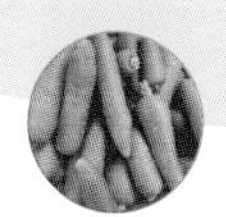
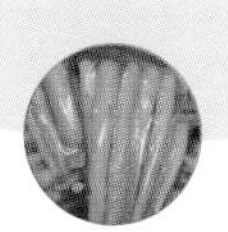
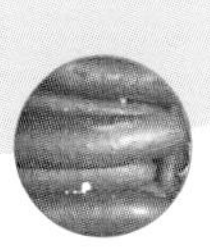
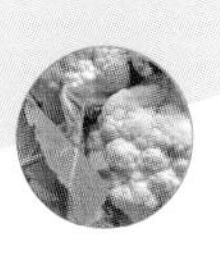

以的。

在這一問題上，古代中醫也有不少論述。

舉一個金元時代十分有名的中醫叫張子和的例子。他寫有一本名著，叫《儒門事親》，裡面多處談到忌口不可太絕對的話題。

他說：「胃為水穀之海，不可虛怯，虛法則百邪皆入矣。或思葷茹，雖與病相反，亦令稍食。」

還有：「若專以淡粥責之，則病人不悅而食減，久則病增損命，世俗誤人矣。」

這幾句裡面，包含了一些很重要的觀點。

其一是「胃為水穀之海，不可虛怯，虛怯則百邪皆入矣」。中醫傳統認為，脾胃是後天之本，人的身體成長，疾病的康復，飲食營養是重要的一環。從治療上講，不論何種疾病，不論何種癌症，保護所謂「胃氣」是很要緊的。

從康復角度講，飲食營養，保護胃氣也是重要的。假如為了忌口，不能從飲食中攝入很多營養物質，康復就會變得緩慢，或者困難，實際上和當初忌口的目的背道而馳了。為什麼呢？忌口不就是為了更好地康復嗎？假如忌了很多食品，胃變得「虛怯」，「百邪皆入」，不就違背了忌口的目的嗎？

而且，從現代營養角度看，也是這樣。手術前後，充分的營養，可使病人手術順利，以及術後較好的康復。應用放射治療或者化學治療，充分的營養，可以使療效提高，副作用減少。在治療結束後，充分的營養，有利於免疫功能的恢復，有利於抗癌，有利於整體的康復。

這就是不使「胃虛怯」，就是可以抵抗「百邪皆入」的一種含義。而不這樣，那就是「忌口太過」，引得「百邪皆入」，也包括轉移、復發在內。

其二是「雖與病相反，亦令稍食」。本來，按照辨證類型，某些食品屬於忌食之類，但是假如病人想吃，也可以稍稍給予。這就

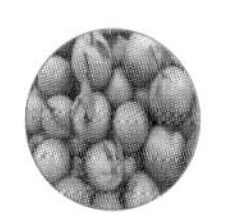
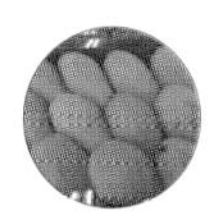
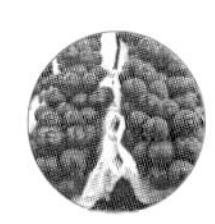
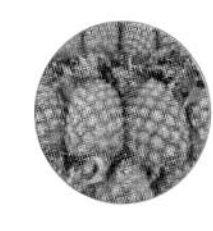
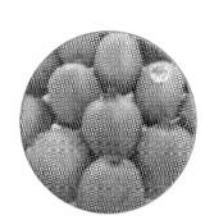
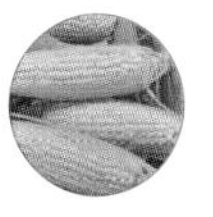

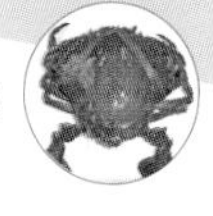
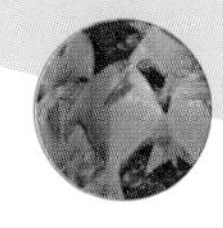
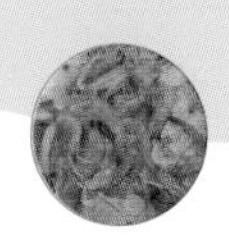
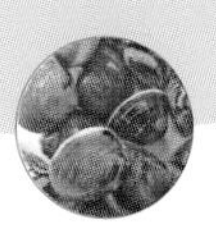
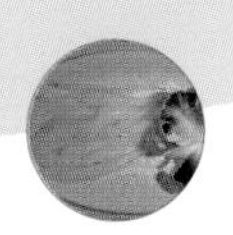
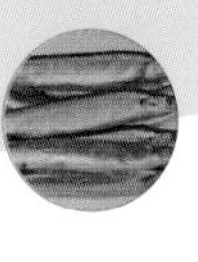

是一種所謂「權變之道」。

為什麼可以這樣呢？根本的原因，就在於食品畢竟是食品，不是藥品。藥品不可誤服，不可任意服用。而食品不同，各種食品，少吃一些，是沒有大礙的。所以忌口不是絕對的。

其三是假如忌口太過，「則病人不悅而食減」，反而對病體不利。這是確實存在的。經常有病人說，家裡常給他吃的菜餚，就是老鴨湯、甲魚、鯽魚。「我實在吃得厭膩了。」

「吃得厭膩」，就會影響食欲，食欲下降，就會影響身體的康復。

這類忌口，就會造成長期的偏食，就會使攝入的營養要素不平衡，或者紊亂，形成新的身體損害。

此外，不能忽視病人的「不悅」。精神因素，在康復時也很重要。因飲食不當而引起病人的不愉快，對康復是絕無好處的。

中醫傳統認為「胃以喜為補」。一般來說，病人喜歡吃的，往往是對他最有補益作用的。

再一點，那就是「世俗誤人」。近年來，關於癌症忌口的種種說法，在廣泛流傳著。其中，不少是沒有什麼根據的，既沒有中醫理論和臨床的根據，又沒有現代醫學方面的證據。

但是，為什麼還是有不少人相信呢？一個原因是癌症的預後仍不理想。而更重要的是有著心理上的影響，有傳統習慣上的影響，等等。

世界上各個國家都有癌症病人，像現在國內流行的這種忌口之說，在其他國家恐怕也很少有。傳統心理上的影響，不是在短時間內依靠科學的宣傳就能容易消除的。

相信流言，不信科學，在中醫歷史上，就一直有批駁。清代醫生程國彭在其名著《醫學心悟》中就曾指出：「旁人誤，代驚惶，不知理路亂忙忙，用藥之時偏作主，平時可是學岐黃。」又說：「旁人誤，引邪路，妄把師巫當仙佛，有病之家易著魔，到底昏迷

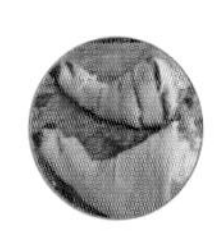
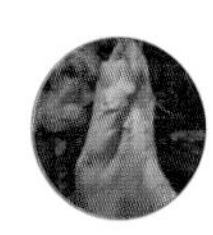
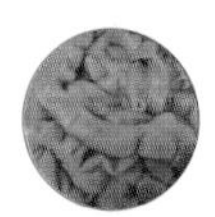
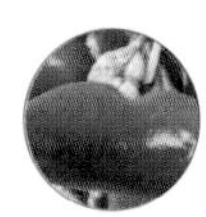
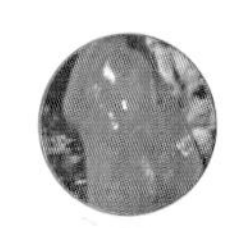
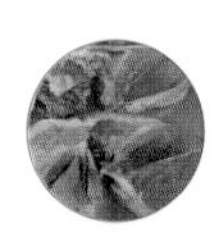

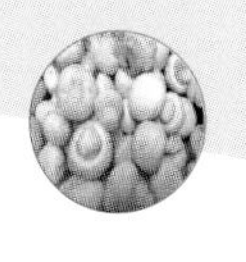
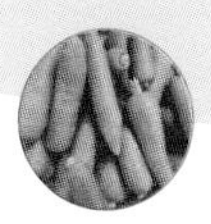
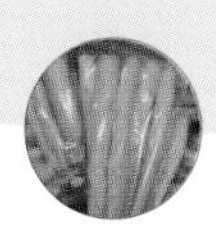
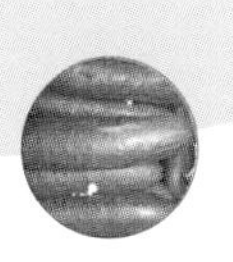
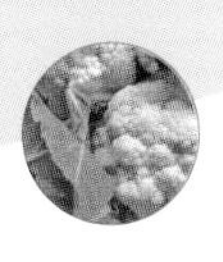
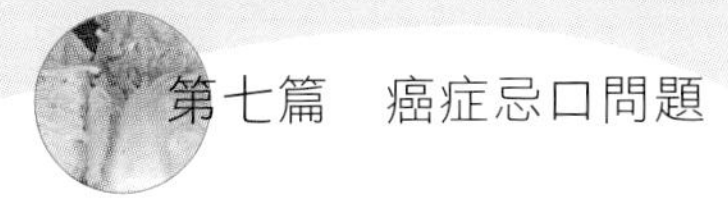

永不悟。」

包括忌口之說在內，都要有正確的認識，不要「著魔」。

忌口的學說，也是中醫學的一份重要「財富」。癌症的發病，又和飲食有相當密切的關係；癌症的治療問題，尚未得到徹底解決，因此，在癌症問題上，忌口是值得注意的，但又不是絕對的，可以有一定變通的。

123 治療前後的食療原則

癌症的治療，包括手術治療、放射治療、化學藥物治療和中醫中藥治療，近年還有所謂標靶治療（所謂的分子標靶治療，是在細胞針對已經明確的致癌位點，該位點可以是腫瘤細胞內部的一個蛋白質分子，也可以是一個基因片段，來設計相應的治療藥物，藥物進入體內會特異地選擇致癌位點來相結合發生作用，使腫瘤細胞特異性死亡，而不會波及腫瘤周圍的正常組織細胞，所以分子標靶治療又被稱為「生物導彈」。）在這些治療前後，採用一些食療方法，可能對這些治療的進行，會有一些幫助。

在決定手術後，前一段時期，根據病人體質情況，如體質較弱，可適當進食一些富有營養的食品。但不宜太油膩，要利於消化吸收。食欲不好時，更應如此，可適當進食一些芳香、助消化的食品。手術前，病人往往有思想顧慮，情緒不好，可吃一些百合、糯米粥、蓮子、蓮子芯等，有利於安定情緒。

臨近手術前，需要禁食，則不應進食。需要通便時，可先期吃一些通便有益的食品，如香蕉之類。

術前初期，可進流汁時，可多吃水果汁、蔬菜汁之類，以補充營養。

術後，則如前篇所述，可以軟堅，補益之類的食品為主。

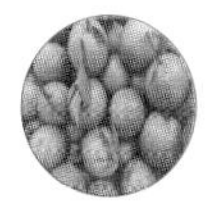
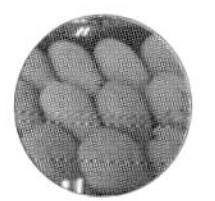
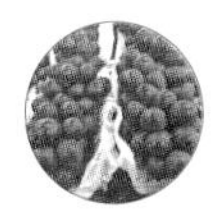
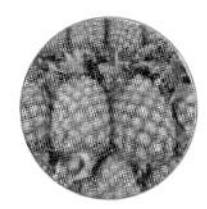
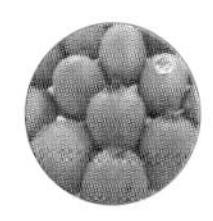
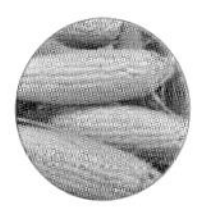

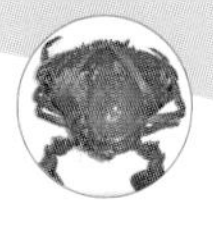
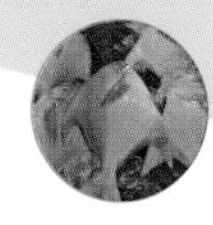
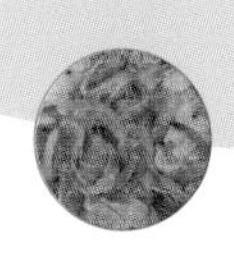
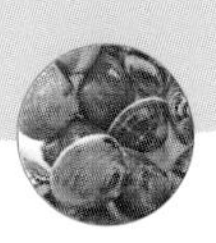
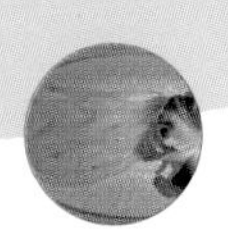
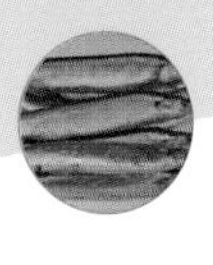

放射治療的副作用，應視放療不同部位而定。通常頭頸部的放射治療，常引起口乾、口腔黏膜的反應，咽喉疼痛等。可以飲用一些水果汁、蜂蜜之類，天氣炎熱時，可適當給一些冰水、西瓜汁。涼的綠豆湯也好。最好作為茶水，時時飲用。飲些茶也好。

子宮頸癌、直腸癌放射治療時，常可能引起腸道方面的副作用。如腹瀉、腹痛等，有時會有便血。可吃些薏仁、扁豆，多食用粥，吃酸梅湯也好。便血時，還可吃些薺菜、茄子、苦瓜等。

放射部位較多時，會感到疲乏。可以吃些補益的食品，但以不影響消化功能為好。

化學藥物治療，最常見的是噁心、嘔吐、胃口不好。還有就是某些血象的降低和所謂手足反應。

噁心可以吃些生薑，或者嚼嚼生薑片。泡一些芳香性的中藥，像藿香、佩蘭、佛手等作為茶水飲用，也好。

嘔吐較劇時，食品往往不能進。可以用止吐針為主。

胃口不好，可以吃些蘿蔔、山楂，飲用一些酸梅湯之類。吃些鴨肫肝也好。

血象方面的變化，可以吃些富有營養的食品。

手足方面的麻木、蛻皮等，可以吃一些豬腳、雞腳、鴨腳，以及木瓜之類。

在服用中藥時，食療方面可詢問處方醫生的意見。一般的原則是，食品和處方的性質相類似。

近年應用的標靶藥物，會產生一些比較特殊的副作用。比較常見的有頭面部的皰疹，有時體表、手足也會有水泡、潰瘍等出現。可以多飲用綠茶，或者常飲西瓜汁，綠豆湯之類。

腫瘤治療後，也有時用一些免疫治療。如干擾素一類，干擾素有時會引起惡寒、發熱。可用豆豉、生薑煮湯飲用，飲茶也好。綠豆也可食用。應用干擾素後肝功能異常者，可飲茶，綠豆湯以及水果汁。

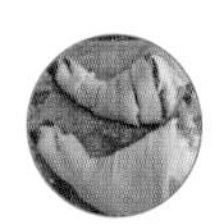
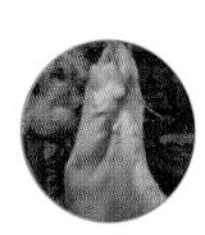
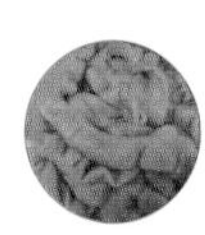
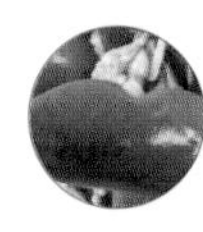
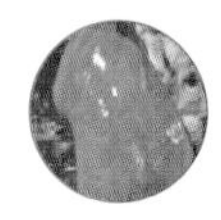
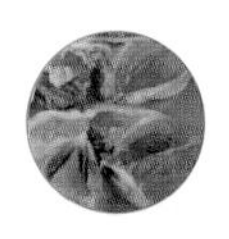

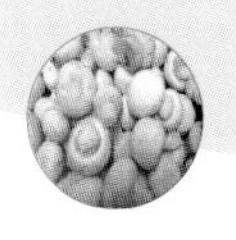
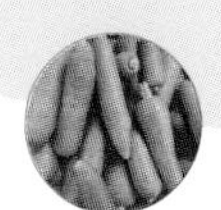
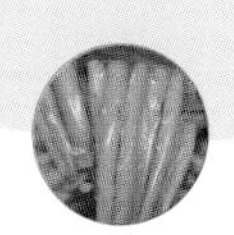
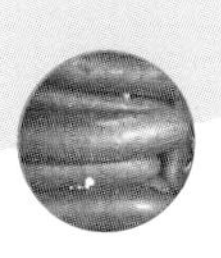
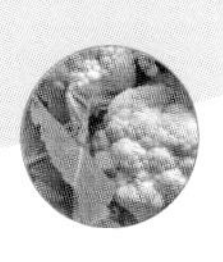
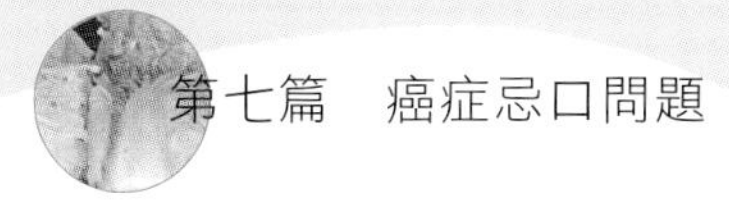

124 再談談「發」和「發物」

癌症病人和他們的家屬，很關心的一個問題，就是「發」。這本書裡，從飲食的角度，其實都是圍繞「發」的問題來談。由於散見各篇，不一定都注意到。這裡再來談談「發」的問題。

「發」，通常的理解就是疾病治療以後，痊癒或者好轉，但不久同樣的疾病又再發作，稱之為「發」。

在我們的各種疾病中，「發」是經常遇見的。由於經常遇見，不少疾病在再次發作或反覆發作時，病人本人和其他旁人，都沒有驚恐的感覺。

會「發」的疾病，真是太多了。

舉一些例子。最簡單的像感冒。有的人，會在一段時間內，反覆感冒。雖然感冒有時也會引起嚴重的後果，但病人常常不以為意。再一個是「癬症」，腳癬常反覆發作，有的人甚至認為它是治不好的病，也常感到無所謂。還有就如「風疹塊」，常和過敏有關。也會經常「發」，只感到討厭，不感到恐慌。其實某些過敏性疾病，也是很嚴重的。不少哮喘，也和過敏有一定的關係。哮喘的反覆發作會影響到肺功能，甚至心肺功能。

鼻炎、扁桃腺炎、橋本氏甲狀腺病，也都常會「發」。

以上這些都是常見的易「發」的病，但沒有聽說生了「扁桃腺炎」，就要去「忌」什麼來預防「發」。可能認為這些病比較輕微，不須防「發」。那麼再舉一些重的病症。

肺結核和其他臟器的結核病都會「發」，在六十年前，肺結核多見，患肺結核，也令不少人害怕。不少肺炎，也會「發」。尿路感染也是一個常見病，特別女性多發。但很少有人打聽「忌口」防「發」的。

有一類病，和飲食有相當的關係，現在都知道，要「忌口」，要防「發」。

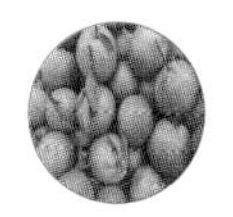
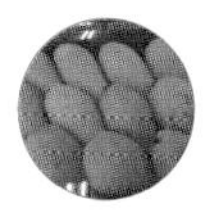
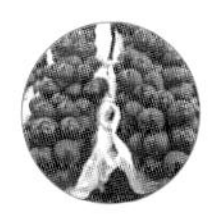
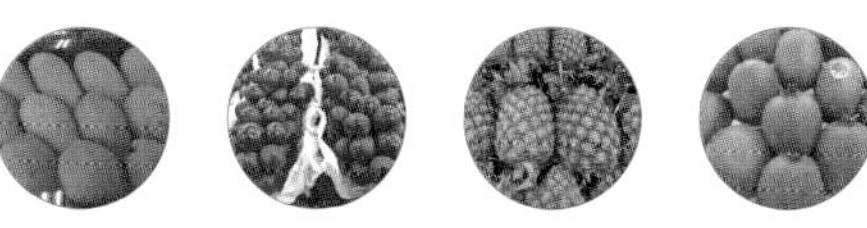
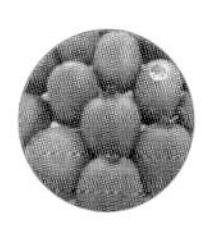
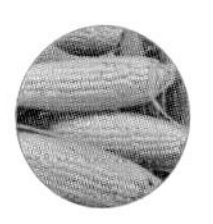

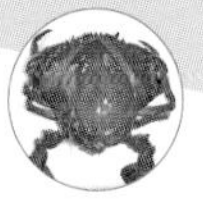
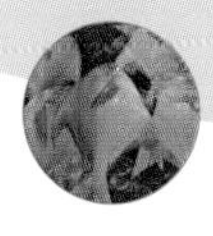
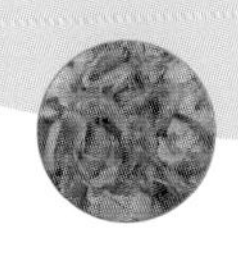
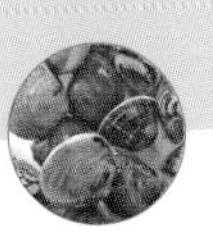
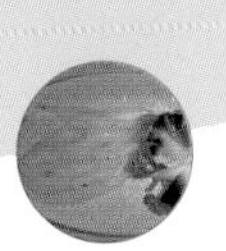
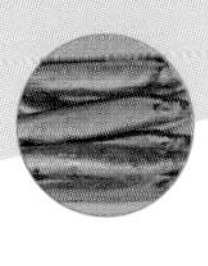

肝炎，要注意吃得清淡些，十幾年前流行的「A肝」，和吃「毛蚶」等不潔食品有關。膽囊炎，要避免「油膩」，胰腺炎，也不能吃油膩，以清淡為好。糖尿病的忌糖，高血壓的忌鹽，大家都知道。這些病都會「發」，都注意到「忌口」，但都沒有特定的「發」的食品，而泛指油、糖、鹽之類。雖然這些病也都會有嚴重的後果，但似乎都能「泰然處之」。

還有一些很重的病，像「心梗」、「腦梗」、「腦溢血」等，都知道有危險，但恐懼的情況沒有象對癌症那樣，也不會去找「發」的食品，去忌口。

舉上面這些例子，無非想說明，人的一生中，總會有一些疾病發生。而且不少疾病，也都有「發」的可能。有的「發」和飲食無關，有時「發」又和飲食有關。和飲食有關的「發」，是普遍的糖、鹽、脂肪之類，而沒有一種特定的「發」物。而某些過敏體質引發的病，有特定「發」物，但不同的人往往不一樣。

這些病，有的很輕，有的則很嚴重。有的病程很短，有的病程相當漫長，甚至可以伴隨終生，像糖尿病、高血壓之類。

我們知道了這些疾病和飲食的關係，飲食和「發」的關係，這些病的輕、重和病程的長短。我們也就能理解癌症的一些變化。

其實，癌症和以上所說的不少疾病一樣，也有輕重的不同，也有病程長短的不同。也有和飲食相關的。

以下，就談談癌症和「發」。

癌症病的「發」，和以上講的「發」，有一些不同。不同在於癌症的「發」，包括局部的復發，局部癌症向周圍組織的浸潤，和局部的癌症向體內各個部位的轉移。但就疾病又重新發作而言，和前面講的「發」大致相同。

那為什麼對癌症的「發」又特別重視呢？

可能有很多想法。例如，癌症是常見病，而且近年發病率還在上升。經常會聽到周圍有人生癌。但不少其他疾病，近年的發病率

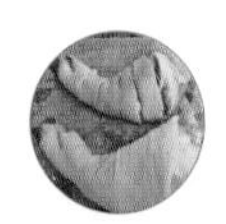
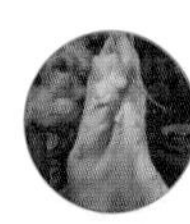
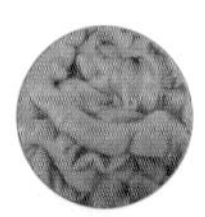
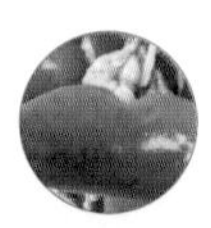
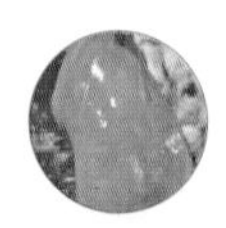
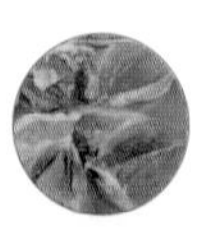

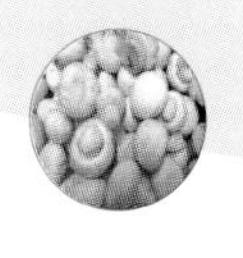
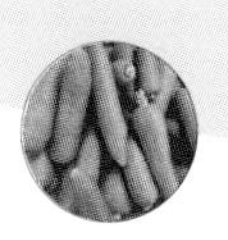
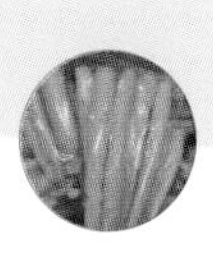
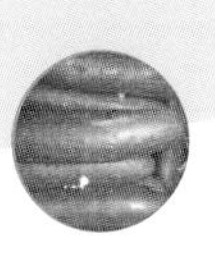
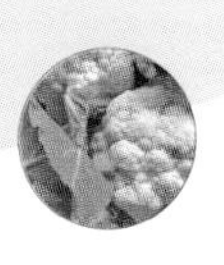
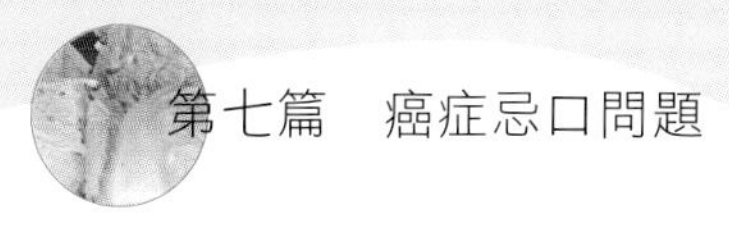

也上升很快，例如糖尿病、高血壓，但對這些病有警覺的還不多，甚至有一些人查出了病還不去治療。

也可能有人認為，癌症的發病原因不明確，因此對癌症特別關注。的確，癌症的病因迄今仍然不甚清晰，但不少其他疾病的病因也不太明確。高血壓的確切病因是什麼，也不太知道，糖尿病也是如此。

也許最重要的原因是一般認為，癌症還缺乏有效的治療。

在上世紀四、五十年代和其前，人們感到可怕的疾病是肺結核，所謂「癆病」。發病率比較高，又缺乏有效的治療方法。正和現在對癌症的情況有些類似。各種各樣的「土方」、「祕方」，到處可見。也很重視飲食，防惡化、防「發」，也更重視保健。後來，抗結核藥出現了，而且產生效果，各種祕方的宣傳沒有了。在飲食方面，除了營養之外，再不講究「發」不「發」了。其後的幾十年間，結核病逐漸淡出人們的視野。

今天的癌症，又似乎類似當年的結核病，受到人們關注，「土方」、「祕方」到處可見，又重視食品的「發」的問題。

飲食和癌症的關係，只能從大體上講。至於具體到某一個人，吃了某一種食品，就一定會生某一類型的癌，那就不是真實的了，不可能的了。

同樣，癌症病人治癒後，也不會因為吃了某一特定的食品——這裡指的是食品，是大家通常餐桌上的食品，而就一定復發。

唯一可能性比較大的是：某些乳癌或卵巢癌病人，病後食用了含雌激素較多的食品，導致「發」。在食品中，含有雌激素或雌激素類成分者，大致可分為動物性和植物類兩大種。通常認為，動物類食品所含雌激素成分，乳癌、卵巢癌、子宮內膜癌等病人不宜食用。而植物類食品中所含類似雌激素的成分，大都是病人食之無妨的。有時，還可能有預防癌症的作用。此外，食品中含有類似生長激素的成分，能刺激生物生長、發育者，也不宜病後食用。

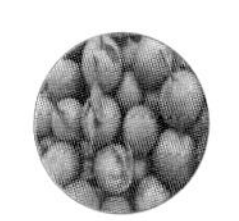
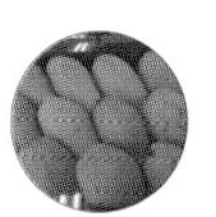
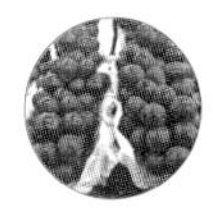
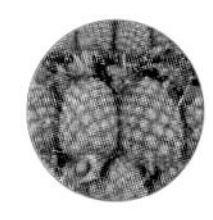
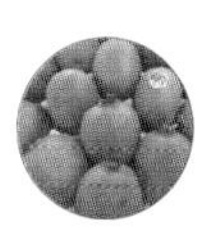
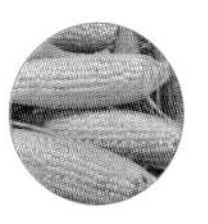

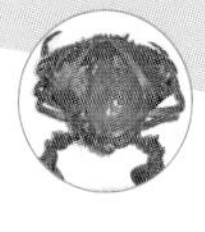
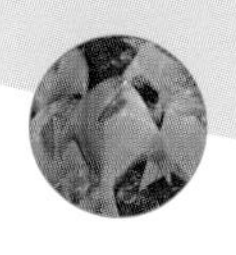
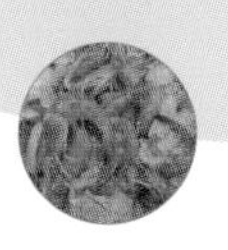
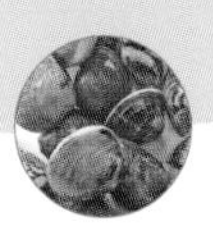
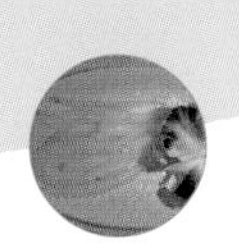
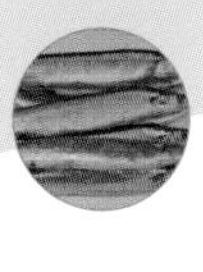

但是，飲食和癌症的「發」，儘管講得已經很多，但還是人們關注的焦點。

話得說回來，在上世紀五六十年代，癌症會因為某些食品而發的關注程度還不多。一些現在被某些人認為是「發」的食品，像雞、蟹、黃魚等，還在民間抗癌單方中流傳。大約在上世紀七、八十年代以後，這種因食品而導致癌症「發」的流傳，就日益廣泛。這有一定的心理背景，有一定的文化傳統，也和某種迷信有關。

常遇到一些國外的癌症病人和醫生，他們沒有那種因吃食某種食品而引致癌症「發」的概念，當然他們飲食也比較簡單。長期生活在國外的華裔，第二代已大都不知道「發」不「發」的事了。有時，是他們在國內的親朋一再囑咐，再有所詢問。

可見，周圍環境的影響有多麼大。

再談談「發物」。

所謂「發物」，就是能引起癌症病治療後再次發作的食品。

以前曾經談過，「發物」最初是針對「熱病」，也就是能引起發熱的炎症性疾病，以及小兒的「痲疹」、「痘症」等，都是一些細菌性或病毒性的感染，由於飲食不當，引起感染的擴散。自從有了抗生素以及免疫接種以後，這類疾病的治療過程中，已很少有人提起「發」和忌口的事了。現在「發物」的興趣，似乎專對癌症。

現在流傳較廣泛的發物，有葷有素，葷的有雞、海產、蟹等，素的有蕈類、蔥、韭菜、大蒜、筍。需要忌口的還有蘿蔔、綠豆、茶、醋等。此外，還有不少食品，但流傳較少，這裡不談。曾經看到一張癌症之食品忌食名單，似乎只剩了白米等幾樣是可食之品。

這裡對流傳最廣的幾種「發物」，再做簡單的介紹。

首先是雞。

雞的問題，大家可參閱前面雞的那節，這裡再說幾句。

中醫歷來認為雞是好的營養品。在上世紀五十年代之前，送病

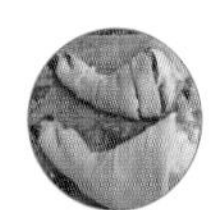
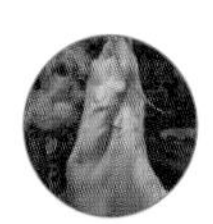
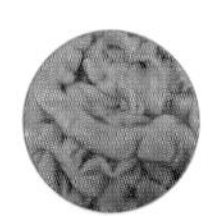
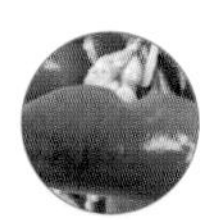
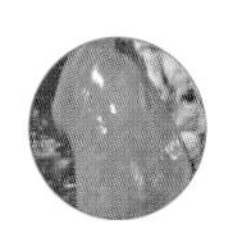
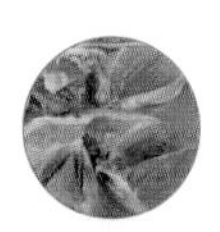

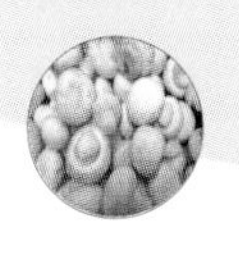
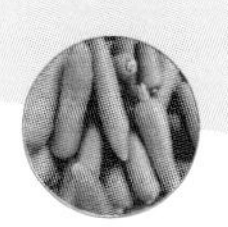
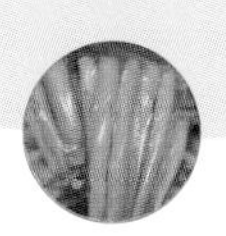
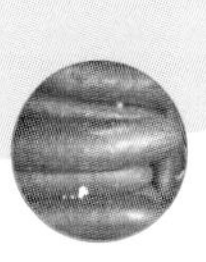
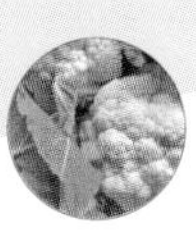
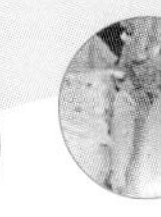

人雞，已經是不錯的禮品。單方中，也用來治癌。例如「蘑菇燉雞」，是當年流行的治肝癌祕方。蘑菇，當時價頗高。該方不少病人食用過，對癌雖無療效，但能改善肝功能，增加營養，味亦鮮美。

不但雞肉，雞身上的很多部分，也都有用於癌症的記載。

雞頭，通絡活血，可用於癌症。

雞的喉嚨部分，正式名稱叫「雞嗉」。傳統用於治療食道癌。古書上記載用於治療「噎膈」，也就是賁門癌、食道癌一類疾病。

雞肝，過去中醫常說「以肝補肝」，可以補「肝腎」。偏方中，常用之於肝炎、肝癌時。

雞肫也是很好的食品。近代名醫張錫純在其名著《衷中參西錄》上說，雞內金（雞肫黃皮，是雞肫的一部分）可以治療「痃癖症瘕」。「無論臟腑何處有積，雞內金皆能消之」。在現在不少中醫治癌處方中，也常用到雞內金。雞內金還有助消化。

不少人還認為雞蛋也屬「發物」，也要忌。其實，雞蛋的營養價值很高。而且在民間，也常用雞蛋來製作抗癌祕方。

「壁虎雞蛋」、「蚯蚓雞蛋」、「蜈蚣雞蛋」，都是傳說很廣的抗癌祕方。可是，一般的民間，也並不贊同忌雞蛋。

在談雞的時候，有必要說明一點，從古籍上一直到現在，我們講的是傳統意義上的雞。它的飼料是穀、米、小蟲之類。至於現在雞的飼料如何，飼養如何，以及雞的各種流行病和疾病之類，不是本書討論的問題。

再談海產。請大家也務必參閱前面的黃魚、白帶魚、鯧魚等篇。

海產是一大類海產品的統稱。不少海產品，在中醫抗癌處方中常用的。例如海帶、昆布、烏賊骨、牡蠣、石決明等等。

不少癌症病人已經習慣食用海參、鮑魚、魚翅之類。已不把它們作為「發物」，不再忌口了。海產最大的優點是富有營養，中醫

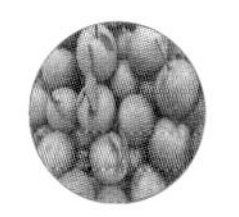
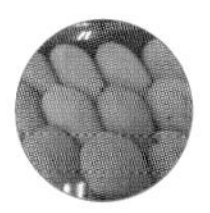
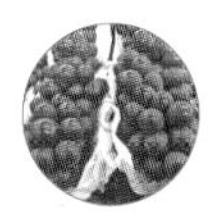
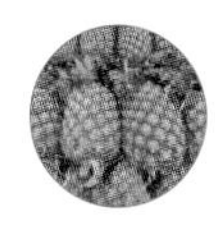
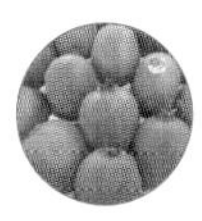
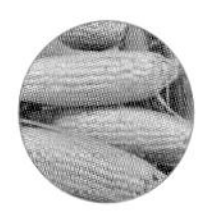

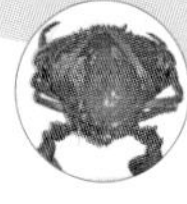
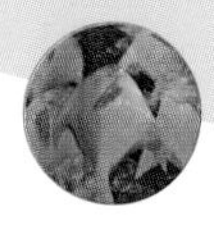
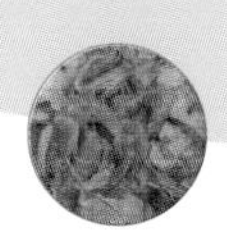
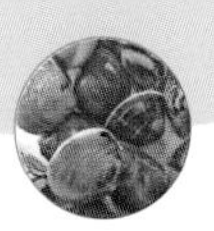
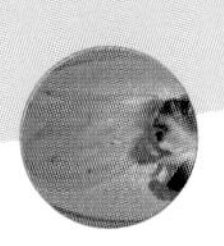
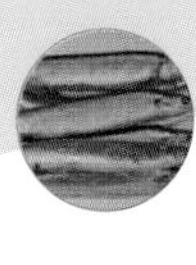

理論稱之為能「軟堅」，而且不滋膩，大都不會有礙消化。

海產中，通常關注的是三大類：黃魚、白帶魚、鯧魚。是一般餐桌上最常見的。

黃魚，先說它的兩個部分，一個是魚肚（魚鰾），一個是魚腦石。

魚鰾滋味好。而且有藥用價值。民間用魚鰾來治療胃癌和一些婦科癌症。婦科出血，或肺癌咯血，魚鰾也有一些對症作用。

魚腦石是黃魚腦中的一塊「石」，所以黃魚又叫石首魚。傳統用魚腦石來治療癌症。

黃魚的肉質鮮美少刺，營養也好。

白帶魚除少刺，營養豐富外。就是有改善肝功能的作用。白帶魚的鱗片，不但改善肝功能，還流傳有抗癌作用。傳說漁民患肝病後，常蒸食白帶魚，並食用蒸後浮在上面的一層油狀液體，以作治療。

鯧魚也好，常在病後食用，作為恢復體力之用。

食用以上這些海魚，需注意：

購買新鮮的，不要食用不新鮮的。最好不要食用鹹黃魚、鹹白帶魚之類。

有的人對某些海魚有過敏，則不宜食用。有過敏體質者，患癌以後，也要慎食海魚。

海魚中不少含有較多的碘類，或其他微量元素類，對此不宜者，如甲狀腺癌等，要避免食用。

至於某些海產品，其海域環境的改變，或飼養條件的變化等，也不在本書探討的範圍內。

第三類是螃蟹。也請參閱前面蟹的一節。

蟹有「橫行公子」之稱，形容它的橫行霸道。但正是這種形象，使過去的流傳認為，它可以追蹤癌的散布，治療癌症，出現了不少以蟹為主的治癌偏方。

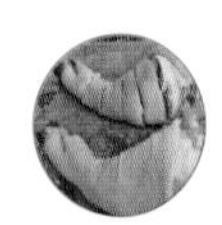
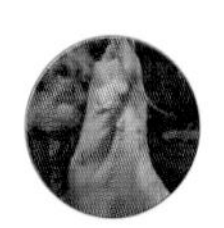
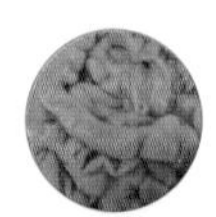
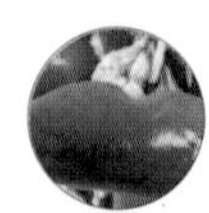
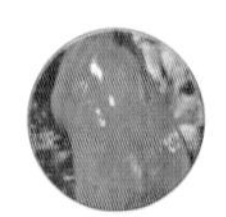
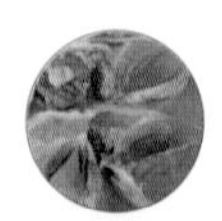

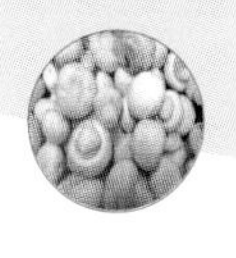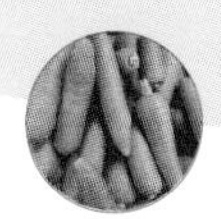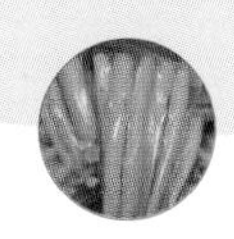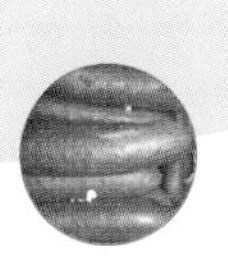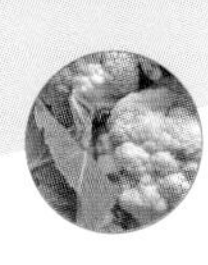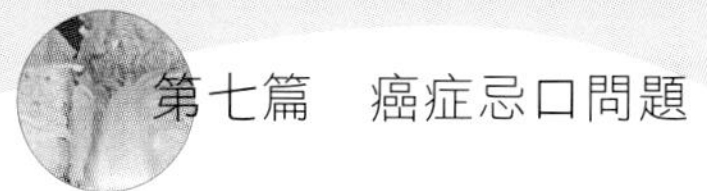

在治癌方中，最常見的是蟹殼。可以治療胃癌、乳癌、淋巴瘤等多種癌症。另外一個是蟹爪，用於治療乳癌和淋巴結轉移癌。

以上講的是河蟹，還有一種海蟹，作用和河蟹相似，宜吃新鮮的，不要吃鹹蟹。

食用蟹時宜注意：

應熟食，不宜生吃。蟹黃營養豐富，但不易消化，不宜多吃。

對蟹有過敏者，或癌症病人而屬過敏體質者，不宜食用。

在中醫中，蟹屬寒性，「陽虛」、「脾胃虛弱」，不宜食用。

除了雞、海產、蟹之外，近年流傳的還有一些蔬菜的「發物」。

「發物」中有韭菜。其實在中醫傳統中，韭菜用於治療食道癌、賁門癌一類，已有近千年的歷史。最有名的方子叫「韭汁牛奶飲」。用韭菜榨汁和入牛奶中飲用。

但韭菜性質偏濕，中醫辨證屬於「熱證」、「陰虛」者不相宜。

至於用劇毒農藥以後的「毒韭菜」，自然不能吃，但不在食療範圍之內。

有人說，大蒜不能吃。其實，大蒜正是好食品，對不少疾病，例如癌症和一些炎性疾病，大蒜有預防作用，也有一定治療作用。可參閱大蒜一節。

大蒜的缺點可能在於「臭」。大蒜有一股特殊的味道。但據研究，大蒜的療效和這股味道有聯繫。除去了大蒜味，效果也就不明顯了。

大蒜不是「發物」，而是有助於抗癌和恢復健康的。

大蒜偏辛辣，放射治療的頭頸部癌症病人，口乾、咽喉疼痛，不太相宜。其他不宜辛辣者，也可不吃。

也有人認為蔥是「發物」。蔥可以發散風寒。但這個發散風寒的「發」，和癌症的「發」是兩回事，不能混為一談。蔥烤鯽魚、

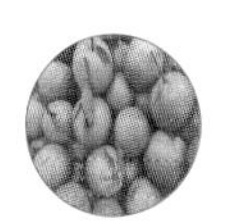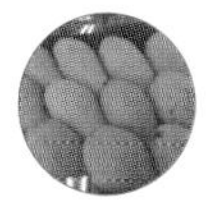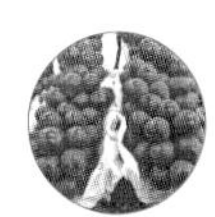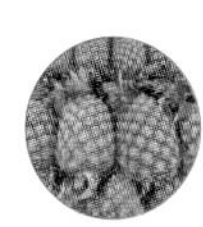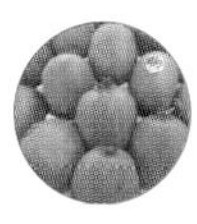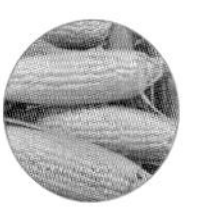

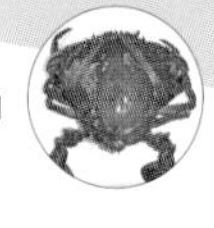
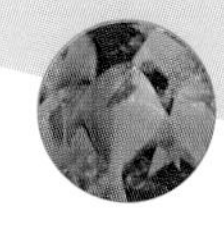
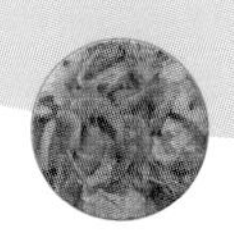
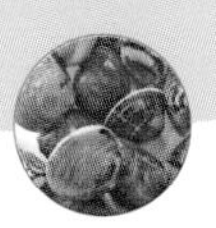
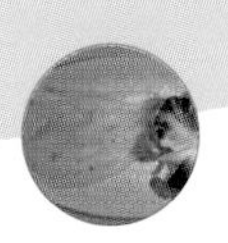
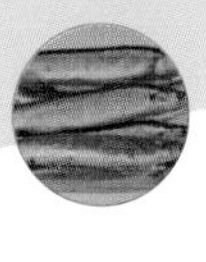

蔥燒排骨，都是美味。裡面的蔥經較長時間的燒烤，發散風寒的功能沒有了，有營養價值。

近年，又有傳言筍也是「發物」了。筍既美味，又有益於人體，還有不少治療作用。食之無妨。可參閱前面「筍」的那節。

蘑菇、香菇一類的蕈類，也被認為是「發物」。蕈類是一大類食品的統稱。大都滋味鮮美，而富有營養價值，可以參見「蕈類」節。

近年從這一類食品中，提出過不少抗癌的物質，且有提高免疫的功能。又是美味，又能提高身體的免疫能力，又有一定的抗癌作用，為什麼要捨而不食呢？

當然，不要自己去採野生的蕈類，因為不少是有毒的。不是蕈類專家，是無法辨別有毒或者無毒的。此外，有的體質對蕈類會過敏，那也不能食用。

最為奇怪的說法，要算是癌症病人，或者癌症病人吃中藥期間，不可食用蘿蔔、綠豆，不能飲茶，不能用醋。

蘿蔔可以作為中藥應用。蘿蔔子，中藥俗稱萊菔子，是傳統的中藥。綠豆除可供食用外，本身也是中藥。綠豆的種皮，中藥裡叫綠豆衣，也是傳統的中藥。怎麼會是「發物」，怎麼會吃中藥時不可用呢？那都是誤傳。前面蘿蔔節和綠豆節都已經講過。

再講講茶葉。

飲茶是一般人老傳統，也是一個良好的習慣。飲茶能預防不少疾病。例如膽結石、腎結石、膀胱結石之類。飲茶對預防和治療某些腸炎、尿路感染也有益。飲茶還有「養顏」美容的作用。

飲茶對預防癌症也有益。茶中的某些成分，有一定的抗癌作用。癌症治療後飲茶，有利於恢復健康，也有利於減輕某些治療後的副作用。

服用中藥期間，照樣可以飲茶。一是茶本身就是中藥，大家有興趣翻閱過去的中醫醫案，裡面不少是用到茶葉的。另外，茶又不

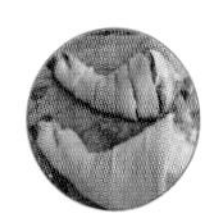
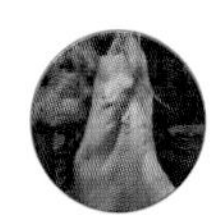
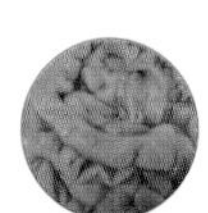
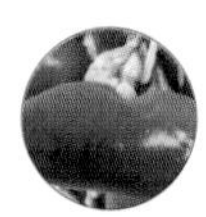
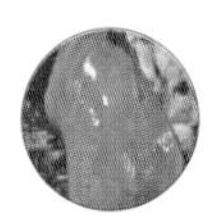
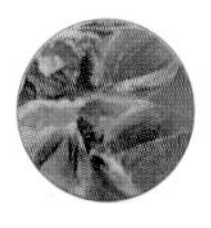

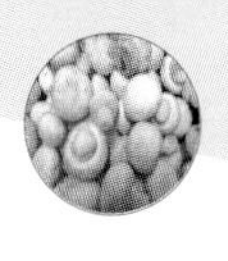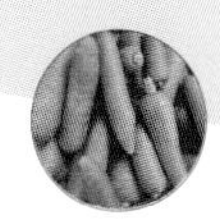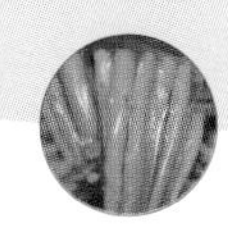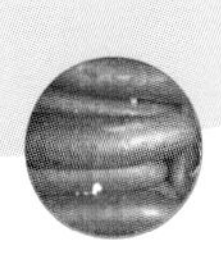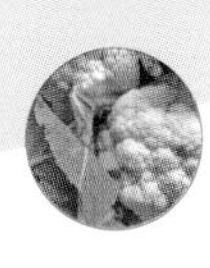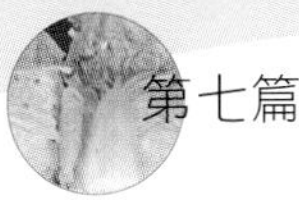

是「發物」，茶也不是中藥的「忌品」，何忌之有！

還有「醋」。醋，實際上也是中藥裡常用到的。翻翻通常的中醫書，就能看到用醋的例子。而且通常，除了用醋治療某些疾病或症狀外，一般只是作為調味品用一些。為什麼不能用呢？

關於癌症和「發」、「發物」，就講到這裡。

當然，信不信由你。畢竟，這個問題已經討論了幾十年了。

但是，有一點要奉勸各位，適當的營養，對恢復身體和預防復發是有益的。

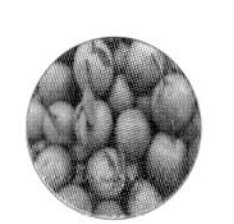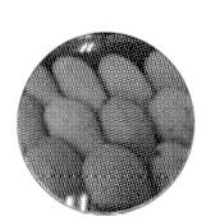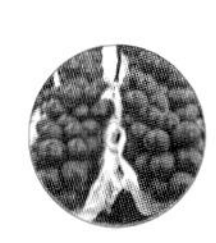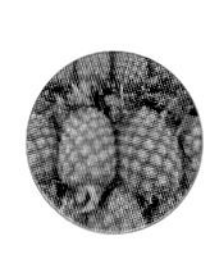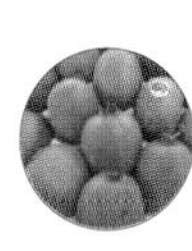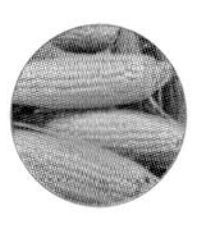

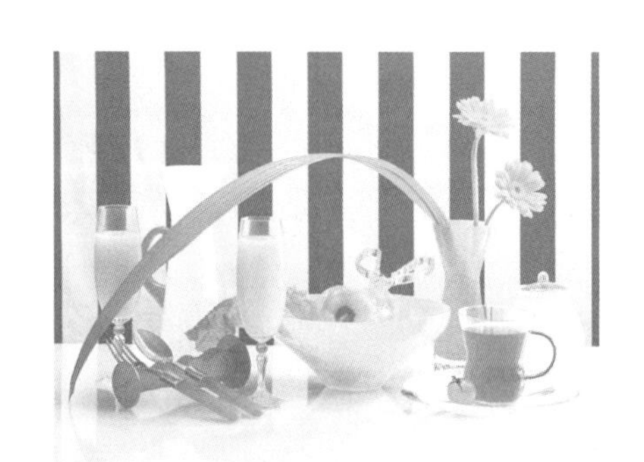

各種新鮮果汁對人體非常有益

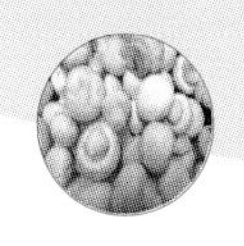
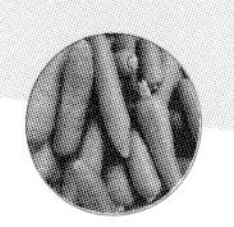
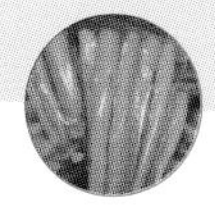
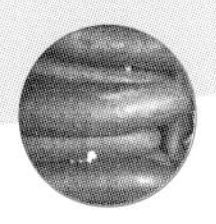
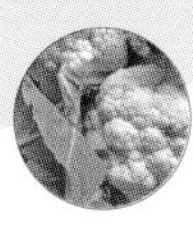
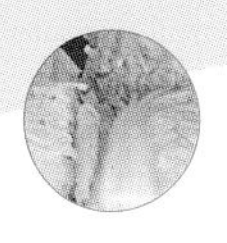

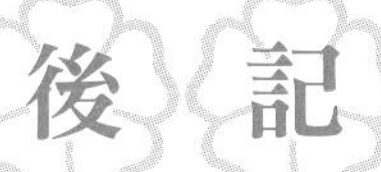

後記

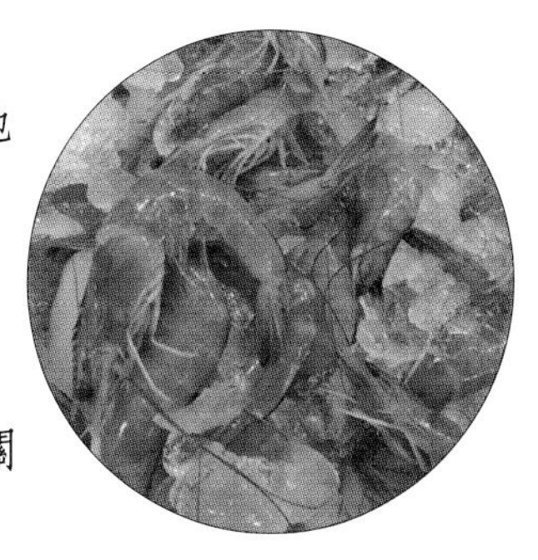

從事腫瘤防治工作，經常有癌症病人和他們的家屬問起，吃些什麼好，怎麼樣忌口等問題。筆者曾在《大眾醫學》雜誌上寫過一些有關癌症病人的食品的短文，當時編輯取名為「餐桌上的抗癌食品」，受到不少病人的關注。

關於癌症病人「吃」的問題和忌口的問題，筆者除了刊載在《大眾醫學》上的文章之外，還曾在《健康報》、《康復》、《祝您健康》等一些報刊雜誌上討論過。特別要提出的是本書的第六篇「癌症食品舉例」，曾以某某癌的食療為題，在抗癌協會等主辦的《抗癌》刊物上載過。此外，筆者曾出版過的《腫瘤病人與營養》一書。主要是表明筆者試圖從各個側面來闡述癌症病人的食療和忌口問題。

當然，由於學識疏淺，所述或有未當，尚請高明指正。當年《大眾醫學》的編者曾指出，除了談論食品的功能、性味外，還應講講怎樣燒煮，以利實際應用。筆者雖然善吃，但實際除了會炒雞蛋之外，不懂燒煮之道。

幸而，筆者內子頗善此道。因此，書中所講的製備菜餚方法，不但是內子親口傳授，而且親自嚐到過由這些方法製備的美味。當然，各人口味不同，臨下廚時，糖、鹽等調料的多少掌握，還需自行斟酌。

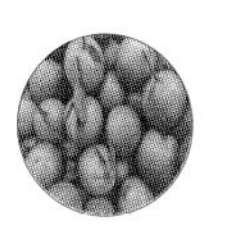
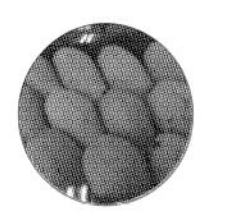
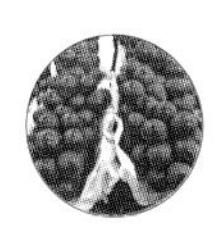
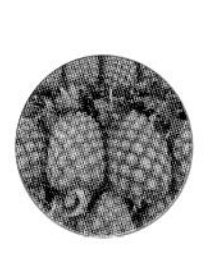
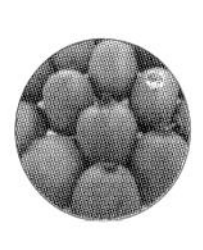
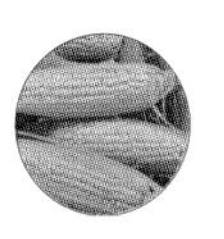

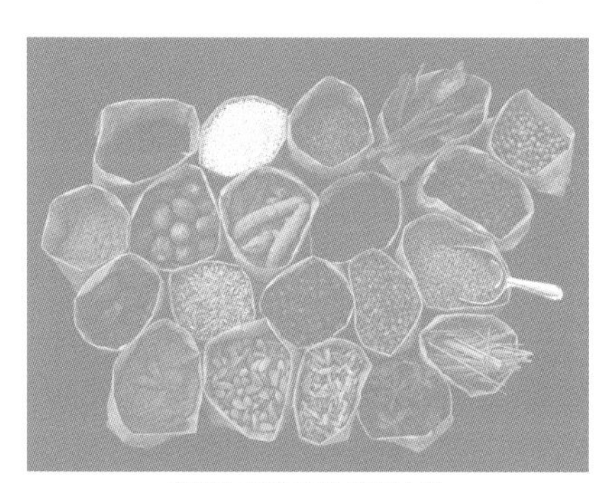

各種辛香料有助提高食欲

國家圖書館出版品預行編目資料

餐桌上的抗癌食品 / 于爾辛作. -- 初版. -- 新北市：華志文化, 2012.05
面；　公分. --（健康養生小百科；8）

ISBN 978-986-88042-5-8（平裝）

1. 食療　2. 癌症

418.91　　101005311

華志文化事業有限公司
系列／健康養生小百科008
書名／餐桌上的抗癌食品

作者　于爾辛醫師
執行編輯　林雅婷
美術編輯　黃美惠
文字校對　陳麗鳳
企劃執行　康敏才
總編輯　黃志中
社長　楊凱翔
出版者　華志文化事業有限公司
電子信箱　huachihbook@yahoo.com.tw
地址　116台北市文山區興隆路四段九十六巷三弄六號四樓
電話　02-29105554

總經銷商　旭昇圖書有限公司
地址　235新北市中和區中山路二段三五二號二樓
電話　02-22451480
傳真　02-22451479
郵政劃撥　戶名：旭昇圖書有限公司（帳號：12935041）
電子信箱　s1686688@ms31.hinet.net

出版日期　西元二〇一二年五月初版第一刷
售價　二八〇元

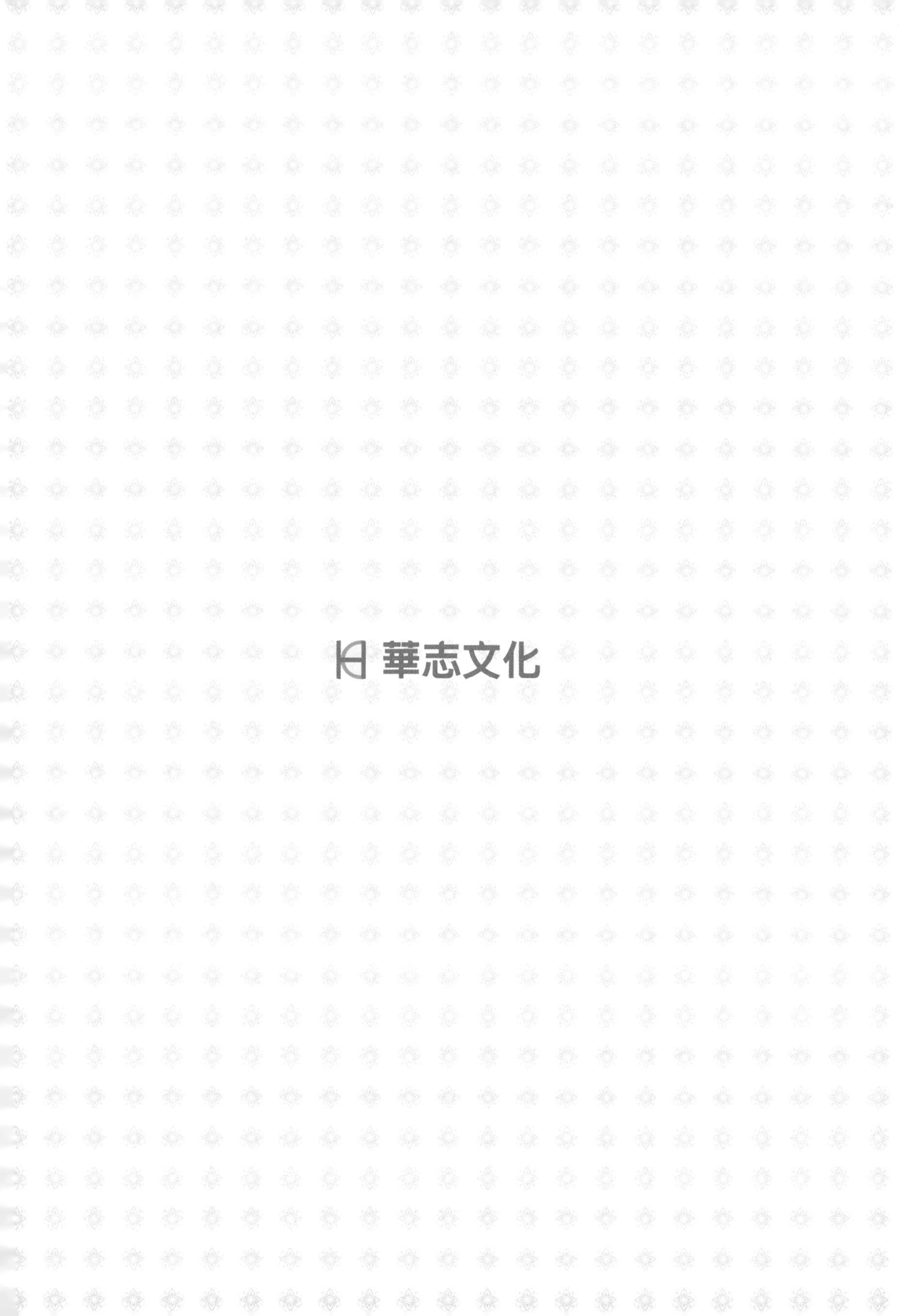
華志文化

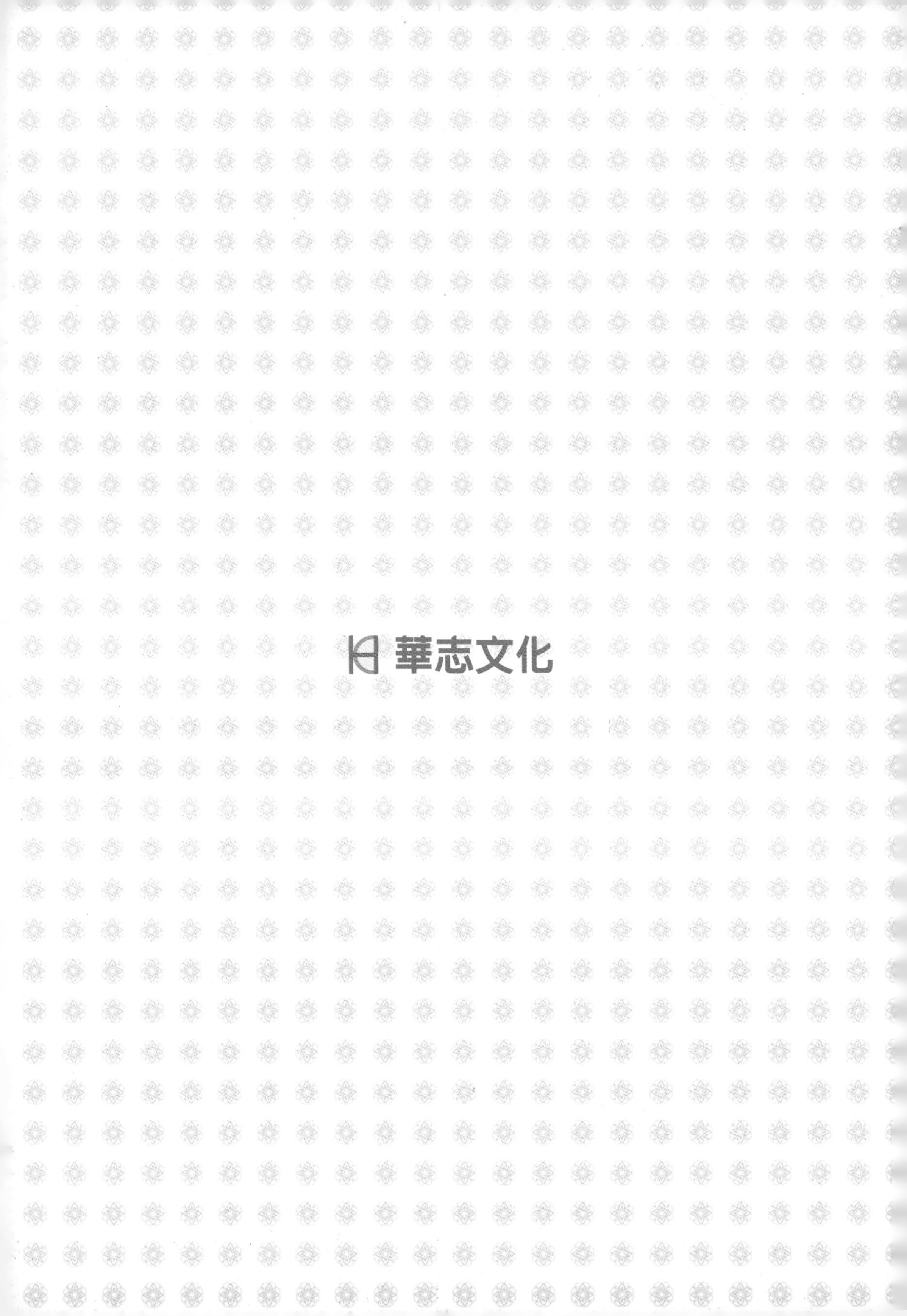
華志文化